균형 성장 발달을 위한 **소아마사지** 개정2판

Pediatric Massage Therapy 2nd edition Marybetts Sinclair

균형 성장 발달을 위한

개정 2판

소아마사지

이건철 외 옮김

Pediatric Massage Therapy

2nd EDITION

Marybetts Sinclair, IMT

Corvallis, Oregon

영 문 출 판 사

■ 옮긴이 (가나다순)

김은영 마산대학 물리치료과 교수
김지혁 경남정보대학 물리치료과 교수
김형수 부산가톨릭대학교 물리치료학과 외래교수
김효철 중국 요녕 중의약대학교 객좌교수
남형천 경북전문대학 물리치료과 교수
성기석 경희대학교 체육대학원 대체요법과정 주임교수
양회송 순천청암대학 물리치료과 교수
이건철 경남정보대학 물리치료과 교수
임재길 가천의과학대학교 물리치료학과 교수
장 철 경남정보대학 작업치료과 교수
정한신 군장대학 물리치료과 교수

Pediatric Massage Therapy, Second Edition
by Marybetts Sinclair

균형 성장 발달을 위한
소아마사지 개정 2판

2008년 1월 25일 초판인쇄
2008년 1월 30일 초판발행

지은이 : Marybetts Sinclair
옮긴이 : 이 건 철 외
발행인 : 박 병 조
발행처 : 도서출판 영문출판사
등 록 : 1987년 12월 21일 제2-419호
주 소 : 서울시 강남구 삼성동 69-1
전 화 : (02) 514-5590, 776-5590
팩 스 : (02) 756-8943
E-mail : yeongmunsa@empal.com
정 가 : 22,000원
ISBN 978-89-7224-162-1 93510

※ 파본은 교환해 드립니다.

This book is dedicated to two groups of people.

First, those giants upon whose shoulders this work stands:
Judith Bluestone, Moshe Feldenkrais, Tiffany Field, Karen Olness,
Meir Schneider, Agatha, and Janet Travell.

and

Second, my children, Rachel and Daniel. I love you with all my heart.

머리말

아마도 이 세상에서 방음 장치된 파블로프의 방이 사회적 고립상태에서 신체적 건강을 위한 사람의 터치와 사람의 접촉의 강력한 효과의 증거를 찾기 위한 최후의 장소중 하나라는 생각이 든다. 이것은 정확하게 1962년 Johns Hopkins 의학 학교에서 사람의 접촉이 심박수, 혈압, 그리고 개에서 관상동맥의 혈액 순환이 변화시킬 수 있다는 것을 입증하였다. 나는 졸업한 학교의 교수님인 W. Horsley Gantt, M. D.(그는 내과의사이며 7년동안 Ivan P. Pavlov와 함께 연구를 하였으며 그의 연구를 영어로 번역 하였다)을 만날 수 있는 특권을 얻었으며 그의 연구를 "사람의 효과"라고 일컫는다. 그는 Marybetts Sinclair의 교과서인 "소아 마사지 치료학"를 쉽게 인지하였으며 그의 교과서인 "사람의 효과"의 기본적인 구성이 되며 소아 치료의 통합적인 부분을 나타내고 있다는 것이 매우 기쁘게 해주었다.

이상하게도 1962년 기계학적인 의료가 매우 높은 수준까지 도달하였다. Dr. Christian Barnard는 1969년 남아프리카에서 처음으로 심장 이식 수술을 하여 세상을 깜짝 놀라게 하였을 때 심장은 단지 펌프 이상을 기대하지 않는 것으로 여겨졌다. 불과 몇 년 일찍 유전적인 코드가 깨졌고, 이중나선 구조는 해독이 되었으며, 지각을 강화하는데 도움을 줄 수 있으며, 몇 년 안에 모든 질병은 해결되고 조절 될 수 있을 것이다. 연구 결과에 관한 과학적 공동체에서의 많은 흥분을 만들어 내는 것은 어려우며, 접촉을 한 개에서는 50%에서 즉각적으로 심박수와 혈압의 감소를 이끌어 냈거나 또는 사람을 접촉했을 때는 점진적인 운동을 적용했을 때보다 관상동맥의 혈액 순환을 증진시켰다. 이것은 이중나선형 구조의 단백질 분자 안에는 작은 방처럼 여겨지거나 공기 압박이 기계적인 심장을 박동할 수 있게 도와준다는 것이다. Marybetts의 소아 마사지 교과서에서는 이를 수용하는 지지들이 발견하는데 어려운 시간을 가졌다.

다행스럽게도 지난 40년 이상동안, 많은 변화를 겪었다. 수많은 연구로 인해 사람과의 터치가는 관상동맥 치료를 받는 환자와 외상으로 인한 쇽을 가진 환자의 심박수와 심장의 리듬, 그리고 혈압의 변화에 드라마틱한 효과를 주는 가장 기본적인 형태라는 것을 보여주고 있다. 이러한 몇 년 동안 과도하게 많은 문헌들에서 사회적 지지의 부족으로 인한 사회적 고립, 그리고 고독은 조기사망과 질병의 위험 요인으로 증가하고 있다고 하였다. 우리는 또한 피부와의 대화에 대한 이해가 필요하다. 이는 구두든 아니든 사람의 심혈관계에 유의한 효과를 주고 있으며, 신체적 건강의 생명 법칙에도 영향을 미친다. 우리의 이러한 관계에 대한 이해는 전체적인 순환과정을 가지고 있다. 개의 심박수와 혈압의 변화에 영향을 줄 뿐만 아니라 사람에게도 영향을 미칠 수 있으며 개를 쓰다듬는 것과 같은 단순한 접촉도 상호적으로 작요할 수 있으며 사람의 심혈관계의 변화에도 같은 영향을 줄 수 있다. 우리는 이러한 십체와의 대화가 인체의 건강에 매우 지대한 영향을 미치고 있다는 것을 인지할 수 있다.

신체와의 대화의 가장 기본적인 구성요소는 출생 시부터 시작되며 촉각 접촉도 포함하고 있다. 다행스럽게도 소아마사지 치료가 중요하지 않다고 여기는 건강 전문가들은 거의 더 이상 없으며, 유아와 아이들의 건강에 매우 중요하다고 생각하고 있다. Marybetts Sinclair는 교과서인 소아 마사지학 아름답게 다시 그리고, 건강 전문가들에게는 선물이 되었다. 커다란 만족감을 주는 원천임을 인지하고 건강한 사회 안의 가정을 유지할 수 있다는 것도 인지하게 해주었다. 이것은 또한 특히 유아와 아이들에게 만족감을 주었으며, 아직도 그녀의 책을 읽을 수 있다는 것은 최대의 수혜자라 할 수 있다.

James J. Lynch, Ph.D.
Baltimore, Maryland
Professor Emeritus, Johns Hopkins Medical School
Author of: (1) The Broken Heart: The Medical Consequences of Loneliness; (2) The Language of the Heart: The Body's Response to Human Dialogue; (3) A Cry Unheard: New Insights into the Medical Consequences of Loneliness

서문

목적

일반적인 국민에 의해 마사지의 수용이 증가하기 때문에 마사지 전문가를 위한 교육적인 요구도 전반적으로 증가되고 있으며, 전문적인 마사지 치료는 지난 수 십 년 간 확연히 팽창되고 있다. 게다가 정상적인 건강인들이 많은 특수한 분야의 사람들도 마사지에 대한 이점을 정의하고 있다. 예를 들면, 스포츠 선수, 노인, 비타민 과용자 들이다. 그러나 대부분의 것들이 성인을 위한 마사지에 대해 강조를 하고 있다. 왜 아이들에게 손을 이용하여 마사지를 하는지에 대한 정보는 거의 없다. 소아마사지학에서는 정보에 있어서의 이러한 차이에 대해 씌여져 있다. 학생과 마사지 전문가들을 위한 아이들에 적용할 때 필요로 하는 정보와 기술을 제공해주고 있다. 마사지를 사용하면 다음과 같은 것들을 포함하고 있다. (1) 정상 아이들의 삶의 질과 발달 모두를 향상 시킬 수 있다. (2) 소아의 고통, 통증, 손상의 다양한 부분의 치료, (3) 많은 형태의 기능장애를 가진 아이들의 삶을 향상시킬 수 있다.

접근

소아마사지학은 소아, 아이들, 그리고 성인들에게 30여 년 간 마사지를 한 경험을 바탕으로 만들어진 것으로 다양한 부분을 포함하고 있으며, 건강 온천, 개인적인 가정, 상담센터, 소아 마사지 교실, 낮은 수입의 의원, 요양원, 카이로프락틱 사무실, 그리고 제3세계의 진료소등에서 얻은 경험들이다. 이 시간동안 나는 많은 유형의 손상과 많은 형태의 스트레스, 그리고 만성 상태를 이완 시키는데 도움을 주기위해 마사지를 한다는 것을 배웠다. 그러나 나의 아이들과 성인에 대한 관찰은 끝나게 되었고 많은 어려운 의문점을 불러 일으켰다. 예를 들면

- 각 어린 연령의 신체에서 다양한 부위에서 만성 긴장은 아이들에게 어떻게 발달되는가?
- 과감각과 깊은 긴장 부위는 어떻게 발달되며, 완전하게 알 수 없는가?
- 감정적인 스트레스는 다른 시간과 다른 형태에 따라 신체의 다른 부위 어떻게 나타나며, 어떻게 조절하는가?
- 많은 성인들은 왜 타고난 깊은 근 긴장이 있으며 마사지를 통해 제거되기도 하지만 정말로 없앨 수는 있는지?

나는 다양한 경험을 가진 건강관리 전문가들의 경험을 아주 세심하게 듣고 있다. 그들은 아동과 그 아동의 부모에 대한 매우 많은 경험을 가지고 있으며 그 중 아동에 가장 좋은 조언자라고 말한다. 그들의 얘기는 가끔 용기를 북돋우어 주고, 마사지와 치료접촉과 다양한 효과와 위에서 언급되었던 질문에 대해서 통찰을 제공해준다. 잘 알려진 일화에서는 강하고 빠른 법칙에 대해서는 제공하진 않지만, 그것을 대신해 그들의 마음, 심장, 그리고 신체가 열려 있을 때의 변화를 허용하는 동안에 아이들에게 마사지의 가능성과 아이들의 활동성의 중요성에 대한 아이디어을 제공해주었다.

게다가 최근에는 충분한 커다란 척도, 엄격한 과학적 연구가 없기 때문이며, 아이들에 적용하는 마사지의 효과를 상세히 말할 수 있으며, 건강관리 전문가들로부터 얻은 정보는 아마도 아이들을 위한 마사지 치료의 가능성에 대한 최상의 형태를 제공해준다. 물론 전문가들에 의한 것들이 항상 긍정적인 효과를 보여주는 것은 아니며, 매다른 훈련된 전문가들에 의해 반복되어 질 것이지만, 다른 여러 상태에서의 이점 가능성을 위해 이러한 것들은 멈추지 않을 것이다. 근거 없는 주장이나 권리, 그리고 금기

증이 없는 한, 마사지는 아이들에게 안전하며, 적어도 아이들에게 안전하고 영양적인 접촉의 경험의 기회를 주게 될 것이다. 그야 그들은 마사지를 토해 매우 많은 다른 방법에서 이익을 얻게 될 것이다. 그래서, 나는 이 책에서 나의 소중한 경험들을 바탕으로 연구된 기록들과 관찰된 결과들을 통합하였다. 나는 또한 두세기 전부터의 임상보고 내용들도 포함시켰으며, 오래시간동안 관련된 건강한 접촉을 받은 아동기동안의 명백히 확실한 예이다.

구성과 특징

이미 언급되어진 것과 같이 이 책에서는 건강한 아이들의 마사지 기법, 불편함과 손상을 가진 아동들에게 적용하는 마사지 기법, 그리고 기능장애를 가진 아이들에게 적용하는 마사지 기법들을 소개하고자 한다. 세 장으로 나뉘어져 있다. "아이들의 마사지 효과", "성인의 축소가 아니다: 유일한 동적 소아 마사지," 그리고 "소아마사지와 수치료 기법", 모든 아동들에게 적용할 수 있는 소아마사지의 기법과 df반적인 원리로 구성되어 있다. 4장에서는 "손상을 가진 소아의 마사지와 수치료" 그리고 5장에서는 "아동기의 통상의 불편함을 우한 마사지와 수치료," 통상적인 소아 손상과 불편함을 위한 치료가 포함되어 있다. 6장에서는," 기능장애를 가진 아이들의 마사지와 수치료," 일반적인 소아의 기능장애와 질병의 수와 그것들을 위한 마사지와 수치료 방법에 대해 기술하고 있다. 마지막으로, 부록 A에서는 아이들에게 마사지를 어떻게 사용하는가에 대해 가르치는 방법 등을 소개하고 있다.

학습을 돕기 위해 이 책에서는 다음의 특징이 있다:

- 각 장의 시작에는 학생들을 위한 학습목표를 제공해 주고 있다.
- 포함된 내용과 연관이 있는 개ㅁ과 사실과의 상호 관계가 있는 눈에 띄는 박스에 포인트를 주었다.
- 이 교과서에 있는 실제 삶의 배경이 되는 실례들을 소개하고 있다.
- 빠른 관련 자료에서 특수한 마사지 목적을 체크리스트 상자에 정리하였다..
- 각 장의 마지막에는 그들이 읽은 자료에 대한 정보에 대한 자가-고찰를 위한 질문을 포함시키고 있다.

성적 언어 종류의 기술

이 책에서는 오로지 여아, 남아와 관련한 부분을 제외하고는 중립적인 성 언어를 사용하려고 노력하였다. 그러나 단락의 구조, 아이들을 그림으로 그릴 때에는 아이들이 사용한 성을 이용하였다.

과학적 근거가 뒷받침 되어진 것이 아닌 치료를 사용

손으로 치료를 하는 것을 예를 들면 두개천골요법, 경혈 압박법, 자석치료와 같은 것들은 이 시점에서는 과학적 공통점에 의해 근거가 확실한 것들은 아니다. 그러나, 많은 경험들, 오랜시간동안의 경험 그리고 그들의 환자들로부터 찾을 수 있으며, 이것들은 치료사들에게 아주 큰 잇점이 되고, 그들로부터 얻은 정보들을 포함하고 있다.

마지막 요약

아이들은 어른들이 지지해주는 것에 의존해서 살고 있고, 어른들보다 오히려 그들이 살고 있는 환경의 질을 이해하는 것이 더 중요하다. 아이들이 자라는 동안 친밀한 가족, 그들이 살고 있는 사회, 다니는 학교의 유형, 의사소통을 하며 사는 환경의 상태, 그리고 그들 나라의 도덕적 상황이 건강해야만 한다. 아이들의 신체적, 감성적 건강을 지지하기 위한 "커다란 그림"을 향해 우리 모두 증진시켜 나가자.

Marybetts Sinclair, LMT

역자 서문

사람은 어머니 배속에 있을 때부터 시작하여 성장을 하고 성인이 되어서도 몸을 서로 접촉하면서 생활을 한다.

태아는 산모의 배속에 있을 때 어머니가 사랑과 애정이 담긴 손으로 아이가 건강하게 자라기를 바라는 바라는 바람으로 배를 쓰다듬고 만지면서 자란다. 어머니 배속에서 나온 아이는 가족과 주위사람들로부터 사랑을 듬뿍 받고 여러 가지 사랑의 형태로 접촉을 받으면서 성장을 한다. 또한 성인이 되면서 사람과 사람이 만나며 악수하기 등 신체접촉이 많아지고 특히 마사지는 일반적으로 한번 이상은 경험을 해보았을 거라고 여겨진다. 최근에 와서는 마사지를 경험해 볼 수 있는 장소가 많아졌으며 심신이 피곤할 때, 몸이 긴장되어지고 뻔뻔함을 느낄 때, 직장업무 관계로 스트레스를 많이 받았을 때 등의 경우에 마사지를 주로 경험하게 되는데 대부분의 사람들이 마사지의 여러 가지 효능을 느꼈을 것으로 생각되어진다.

이 책은 주로 아동의 마사지에 대한 지식과 정보 및 마사지 기술에 대항 언급하였다. 첫째, 정상아동들에게 적용하는 마사지 기법인 "정상아동들의 마사지 효과", "성인의 축소가 아닌 연령대별 아동들에게 적용할 수 있는 동적 마사지", "소아마사지와 수치료 기법"과 둘째, 손상과 불쾌감이 아동들에게 적용하는 마사지 기법인 "손상을 가진 아동마사지와 수치료", "아동기의 일반적인 불쾌감을 줄여주는 마사지와 수치료", 셋째, 기능장애를 가진 아동들에게 적용하는 마사지 기법인 "기능장애 아동들을 위한 마사지와 수치료"로 크게 세 부분으로 나누어 기술하였다.

앞서 소개한 소아 마사지의 적용은 인체의 근골격계, 심혈관계, 신경계 등의 신체적인 변화와 감정적인 스트레스 등 정신적인 변화를 줄 수 있으며 정상 아이들의 삶의 질과 정상발달을 향상시키고 손상을 당한 아동들의 통증, 고통 등의 불쾌감을 즐여주며 많은 형태의 기능장애를 가진 아동들의 삶의 질을 개선시킬 수 있을 것이다.

아무쪼록 이 책을 공부하는 보건관련 학생들과 현장에서 아동들을 직접 치료하고 교육하는 임상전문가 선생님들에게 커다란 도움이 되기를 바라며 번역에 참여해 주신 모든 분들과 박병조 사장님에게 진심으로 감사의 말씀을 드립니다.

2008년 1월

역자 대표 이건철 교수

감사의 말

이 책은 결코 한 사람만의 것은 아니며 저자는 많은 사람들에게 감사를 드린다. 무엇보다도 먼저 Lippincott Williams & Wilkins에게 감사드린다. 마사지 치료사들의 바램을 인식하여 많은 도움을 주어 완성하게 되었다. 특별히 나의 힘들 작업에 헌신적으로 도움을 주신 David Payne에게도 감사한다. 편집자인 Laura Bonazzoli, 그녀의 탁월한 피드백, 의학적 집필 그리고 거대한 조직력, 편집자적인 기술 그리고 동정어린 심성에 무한한 감사를 드린다. 이 책은 그 어느 누구보다도 그녀의 도움에 의해 만들어졌다고 볼 수 있다. Ruth Werner는 통찰력, 학식이 풍부함 그리고 금전적인 정확한 비판을 제공해 주었다 — 또한 좋은 친구인 Robert Baldwin을 거대한 편집 일과 고등학교 작문시간에서 받은 리포트 — 를 위해 만은 일들을 도와줘서 감사드린다. 나는 당신의 반에도 많은 감사를 드린다.

특별히 필요로 하는 장의를 위해 인터뷰를 해준 많은 분들에게 감사드린다. Brian Athorp, Diane Keene, Mary Polk, Eugenio Bruni, Lyse Lussier, Pamela Marshalla, Kathy Knowles, Pamela Yeaton, Meir Schneider, Diane Charmley, Renee Weaver, Helen Campbell, Marty Folin, Larry Bruns-Vidlak, Deborah Bowes, Ann Perrault 그리고 Kathleen Weber. 수 년간의 전문적인 지식을 제공해 준 특별히 감사드려야 할 한사람인 Bonnie Prudden에게 감사드린다.

Corvallis Public 도서관의 사서는 풍부한 수완, 용기를 북돋우어주고, 효과적인 집필을 할 수 있게 많은 도움을 주어 감사드리며, 수년간 자택학습을 하며 책을 쓸 수 있게 해 준 가족들에게 감사드린다. 좋은 Samaritan 병원 사서인 Dorothy O'Brien과 Anna Mihok은 모호한 기사를 마지막까지 몇 번씩 생각하게 해주었다. 그리고 나의 책에 사진을 제공해 준 Dasenbrock에게 감사드리고 그림의 근원을 제공해주고, 모든 나의 모델과 그 부모들에게도 감사드린다. 부가적으로 사진을 제공해 준 Michael McWilliams에게 감사드린다. David Rini 그리고 Kim Battista는 그들의 예술적인 기술로 사진을 바꿔 주었으며 훌륭한 그림속에서 다른 삽화도 수정해 주었다.

나의 개인적인 Corvallis 공동사회는 나에게 감정적인 지지를 힘들 때마다 해주었으며, 나의 Poplar Place 이웃(Darrylann 그리고 Bill Peterson, Margaret 그리고 Joaquim Kummerow, Rolland Roberts, Lea Lutz, 그리고 Mauren Beezhold), Ann Huster, Karan Fairchild, Judi 그리고 Peter, 나의 친애하는 Mary Orr, Sharon Rose, Scott Gentry, Diana Artemis, Mark Gilblin, 나의 사랑스런 Rolfettes 그리고 늘 지지해주는 어머니 그룹에게도 무한한 감사를 드린다. Dean 그리고 Lila McQueen의 상냥하고 친절한 방법으로 보다 많은 도구들을 나에게 주었다. Michael McWilliams의 많은 정보가 없었더라면 결코 소아마사지학이란 책은 없었을 것이다. 훌륭한 아이들, 태어난 이후부터 나에게 아이들에게 사랑이란 의미와 부모에 대한 가르침을 제공해준 Rachel, Daniel에게 감사드린다. 물론 그들이 성장하면서 나에게 더 큰 이 세상에 존재하는 그 어떤 교과서보다 더 많은 가르침을 주었다. 그들은 그들이 가진 많은 방법들을 이용해서 풍성하게 살아갈 것이다. 그리고 마지막으로 엄마에게 감사드린다. 늘 모든 시간 당신에게 감사드린다.

Marybetts Sinclair, LMT

공헌자들

Diane Charmley, RN, LMT
Portland, OR

Terry Graham, PT
Performance Physical Therapy
Seattle, WA

Kimberlee Hoover, CMT
SPARTA, Inc.
Orlando, FL

Dawn Tierno, LMT
New Milford, CT

Ruth Werner, LMT, NCTMB
Myotherapy College of Utah
Layton, UT

차례

머리말 vii

서문 ix

감사의 말 xi

공헌자들 xiii

제 1 장

아이들을 위한 마사지의 이점 1

생리적인 효과 (Physiologic Benefits of Massage) 1

마사지의 정서적인 효과 (Emotional Effects of Massage) 10

지각적 되먹이 기전의 증가로 인한 마사지의 이점 (Increased Perceptual Feedback as a Benefit of Massage) 24

제 2 장

어른의 축소가 아닌: 독특한 소아과 마사지의 역학 35

아동의 성장과 발달 (The Growth and Development of Children) 35

다른 연령의 아동에 적합한 마사지 치료 (Adapting Massage Therapy to Children of Different Ages) 46

아동들과의 작업을 위한 준비 (Preparing to Work With Children) 54

제 3 장

소아 마사지와 수치료 기법 63

아동에게 적합한 기술 (Suitable Techniques for Children) 63

전신 마사지 순서 (Full-body Massage Sequence) 79

소아 마사지에 적합한 수치료 (Hydrotherapy as an Adjunct to Pediatric Massge) 99

제 4 장

소아 상해를 위한 마사지와 수치료 105

소아 상해 (Pediatric Injuries) 105

절단 (Amputation) 106

출생 시 외상 (Birth trauma) 108

타박상 (Bruises) 110

화상 (Burns) 110

탈구 (Dislocation) 112

골절 (Fractures) 113

반흔 조직 (Scar Tissue) 118

척수 손상 (Spinal Cord Injuries) 119

염좌 (Sprains) 122

외상성 뇌 손상 (Traumatic Brain Injury) 124

제 5 장

아동기의 일반적인 불쾌감에 대한 마사지와 수치료법 129

감기 (The Common Cold) 130

변비 (Constipation) 134

우울증 (Depression) 135

이통 (Earache) 136

눈의 안정 피로 (Eye Fatigue and Strain) 138

가스 통증 (Gas Pain) 142

하지 성장통 (Growing Pains in the Legs) 143

두통 (Headache) 144

불면증 (Insomnia) 149

하지 경련 (Leg Cramps) 150

요통 (Lower Back Pain) 150

생리통 (Menstrual Cramps) 152

근 약화 (Muscle Weakness) 153

경견부 긴장 (Neck and Shoulder Tension) 155

인후염 (Sore Throat) 156

운동 후 근통증 (Soreness After Exercise) 157

위 경련 (Tension Stomachache) 157

족부 피로 (Tired Feet) 158

사경 (Torticollis) 159

제 6 장

장애아동을 위한 마사지와 수중치료 165

- 장애아동의 일반적인 문제들 (Common Problems for Children With Disabilities) 166
- 장애아동을 위한 마사지의 일반적인 개요 (General Principles of Massage for Children with Disabilities) 170
- 육체적 그리고 성적 학대 (Physical and Sexual Abuse) 172
- 자가면역 결핍 증후군 (Autoimmune Deficiency Syndrome) 176
- 천 식 (Asthma) 177
- 주의력 결핍증과 과민성 (Attention Deficit Disorder and HyperActivity) 181
- 자폐증 (Autism) 183
- 치명적인 병 (Catastrophic Illness) 186
- 뇌성마비 (Cerebral Palsy) 187
- 만성통증 (Chronic Pain) 193
- 구축 (Contractures) 196
- 발달지연 (Developmental Delay) 196
- 태아의 약물 혹은 알코올의 노출 (Fetal Drug or Alcohol Exposure) 199
- 뇌수종 (Hydrocephalus) 201
- 근이영양증 (Muscular dystrophy) 203
- 측만증 (Scoliosis) 205
- 촉각방어 (Tactile Defensiveness) 207
- 휠체어 사용하는 사람 (Wheelchair Riders) 209

부 록

부모에게 마사지를 가르치는 방법 219

용어 해설 225

찾아보기 229

1

아이들을 위한 마사지의 이점

요점 정리

이장에서는 다음과 같은 내용을 포함하고 있으며 학생들은 다음과 같은 것들이 가능하게 될것이다.

1. 아이들에게 마사지를 적용 했을 때 생리적인 효과에 대해서 설명 할 수 있다.
2. 아이들에게 마사지를 적용했을 때 정서적인 효과에 대해서 설명할 수 있다.
3. 아이들의 정서적 발달에 있어서 터치의 중요성에 대해서 설명 할 수 있다.
4. 일반적인 아이들의 삶에서 주된 스트레스 요인에 대해서 정의할 수 있다.
5. 일반적인 아이들에의 스트레스 징후에 대해서 기술할 수 있다.
6. 아이들의 파이트 오어 플라이트 반응에 대해서 기술할 수 있다.
7. 압도적인 스트레스에 직면했을 때 나타나는 아이들의 반응에 대해서 설명할 수 있다.
8. 국소적인 신체의 스트레스와 통증을 가진 아이들의 장기간의 영향에 대해서 기술할 수 있다.
9. 스트레스와 관련된 문제를 가진 아이들의 심신의 접근법에 대해서 기술할 수 있다.
10. 어떻게 개인적인 신체상이 발달하는지 설명할 수 있다.
11. 아이들의 건강한 신체상을 위한 터치와 마사지를 어떻게 나는지 설명할 수 있다.

모든 마사지 치료사는 손으로 터치를 하며 마사지하는 것을 두려워 하는 성인을 치료한 슬픈 경험을 가지고 있다. 아이들도 마찬가지로 터치가 없는 가족들, 또는 고통스러운 의료 경험, 심지어 신체적 성적 혼동을 받으며 자란다면 이러한 두려움을 가진 성인이 될 지도 모른다. 이러한 경험이 있다면 아이들은 터치하는 것을 거부하고 피하는 것을 배우게 될 것이다. 그 결과, 터치를 거부하고 사회적으로 고립되고, 관계형성을 하거나 유지하는데 어려움을 겪게 될 것이다. 건강한 치료를 받기 때문에 — 특히 마사지 치료 — 거의 모드 터치를 포함하고, 그들을 이를 받아들이기 어려울지 모른다. 반대로 건강한 성인으로 되는 것을 배우는 치료적 마사지를 했을 때 민감하게 드러나게 된다. 정상적인 삶에서 마사지를 해주고 받을 때 — 그 기술은 그들을 이완시키고, 손상을 치료하는데 도움을 주며, 그들의 건강을 향진 시켜주게 된다.

마사지 치료는 아이들의 삶의 질을 향상시키는 방법에서 중요하게 작용한다. 이 장에서는 마사지가 생리적인 효과, 스트레스 감소, 그리고 지각 피드백을 제공해주며 이것은 아이들을 강하고 긍정적인 신체상을 형성하는데 도움을 준다는 것을 기술하고 있다. 4장에서는 일반적인 소아 손상을 치료하는 방법에 대한 마사지에 대해서 기술하고 있다. 5장에서는 소아의 불편함을 이완 시켜주기 위한 많은 방법들에 대해서 설명하고 있다. 6장에서는 전문가들이 기능장애와 만성 근골격계를 가진 아이들의 치료 방법에 대해서 배울 수 있고 규칙적인 마사지로부터 광장한 이점을 얻을 수 있다. 출생 시 외상과 10대의 스트레스를 누그러뜨리는 방법으로 마사지는 드라마틱하게 도움을 준다. 많은 성인들은 장기간 신체적 통증과 기능장애를 가지는데 이는 심각한 아동기 때의 손상, 외상으로부터 시작되었으며 마사지 치료를 손상시 받았다면 이러한 장기간의 고통을 벗어 날수 있을 것이다.

생리적인 효과 (PHYSIOLOGIC BENEFITS OF MASSAGE)

아이들에 대한 마사지에 대한 완전한 연구가 비록 거의

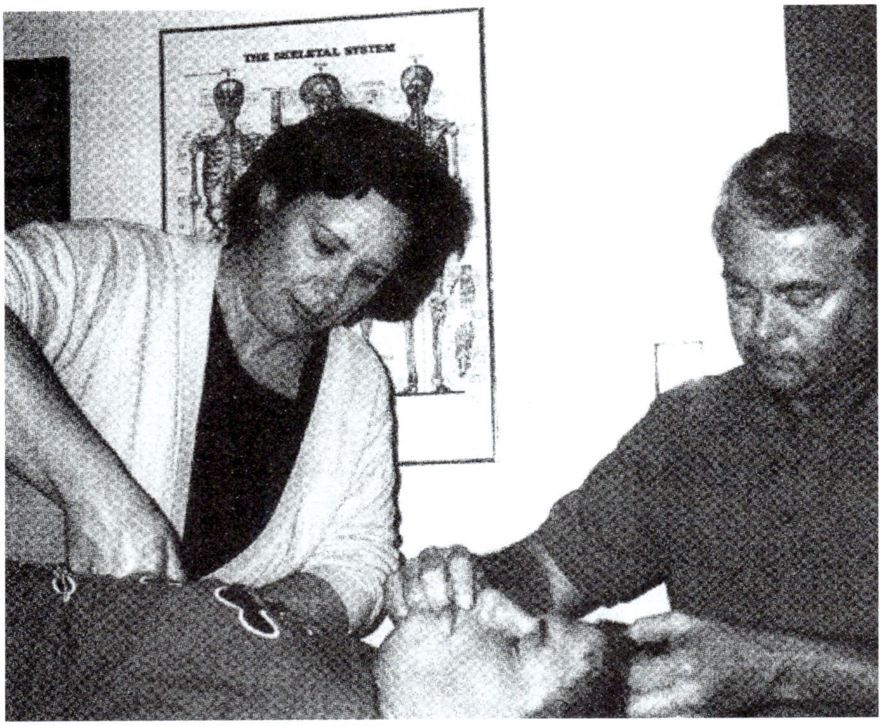

그림 1-1 ■ 마사지 치료사인 Dianne와 Rich Keene가 그들의 아들 Tim에게 도움을 주기 위해 마사지를 하고 있다. 사진 제공 Theresa George, Warren, MI.

없다 할지라도 연구에서 성인의 마사지에서는 다음과 같은 효과에 대해서 확고히 하고 있다:

- 초기의 근막의 제한과 근막통점의 치료를 통해 만성 근골격계 문제를 예방
- 근육 이완
- 근육과 결합조직 신장
- 혈액과 림프 순화 증진
- 동통 경감
- 심박수와 혈압의 감소(일시적으로)
- 심부 이완 증진
- 특정한 호르몬의 생산 변화
- 심호흡의 증진
- 뇌척수액 흐름의 자극
- 면역 기능 항진
- 흥분, 불면증, 우울증의 감소

아이들에 대한 생리적 효과에 대해서는 현재에도 토론을 하고 있다. 그러나 가까운 미래에 보다 많은 연구로 완전히 될 수 있으며, 보자 많은 유용한 정보를 이용할 수 잇을 것이다. 특수한 아이들에 대한 정보는 거의 없거나 아주 작지만 직접적인 관찰로 마사지의 효과를 이해하고 우리에게 도움을 줄 수 있다.

시작하기 전에, 복잡한 과정을 지나치게 단순화 시킴으로서 나타나는 다른 효과에 대해서 주의 할 필요가 있다. 유아에서 같이, 모든 포유류, 사람을 포함해서, 온기와 음식은 그들의 어머니의 신체적인 접촉에 의해 달려 있다; 그들은 어머니의 접촉이 없다면 죽게 될 것이다. 포유동물은 생존을 위해 접촉을 갈망한다. 터치의 반응은 원시적이고, 터치의 효과는 우리에게 심오함을 제공해준다. 한사람이 다른 사람과 접촉을 했을 때 반응은 전체적으로 나타난다. 실지로 신체적인 효과는 정서적인 효과와 분리할 수 없다. 신체적, 정서적, 정신적 효과는 모두 한 번에 발생하게 된다. 사람의 접촉 효과에 대한 우리의 지식은 여전히 덜 근본적이고 보다 많은 교육으로 확실히 변화하게 될 것이다. 이 연구는 관심 포인트 상자 1-1에서 40여년 전의 연구를 보여주고 있으며, 다른 사람에게서 한사람을 분리한 후 터치에 대한 효과에 대해서 생각하게 해주고 있다.

만성 근골격계 문제의 예방
(PREVENTION OF CHRONIC MUSCULOSKELETAL PROBLEMS)

주의: 아이들의 근막단축과 동통점에 대한 보다 많은

관심 포인트 상자 1-1
터치의 고립으로 인한 영향의 문제점

새로운 연구에서, Temerlin 등은 촉각 자극으로부터 모성의 분리의 효과를 실험하였다. 23명의 공공시설에 수용된 발달적으로 무능력한 소년에게 특수한 모성을 8주 동안, 주당 5회씩 매일 10분씩 받았다. 그룹 1은 모성을 경험하는 동안 포옹, 끌어안기, 흔들기를 하고 소년의 피부를 비비게 한다. 그룹 2는 치료 방법은 똑같지만 엄마의 복장은 긴 소매의 플라스틱 우비와 외과 장갑을 끼는 복장을 하게 하였다. 그룹 3은 수동적인 모성을 받도록 하였다; 엄마는 그들의 옆에서 그들의 팔을 완전히 잡고, 앞만 보고 말을 하지 않았다. 그룹 4는 수동적인 모성을 받으며, 감정이 없을 뿐만 아니라 플라스틱으로 된 비옷과 수술용 장갑은 끼게 하였다.

실험기간 동안 다른 어떤 그룹보다 능동적으로 피부와 피부 위 접촉을 받는 적극적인 모성을 받은 소년들의 체중은 현저하게 증가하였다. 두 명의 소년은 말을 하지 못하였는데 "마-마" "엄마"라는 말을 하기 시작하였다. 이 연구에서 가장 중요하게 발견한 사실은 엄마와 아이 사이의 정상적인 사랑이 비록 작다 할지라도 생리학적으로 감정적으로 반응을 하였다. 오늘날, 사람과의 상호 관계 속에서 터치의 효과를 분리시킨다는 것은 불가능하다고 할 수 있다, 이러한 시도가 어리석은 것이라는 것을 알 수 있었다. 왜냐하면 우리의 터치에 대한 이해와 효과에 대한 것들을 가지고 있지만, 현재의 지식은 미래에서 근본적일 수 있다. 이 연구에서 소년들을 대상으로 감성적인 문제를 야기 시 킬 수 있는 이 연구는 비윤리적이고, 오늘날 결코 허용되는 곳은 없을 것이다.[5]

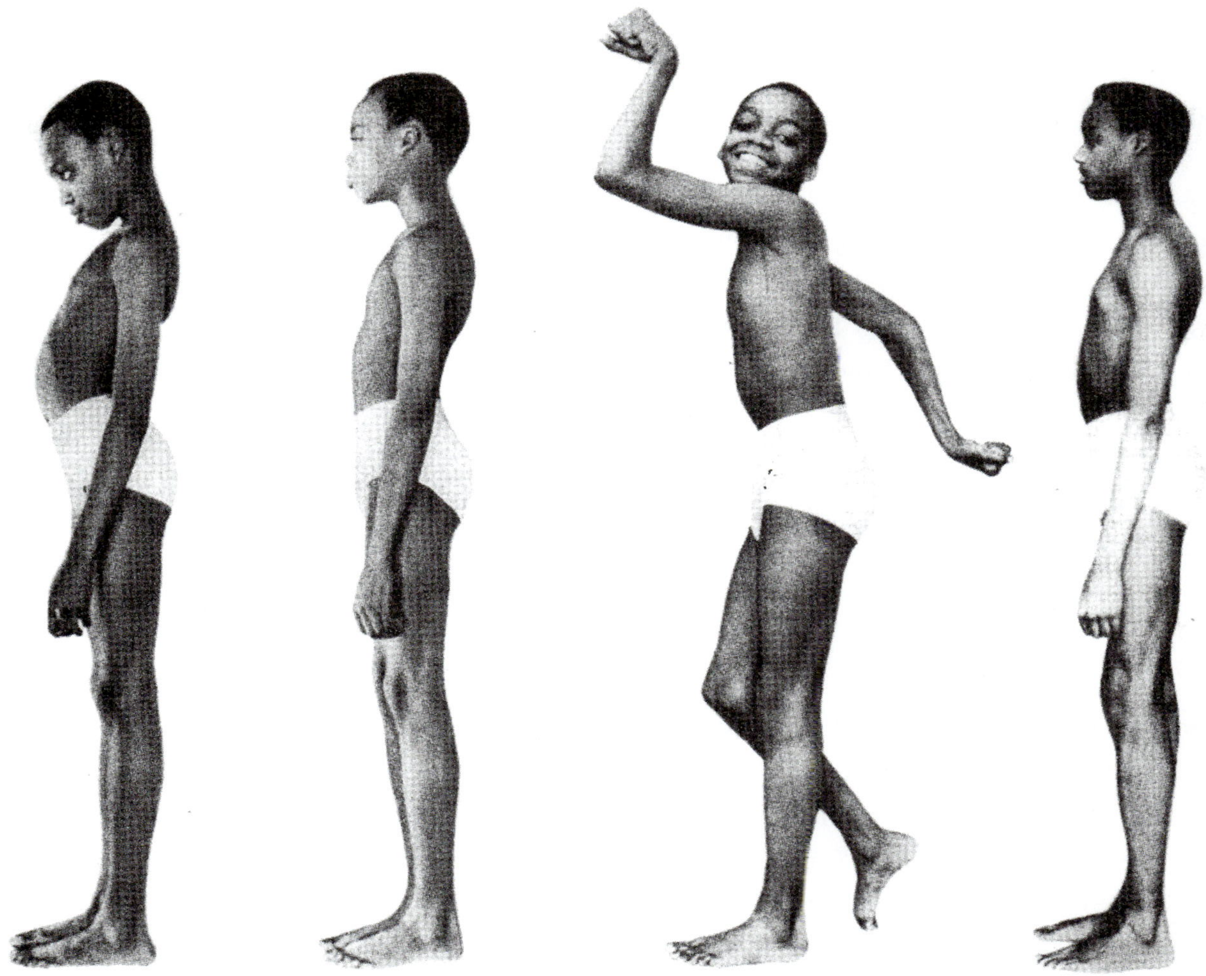

그림 1-2 ■ 11세 소년 쿨프식 마사지를 박전과 후의 모습. 롤핑 마사지는 이 소년의 바른 정렬에 도움을 주었다. Toporek R.에 의한 재 인쇄: The Promise of Rolfing Children(monograph), Philadelphia, PA: Transformation Network, 1981.

정보는 2장과 43쪽을 보아라.

근막 이완 기법은 근막의 제한과 아이들의 자세 변화를 성공적으로 치료해줄 수 있다(그림 1-2). 근막 제한은 자궁에서 발생하며 출생 시도 발생한다. 예를 들면, 단축된 근막을 따라 넓은 기능적인 부위가 출생 시 사망한 유아를 부검 했을 때 드러났다. 예를 들면 요부, 대퇴의 바깥쪽, 그리고 근육을 근막이 두껍게 둘러싸고 있었다. 이러한 근막의 제한은 아마도 자궁에 있을 때 아동의 자세에 기인하는 것이다.[6] 비록 기능장애가 나타날지라도 성장하면서 가동성이 증가될 것이며, 근막의 단축은 사는 동안 남아 있게 될 것이며 움직임과 자세에도 영향을 미치게 될 것이다. 예를 들면, 흉쇄유돌근의 섬유성 단축은 자궁에서 목이 뒤틀림에 의해서 발생되고 이것은 남아 있게 될 뿐만 아니라 불편함을 야기시키고 아이의 머리의 자세와 경추의 가동성, 그리고 심지어 두개골의 성장에도 영향을 줄 수 있다(사경, 159쪽을 참조).

아이들의 근막동통점은 일반적으로 그림 1-3을 보아라. 허혈성 압박 그리고 심부 마사지뿐만 아니라 주사와 냉각 스프레이를 통해 성공적으로 치료를 해왔다.[4,7-10]

동통점은 자궁에서의 태아의 위치에 의해 기인될 수 있다. 정상 분만 시; 그리고 출생 시 외상, 예를 들면 머리의 압박, 머리의 견인, 또는 겸자 분만이다.

아이들의 동통점은 상기도와 다른 부위의 감염 그이고 손상으로 인해 시작 될 수 있다.[7] 만약 치료되지 않는다면, 이 동통점은 아동기와 성인기 때 문제를 야기시킬 수 있다. 측두근, 후두근, 후부 경부근에서의 동통점 모두는 외상성 출생 시에 의해 발생하며, 성인에서는 편두통을 야기시킬 수 있다고 한다.[4]

근육 이완
(MUSCLE RELAXATION)

Hernandez-Reif 등은 스웨덴식 마사지를 통해 뇌성마비를 가진 소아의 경련성 경감과 근육의 유연성을 증진시킨다는 것을 발견하였다.[11] 다른 저자들도 뇌성마비와 척수 손상 환자에게 마사지를 적용한 후 근 긴장이 감소하였다고 보고하고 있다(왜냐하면 둘다 중추신경계에서 기인하고 마사지가 직접적으로 영향을 줄 수 없으며, 마사지는 자주 규칙적으로 실시해야만 한다). 정상 아이들에게서도 마사지 적용 후 근 긴장이 감소되었다고 하였다. 마사지 치료사들은 마사지 적용 후 감소 된 것을 볼 수 있었다 — 마사지후 특정 부위에는 보다 많은 이완을 볼 수 있으며, 치료 대에 편평하게 누웠을 때 그 부위를 볼 수 있을 것이다.

근육과 결합조직의 제한의 이완
(RELEASE OF RESTRICTIONS IN MUSCLE AND CONNECTIVE TISSUE)

마사지의 어떤 유형은 손으로 연부조직과 결합조직을 신장 시킨다 예를 들면 피부, 근육, 근막, 흉터 조직 등이다. 마사지를 적용한 후 치료사는 촉지를 통해 확인 할 수 있다: 짧아진 근섬유 또는 짧아진 결함조직은 마사지 후 보다 길어지고 모다 가동성이 있다는 것을 느낄 수 잇을 것이다.

혈액과 림프의 순환 증진
(INCREASED CIRCULATION OF BLOOD AND LYMPH)

마사지는 혈액의 국소 순환을 증진시킨다. 정맥를 마사지 했을 때 그 부위는 확장되고 혈류 공급은 증가하게 된다. 5분 동안 적용한다면 세 배 만큼 증가하게 된다. 심혈관 외과 의사인 Mehmet Oz는 16세 된 급성 심장병과 위험하게 확대된 심장을 가진 소년의 발을 마사지한 후 그 효과에 대해서 증명해주고 있다. Dr. Oz는 심장 이식이 유용할 때까지 그 아이의 심장을 일시적으로 측정 하였을 때 인공심장을 삽입하였다. 인공심장을 삽입 하였을 때 생명징후는 매우 저하되었다. 왜냐하면, 펌프의 혈액 순환 율이 매우 늦어졌기 때문이다(펌프의 센서는 정확하게 얼마나 많은 혈액이 그의 조직으로 펌프 되어 나가는지를 알려준다). 절망적인 상황에서 Dr. Oz는 그 소년의 발을 마사지하기 시작했다. 문지르고, 비비고하여 그 소년의 혈류 순환 율을 증가시켰다. 마사지를 멈추었을 때 혈류 순환 율은 떨어졌다. 다시 마사지를 시작했을 때 순환율은 증가 되었다. 마사지를 45분 한 후 그 소년의 혈류 순환 율은 건강한 상태에서 멈추게 되었고 Dr. Oz는 마사지를 멈출 수 있었다.[12]

치료사는 손으로 마사지를 하기전과 후에 치료 부위의 온도를 비교해 결과에 의해 혈류가 증가되었다는 것을 확인할 수 있었다 — 온감을 느낄 수 있었고 반사적으로 따뜻한 혈액의 순환이 증가되었다. 치료사는 관찰된 국소에 색의 변화 관찰에 의해 순환이 증가되었음을 확인할 수

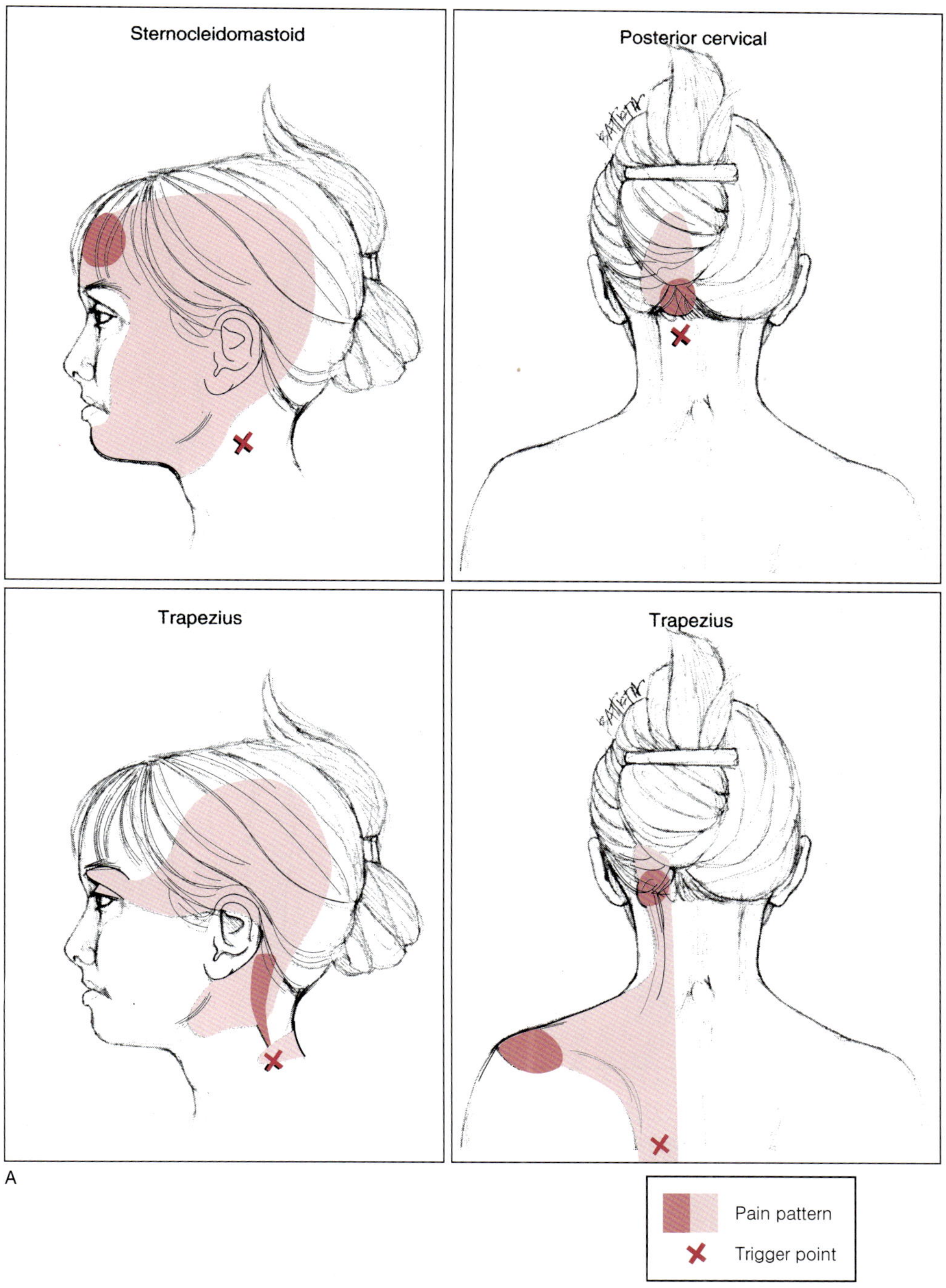

그림 1-3 ■ 아이들의 근막동통점. 근막통은 물리적 외상 또는 손상을 포함해서 지속적인 근육의 수축, 나쁜 자세를 오랫동안 지속하는 등의 여러가지 요인에 의해서 만들어 질 수 있다.

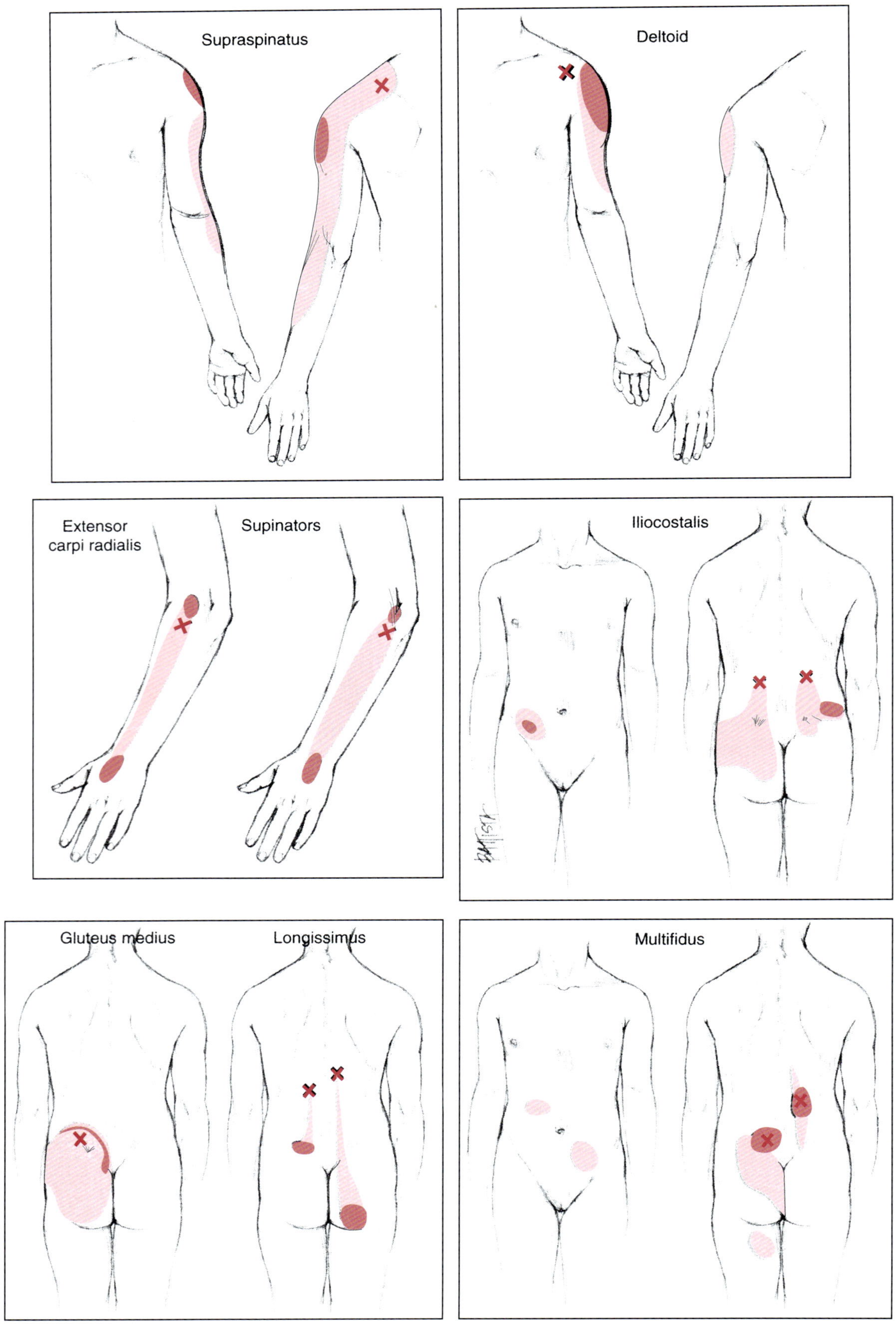
Supraspinatus
Deltoid
Extensor carpi radialis
Supinators
Iliocostalis
Gluteus medius
Longissimus
Multifidus

B

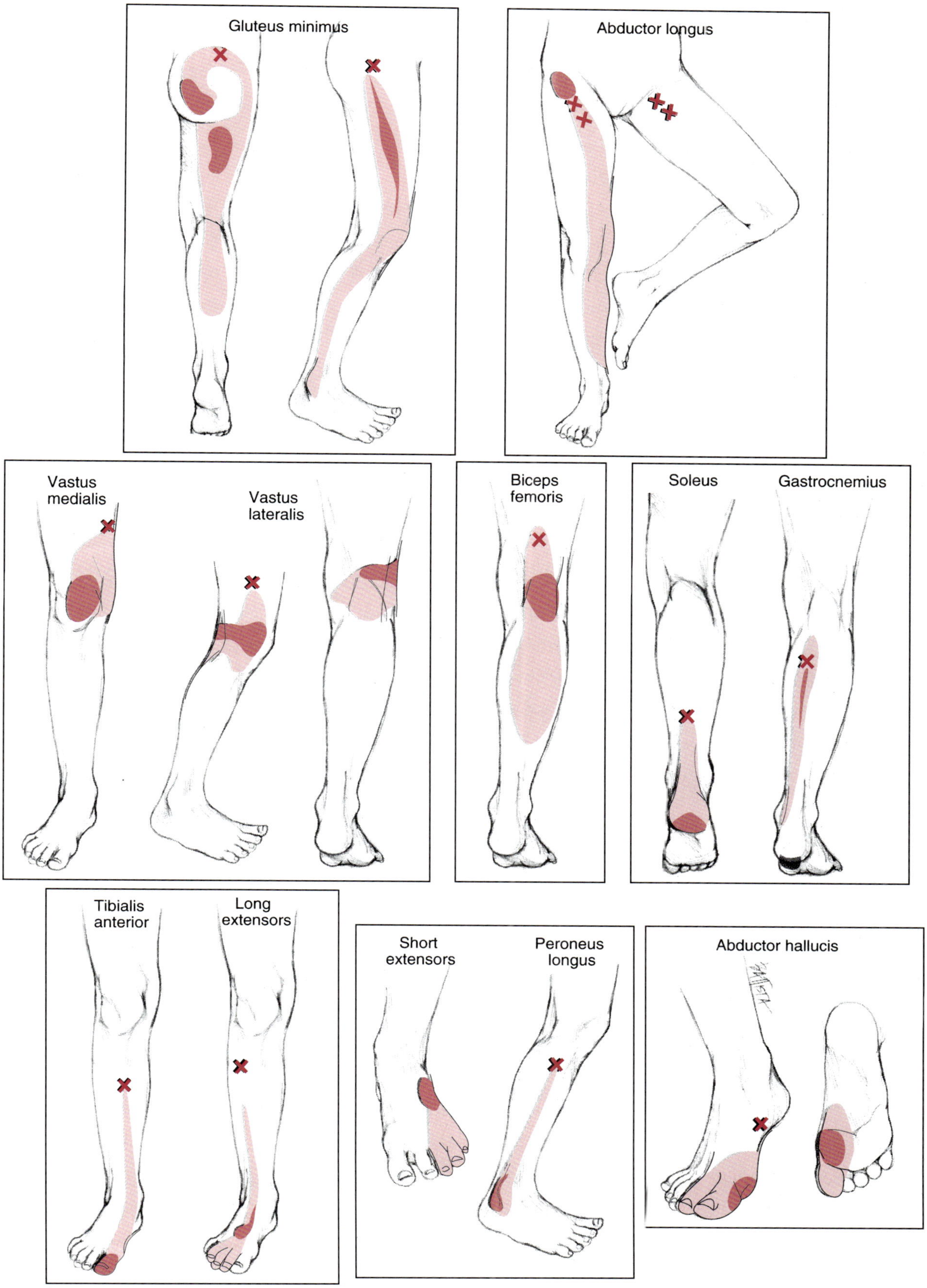
Gluteus minimus
Abductor longus
Vastus medialis
Vastus lateralis
Biceps femoris
Soleus
Gastrocnemius
Tibialis anterior
Long extensors
Short extensors
Peroneus longus
Abductor hallucis

C

있었다. 예를 들면, 몸져 누운 아이와 휠체어를 타는 아이의 다리의 색을 관찰해보면 검거나 검붉은 색인데 약 몇 분간의 스웨덴식 마사지를 적용한 후 정상적인 핑크색으로 빠르게 변화는 것을 관찰할 수 있었다. 욕창은 또한 검붉은 색으로 변해 있을 때 스웨덴 식 마사지를 몇 분간 적용하면 빠르게 정상 핑크색으로 돌아오게 된다. 신체의 특정 부위 예를 들면 발의 끝 부위에 강한 압박을 줘서 경찰법을 하면 혈류 순환을 방해할 정도로 압을 가한 후에는 다시 혈액이 정맥을 채우는 것을 볼 수 있다.

성인에서는 마사지는 림프순환도 증가시킨다. 비록 아이들에서의 림프순환의 효과에 대해서는 연구결과가 없지만 직접적으로 마사지를 적용 한 후 림프액의 움직임을 확인할 수 있었다. 예를 들면 스웨덴 식 마사지를 15분 이상 또는 1시간 동안 적용한 결과 부종이 있던 다리의 부종이 감소하였다. 시각적 검사 또는 측정 테이프를 통해 다리 둘레를 측정해보면 확인할 수 있다.

한 예로 직접적으로 두 개 천골 치료를 함으로써 뇌척수액의 순환에 영향을 줄 수 있다는 증거를 제시해 주고 있다. 그러나 이 변화에 대한 특정한 연구는 확인할 수 없었다. 두 개천골 치료는 두개골, 척추, 천골의 결합조직의 제한을 자유롭게 해줌으로써 뇌척수액의 흐름에 영향을 주고 있다고 믿고 있다. 뇌의 수막 부위안의 뇌척수액이 올라가고 내려가는 변화로 나타난다.[13] 미래의 연구는 바라건데 정확한 기전을 알아내기를 바란다.

면역 기능 항진
(ENHANCED IMMUNE FUNCTION)

터치는 교감신경계의 변화를 통해 면역 기능에도 영향을 준다. 어린 영장류를 어머니로부터 분리하거나 어른이 되었을 때 스트레스로 인해 면역 기능이 손상을 받게 된다. 어린 포유동물은 손으로 다루어지지 않았을 때보다 손을 통해 다루어 졌을 때가 보다 더 큰 면역 기능이 더 나았다.[14] 비록 미성숙아이나 정상 유아에게 마사지는 성장과 발달을 항진시켜준다는 수많은 연구가 있지만 더 이상 면역기능 증가라면 장기간의 연구가 이루어지지 않고 있다. Touch Research Institute에서의 두 가지 척도의 연구에서 아이들은 마사지를 받았을때 면역기능이 증가된다는 것을 보여주었다. 30일 밤 동안 20분 동안 마사지를 받은 아이의 혈액 중 백혈구수를 세어보면 그 수가 증가된 것을 볼 수 있다(평균 7세).[15] 12주 동안 2회씩 20분간 마사지를 받은 후 HIV-positive을 면역 기능이 항진된 것을 10대들을 대상으로한 연구에서 발견하였다.[16]

적합한 호르몬 수준
(OPTIMAL HORMONE LEVELS)

마사지는 호르몬에도 영향을 준다. Touch Research Institute의 연구에 의하면 마사지를 받은 미숙아들의 체중이 빠르게 증가한다는 것이다. 비록 마사지를 받지 않은 그룹과 같은 양을 소모 했다 할지라도 마사지가 소화흡수 호르몬을 자극하여 가령 가스트린과 인슐린의 생상을 증가시켜 흡수가 더 증가되었기 때문일 것이라고 본다.[17] 정상아들에게 취침시간에 마사지를 2주 동안 계속해준 그룹이 그렇지 않은 그룹의 아이들보다 멜라토닌 호르몬의 분비가 증가되어 그 결과 낮에는 더 활동적이고 밤에는 잘 잤다.[18]

쓰다듬기와 같은 마사지는 소아와 아이들 모두에게 코티졸의 분비를 감소 시켜 주었다 ㅊ식, 심각한 화상, 병적기아, 청소년 류마티스관절염, 외상후 스트레스증후군, 정신적 문제를 가진 아이들 모두에게서 코티졸의 감소를 보였다. 전형적으로 타액의 코티졸의 감소는 마사지 후 즉각적으로 감소하였다. 치료하는 동안 코티졸과 **노에피네프린** 모두 감소하는 것으로 나타났다. 또 다른 연구에서는 당뇨가 있는 아이에게 엄마로부터 자는 동안 마사지를 1달동안 해주었더니 혈당이 정상 수준으로 떨어졌다는 연구 결과가 있었다.[19]

통증 경감
(PAIN RELIEF)

마사지는 여러 유형의 동통을 효과적으로 치료할 수 있다. Touch Research Institute의 연구에 따르면 마사지는 청소년기 류마티스 관절염과 심한 화상을 입은 아이들에게 동통을 경감시키는데 효과적이라고 발견하였다.[20,21] Kubsch 등은 병원 응급실에서 아이들과 성인 환자들을 대상으로 경험을 쌓았다. 손끝으로 하거나 통증이 있는 부위 가까운 부위에 마사지를 5분 동안 적용하면 확연히 동통의 양이 감소하였다. 혈압과 심박수 또한 감소되었다.[22]

또 다른 연구에서 **반사성 교감신경 이영양증**이 있는 소녀 5명 중 4명에게 결합조직 마사지와 가동술을 적용한 결과 지속적인 동통이 사라지는 효과가 있었다는 결과를 나타냈다. 소녀들의 치료 프로그램에는 하루에 세 번씩 자가 마사지, 체중부하운동, ROM 운동 등이 포함되어 있다. 고정은 이 상태에서의 가장 일반적인 치료 방법인데 동통을 해결하는 데에는 거의 효과가 없다.[23]

저자는 뇌성마비아, 근 기능장애, 폴리오, 척수손상 아이들의 근골격계 동통을 없애기 위해 스웨덴식 마사지를 하여 관찰하였다. 마사지 치료사인 Dianne 와 Richard Keene는 여러 가지 치료 방법 즉 스웨덴식, 경혈자극법, 이완요법, 두개천골요법, 근막이완술을 모두 사용하여 그들의 아들인 뇌수종 아들의 심각한 두통을 덜어주는데 사용하였다.[24]

호흡 증진
(IMPROVED RESPIRATION)

마사지는 심호흡과 노력 없는 호흡을 하는데 도움을 준다. 천식이 있는 아이를 엄마가 매일 반 20분 동안 마사지를 1달 동안 한 결과 천식의 증상이 거의 없어지고 공기의 흐름이 양이 최고에 증가하였고, 강제 호기율의 흐름이 증가되었다.[25] Santa Cruz, 캘리포니아의 교육 연구소의 연구에 의하면 천식으로 인한 기능장애 나타났는데 Jin Shin Do의 8주 동안 마사지를 받았는데 그 기능 장애 증상이 확연히 증진되었다는 연구 결과를 얻었다.[26] 아이는 낭포성 섬유증을 가진 아이를 한 달간 마사지를 적용한 후 공기의 흐름이 증가되었다.[27] 마사지를 적용하면 치료사는 호흡의 기능 증진이 시각적으로 느낌 모두에서 느낄 수 있다: 늑곽의 팽창의 양과 마사지 전 · 후의 손의 느낌 마사지 전후의 팽창의 양의 정도를 느낄 수 있다.

이완
(RELAXATION)

부드러운 터치는 모든 마사지와 신체 역학의 기초를 이룬다. 만약 안전하고 영양공급을 충분히 받았다면 교감신경계의 영향으로 이완되는 효과를 얻을 수 있다. 고전적 연구에서 병원 외상성 쇼크에서 Lynch 등에 의해서 연구되었으며, 성인과 아이 모두에서 단순한 터치가 심박수와 리듬에서 드라마틱한 효과를 나타내었다고 하였다. 단순한 터치란 대화 없이 3분 동안 환자의 맥박을 느끼는 정도이다. 어떤 환자는 코마와 거의 사망에 가까운 환자에게도 효과가 있었다.[28] 또 다른 연구에서는 마사지를 받은 후 취학 전 아동의 낮잠시간이 길어지고 잠이 드는데 걸리는 시간이 짧아 졌는데 이것은 마사지가 이완 시켜줌으로 일어난다.[29]

천식, 병적기아, 심한 화상, 당뇨, 청소년기 류마티스 관절염, 정상적인 문제를 가진 아이들의 흥분을 감소시키는데 마사지가 효과적이라는 연구가 있다. 이 연구에서는 경찰법과 같은 쓰다듬기 — 1달 동안 메일 15분씩 간단히 — 성적 그리고 신체적으로 혼란스러운 아이들과 정신과 적인 문제가 있는 10대들의 취침 유형을 증가시켰다.[17]

Santa Cruz 교육 연구소의 연구에 따르면 기능장애가 있는 25명의 아이들은 Jin Shin Do를 받은 후 불면증의 감소, 울화기질 소멸, 대단위 운동에서의 신체 긴장 감소, 광적 언어 감소, 그리고 표정근의 보다 이완 등의 새로운 징후를 발견하였다.[26] Eugene, oregon에서도 이와 유사한 결과를 발견하였는데 경혈자극 프로젝트를 Santa Cruz Jin Shin Do 표본 연구를 모델로 하였다. 심각하게 지체되고 감정적으로 장애가 있는 아이들을 30분에서 45간 경혈자극법을 이용하여 6주 동안 매주 2회씩 치료 하였다. 학생들은 치료를 받는 동안 이완이 더 증가되었고 기장의 정도가 좋아졌으며, 신체 인식 기능이 향상되었다.[30]

감각 자극
(SENSORY STIMULATION)

마사지는 신경계를 자극 할 수 있다: 고정되어있거나 정상 촉각자극이 부족한 아이들에는 특히 중요하다. 마사지와 수동 가동운동은 피부의 많은 다른 질 예를 들면 온도, 유연성, 두께에 대한 아이들의 뇌의 정보제공에 도움을 준다. 마사지를 하는 동안 공간에서의 신체의 위치, 근긴장, 가동성 다른 사람과의 관계 형성, 환경에서의 물건에 대한 정보를 제공받는다. 관심 포인트 상자 1-2에서는 촉각 자극이 정상발달에 도움을 줄 수 있다는 것을 설명하고 있다.[31]

조기의 감각 경험은 뇌가 어떻게 발달시킬지에 대한 깊은 자극을 준다; 뇌의 성장에서는 충분한 감각 자극을 받은 아이의 뇌의 성장은 증가되었다. 동물실험에서 고립된 상태에서 자란 동물과 애완동물을 비교해 볼 때 애완동물

관심 포인트 상자 1-2
가난한 아이들에게 터치와 자극의 효과

1990년, 마사지 치료사인 Faustine Settle는 Romania의 Nicoresti에 있는 고아원에서 한달간 자원봉사를 하였다. 이곳에는 115명의 많은 핸디캡을 가진 고아들이 9개월에서 16세까지의 아이들이 살고 있다. 그들의 상태는 극도로 가난하고, 보육사와 고아의 비율이 30:1이다. 경제적인 상태는 너무 나빴으며, 아이들의 부족한 경제적 상황이 계속되었다. 1990년 이전부터 겨울이 오기 전 20여명의 아이들이 매년 사망했다. 겨울이면 건강하고 전문적인 자원봉사자들이 외국으로부터와 아이들을 돌봐주곤 하였다. 고아들의 높은 사망율의 원인이 터치의 박탈과 영양실조 때문이라고 진단하였다.

자원봉사자들은 흔들기, 포옹하기, 쓰다듬기 등의 터치를 많이 해주었다. 방에서는 특별한 아이들을 위해 마사지를 하기 위한 공간으로 격리시켰다. 왜냐하면 아이들은 제공된 마사지에 대해 강한 매력을 느꼈다; 그녀와 다른 자원봉사자들은 그들이 일을 마쳤을 때와 그들을 바닥에 두면 우는 것을 발견하였다. 자원봉사자들은 또한 감염, 발진, 그리고 골절에 대한 치료도 하였다. 영양실조에는 초점을 맞추지 않았다; 보다 많은 음식과 더 좋은 음식은 제공되지 않았다. 그해에는 단지 한명의 아이만 사망을 하였다. 왜냐하면 아이로부터 혈액 샘플을 채취하지 못하였고, 정확하게 변화되었음을 확인할 가능성이 없기 때문이다. 그러나, 아이들의 영양은 개선되지 않았고, 다른 생리적 변화로 인해 사망률이 감소되었다고 설명하고 있다.[31]

200년에는, 소아전문 간호사이면서 마사지 치료사인 Diane charmley가 Romania에 자원봉사자로 지원하였다. 그 팀은 아이들에게 마사지를 실시해주었다. 그들은 또한 다른 여러 가지 방법으로 아이들을 많이 자극하였다. 예를 들면 아이를 침대에 눕혀서 무엇인가를 거울을 통해 볼 수 있게 해준다던지 한곳에서 하루 종일 있기보다는 주위를 다니며 볼 수 있게 자극을 해주었다. Ms. charmley는 마사지를 제공하기전과 후를 비교한 결과 2주 안에 아이들의 사회적 행동이 발달되었음을 발견하였다 — 거의 냉담한 모습은 없어지고 보다 많은 상호간의 작용이 일어났다(Charmley D, RN, personal communication, October 2002).

의 뇌는 신경원마다 **시냅스**가 25% 많았으며 더 두껍고, 보다 무겁다는 것을 볼 수 있었다.[32] 촉각 경험은 정상적으로 신경원에서만 일어나고 민감한 촉각자극이다. 촉각자각은 성인에서는 뇌의 성장은 일어나지 않는다. 왜냐하면 뇌의 성장 시기는 7세에 완전히 일어나게 된다)Land P, PhD, 피츠버그 대학, personal communication, 1월, 2003).[33]

마사지의 정서적인 효과 (EMOTIONAL EFFECTS OF MASSAGE)

정신적인 고통으로부터의 해제 (RELIEF FROM PSYCHOLOGICAL DISTRESS)

사람의 터치는 진정시키고, 안심시키고, 흥분을 가라앉히는데 대단한 힘을 가지고 있다. Triplett와 Arneson은 병원에 입원한 아이들을 대상으로 간호를 하여 연구를 하였다(생후 4세). 아이들이 울거나 고통을 받을 때 일반적으로 언어로 안정성(말을 하거나 노래를 부르는 것)과 촉각자극(문지르고 흔드는 것)을 하게 되면 일반적으로 그치게 된다. 아이들에게 말을 하거나 노래를 불러 주긴 하지만 터치가 없다면 빠르게 그치지는 않았다. 언어와 촉각자극을 동시에 받는다면 88%가 5분 후에 그치게 된다. 언어만 제공된다면 단지 12%에서 그런 반응이 나타난다.[34]

만약 어느 누구도 아이에게 터치를 줄 수 없다면 아이들은 본능적으로 터치를 받기 원하므로 고통이 있는 상태에서는 안정감을 줄 수 있는 강한 터치를 필요로 한다. 가족 치료사인 Helen Colton은 성인을 치료하였는데 그녀는 아주 어릴 때 어머니가 고아원에 보내지게 되었다. 그 아이는 그녀 스스로 안정을 찾으려 했고 후에 성인이 되었다. 그녀 스스로를 안고, 앞뒤로 흔들고, 반복해서 "나는 모두를 괜찮아", "나는 괜찮아"라고 반복했다.[35] Field 등은 5일 동안 30분씩 마사지를 실시한 후에 병원에 입원한 10대 아이들의 정신적인 문제인 분노의 감소, 충분한 수면, 코티졸과 노에피네프린의 농도가 낮아 졌다는 결과를 얻었다.[36] 또 다른 작은 Touch Research Institute 연구에서는 Hurricane Andrew에 따르면 외상 후 스트레스 장애를 가진 아이들에게 나타나는 환경적 우울증과 분노는 마사지를 적용하면 감소된다는 것을 발견하였다.[37]

치료 터치의 중요성
(THE IMPORTANCE OF CARING TOUCH)

Robert Coles는 터치는 편암한과 안정성을 제공해주는 힘을 가지고 있다고 기술하였다. 그는 뉴올리언즈에서 1961년 학교통합에서 몸부림치는 흑인과 그의 부모들에게 용기를 북돋우어 주었다. 그는 백인과 직면 했을 때 어린 학생들이 보여주었던 힘에 의해 변화되게 되었다. 한 아이의 엄마는 그의 딸에게 반응하였다; "나의 아이들아 학교에서 집으로 돌아오라" 라고 외치는 것을 백인을 그 소리를 들을 수 있었다. 그녀는 볼 수가 없었으며, 그녀는 위협받고 있었다. 나는 그녀를 알고 있다. 그녀는 나에게 왔고 나는 그녀를 잡았다. 나의 엄마는 우리와 함께였다. 왜냐하면 나는 그녀에게 갔고, 그녀는 나의 팔위에 손을 얹었다. 나는 편히 앉을 수 있었고 나는 나의 딸의 팔에 나의 손을 얹을 수 있었다. 나의 엄마가 그녀의 손을 나에게 잡았을 때 나는 나의 아이에게 나의 손을 놓았다 — 이것은 신이 우리를 강하게 만드는 것이다.[38]

터치는 부모와 아이와의 치료적 대화라고 할 수 있고, 신뢰를 쌓고, 생물학적인 연결고리임을 확인 할 수 있다. 터치를 유아기 또는 아이 때 주저하게 되면, 개인의 정서적인 삶에 영향을 주게 되고 그 기간이 더 오래 길어 질 수도 있다. 소아학자인 Maurice Rosenthal 습진이 있는 아이 25명의 엄마를 인터뷰했고, 뿐만 아니라 대조군 18명은 습진이 없는 군이다. 적절한 신체적 접촉 즉 꼭 껴안는다던지, 하는 것을 받지 않은 아이가 그룹에서습진의 비율이 더 높았다. Rosenthal은 병에 걸리기 쉬운 유아에게서 습진의 징후가 나타나며 터치가 필요하다. 갑자기 신체적 접촉을 감소시키면 — 가슴에 안고 먹이는 것, 모성의 건강 문제, 아이를 돌봐주는 사람의 소실 — 많은 경우의 습진으로 진행하게 된다.[39]

2살 반 된 소녀가 위탁되었는데 정신의학자인 Philpe Seitz에게 위탁되었는데 왜냐하면 그녀는 1년 동안 머리를 뽑아서 머리 한쪽 면이 완전히 벗겨지게 되었다. 그녀의 2주 동안만 가슴에 안겨서 먹었고, 그녀의 엄마가 갑자기 그것을 멈춰버렸다. 그녀는 젖병으로 음식을 먹게 되었고 그 후에는 고형식으로 바꾸었다. 18개월에는 화장실 훈련을 가혹하게 시작하였으며, 엉덩이를 찰싹 때리는 동작과 잔소리를 들었다. 이 시점에서 소녀는 모든 고형식을 거부하기 시작했고 유아 젖병에 우유를 먹는 것을 지속하였다. 음식을 먹이기 시작하면 자신의 머리에서 머리카락을 뽑고 젖병을 입에 물로 있을 때는 코와 윗입술을 말아 올리는 등의 행동을 하였다. 그녀는 입에서 젖병을 제거한 잠시 동안에 머리를 말아 올리는 동작을 멈추었다. 한 검사에서 엄마의 젖꼭지를 길고 거친 머리의 링에서 발견하였다. 소녀에게 젖병의 젖꼭지로 문지르고 사람의 머리카락을 접촉 시켰을 때 소녀는 머리를 뽑는 동작을 멈추었다. 그녀가 할 수 있는 최선을 다해 그녀 스스로가 편안함을 만들려고 하였으며 삶의 첫 2주 동안만 이런 편안함을 제공받았다. 가슴에 안고 음식을 먹는 동작은 확실히 그녀에게 변화를 주었다.[40] 94개의 보다 자세한 관찰에서는 3개월 된 유아와 그들의 엄마들 대상으로 실험한 결과 엄마가 신체적 접촉하는 것을 싫어하였을 때 그들의 아이들은 유별나게 화를 많이 내고, 1살이 되었을 때는 더 심하였다.[41]

이 고전적인 연구는 소아 정신의학자인 Kulka 등에 의해 1960년에 출판 되었다. 그의 관찰에 의하면 조기에 신체적 접촉을 박탈하게 되면 근긴장이 증가하고, 그로 인해 바위처럼 굳어지게 되고, 머리를 치는 동작, 같은 유형의 반복적인 동작을 계속하므로 자신의 촉각이나 운동학적 필요를 만족시키려고 노력한다. 심한 촉각 자극의 박탈은 유아에게서 과행동이나 우울증을 유발시킨다. Kulka는 7세 소녀를 치료하였는데 그 아이는 "기괴한 경련" 과 교실에서 가만히 앉아 있는 동작을 수행할 수가 없었기 때문이다. 그녀는 미숙아로 태어났다; 젖병 수유; 5주되었을 때부터 엄마는 직장을 나가게 되었다. 그녀가 머무는 가정은 아주 다양했다. 소녀의 엄마는 아이를 돌볼 준비가 되어 있지 않았다고 인정하였고, 신체적 접촉도 하지 않았다. Kulka는 아기를 다루듯이 하였다 — 치료사의 무릎에 아이를 놓고 젖병으로 먹이고, 흔들어 주고, 부드러운 인형을 꼭 껴안게 해주었다.[42] 이와 같은 방법은 Zerbe가 17세 된 병적기아 여학생을 치료했을 때와 유사하다. 그 소녀는 침착하지도, 차분하지도 않았으며, 엄마도 그녀를 보호할 수 없었다. 결과적으로 그녀는 그녀 스스로를 진정시키는 능력은 부족했다. 그녀는 작고 모피로 만든 토끼를 스트레스 받을 때 잡고 있었으며 그녀를 위한 치료사의 관심을 기억하기위해 훈련을 시켰다.[43]

소아 정신의학자인 Shevrin과 Toussieng는 심한 정서적 장애를 가진 아이들에 대해 연구를 하였으며 유아기 때 촉각자극의 박탈로, 아이들은 접촉의 필요에 대해 거부할 것이며 신체적 저촉도 피하게 되고, 다른 이들과의 신체적 거리감도 있게 된다. 다른 이들이 신체적 접촉을 하거나 하면 심각한 감정적 충돌을 경험하게 되고 갈망하던지 두려워하던지 하게 된다. 15세 소녀는 엄마가 죽는 것을 보고 두려워하게 되어 병원에 입원하게 되었다. 그녀는 테이블의 모서리에 올라가고, 만약 그녀가 관리를 받지 않는다면 계속 집어 먹거나, 오랜시간 동안 울었다. 1살 때 어린이 침대와 같은 곳에서 흔들기 시작(일반적인 촉각 자극의 부족을 보상받기 위한 것)했다. 그녀의 정신의학자는 그녀의 다리를 1주일 동안 그녀의 침대에 고정할 것을 추천했다. 정신과치료를 받는 동안 과도한 터치에 대해 대립을 표현했고, 기억에 대한 반동도 있었으며 그녀의 치료사의 터치에 심각한 반응을 보였다. 한동안 치료사의 따뜻함을 느끼게 되었고 만지기도 하였지만 그런 다음 공포 때문에 도망가 버렸다. 그리고 그녀는 그를 죽이겠다고 말했다. 그런 다음 그녀는 그를 질식시키기 위해 노력했다. 그녀는 또한 그에게 이렇게 말하였다 "당신은 나에게서 멀리 떨어져 왜냐하면 나는 유리이고 당신이 나를 만진다면 그 유리가 깨지기 때문이다"

9세 된 심한 천식에 두려움, 자멸적인 소년은 치료사가 가까이 다가가면 접촉을 그리워하다가도 만약 만지게 되면 도망가 버린다. 그녀의 엄마는 그녀의 부모로부터 많은 관심을 받지 못하였고 그녀의 엄마의 무릎에 앉는 것을 거부당한 기억이 있다. 소년의 환경은 메말라있고 단지 피하지 않을 때 만 터치할 수 있었다. 그녀의 엄마를 아들을 만지는 것을 두려워 했고 그에게 키스하는 것을 피하였다. 그의 아버지의 터치는 생후 7개월 이전이다. 이러한 심각한 장애 아이들에게는 Shevrin과 Toussieng는 촉각 자극의 부족은 심한 충돌을 만들게 되므로 오랜 시간 동안의 치료 과정을 통해서만이 해결 될 수 있다는 결론을 내렸다.[44]

일반적인 아이들의 삶에서의 스트레스
(STRESSORS IN THE LIFE OF THE MODERN CHILD)

현대의 미국 아이들은 과거와 비교해 봤을 때 스트레스는 거의 없다고 할 수 있다. 소아의 건강 많은 증진을 위해 고려해 보아라. 약 200년 전까지만 해도 5세 전에 죽는 아이가 모든 아이들의 3-4배였다. 대부분이 감염성 질환 때문이다. 백신, 항체, 공중 건강 측정 예를 들 면 식수의 세정과 우유의 저온살균법, 이러한 것들이 소아 질병과 사망률을 감소시키게 된다.

심한 육체적 노동의 양을 감소시키는 것 또한 다른 주된 개선 문제이다. 예전에는 6-7세 아이가 성인과 같이 일을 할 수 있는 능력이 있다고 보았으며 끊임없는 가사와 농업의 일을 하는 힘든 일을 배당받았다. 아동 학대와 착취는 일반적이고, 아이들은 성적관심과 죽음과 같이 성인과 같이 취급받고 있다. 18세기 말에는 Western 사회에서는 아이들을 바라보는 새로운 자세를 볼 수 있었다. 아동기는 인생에 있어서 특별한 시기이고, 순결, 이미지화, 친밀감과 같은 것을 형성하는데 중요한 시기이다. 사려깊은 부모들은 아이들의 순결, 삶의 기복으로부터의 보호, "황금기"라고 하는 아동기를 보호하기위해 노력하고 있다. 아동 노동 법칙은 1920년부터 만들어져 있었으며 심한 육체적 노동으로부터 아이들을 보호하기 위해 만들어져 있다. 현대의 편리함은 모든 연령을 위해 쉬운 삶을 매일 매일 만들어야 한다.

현재 아동기는 많은 긴장이 없다. 과학적으로, 그러나 현대 사회의 결점과 이점을 모두 포함하고 있다. 스트레스 요인은 정신적인 스트레스 요인에 의해 일어난다. 부모들은 아이들의 관점에서 보려고 하고 어떻게 기를 것인가에 대한 생각들이 사회적 변화로 바뀌고 있다.

많은 부모들은 아이들을 더 이상 폭력, 학대, 성적관심, 전쟁, 자연재해와 같은 성인 문제에 대해 방어하려고 노력하지 않는다. 보호해주고 싶을 지라도 부모들이 하루 종일 일을 한다거나 가족의 수가 증가하게 되면 더 이상 유요한 도움을 아이들에게 줄 수가 없게 된다.

이러한 문제를 충분히 이겨낼 만큼 성숙하지 못한 상태에서 사회에 노출이 된다하더라도 강도 높은 스트레스를 충분히 이겨낼 수 있을 것이다.[45]

아이들은 또한 성인보다 더 잘 다루어져야 한다; 자신의 음식, 식사시간, 옷, 엔터테인먼트을 선택하는 성인의 특권은 그들에게는 거의 없다. 많은 선택은 스트레스의 요인이 된다 왜냐하면 비록 아이들은 결정을 할 만큼 충분히 성숙된 것처럼 보이지만 너무 자주 이것은 그런 경우가 되지 못하기 때문이다. 정신의학자인 David Elkind은 바쁜 아이들의 저자이다. 그는 양쪽 부모 모두 작업장에서 책임감, 성취감, 충실함의 제한을 짜 맞추어 맹목적으로 할 수는 없다. 그는 그것을 인지하는 것이 중요하다고 느끼고 있다. 특별한 지식, 정서, 그리고 사회의 필요 그들 스스로를 보호하는 "해방하다"는 만나지 못한다.[45] 정신의학자와 섭식장애 전문가인 Katherine Zerbe는 가족식사 시간의 끝과 대학에서의 단체 식당 경험은 섭식장애를 만들 수 있다고 하였다. 아이들은 그들 스스로 이겨낼 수 있고, 대부분 그들은 적합하고 먹을 책임감이 있다.[43]

소아과 의사인 Benjamin Spock는 비록 사람이 적당한 스트레스를 가지고 있더라도 아이들은 새로운 스트레스를 유발하게 되고 거칠고 보다 경쟁적이고, 탐욕스럽게 된다고 언급하였다.[46] 특별한 새로운 스트레스는 아래에 제시된 사항들로 아이들에 영향을 미치게 된다.

어린 나이에 성인의 세상문제에 보다 많이 노출

미국 아이들의 평균 TV 시청시간은 다섯 시간이다.[47] 폭력, 성인영상물, 범죄, 자연재해, 그리고 다른 성인관련 방송과 같은 접근하기 쉬운 것들을 시청하게 된다. 9월 11, 2001년 세계무역센터가 무너지며 파괴되며 사망하는 방송을 계속 반복적으로 아이들이 시청하게 되었다. 취학 전 아이들에게는 커더란 충격이 되었고, 우려하는 전화가 많았으며 뿐만 아니라 모든 아이들에게서 흥분의 정도가 높았으며, 감정적으로 조절하기가 힘들었다.[45,47]

UNICEF의 대표인 James Garbarino는 1991년 Gulf 전쟁의 Kuwaiti 아이들을 인터뷰하였다. 아이들은 이라크의 잔인함에 직접적인 영향을 받아 많은 충격을 받았다. 놀랍게도 1년후에 Kathi Nader와 Robert Pynoos의 연구에 의하면 전쟁 후 Kuwaiti 정부의 도덕적인 교육 캠페인 비디오영상물의 이라크의 잔인함을 간접적으로 경험한 아이들은 보다 더 많은 충격을 받았다는 연구결과를 얻을 수 있었다.[48]

정신의학자 Elkind에 따르면 텔레비전은 아이들을 위한 스트레스의 유일한 형태를 대표하고 있다. "텔레비전은 아일들의 물건의 동화와 억제하고 가장 크게 영향을 미친다. 결과적으로 텔레비전은 아이들에게 그녀 또는 그가 이해해야 할 부분 이상을 알게 해준다. 아이들이 무엇을 알아야하며 이러한 과정이 주된 스트레스라 할 수 있는 것이 이 둘 사이의 모순이다."[45] 텔레비전의 시청은 또한 자유 놀이에서는 제외되고, 아이들이 가장 이완되는 방법 중의 하나이다.

텔레비전, 그러나, 문화 미디어에의 한 요소 중 유일하다. 많은 음악을 아이들은 듣고 성과 마약과 같은 유혹으로부터 훼손된 것을 조절한다. 이러한 메시지는 비참한 결과를 조절 할 수 없을 때 특히 이 나이 때는 민감하게 받아들인다는 것이다. 아이들을 위한 엔터테인 사업인 강렬한 음악, 영화, 그리고 비디오 게임 등은 신중해야 한다.[49]

야윈 아이들을 위한 강한 미디어 압력

미디어 압력은 야윈 것에 대해 지난 20년보다 현재 더 강하다.[50] 이상적인 소년의 유형은 현재 정상 체중 분포의 가장 야윈 5%이다.[51] 전형적인 미인 대회와 모델의 체중은 정상체중의 13~19% 이하이다.[52,53] 아이들의 책은 점진적으로 소녀는 지난 80년 이상 보다 더 마르게 묘사되어 있다; 이러한 유행은 소년에게서는 찾아 볼 수 없었다.[54]

가족 지지의 약화

미국에서의 아이들의 가족의 구성과 확대의 구조와 삶의 형태에서의 변화에 의해 많은 영향을 받는다. 현재 결혼한 부부의 1/3이 별거나 이혼을 하고 있다.[45] 1970년에는 모든 아이들 중 85%가 그의 부모와 함께 살았다; 그러나 1993년에는 71%로 떨어졌다.[55] 부모와 함께 보내는 아이들의 시간은 1989년과 1965년 사이에 40%나 떨어졌다.[56] 부모들은 1980년대와 1970년대에 보다 많은 일을 하므로 해서 아이들과 보내는 시간이 더 없었다.[45] 왜냐하면 미국은 배우 유동성이 큰 사회이기 때문에 지리적으로 싱글이나 일하는 부모를 도와줄 수 있는 여건이 안된다. 많은 아이들은 이전보다 보다 많은 시간들을 혼자서 보내거나 친구들과 보내게 되었다.

James Alan Fox는 Northeastern University's College of Criminal Justice에서 청소년기의 폭력이 증가하므로 인해 미국의 가족들이 해체되는 것으로 믿고 있다. Fox에 따르면 "너무 많은 부모는 일을 하러 가지 않거나 보증 받기 전에는 아이들을 무시한다. 감정적인 고정을 대용할 것이 없다면, 예를 들면 조부모, 베이비 시터, 가족 친구 등인데 아이들은 비폭력에 대한 메시지에 대해 강해질 수 없으며 텔레비전이 아이들의 일차적인 사회화의 도구가 될 것이다." 주간보호소와 학교 교사가 필요하며 본질적

으로 부재된 부모의 대신이 될 수 있다.[57]

아동의 불량의료의 고 비율(신체적 성적 학대)

매년, 미국에서는 아동복지 혜택을 3백 만 명 이상에서 아동학대, 무시를 받고 있다고 진술하고 있으며, 백만 경우이상에서는 충분한 증거를 모을 수 있었다. 2,000에서 3,000 의 케이스에서 학대로 인해 아동은 사망하였다. 오랜 기긴 동안의 육체적, 정서적, 정신적 문제를 포함한 잘못된 치료의 효과에 영향을 미친다.[58]

종교적 믿음과 종교 공동사회의 지지의 부재

종교생활은 세대를 위한 미국 아이들의 긍정적인 사회화의 원천이고 1960년 이후로는 쇠퇴하고 있다.

사회학자인 Robert Putamen은 교화 활동(교회서비스 참석, 교회관련 활동, 청년회 활동 등을 포함)이 지난 세대보다 약 30% 가량 떨어졌다고 한다. 3세에서 12세 아동들과 고등학교 아이들의 교회 활동이 감소하였으며, 대학 신입생들의 종교적 가입도 증가하지 않았다.[59]

경쟁의 증가와 방과 시간의 감소

부모는 아이들을 나이와 맞지 않는 등록된 스포츠 활동과 다른 활동이 가입하도록 보다 많은 사회적 압박을 많이 주고 있다. 정신의학자인 Davis Elkind는 적어도 6, 7세가 되기 전까지는 고정화된 팀이나 개인적인 스포츠 활동이 가치가 없고 위험이 있다고 하였다. 아이들은 발달시기 동안에 너무 많은 강요 될 수 있다.[60] 많은 부모들은 많은 활동에서 억압하고 강요한다 그래서 꽉 짜여진 스케줄에 맞춰 있기 때문에 아이들을 활동을 즐길 수 있는 시간이 없다. 놀이를 강요하는 것 보다는 이동 놀이 활동 유형, 스트레스를 다루는 자연스러운 방법, 작업 중이 오히려 낫다.[45]

이른 시간에 너무 학문적인 압박을 많은 아이들에게 주고 있다. 조기에 보다 많은 아이들에게 대학 입학시험을 보게 한다. 172,000이상의 학생들은 2001년 대학 입학시험에서 SAT 또는 ACT의 그레이드가 낮거나 8번째 단계였으며, 1996년 이후로는 19%가 증가하였다.[61] 이러한 시험은 고등학교 학생들이 시험을 보게 되고 어떤 경우에는 보다 어린 아이들에게도 적합하다. 대부분의 아이들에게 이것은 가장 큰 스트레스 요인이다.

교육학자와 교사인 Maureen Murdock는 그녀의 학생들을 이완시키는 것을 가르쳤으며, 삶의 형태에서 고강도의 압박이 있을 때 어떻게 하는지를 말해주었다. "운동은 그들의 삶에서 좋아 하지 않는 세 번째 단계의 분류이고, 그들의 모든 그림은 알람시계에서 나타내는 것과 같은 상징물로 나타내었고, 전형적인 대답은: '나는 학교에서 축구하는 것을 싫어 한다' '나는 결코 앉아 있을 수 있는 시간이 없다' '나는 친구와 놀 시간이 충분 하지 않다 왜냐하면 엄마는 나를 일찍 데리러 와서 어떤 곳에다 그녀를 데리고 간다'. '나이든 학생들도 유사한 행동으로 한마디 한다.' '나는 선생님들은 고학년 동안 일하는 것을 늦추었다고 생각했지만 그 이상이다. 나는 나의 친구를 위한 시간이 없다'"[62]

아이들 보호의 부족

오늘날 60%이상의 엄마는 2살이 되기도 전에 일을 하러 간다. 3백 만명 아이가 이상의 아이들의 엄마는 1살이 되기도 일을 하러 간다.[63] 매일 함께 하며 있는 시간이 인지, 감정, 사회적 구성을 아동중기, 청소년기와 많은 연관이 있다; 그러나 많은 학생들은 미국의 주간 보호의 대부분에서 평범하거나 빈약한 서비스를 제공 받고 있다는 것을 발견할 수 있다.[64]

경제적인 환경은 또한 미국의 이이들을 곤경에 빠지게 한다. 오늘날의 많은 가족들, 양쪽 부모는 하루 종일 일을 해야만 하고, 그래서 아이들은 가끔 감시되어져야만 한다.

가난

미국에서 다섯 명 중의 한명은 가난하게 살고 있다. 가난 속에서 자라는 아이들은 학대, 부시, 영양실조, 노숙, 표준이하에서 살아가고 있다. 부족한 음식, 부족한 건강보호, 높은 스트레스지수는 가난한 아이들의 건강을 더욱 악화 시킨다.[65] 아동기의 가난은 또한 정신적인 문제, 학교생활에 대한 실패, 10대의 임신, 범죄, 마약 중독 등의 위험을 가지고 있다.

평범한 아이들의 스트레스에 영향을 주는 행동 (THE BEHAVIORAL EFFECTS OF STRESS ON THE MODERN CHILD)

미국 아이들이 말하는 새로운 스트레스의 형태를 증명하는 것은 무엇인가? 통계적 자료는 사회적, 심리적 문제

표 1-1 아이들의 스트레스 척도; 나이별에 의한 삶의 이벤트 점수(삶의 변화)

삶의 이벤트	취학전	초등학교	저학년	고학년
보육 시설 시작, 첫 단계, 7학년 또는 고등학교	42	46	45	42
다른 학교로 전학	33	46	52	56
형제, 자매의 탄생, 입양	50	50	50	50
형제, 자매의 집의 가출	39	36	33	37
형제, 자매의 입원	37	41	44	41
형제, 자매의 죽음	59	68	71	68
아버지 직업의 변화, 집으로부터의 증가된 부재의 요구	36	45	42	38
부모의 실직	23	38	48	46
부모의 별거	74	78	77	69
부모의 이혼	78	84	84	77
부모의 입원(심각한 질병)	51	55	54	55
부모의 죽음	89	91	94	87
조부모의 죽음	30	38	35	36
부모와 새 부모와의 결혼	62	65	63	63
부모의 30일 이상 그 이하의 교도소 입소	34	44	50	53
부모의 1년 또는 그 이상의 교도소 입소	67	67	76	75
또 다른 가족(예: 조부모)의 첨가	39	41	34	34
부모의 경제적 상황의 변화	21	29	40	45
엄마 직업의 시작	47	44	36	26
부모 사이의 논쟁의 수의 감소	21	25	29	27
부모 사이의 논쟁의 수의 증가	44	51	48	46
부모의 논쟁의 수의 감소	22	27	29	26
부모의 논쟁의 수의 증가	39	47	46	47
입양된 아이의 발견	33	52	70	64
시각 장애의 획득	52	69	83	81
시각의 선천적 결손	39	60	70	62
당신 자신의 입원(아이)	59	62	59	58
동료에 의한 수용의 변화	38	51	68	67
탁월한 개인 성취감	23	39	45	46
가까운 친구의 죽음(아이)	38	53	65	63
학교에서의 한해의 실패		57	62	56
학교에서의 배회		46	54	50
미성년인 십대의 임신		36	60	64
마약과 알콜의 시작		61	70	76
교회나 유대교회의 충분히 성장한 구성원이 되기 시작		25	28	31
당신이 원하는 일과 이외의 것을 만들지 않기(운동이나 밴드)			49	55
남자, 여자 친구의 결별			47	53
데이트 하기 시작			55	51
미성년 임신으로 인한 아빠			76	77
미혼의 임신			95	92
당신이 원하던 대학의 합격				43
결혼 생활 시작				101

이 척도는 아이들이 험하는 많은 삶의 변화를 측정하였다. 삶의 변화에서 걱 유형은 사회적, 정신적 적응이 요구되어지고, 아이들에게는 스트레스로 주어지게 된다. 이 척도는 질병의 정확한 예견은 아니다. 왜냐하면, 다른 아이들에게는 이러한 삶에직면하게 되었을 때 반응이 다르게 나타날 수도 있기 때문이다. 또한 정교하게 측정되지 않았지만 사실적이고, 아이들의 스트레스의 근원이 된다. 예를들면, 가난, 가족력의 장애, 애완견의 소실 또는 학교 생활의 실패 등이다. 일반적으로 특이하게 삶의 변화를 경험한 아이는 질병에 걸릴 확률이 더 커진다. 아이들의 급 · 만성 육체적 정신적 질병을 연구했을 때, 그들은 건강한 대조군에 비해 인생에서 두 세배 정도 지속적으로 스트레스를 더 경험했던 것으로 나타났다. 4세와 6세 사이, 평균점수는 거의 100; 14세와 16세는 전체 평균 스트레스 점수는 200; 만약, 아이들의 평균 점수가 이 또래의 아이들 보다 높으면 육체적 · 신체적으로 위험한 징후로 건강상 문제가 발생할 수 있다.

Heisel J. et al: 아이들의 질병의 요인이 삶의 이벤트와 유의성이 있다. 소아 행동학:83:119-123. 1973

를 포함하는 일반적인 것들 이상의 것들을 되살펴보고 있다. 과거에는 대부분의 아이들은 성인기 이전의 이러한 문제점들을 헤아릴 수 없을 정도로 많았다; 문제점들은 보다 일반적이고, 아동기의 성향은 변화되어진다(표 1-1).

고등학교 탈락율

1999년, 십대의 15세에서 18세 사이 중에 다섯 명 중 한명은 학교 졸업에서 탈락을 했다. 최고수입 가족에 비해 최소 수입 가족에서 다섯 배 정도는 탈락율이 높았다.[66]

청소년 범죄의 증가율

미국 세계 2차 전쟁이후로 청소년이 저지르는 폭행 범죄는 일곱 배나 증가하였다. 청소년의 무기 소지, 공격적인 폭행, 강도, 살인은 1996년에 1987년보다 50% 이상 증가 되었다. 폭력은 도시 내에서 흑인 남자 사이에서 발생율이 높았다.[48] 널리 보급된 총, 미디어에서의 폭력의 증가, 아이들을 돌볼 사람의 부재 등의 많은 요인을 포함하고 있다.[45] 텔레비전에서의 폭력은 아이들의 행동에 15%이상의 책임이 있다고 볼 수 있다.[48]

약물 남용의 고 비율

미국 아이들의 약물 남용의 평균 연령은 12세부터 시작된다. 불법적인 약물의 인기는 변화되는 경향이 있다; 예를 들면 2002년에는 마리화나는 감소되었으며, OxyContin과 Vicodin의 불법적인 처방은 증가되었다 — 그러나 불법 약물의 사용은 여전히 높다. 2003년에는 8학년에서 24%, 10학년 단계에서는 44%, 그리고 12학년 단계에서는 53%로 지난 과거에 사용되었던 불법 약물의 비율은 이렇게 나타났다. 2002년에는 8학년 단계에서는 47%, 10학년에서는 66%, 12학년에서는 78%의 알콜 복용이 나타났다.[67] 한나라에서의 조사에 따르면 고등학생의 39%에서 지난 2주 동안 술을 마신 것으로 나타났다. 알콜과 관련된 사고로 인해 10대의 사망의 요인이 되기도 한다.[68]

심각한 우울증의 증가율

성인보다 10대에서 보다 심각한 우울증의 징후를 나타낸다. 10대의 8%에서 심각한 우울증으로부터 고통 받고 있다. 이 우울증은 인생의 초반기에서 발생한다.[69] 대략 매년 미국 아이들의 백만 명 중 그 반의 10대 아이들 항 우울제 처방을 받고 있으며, 그 수는 증가하고 있다. 비록 정신의학자는 항 우울제를 처방하기는 하지만 그들의 이러한 사용에 대해서는 해결하지는 못하고 있다.[60]

자살율의 증가

10살에서 14살까지의 아이들 중 자살 율은 십 만 명당 1.2명으로 나타났다. 1900년에서 1995년 사이에 10대의 자살율은 드라마틱하게 증가되었다. 1992년에는 10만명 당 13명이고 1900년에는 10만명 당 4. 5명이었다. 자살은 10대 사망의 세 번째 요인이 되었다. 10대의 자살의 가장 큰 요인은 청소년기 우울증이고, 알콜, 다른 약물 그리고 침략적이고 파괴적인 행동으로 인해 유발된다.[70]

성행위의 증가

보다 어린 나이에서부터 성행위가 시작되고, 임신 위험의 증가, 성행위로 인한 질병 AIDS를 포함한 질병들의 전이 등이 증가되었다. 약 10대의 50%에서 고등학교 졸업 전에 성적 경험을 한다. 미국에서 어떤 다른 개발도상국보다 10대 임신율이 가장 높은 것으로 나타났으며, 팔십만명 이상의 10대 소녀가 매년 임신하는 것으로 나타났다.[71]

식욕부진, 신경과민 그리고 병적기아를 포함한 식이장애의 고 비율

십대의 10명 중 한명이 식이장애로 인해 노력하고 있다.[51] 10대 소녀의 90%에서 식이장애를 경험하고 있다. 많은 소녀들은 이미 4학년 때부터 다이어트에 노력하고 있고, 40% 또는 그 이상에서 소녀들은 다이어트의 적어도 시시때때로 일어난다고 할 수 있다. 어린 여성의 대부분에서 그녀의 몸은 성장하고 적당한 영양공급이 필요할 때 영양실조의 위험이 있었지만 식이 장애로 배불리 먹지 않았다. Ohio, Iowa, South Carolina, Arizona의 조사에 따르면 초등학교 소년, 소녀의 25~40%에서 너무 "뚱뚱한" 것에 대해 걱정을 하고 있다고 한다. South Carolina 대학의 연구에 의하면 어린 나이인 9세의 아이들은 심각한 식이장애를 보여주고 있었다.[72-75] 많은 부모들은 그들의 딸들의 건강과 행복에 장기간 영향을 주는 것에 대해 깊은 관심을 보여주고 있다. *One Hundred and One Ways* *to Help Your Daughter Love her Body*라는 책에서는 어린 소녀를 "오히려 가장 이점은 분장하고 보여져야만 하는 것보다는 오히려 그들의 전체 신체에 대한 이미지를 내면화하고 건강에 좋은 영향을 주도록 한다."[76] 처음 제시된 것은 그들의 딸들이 아이일 때부터 시작된 메시지로 제시되어졌다.

A 행위 형태의 고비율

아이들에게서 A 행위의 발생율에 대한 유용한 통계적 자료는 비록 없지만 많은 아이들의 전문가들, 소아과의사, 소아 정신의학자, 교육학자는 지난 20년 이상 확연히 증가하고 있음을 감지함으로 경각심을 불러 일으켰다. (관심 포인트 상자 1-3을 보아라).[45] 소아과의사인 Steven Shelov는 최근 미국인의 가치 시스템을 부정적 A 형태의 행위로 양육하고 있다. 물질의 수많은 양의 소유와 돈, 새로운 압박은 조기 교육적 그리고 과외의 활동, 그리고 너무 이른 시기의 아동기를 벗어난 이른 경향에 의해 미국인의 문화를 어떻게 정의 하는가를 포함하고 있다. 이러한 기질의 형태에서 주는 메시지는 이른 나이에 기질이 극에 달하고 경쟁적으로 된다. 이와는 대조적으로 A 유형의 행위는 문화에서는 보다 낮고, 성공을 정의하는데 필요한 조화, 충실함, 협동을 강조하고 있다.[77] 큰 공을 들인 가치는 A형태의 행위이고, Bonne Bell Cosmetics Company에서는 10대를 위한 겔을 보여주었고 이를 *Hyper*라 하였으며, 표어와 함께 "나는 한 시간에 6마일을 갈수 있을 것 같다고 느낀다."[78]

주의집중 결핍과 과잉행동의 증가

Ritalin의 처방은 1989년과 1971년 사이와 6배나 증가된 그리고 1995년과 2000년 사이에는 심각하게 100배나 증가한 과잉행동을 치료하기 위해서이다. 많은 아동 정신의학자들과 의학 전문가들은 Ritalin의 신경학적 기능장애 보다는 오히려 스트레스에 의한 점점 증가하는 주의력과 과잉행동장애 아이들에게 처방된 것을 믿고 있다.[45,88] Ritain은 또한 어리고 더 어린 아이들에게도 처방을 하였다.[84] 좀 더 많은 정보는 6장의 178페이지를 보아라.

정신 신제적 질병의 높은 발생율

많은 미국의 아이들은 그들의 아동기에 스트레스와 관

관심 포인트 상자 1-3

아이들에게 나타나는 A 유형의 행동

A 유형 집단의 특징은 조바심, 불안함, 적개심 그리고 극심한 경쟁을 포함하고 있다. A 유형의 사람들은 빨리 걷고, 빨리 말하며, 여러 가지 일을 동시에 하는 경향이 있다(가령, 읽으며 먹기 그리고 TV 시청하기 등이다). 높은 긴장의 단계에는 빠르게 눈을 깜빡거리거나, 무릎을 떨거나, 손가락을 부딪치는 그런 동작을 하게 된다. 그들의 언어 습관은 힘있고 빠른 유형이며, 대화 속에서 자주 방해를 하게 된다. 이러한 행동으로 인하여 그룹으로부터 고립될지도 모른다. B 유형은 대조적으로 좀 태평스러우며, 일에 동요도 없으며, 범죄에도 편안한 반응이다. 가끔은 A형보다 더 효과적으로 활동하기도 한다.

심장 질환으로 발달될 우려가 있는 유형은 A이다. A 유형은 아이 때 형성되며 이것은 성인까지 지속되게 된다.[79] 심장학자인 Meyer Friedman은 처음으로 *타입 A 행동*이라는 용어를 사용하였으며, 그 행동으로 인하여 깊은 의자에 불안정하게 앉아 있는 것과 같다고 결론을 내렸다.[80] 이러한 불안감들은 학교에서 잘 지낼 수 없게 되고, 이러한 불안함들은 지속적으로 다른 이들과 경쟁하게 된다.[81]

아동기 때에는 타입 A 유형의 주된 결점으로 인해 사회적 고립을 경험하게 되고 더 나아가 성인이 되면 심장병이 될 가능성이 매우 크다. 높은 콜레스테롤은 심장 질환에 있어서는 확실한 위험인자로 높은 콜레스테롤을 발견할 수 있으며, 아이와 성인 모두 이러한 유형은 걱정을 많이 한다.[82]

10세부터 17세까지의 아이들을 대상으로 한 연구에서 유형 A에서 B 유형보다 높은 콜레스테롤 수치를 나타냈다.

Duke 대학의 Neurobehavioral Diabetes 프로그램 연구에서 스트레스에 대한 반응하는 시간이 유형 A와 유형 B가 서로 달랐다. A 유형 B 유형의 아이들에게 모두 비디오 게임을 하게 하고 혈당을 조사 하였다. 일반적으로 A 유형의 아이들에게서 혈당이 상승하였으며, B 유형의 아이들은 증가하지 않았다.[45]

련된 건강문제로부터 고통을 박고 있다. 소아과의사들은 아이들의 두통과 위장통을 포함한 스트레스 증상이 증가하고 있다고 보고하고 있다.[45]

아이들의 스트레스에 대한 신체적 반응
(CHILDREN' S BODILY RESPONSE TO STRESS)

비록 아이들의 스트레스가 성인에게 영향을 주는 스트레스와는 다른 형태이지만 그들의 정신의학적인 반응의 스트레스는 같다. 파이트 오어 플라이트 반응, 다양한 방향에서의 신체의 다른 시스템 반응이다.[85] 자궁에서의 스트레스 호르몬이 노출되었을지라도 아이들의 신체 시스템은 정신의학적과 행동학적으로 반응을 보이게 된다(관심 포인트 상자 1-4을 보아라).

- 부신에서는 코티졸, 항염증 호르몬이 분비된다. 지속적인 코티졸의 높은 수준은 면역 기계의 능력을 크고 작은 질병과 싸우게 되어 방해하게 만든다. 아마도 면역 세포를 파괴함으로 인해서이다. 결합조직이 부식되고, 근육, 건, 근막 인대의 약증, 그로 인한 손상의 증가를 야기시킨다. 뇌에서의 고위험은 기억의 소실, 분노, 집중시간의 단축, 감정적 폭발의 조절능력 상실로 나타난다. 부신에서는 또한 아드레날린 호르몬을 분비시킨다. Elwood 등은 뇨를 채취하여 스트레스와 비스트레스 환경에서의 비교하였다. 스트레스 상태에서는 83%의 소녀, 89%의 소년에서 아드레날린과 노아드레날린이 눈에 띄게 증가한 것으로 나타났다.[90]
- 갑상선에서는 티록신 호르몬이 분비되고 이것은 소년의 신진대사 기능을 증진시킨다. 과도한 티록신은 불안정한 신경, 불면증, 극도의 피로 등을 야기 시킨다.
- 엔돌핀은 진통작용을 하는 호르몬이고, 뇌에서 정상보다 많은 양이 분비된다. 실지로 엔돌핀은 통증을 감소시키고 통증에 대한 인내력을 감소시킨다.
- 전체 소화관은 닫히게 된다: 위와 대장은 분비와 움직임을 멈추게 되고, 골격근으로 혈액공급을 바꾸게 만든다. 지속된 닫힘은 위장장애 예를 들면 위경련, 구토, 붓기, 설사를 야기 시키게 된다.
- 사례 연구 1-1에서는 스트레스로 인해 위에서 염산의 분비에 관한 것이다.

> **관심 포인트 상자 1-4**
> **스트레스 호르몬은 아마 출생 전부터 분비될 것이다.**
>
> 엄마들의 아기 출산은 임신하고 있는 동안 조기의 운동 발달 지연에 영향을 주는 임신동안 생리적인 스트레스를 경험하게 된다. 예를 들면 극심한 흥분, 울부짖음, 과 행동 그리고 좌절에 대한 낮은 인내력과 같은 것이다. 아이들의 행동을 비교해보면 임신기간 동안 많은 스트레스를 받은 아이가 태어난 첫해에도 높은 스트레스를 경험하게 된다고 한다. Weinstock는 이러한 행동이 태생기 동안의 삶과 연결된다고 하였으며 아마도 태생기 때의 어떤 시간에 엄마의 스트레스 호르몬이 분비됨으로 인해서 일 것이라고 하였다. 이러한 발견은 원숭이와 쥐 실험으로 확실해졌다.[86]
>
> Zuckerman은 모체의 우울증과 저체중, 저성장 그리고 행동장애와 같은 것과 갚은 상관이 있음을 발견하였으며, 모체의 우울증으로 인해 아이에게는 더 많은 우울증을 경험하게 된다.[87,88] 임신동안의 고강도의 흥분은 저체중, 호흡기 질환, 신체적 결점, 예를 들면 언청이와 유문 협착과 같은 문제를 야기시키기도 한다.[89]

- 혈당이 올라가고 대사기능은 췌장에서는 인슐린이 생산된다. 만성증가는 설탕을 간절히 원하는 것 중 하나이다. 과도한 인슐린의 생산을 요구하기 때문에 당뇨가 되거나 더 악화시키기도 한다.
- 콜레스테롤은 간에서부터 나와 혈류를 따라 흐르게 된다. 지속적인 높은 수준은 퇴적되고 혈관에 축적되어 죽상동맥경화증과 심장질환을 야기 시킨다.
- 심장 박동은 좀 더 힘들고 좀 더 빠르게 될 것이다. 오랜 시간동안 지속되게 되면 혈압을 상승시키고, 뇌졸중과 심장의 공격의 위험이 증가하게 된다. 남자아이가 갓 태어나게 되면 마취 없이 포경수술을 받게 되는데 포경 수술을 받는 동안에 심박수와 혈압이 상승하는 것을 측정할 수 있었다.[92] 취학 전 아이들은 스트레스가 있는 일들이 주어지게 되면 심박수와 혈압이 상승하는 것을 보여 주었다.[93] 비록 독립적인 스트레스 일이 있을지라도 심박수와 혈압은 눈에 띄게 상승 하였다. 예를 들면 세 명의 어린 소녀들은 극심하게 싸우는 행동으로부터 스트레스를 받고 있었다.

사례 연구 1-1

입원한 아이들의 염산에 관한 연구

Monica가 출생 시 결함으로 인해 식도가 완전히 폐쇄된 여아가 태어났다. 생후 4일째 교정 수술을 하여 임시적으로 복부로부터 위로 음식물이 운반되게 만들었다. 복부위의 개방으로 관을 통해 위로 음식물을 섭취시킬 수 있게 만들었다(새우 20개월 후에야, 그녀는 영구적으로 식도와 위로의 운반 구조를 만들었다). 왜냐하면 그녀의 가족들은 가난했으며, Monica의 엄마는 그녀를 적절히 돌볼 수 없었고, 아이는 체중이 증가하지 않아 두 번이나 입원하였다. 두 번째 병원에 입원했을 때가 15개월이었을 때이다. 그러나 아이의 영양실조와 무시로 인해 또래 아이보다 훨씬 체중이 낮았으며 겨우 8~12개월 발달 정도였다. 15개월 때에는 대부분의 아이들은 기고, 걷고, 공을 차고, 언덕을 오르고 내리고 하는 새로운 경험을 하는 것을 배우게 된다. 이와는 대조적으로 Monica는 앉을 수도 없었으며, 침대에서 돌아눕기도 안되었다. 그녀는 수술을 이겨낼 수 있을 정도로 충분히 체중이 회복하기 11개월 동안 병원에 입원한 후 집으로 돌아갈 수 있었다. 입원하고 있는 동안 위에서 분비되는 위액을 채취하여 연구를 하였으며 같은 시간에 감장적인 상태에 대해서도 보고하고 있다.

연구자들은 위에서 분비되는 염산은 그녀의 행동과 감정적인 상태와 즉각적으로 관련이 있었다. 생리적 활동의 높은 단계(보다 많은 활동은 환경과 서로 상호작용한다)와 많은 양의 염산의 분비양의 평행하다고 할 수 있다.

예를 들면, 산의 분비는 다음과 같은 특징이 있다:

- 수면 동안에는 매우 낮은 무비를 하였다.
- 잠에서 깰 때 다소 서서히 높아지다가 떨어졌다.
- 자극적, 불쾌, 만족감, 즐거움 등의 감정일 때는 여전히 높게 분비되었다.
- 크게 울거나, 강렬한 대성통곡, 고함을 치거나, 흐느껴 우는 등의 행동을 할 때가 가장 높은 레벨을 나타냈다.

Monica의 심장과 호흡율에서 유용한 차이를 발견할 수 있었다. 우울할 때는 낮은 단계, 화가 나거나 방해를 받았을 때는 양쪽 모두 다에서 두드러지게 증가되

사례 연구 1-1

(계속)

었다. 그녀가 수술을 한 후에는 서기, 걷기를 배우고, 스스로 음식 먹는 것을 배웠다. 그녀는 변화가 되어 그녀의 가족에게 돌아갔지만, 또래 아이들에 비해 성장이 매우 늦었다.[91]

어느 날 밤, 그들의 아파트를 깨고 안으로 들어온 두 명의 총을 든 사람으로부터 구속받고, 위협을 받았는데 좀 더 나이가 많은 소녀에게 총을 발사하였다고 증언 하였다. 그 소녀들은 다음날 정신과 병원에 갔으며, 빠르게 앉아서 스트레스가 외적으로는 없다는 것을 보여 주었다. 그러나 심박수와 분당 100회 이상이었고, 혈압은 매우 높았다.[94] 몇몇 아이들은 영구적으로 혈압이 증가하게 될 지도 모른다. 심장병학자 Samuel Mann은 고혈압인 성인을 치료 하였는데 약으로는 낮아지지 않았으며 삶의 형태는 바뀌게 되었고 아동기 때의 정서적 통증이나 외상으로 인한 것은 해결되니 않는 것으로 나타났다. 정서적인 처리는 영구적으로 그들의 고혈압을 낮게 만들어 준다.[95]

- 모든 다섯 가지의 센서는 "다 소모해 버리다"고 노력이 거의 없어지게 되면 그로이해 스트레스가 반복되게 되지만 일시적으로 보다 급성이 되게 된다.
- 근 긴장이 증가되면 그 결과 긴장과 고통, 움직임의 자유가 감소됨을 느끼게 되고, 근 통증, 예를 들면 근 긴장성 두통 또는 위장통 등이다.

아이들의 건강에서 삶의 스트레스의 영향
(THE EFFECT OF LIFE STRESS ON CHILDREN' S HEALTH)

각각의 아이들에게는 약점이 있으며, 아이들의 삶에서 과도한 압박으로 스트레스와 증상이 만들어지게 됨으로 반응하게 된다. 성인들이 인식하는 것은 중요하며 아이들은 드물게 "모조품"증상이 스트레스에 압도 되었을 때 나타나게 된다. 많은 증상들은 긴장을 동반한 똑같은 경우 일 때와 성장기 동안의 정상적인 스트레스를 바탕으로 할 때 나타나게 된다.[96]

— *T. Berry Brazelton, MD*

체크리스트 상자 1-1
아이들의 스트레스와 관련된 건강문제아이들의 스트레스와 관련된 건강문제

- 심혈관계 시스템: 편두통과 고혈압
- 소화기계: 궤양성 대장염, 설사, 지속적인 구토, **분변실금**, 재발성 복부통증, 신경성 식욕부진
- 호흡기계: 천식과 만성 기침
- 비뇨기계: 야뇨증과 잦은 배뇨
- 신경근계: 근 긴장성 두통과 틱장애
- 중추신경계: 간질 발작
- 피부 문제: 사마귀, 습관성 습진, 분노성 담마진
- **전환 반응**: 운동기능의 히스테리성 장애, 마비, 실명, 요통, 현기증, 환각

Schaeffer C, Hillman H, Levine G: Therapies for Psychosomaic Disorders in Children. San Francisco: Jossey-Bass, 1979, p xiii-xx

Brazelton은 그가 또는 그녀가 감당할 수 없을 정도의 스트레스 무게가 압도적일 때 아이들은 육체적, 정서적, 정신적 질병에 걸리지도 모른다. 압도적인 스트레스에 대한 반응은 아주 다양하며 현재의 증상의 요인뿐만 아니라 현재 존재하고 있는 질병을 악화시킨다(예를들면, 간질을 가진 아이들이 스트레스로 인해 발작하는 시간이 증가하게 된다). 위장통, 두통, 알러지 반응, 감기에 대한 높은 감수성, 인플루엔자는 작고 극히 일반적인 스트레스의 징후들이다.[45,96] 가장 주된 건강 문제의 넓은 범위는 스트레스와 관련이 돼 있고 이것은 아이들 자체와 개인적이라 할 수 있다. 이러한 문제들은 어떤 소년에게서 발생 할지 모른다; 가장 일반적인 것 하나는 체크리스트 상자 1-1에서 정의하고 있다. 예를 들자면 관심 포인트 상자 1-5이고 아이들은 그들의 마음과 육체적 사이의 상호작용을 촉진시킴으로 건강문제를 개선시키려 한다.

Roghman은 18세 보다 더 어린 아이들을 가진 가족들에서 스트레스와 질병사이의 연관성에 대해서 조사하였다. 엄마들은 엉망으로 만드는 사건과 질병은 1달 동안 가족들에서 발생한다고 기록하고 있다. 이러한 기록들은 아이들의 성장기에 있음직한 것들로 열, 감기, 작은 질병들은 스트레스를 받는 일을 겪은 후 50%에서 발생하였다.[100]

관심 포인트 상자 1-5
아동에서의 스트레스와 관련된 건강상의 문제들을 위한 심신상 접근방법은 그들의 생리학적 변화에 도움을 줄 수 있다.

최근에 심신상의 접근이 스트레스와 관련해서 발생된 건강 문제와 만성 상태를 근본적으로 대처하기 위해 성공적으로 도움을 줄 수 있다고 한다. 아이들에게 효과적으로 접근하는 심신상의 접근법 중 마사지와 신체역학 기술이 포함된다. 아이들 신체의 보다 많은 인식을 마사지를 하는 동안 아이들이 어떻게 의식적으로 자신의 몸을 이완하고 어떻게 느끼며, 내적인 신체 변화과정을 조절하는지를 배우게 된다.[97]

많은 문제점들이 장애를 배우는 것을 포함해 심신의 기술로 개선된 것을 보여주고 있다; 감정의 문제, 예를 들면, 공포와 분노 그리고 신체적 문제, 예를 들면, 긴장성 두통, 천식, 타는 듯한 통증 등이다.[98]

의료 최면술은 많은 유형의 통증을 조절해 준다. 치과치료를 하는 동안의 보다 오랜 시간의 인내, 스트레스와 관련된 문제의 회복, 만성적인 건강 문제로부터의 개선, 예를들면 방광섬유증, 뚜레 신드롬, 두부 손상, 통증과 질병의 말기 동안의 불편함을 경감시켜 준다.

아이들은 그들의 신체의 인식을 증가시키는 것을 배우게 되고 바이오픽드백을 통해 그들의 근긴장을 조절하고,[98] 시각적 형상[62], 요가[99], 다른 그룹의 근육의 이완하는 것들을 배웠다.[98] 심신의 치료 기술의 사용은 만약 이러한 방법들이 그들에게 제공되어 진다면 자시들의 생리적 변화과정에 영향을 줄 수 있다는 것을 명확하게 보여주었다. 예를 들면, 정신학자 Rpbert Hill은 11세 된 소년에게 바이오피드백을 사용하여 지속적으로 단일 손가락의 온도를 103에서 104로 올라가게 해주었다.[83]

마사지와 신체역학 기술은 아이들을 효과적으로 치료기법으로 심신 기술의 하나로 그들의 필요가 있을 때 적합하다. 이러한 가르침에 의해 신체상의 보다 많은 인식뿐만 아니라 마사지하는 동안의 의식적으로 어떻게 이완하는지 그리고 어떻게 느끼고 신체의 내부 변화과정을 어떻게 조절하는지를 배우게 된다.

40년 동안 스트레스 연구는 지속적으로 이루어졌으며 아이들의 스트레스와 질병 사이에는 연결고리가 있음을 보여주었다. Heisel 등은 신체적 질병에 관한 연구를 주로

하였으며 건강한 아이들의 조절된 2배의 스트레스를 경험한 후에 그들의 질병이 시작된다는 것을 발견할 수 있었다.[101] Mutter과 Schleifer는 급성질환으로 병원에 입원한 아이들에 관해서 연구를 하였다. 예를 들면, 뇌수막염, 천식 등이고 6개월 이전부터 삶의 스트레스에 보다 많이 노출되기 시작했다고 한다. 게다가 아픈 아이들의 가족들은 좋은 기능을 제대로 할 수가 없고, 그래서 스트레스를 극복할 수 있는 수단이 거의 없다.[102] Greene 등은 10대 재발성 체성 합병증은 기관의 문제가 아니고 기관의 문제로 인한 통증이나 급성 작은 질병보다는 삶의 스트레스로 인한 것이 더 높았다.[103] 스트레스의 효과는 누적되기도 한다. 4세 안의 주된 외상은 10대에 일어나는 스트레스 받는 상황이 되면 아이의 정신과적인 문제로 만병의 근원이 된다; 두 개 또는 그이상의 주된 가족 문제들 예를 들면 이혼, 실종, 사망 또는 별거 등을 겪는다면 아이들의 10대 정산과적인 문제가 더 증가하게 된다. 아동기의 높은 스트레스는 특히 아동 학대 같은 것이 증가되면 성인이 되면 만성 통증으로부터 고통을 받게 된다.[105]

스트레스에 대한 아이들의 반응은 다른 요인의 수에 달려 있다. 개인적인 기질과 특별한 약점, 그들의 건강한 가족들의 정서를 어떠한지, 복제 기술의 종류, 그들을 얼마나 지지해 주느냐 하는 것을 포함하고 있다. 흥미롭게도 비록 같은 가족구성원 일지라도, 아이들은 스트레스와 관련된 건강문제의 다른 형태로부터 고통을 받고 있다. 예를 들면, Powell 등은 13명의 3세에서 11세 아이들을 치료하였다. 성장이 매우 지연된 아이들이었다: 모든 그들의 나이에 비해 키가 30~66% 밖에 되지 않았다(그림 1-4). 모든 아이들은 불규칙한 식사와 음료 섭취 그리고 11/13 정도로 언어도 지연되었다. 모든 가족들은 극도로 무시하고 있고, 영양실조와 많은 부분에서 육체적 학대의 증거로 나타났다. 즉시 회복기 병원에 입원 후에 모든 아이들은 성장이 빠르게 정상적으로 이루어 졌다. 그들의 나이에 정상적으로 성장하는 비율보다 더 많이 자랐다. 그들은 약과 정신과적인 치료를 받지 않았고, 병원에서는 사랑스러운 보호를 받았으며 충분할 때 그들의 성장은 시작되었다. 성장지체는 성장 호르몬 분비의 감소로 인해 나타났으며, 직접적으로 그들의 정서적 박탈과 연관되어 있었다. 그러나 모든 아이들에게서 각 가족들이 성장 지체를 경험하는 것은 아니다. 몇몇 가족들은 형제 자매 중 한명에서만 발생하기도 한다.[93] 비록 같은 부모에서 두 명의 아이들이고 같은 환경일지라도 신체 상황, 그들의 약점을 예견 할 수는 없다. 만약 성장 지연이 있는 이러한 유형의 아이들을 치료한다면 지연되거나, 만약 아이들은 가정환경에서 어떠한 개선이 없이 집으로 되돌려진다면 빈약한 언어 발달, 부족한 구두 능력이 장기간 영향을 주게 될 것이며, 사회적 성숙의 미비, 행동 문제의 커다란 차이를 나타내게 될 것이다.[107]

스트레스 과부하의 보다 일반적인 증상은 정싱 신체적 근골격계 통증이다. Sherry 등은 근골격계 질환을 가진 100명의 아이들을 대상으로 조사를 하였는데 소아 류마티스와 관련된 센터에서 조사되었으며 기관의 질병은 없

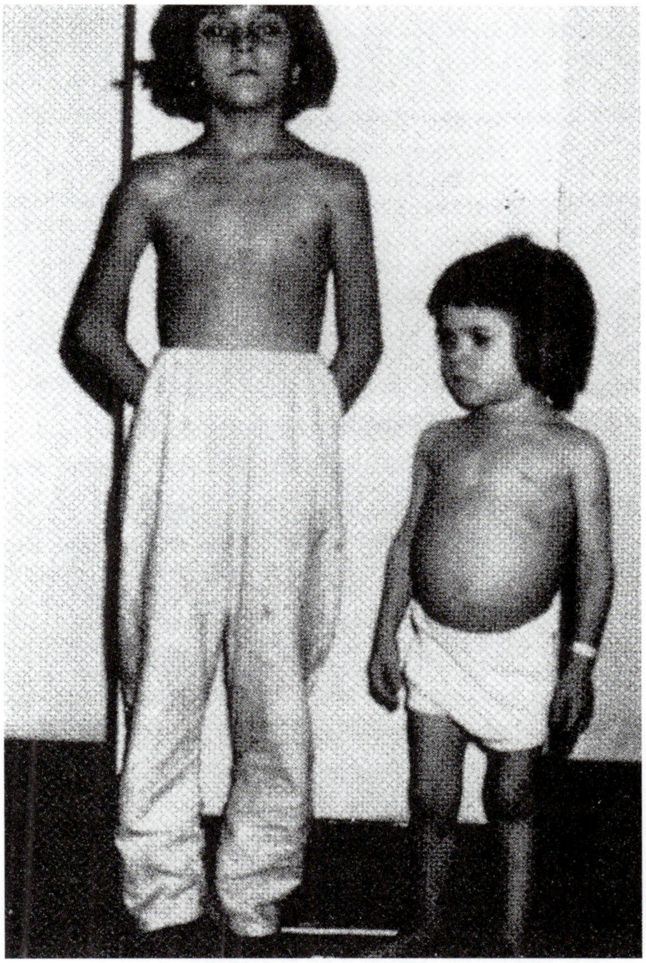

그림 1-4 ■ 7세의 두 소녀이다. 왼쪽의 아이는 정상적인 그 또래의 아이의 크기이다. 오른쪽 아이는 극도의 애정 결핍으로 인한 성장 지연이 있는 아이이다. Proffit W, Fields H: Contemporary orthodontics. St. Louis: Mosby, 2001, p54

었다. 13세의 전형적인 소녀는 적어도 1년 동안 심한 통증을 경험하였고 학교, 가족, 그녀가 소유한 기대로부터 스트레스를 관리하였다.

그들의 가족 중 단지 8%만이 정서적으로 건강했으며, 그들의 통증이 발생하기 전 오랫동안 정신적 스트레스 환경에 노출되어 있었다. 대부분 스트레스 가족 법칙 같은 것 또는 최근에 경험한 주된 인생의 사건, 즉 가족 중의 사망, 잡은 이사, 부모의 심각한 질병 등을 경험하였다. 41%에서는 작은 외상을 경험하였다. 집중적인 가족 치료 후에 정신의학적으로 대부분의 모든 아이들은 증상이 완화되었고 기능의 증대, 그들의 증상은 기관에 의한 것이 아님을 증명하였다.[108]

아이들에게 국소적 외상통의 장기간의 영향 (LONG-TERM EFFECTS ON CHILDREN OF LOCALIZED TRAUMA OR PAIN)

마사지치료사는 수년간 수축되어 왔던 특별한 부위의 근 긴장을 일반적으로 찾을 수 있다. 성인에게 마사지를 하는 것은 주요 도전 중 하나이다. 인체의 급성 손상반응에서 가끔 기인된다. 예를 들면 만약 대퇴부 골절의 뾰족한 끝부분이 움직이게 된다면 대퇴 동맥에 열상을 입게 되고 그로 인해 아이들은 짧은 시간 안에 사망하게 된다.[96] 골절된 뼈가 움직이게 되면 또한 더 심하게 연부 조직이 손상된다. 그러므로 골절된 그 주위의 근육은 긴장되어 있고, 위험한 동작을 예방할 것이다. 이러한 반응은 기능장애적이고, 그러나 뼈가 고정되고 치료된 후에는 근육은 수축되게 된다. 방어적 반응 — 류마티스 관절염이 있는 부위의 두려움 — 골절이 치료되었다 할지라도 그 주위의 근육은 수축할 수 있게 된다. 심부의 긴장과 제한은 남아있고 어느 일정 수준이 되게 된다. 아이들(또는 성인)은 현재의 불편함과 통증과 외상의 원인사이에 관계가 없을 수도 있다. 어느 부위에서의 외상 또는 통증의 기원의 기억이 마사지를 받는 동안 깊게 근육이 이완 되었을 때 발생할 수도 있다. 오래전에 손상이 발생되었을지라도 여전히 뚜렷한 근방호가 나타날 수 있다.

만성 근 긴장의 많은 유형은 유아나 아동기시 국소적으로 외상이 있거나 손상이 있을 때 특별한 부위에서 기인된다. 예를 들면 출생 전에 임신 8개월 동안 양수검사를 그의 엄마가 할때 바늘에 의해 그 아기의 목이 찔리게 되었다. 16개월 때, 경련성 목 근육은 핀에 찔린 한쪽 머리부분에 발생하게 되고 간신히 기어갈 수 있을 있게 된다.[109] 신생아 중환자실에 있는 아기를 조사해 보았을 때 아기가 태어났을 때 혈액을 채취하고 그들의 발과 다리를 검사하였다. 만약 혈액의 샘플이 아기의 발에서 오랜 시간동안 채취하였다면 아기의 발은 긴장되고, 과감각이 발생할 지도 모른다(Fronzuto J, RN, 신생아 집중 치료, 개인적 의사소통, 9월, 1992). 아이들은 가끔 목의 심부 긴장 때문에 반복적으로 관을 삽입하여 하며 삼키는데 저항이 있으며 특별한 치료를 요한다. 예를 들면, 다른 저자들은 미숙아를 치료하고 출생 후 즉시 삽관을 하여야 한다고 하였다. 그녀의 가족과 다른 신체적 문제가 없는 사람들은 3살 때까지는 위의 관을 통해 음식을 섭취시켜 주어야 한다. 왜냐하면 고형 음식을 삼키는 것을 거부하기 때문이다. 의학적 검사는 쉽게 삼킬 수 있는 무능력이 육체적 이유가 되지 않는 다는 것을 발견하였다.

두개천골 요법사와 교사인 Hugh Milne는 40세 된 여성을 수 년 동안 알 수 없는 두통으로 고통을 받았으며 이를 두개천골 치료 교실에서 치료하였다. 그녀의 접형골을 부드럽게 만졌을 때, 그녀는 반복적으로 소리를 지르기 시작했다. "그녀의 압박이 너무 강하다" 그녀는 그녀의 엄마는 반복적으로 5살이 되기 전 압박으로 그녀의 머리를 강하게 다루었다는 것을 기억에 떠올렸다. 두개천골 요법은 그녀의 두개의 제한과 통증과 연관된 감정을 이완시켜 주며, 머리의 압박을 기인된 외상은 영구적으로 사라졌으며 많은 부하는 그녀의 정신적인 것으로부터 들어지게 되었다.[111] 다른 저자는 30세된 여성을 치료 하였는데 그녀는 골방에 불편함을 가지고 태어났다. 10살 때 그녀는 고관절의 외과적 수술을 받았다. 2주간 입원을 하였으며 그녀의 부모는 그녀를 방문을 허용하지 않았으며, 그녀는 심하게 버림받았다는 느낌을 받았다. 4학년이 지난 후 스웨덴식 마사지와 근막이완술을 그녀는 다리와 고관절에 받았으며, 그녀의 수술 흉터자체에도 실시했으며, 그녀는 병원에 머물러 있는 것에 대한 악몽을 꾸었으며, 그녀의 부모를 볼 수가 없었다.[110]

근육의 지속적인 긴장으로 통증이 있고, 그로 인해 근막통점의 원인이 되었으며, 만성 불편함과 통증으로 기인되게 된다. Aftimos는 7세된 소녀를 흉쇄유돌근의 하나인 흉골부에 있는 두 개의 발통점을 치료하였다. 그녀는 통증과 한쪽 목의 가동성에 제한이 있으며 발통점으로 인한 비대칭적인 뺨과 눈이 발생하였다. 그들은 이차적으로 통증과 길이의 신장으로부터의 방해 그리고 그녀가 상기가 감염되었을 때 편도 림프절로의 통증이 발생 하였다. 그는 동안 10세 된 소년인 외복사근의 비대칭을 인한 발통점 때문에 심한 옆구리 통증이 있으며 그가 폐렴으로 흉곽에 보조기를 해서 발생하였다. Dr. Aftimos는 통증이 있을 때 아이를 모두 치료 하였다 — 발통점과 통증이 발생하기 전에 치료 하였다. 그는 후에 그들의 통증이 완전히 없어질때까지 냉각 스프레이와 신장해서 발통점을 치료하였다.

유아 때 뚜렷한 통증이 발생한다면 조기 아동기 때 다른 곳에도 영향을 줄 수 있다 — 아이들의 지각(이후에, 성인의)과 통증에 대한 반응이 변하게 될 수 있다. Porter 등은 유아기때의 장기간의 통증의 영향에 대한 연구를 하였으며 그들은 이러한 경험으로 인해 신생아 중환자실에서의 만성 스트레스와 반복적인 육체적 통증을 경험한 아이들은 예방접종을 할 때 보다 많은 흥분과 스트레스를 신생아 집중실에 있지 않았던 아이들보다 더 많이 하게 된다. 그들은 주로 어떠한 상황에서도 증가된 흥분과 스트레스에 대해 반응하게 되고 통증을 경험하게 될 것이다. 많은 간호사와 의사들은 출생 전 중환자실에서 일을 하며 장기간의 통증과 침범하는 과정 사이에는 깊은 관련이 있으며 유아들은 경험하게 된다. 중환자실에서 유아를 위한 촉각의 상호작용의 장점은 임상적으로 자연스러우며, 예를 들면 기관지내 흡입, 정맥 선의 삽입, 발 뒷꿈치의 쑤심, 호흡기관의 배열, 이러한 많은 상호작용들은 통증이 많다. Porter는 마취제는 통증과정으로 진행되는 것을 막고 장기간 영향을 주는 것을 조절해 줄 수 있다고 결론을 내렸다.[111]

유사한 결론은 동물의 연구에서도 나타났다. 갓 난 쥐에게 하루에 4시간 동안 통증 자극을 주었고 뚜렷하게 낮은 통증 역치로 쥐들은 같은 시간동안 통증이 없는 자극을 반복적으로 받았다. 통증 자극으로 자극된 성인기의 쥐들은 알콜을 더 좋아하였으며, 분노가 더 증가하였으며, 방어적 움츠려드는 행동 등이 증가되었다. 한번 활성화된 민감한 발달의 기간 동안, 부신 피질계는 스트레스 반응에서 다르게 행동할지도 모른다. 신경계는 조기의 통증과 스트레스의 결과로 구조적으로 기능적으로 바뀌게 된다. 그래서 특수한 연접은 자극되어지고 다른 것들은 파괴 될 것이다. Gray 등은 유아의 표준 발 뒷꿈치 절개 과정을 두 그룹의 반응을 비교하여 발표하였다. 한 그룹의 유아들은 단지 기저귀만 하고 엄마의 알몸 위에 눕히고, 다른 그룹의 유아들은 포데기로 둘둘 둘러서 아이 침대 위에 눕혔다. 통증이 있는 막대기로 아이의 발뒤꿈치를 접촉시켰을 때 피부와 피부가 접촉한 군에서는 침대에 눕힌 군의 유아보다 82%가 울지 않았으며, 얼굴 찌푸림은 62%에서 나타나지 않았다. 침대에 눕힌 아이들보다 극심한 심박수의 증가는 나타나지 않았다.[112] 이 결과를 바탕으로 마취제의 주의깊은 사용과 피부 접촉(마사지를 포함)은 신생아 중환자실애서의 상승된 스트레스를 이상적으로 중재할 수 있고, 통증에 관련된 미래의 분노를 예방 할 수 있다고 할 수 있다.[112,113]

스트레스와 관련된 건강 문제의 마사지 치료 접근 (MASSAGE THERAPY AS AB APPROACH TO CHILDREN' S STRESS-RELATED HEALTH PROBLEMS)

비록 스트레스가 아동기의 건강 문제의 근원일지라도, 기관의 원인으로 한 동반된 문제점들은 더 악화될 수 있다. 대부분 어떤 상황에서는 아이들에게 만약 많은 스트레스가 있다면 악화시킬 수 있다. 예를 들면, 아이들은 근 긴장성 두통과 위장통으로 인한 스트레스와 싸우고 있다; 이런 경우 규칙적인 마사지는 긴장을 이완 시키고 이런 문제를 전환시킬 수 있다. 천식과 간질 그러나 스트레스에 의한 것은 아니지만, 뚜렷하게 악화 될 수 있으며; 긴장의 수준이 낮아 졌을 때 천식과 간질이 있는 아이들에게 공격이 거의 없을 것이며 발작도 경의 없을 것이다. 마사지는 스트레스의 원인을 치료하지는 않는다. 그러나 아이들의 내부의 내과 작용의 향상, 근긴장을 이완에 도움을 주고, 길들여지고 지지된다는 느낌을 받음으로써 굉장한 도움을 받을 수 있다. 고립과 외로움의 느낌은 가끔 나이들에게는 스트레스이며, 감각적이고 치료적인 터치에 의해 사라질 수 있다. 단순히 임상적으로 처방된 마사지보다 더 많은 것을 받게 되면 터치는 정서적 정신적인 레벨에 영향을 미칠 수 있는 능력이 잇다. 기본적이고 발전된 이완을 통해 아이들에게 이완을 가르치고, 아이들은 근긴장을 더의 느끼지 않을 뿐만 아니라 그들의 내과적 조절을 배울 수 있게 될 것이다. 스트레스와 관련된 건강 문제를 위한 많은 특수한 마사지치료는 5장, 6장 그리고

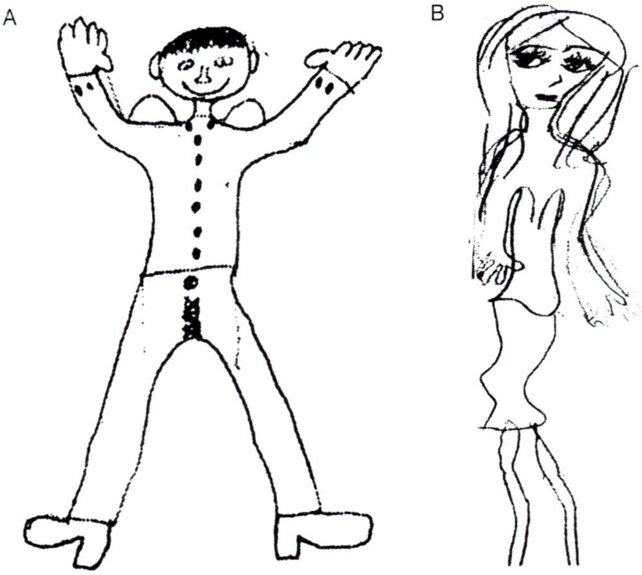

그림 1-5 ■ 두 명의 아이가 그린 자화상이다. 아이에게 자신의 신체 이미지를 나타내는 방법인 자화상을 그리게 하였다. 그림은 그가 이해하고 있는 신체 이미지에 대한 부분, 면, 경계를 어떻게 잘 나타나는지를 알 수 있다. A 그림은 건강한 9세 소년이 그렸다. B 그림은 정신분열증을 가진 소녀가 그린 것이다. Blaesing S, Brockhause J: The development of body image in the child. *Nursing Clinics of North America*, 7:603-604, 1972.

4, 5장에서 볼 수 있으며, 전문가들은 특수한 기법 통증을 이완시키고, 연부조직 기능 장애을 개선시키고, 정상적인 내과 작용을 촉진 시킬 수 있을 것이다. 6장에서는 전문가들은 상대적으로 간단한 마사지 기법을 어떻게 하는지를 배울 수 있을 것이며, 특별히 아동기의 기능장애의 다양한 치료, V편안함을 증가 시키는 법, 가동성 증진, 정상적 내과 작용의 자극에 대해서도 배울 수 있을 것이다.

지각적 되먹이 기전의 증가로 인한 마사지의 이점 (INCREASED PERCEPTUAL FEEDBACK AS A BENEFIT OF MASSAGE)

게다가 내과적 정서적 이점, 마사지 치료는 또한 지각적 되먹이기를 제공해주며, 건강한 신체상의 발달을 본질적으로 제공해준다.

건강한 신체상의 중요성 (THE IMPORTANCE OF A HEALTHY BODY IMAGE)

신체상은 그녀 또는 그의 신체에 대한 개인의 "정신적인 그림"이다(그림1-5). 신체적 자체의 정신의 대표는 신체의 개인적인 부분과 면의 지각 그리고 크기, 넓이, 모양, 경계 그리고 세계와의 안정성으로 상관관계 구성되어 있다.[114,115] 각 개인의 신체적 인 상은 그녀의 유일한 육체적, 정서적 그리고 문화적 경험으로부터 발달되어진다.

신체의 이미지는 자체의 감각의 중심과 자체 구성화로 이루어진다. 아이들은 뚜렷하고 상대적으로 안정된 신체의 상은 그들 자체를 추구하는 것을 필요로 하고 그들과 다른 정확하게 그리고 그들의 환경과 잘 조화가 이루어지는 것을 필요로 한다. 뚜렷한 신체의 상은 좋은 균형을 필요로 하고, 좋은 공간적 오리엔테이션, 그리고 움직임의 정확성을 필요로 한다. 한 아이의 애매한 신체의 상은 서투를지도 모른다. 왜냐하면 그녀는 그녀 자체가 공간에서 또는 다른 대상과의 상관관계에서의 개요를 할 수 없기 때문이다.

아이들의 신체 경계의 뚜렷함 또는 어떻게 잘 정의하고 구조화 시키는가는 그들의 신체를 표현하기 위함이고, 그들의 정체성의 기본이 된다. 불명확함, 막연함 또는 왜곡된 신체상을 동반한 아이들은 정확하게 그들의 신체상을 알아가기 시작하고 세상과의 안정에서 정확하게 멈추고 시작할 수 있지 못하게 된다. 그들의 신체상은 재미있는 거울집에서의 왜곡된 반사처럼 보이고, 신체의 한 부분은 검게 되고, 높은 흥분을 야기시키고 자아 존중이 낮아지게 된다. 정신과 교수인 David Krueger따르면 "개인은 그들의 확실치 않은 신체 이미지를 전형적으로 묘사할 때 자신이 가진 신체를 결코 표현할 수 없고, 그들을 스스로 억제 시킬 수 없다. 그들의 신체는 결코 그들 자시의 것이 아니며, 그들이 신체는 자신의 이음새 없는 면처럼 통합되어 질 수 없다. 몇몇 에 즉 먹기, 운동, 또는 신체적 활동의 자체 자극은 감각의 다리를 느끼게 해주고 자신의 몸을 억제시켜준다.[116]

왜냐하면 아이의 신체 경계의 뚜렷함은 만약 그녀의 경계의 불명확하고 약한 감각을 가졌다면 그녀의 정체성의 기본이 되기 때문이다 — 즉, 그녀는 세상의 안전과 그녀 사이의 명확화 된 선은 부족하게 된다 — 그녀는 그녀 자신을 보호할 수 있는 능력은 없다고 느낄 것이다. 친밀함, 몇 몇 경계의 소실을 포함하여 놀라움일 지도 모른다. 약한 신체상을 가진 아이들은 육체적, 정신적 상호작용의 정상적인 시도에 의해 위협을 받을 수 있다. 또는 그녀는 찰싹 때리기, 주먹으로 치기, 미는 경향이 있거나 반대로 다른 것 들은 보여 지는 영향을 간섭하기도 한다. 만약, 그러나 그녀가 신체의 경계에 대한 감각이 너무 강하다면, 그녀는 안정감을 느끼기보다 소외감을 느끼지만 그녀는 고독과 마비를 느낄 수도 있다.[117] 약하고 왜곡된 신체상은 다음을 포함한 다른 요인으로 인해 발생할 수 있다:

- 부정적인 터치의 경험, 예를 들면 육체적 학대(6장, 170쪽을 보아라)
- 터치 박탈. 아동기 동안의 건강한 터치 경험은 아마도 건강한 신체상을 만드는데 가당 중용한 것 중 하나일 것이다.
- 신경 발달 문제. 약하고 부족한 신경학적 기능의 발달 결과로 예를 들면 터치의 구별할 수 있는 다양한 뉘앙스의 능력 또는 뇌에서 오는 정보로부터 지각의 발달 능력 등이다.[118]
- 스트레스와 다툼. 만성적인 다툼은 완고한 성격을 가진 사람으로 야기시킨다. 완고한 신체 자세와 방비-단단한 신체 경계와 같이 명백하게 만든다. 정신의학자 Wilhelm Reich는 부모들은 이러한 경계의 유형을 가진 아이들을 억제와 자가 조절을 강조하며 자라게 한다고 믿고 있다.[43] 어떤 사람들은 그들의 감각의 강도를 증가시키기 위해 떨림을 갈구하는 행위, 알콜 중독, 약물 중독을 이용하여 이끌어 내기도 한다.

아이들의 신체상의 많은 양상에서 그녀의 크기, 무게, 모양, 신체의 부분, 신체 경계의 뚜렷함 그리고 다른 사람과 대상과의 거리 등을 포함하여 왜곡되어 질 수 있다. 예를 들면, 특히 크거나 작은 사람 옆에 서게 되면 감지된 크기에서 변화를 모두 경험하게 될 것이다. 신체 인식의 부족 또는 신체의 잘못된 감지로 마사지 하는 동안 기록되어져야 한다. 예를 들면, 많은 사람들은 비록 단단한 부분이 있다 할지라도 근긴장에 대한 인식이 거의 없거나 작다. 또다른 이들은 거의 이차원적 신체의 상을 착안하는 것처럼 보인다. - 그들은 그들의 신체 상을 앞 뒤로 인식 하지만, 그들의 신체의 옆의 인식은 거의 하지 못한다. 또는 몇몇은 윗부분은 인식하지만, 신체의 아래에 대한 인식은 거의 하지 못한다; 몇몇은 오른쪽은 인식하지만 왼쪽은 인식하지 못한다.

신경성 식욕부진은 신체상을 심각하게 왜곡시킨다; 사실, 자시의 신체 체중, 크기, 모양에서 방해 받는 것을 경험한 처럼 한정시키게 된다.[43] 식욕부진 소녀는 그녀의 골격을 볼 때 자신이 살이 찌거나 뚱뚱하다고 여길지도 모른다. 214명의 식욕부진과 병적 기아 상태의 어린 여성들의 75%에서 자신의 정확한 신체 일부의 크기를 검사할 수 없었다. 그들의 이두근, 종아리, 대퇴부, 허리, 복부, 엉덩이, 그리고 가슴의 크기를 측정하는 것을 요구했을 때 75%에서 정확한 크기보다 1/10에서 1/3이상 더 크게 감지하였다. 이와는 대조적으로 정상 그룹의 여성은 식이장애는 없고 상대적으로 실제 크기보다 1/20보다 더 크게 부정확하게 자신의 신체 크기를 측정하였다.[119] 식욕부진을 가진 아이들은 대부분 자신의 신체적 표현에 압도적인 중요성을 가지고, 신체에 대한 불만족, 육체적 결점에 대한 깊은 확신을 가지고 있다.[120] 야윈 10대의 소녀는 거울을 볼 때 뚱뚱하다고 느끼고 그녀의 신뢰성을 바탕으로 도움을 주는 건강한 신체상에는 부족하다.

터치 치료는 본질적인 법칙을 성립하는데 건강한 신체상을 만들 수 있을까? 신경성 식욕부진을 성인 여성을 대상으로 한 연구에서 강력한 터치를 요구하였다는 것을 발견 할 수 있었으며 터치를 박탈한 아이들이 느꼈던 것처럼 그들도 느끼게 되었다.[121] 식욕부진을 가진 어린 여성들은 일주일에 다섯 번씩 2주 동안 쓰다듬기를 바탕으로 한 마사지를 실시 했을 때 불만족은 거의 없었다.[122] 바라건데, 이 연구에서는 아이들에게 뿐만 아니라 성인에게도 안내되어 질수 있고 만약 삶에서 보다 일찍 인정이 되었다면 마사지는 보다 강력한 힘을 줄 수 있을 것이다 라는 것을 보여주고 있다.

건강한 신체상을 어떻게 만들까
(HOW A HEALTHY BODY IMAGE DEVELOPS)

건강한 신체상의 기본은 유아 때 발달되어진다. 아동기와 10대의 경험은 지속적인 모양 그 자체의 발달이다.

유아

출생 시 유아는 다른 사람의 접촉을 통해 기록되고 연관된 감각 영향을 받아 올바르고 잘 발달될 수 있는 능력을 가지고 있다. 터치는 출생 시 감각 중 가장 발달된 것이다; 아기들은 그들이 보고, 듣고, 또는 맛보는 것보다 더 잘 느낄 수 있다.[123] 삶의 첫 몇 일 동안에 신체 상의 구조는 시작되고, 유아는 그들이 놓인 환경에서 사람과 사물과 교류하게 된다. 자궁에서는 경험 할 수 없었던 다른 온도를 포함하여, 새로운 움직임, 다른 사람들의 다루어짐, 직물과 피부의 질감을 포함한 새로운 촉각 자극의 다양함을 가지기 시작한다. 그들은 또한 소리의 입력, 맛, 움직임, 그리고 시각을 가지고 있다. 그들의 신체상은 점차적으로 이런 다른 감각으로부터 만들어 지게 된다. 이 기간 동안, 적당한 체성감각 자극과 촉각 자극, 특별히 정확한 신체상을 발달시킬 수 있게 해주어야 한다. 흔들기, 붙잡기, 마사지하는 것은 이러한 필요를 충족시키는 방법들이다. 목욕하기와 수영하기 등도 또한 좋은 방법이다 왜냐하면 물은 피부에 촉각자극과 같은 압력을 제공해주고, 물의 온도 또한 다른 유형을 제공해주고 있기 때문이다.[117] 각각의 터치 자극은 자극된 정신적 이미지에도 자극이 되어지고 실질적으로 이러한 정신적 이미지의 축적된 영향은 신체의 부분과 기능을 국소화시키는 능력을 가지게 해준다.[124] 적절한 감각 자극의 부족 시, 특별히 터치와 움직임, 그들의 신체상은 약하고 왜곡되게 될 것이다. 보다 일찍 기록된 것에 따르면, 그들은 분노와 정상적인 감정의 접근의 어려움을 가지게 될 것이며 뚜렷한 다른 것들과 그들의 자아발달은 손상 받게 될 것이다.[125]

가능성을 증가와 같이 환경의 다양성은 유아의 터치를 박탈당하게 할 것이다. 하나는 유아에게 모든 자극은 과감각 성향이다. Brazelton은 명확한 신체적 문제가 없는 유아 한 그룹을 대상으로 연구를 하였다. 그러나 양육하기는 힘들었다 왜냐하면, 그들의 과감각 때문이다. 부드럽게 흔들기를 했을 때 그들은 뻣뻣해졌고, 활모양으로 멀리 그리고 때때로 위로할 수 없는 울음으로 인해 심각하게 몸이 깜짝 놀라기도 했다. 만약 그들의 얼굴을 보거나 그들에게 얘기를 할 때 아이들은 두렵게 보고 돌보지 않았다. 어떤 유아들은 가장 잘 의도된 부모들이 잘 보호했다 할지라도 어렵다. 부모들은 유아들로부터 끌어당기는 것을 멀리하기 시작하고 그들과의 상호 작용은 거의 없게 되고, 양육의 시도는 거의 없으며 편안함의 반복은 부족하다. 아이들은 하나도 제대로 받을 수 없게 되고 그들은 과감각을 갖지 못하게 될 것이다 — 사랑이 담긴 터치 — 그들의 과감각은 결코 극복 할 수 없을 지도 모른다. 비록 부모의 잘못이 없다 할지라도 과감각은 터치 박탈의 형태를 야기시키기도 한다. Brazelton은 만약 부모들이 천천히 내려 놓고, 상호 작용하는 동안 자극하며 눕히고, 그들의 아기를 다루고 그로 인해 접근의 변화를 배우게 된다면 이러한 아기들은 도달하게 된다는 것을 발견하였다. 예를 들면 노래를 부르거나 아기와 함께 노는 것을 포함해서 어두운 방은 우유를 먹이는 시간에 필요하고, 우유를 먹일 때 아주 조용한 방은 다른 자극을 피하고자 할 때 필요하다.[96]

다른 환경은 유아들의 터치를 박탈시키는 요인이 된다: 엄마는 너무 많은 어린 아이들을 돌보기가 어렵다; 엄마는 심각하게 우울해지거나 아프게 될 것이다; 엄마는 고차원의 질적 보호 없이 직장으로 복귀하게 된다; 분노와 자신을 포함한 엄마는 편안함과 먹을 것 위한 아이의 특별한 필요에 적합하게 반응 할 수 없다; 가족에서의 주된 스트레스 또는 대변동

정신의학자인 Katherine Zerbe는 식이 장애의 치료에서 특별화 하였다. 유아를 위한 적합한 치유의 실패는 신체상의 그릇됨과 왜곡뿐만 아니라, 특별한 방법, 식이 장애는 자가 치료를 시도하는 박탈로 인해 유발된다고 하였다.[43] 아기 원숭이는 Harlow에 의해 고전적인 터치의 박탈, 보고, 듣고 냄새 맡고 하는 것들이며 엄마들은 그들을 터치 할 수는 없게 하였다. 이러한 기괴한 경험의 결과로 아기 원숭이들은 성인이 되었을 때 왜곡된 신체상을 가지데 되었으며 때때로 그들 자신이 불완전하게 되거나 낯선 사람이 있으면 신체의 일부를 응시하게 되었다.[126]

박탈의 다른 심각함은 유아의 경계에서의 과도한 강요는 문제를 또한 야기 시킬 수 있다. 육체적 또는 성적 학대는 신체의 전체의 감각을 약화시킬 수 있다(학대 부분을 보아라, 6장, 페이지 170). 몇 몇 의학 과정에서의 침입성과 육체적 구속의 사용은 또한 신체 상에 영향을 줄 수 있다. 그 결과 아이들은 마치 개인적인 소유처럼 그녀의 신체의 약한 감각을 야기할 것이다.[127]

조기 아동기

걸음마 단계에서 신체상은 지속적으로 발달하고, 어버이다운 태도는 지울 수 없는 인상을 마들어 주어 아이의 자아 개념, 그의 신체, 그리고 기능을 지속시켜 준다. 아이들을 어떻게 터치 하고, 언제 아프고, 무슨 종류의 게임을 부모들이 같이 할 수 있으며, 어떻게 옷을 입힐 것이며, 화장실 훈련, 그리고 기타 등등, 모든 것들은 아이들

의 신체상의 형성에 영향을 주게 된다.

아이들의 발달에서 크기, 모양, 그리고 운동 기능, 그리고 신체상은 지속적으로 재형성된다. 취학 전 동안 아이들의 신체상은 더 명백하고 보다 의식적이게 된다. 왜냐하면, 취학 전 아동들은 심한 손상에 대한 보다 불안함을 느끼게 되거나 또는 경험하는 통증의 상황에서 그들에게 소유된 신체 내부에서 자아 분리의 인식을 얻을 수 있다.[128] 이 단계에서는 그러나, 그들은 다른 아이들처럼 보다 나이 많은 아이들처럼 어떻게 신체를 나타낼 것인가에 대해서는 걱정하지 않는다. 만약 어떤 특수한 신체 부위에 대해 성인과 충돌하게 된다면, 신체상은 왜곡되게 될지도 모른다; 예를 들면, 만약 생식기의 터치에 대한 부모와의 충돌이 있다면 신체상은 생식기 부분에서 신체상은 왜곡되어 질 수 있다.[117]

중기 아동기

중기 아동기(6세에서 12세), 아이들은 주위의 것들과 자신의 신체를 비교하기 시작하고, 다른 것들과 어떻게 상호 작용하는지를 배우게 된다. 문화적인 태도는 신체상에 영향을 주기 시작한다(관심 포인트 상자 1-6을 보아라). 예를 들면, 문화는 풍만함은 건강의 징후 또는 행운이라고 여기며 문화는 야윔과 아름다움을 동일하게 여겨지는 것보다 자연스럽게 오동통한 소녀는 다르다고 여겨질 것이다. 만약 다르게 보이기 때문에 애타게 갈구하게 된다면 그들의 신체를 못났게 보거나 변형된 것처럼 보아 아무 쓸모없게 볼 수도 있을 것이다. 신체상의 태도에 대한 아주 큰 연구에서 아동기에서는 외양은 부정적인 신체상은 야기시키고, 식이 장애로 되는 경향이 있다.[129]

사춘기

그들의 신체상을 개정하려는 임무를 가진 모든 아이들은 사춘기의 시작과 직면하게 된다. 참고의 개인적인 형태는 신체의 구조와 기능에서의 재구성하고 이는 아주 빠른 비율로 일어나며, 많은 정상적 변화를 축적하기 위해 발달한다.[127] 이러한 빠른 신체적 변화는 10대들은 보다 자아 의식적이게 하고 그들의 신체상과 질문에 대해 점점 몰두하게 된다." 나는 정상일까?" 어린 10대들이 관심을 가지는 신체상은 자신에게 몰두하게 되는 특징이 있고, 빈번한 다른 10대들과의 비교 그리고 성적 해부학과 생리학에 흥미가 증가하게 된다.[127] 다이어트, 운동 그리고 미용 수술 예를 들면, 지방흡입과 가슴 성형은 점점 10대 소녀들[130]에게 일반화되고, 문화적 이상에 신체를 맞추기 위해 도움을 받기도 할 것이다.

사춘기의 끝지점에서는 주된 관심이 신체상은 충분히 감소되었다 — 성장은 더 이상 길어지지 않고 과정은 빠른 비율이고 10대들은 그들의 신체적 변화를 그들의 신체

관심 포인트 상자 1-6

그녀의 신체상에 영향을 주는 아이들의 신체에 대한 문화적 부모님의 자세

다행이도, Natasha N, 6세 때 그녀의 엄마는 아이를 문화적 기준에 딸을 적합하게 만들기 위해 여념이 없었다. 어느날 Natasha는 목욕을 하며 엄마에게 자신의 다리가 너무 뚱뚱하다고 불평을 하였다. 그것을 친구들이 그녀의 체중에 대해 학교에서 놀림을 받는 일이 발생하였다. 약간 뚱뚱한 Natasha는 엄마와 함께 자신의 정체성을 키우기 위해 노력을 하였다. 그녀의 엄마는 이것 저것 다른 한편으로 조율을 하였다. 그녀는 어린 아이들이 자라면서의 편견을 인식하고, 그녀를, 문화적 고정관념과 자신의 신체의 모양을 사랑하게 되었다. 엄마는 Natasha를 안심시켰으며, 그녀는 여성스럽게 자랐으며, 그녀의 외형도 변화하였다. "지방" 이것은 그녀의 몸을 재분배되는 것을 볼 수 있었으며 아이들에게 종종 먹이기도 하였다. 민감한 엄마는 그런 다음 단연코 설명하기를 "어느 날 내가 너에게 먹인 것처럼 너의 작은 한 가지를 위해 지방을 먹일 필요가 있을 것이다, 작은 어린 소녀에게 그것은 해로운 것이 아니며, 여성이게는 지방이 그들의 몸에 있다. 그들은 그 지방을 필요로 한다 왜냐하면 저장하기 좋으며 건강을 유지하기에 필요하다라고 말하였다"

Natasha는 불확신했다. 얼마간 그녀의 엄마에게 "뚱뚱한 다리"에 대해 불평을 하였다. 왜냐하면 그녀는 미디어나 친구들에게 보여지는 것을 들었기 때문이며, 그녀의 엄마는 정상적인 것에 대해 오랜시간 동안 안심시키는 것에 대해 많은 시간동안 교육을 위해 소비하였다. 동료들의 자세, 문화적으로 보여지는 것에 의해 기원하고 강화되어진, 심지어 호의적인 부모님을 포함해서 쉽게 극복되어 지지 않았다.[43]

상에 통합시키게 된다.[128] 문화와 어버이의 자세는 좀 더 나이 많은 10대들의 신체상에게 영향을 지속적으로 준다고 생각한다. 33,000명의 여성의 투표에서 엄마인 여성은 그들의 외관에서는 보다 비판적이고 이것은 보다 부정적인 신체상을 가질 가능성이 크다.[131]

건강한 신체상 발달을 위한 마사지 법칙
(THE ROLE OF MASSAGE IN THE DEVELOPMENT OF A HEALTHY BODY IMAGE)

마사지는 지각적 되먹이기를 제공해준다.

> 모든 포유동물은 피부에 적어도 4가지의 다른 종류의 신경이 있다. 표피 아래의 신경은 마이스너소체의 말단에서 가려움과 가벼운 촉각자극을 감지한다. 진피보다 더 깊은 곳에 고림된 섬유는 파시니안 소체가 지배하고 있다; 보다 깊은 진피층에는 양파 층처럼 작은 기관인 루피니 소체가 지각을 담당하고 있다. 하나의 온도 범위에서 열에 반응하고, 크라우제 발단은 다른 범위에서의 온도 변화를 감지한다.
> 진피와 표피 접전 부위 말단의 연합된 신경은 피부 표면에서 미묘한 압력의 변화를 현저하게 발견한다. 보다 깊은 신경은 잘 고립된 마이엘린, 보다 무거운 기능, 압력의 지각, 심부 통각, 그리고 온도의 변화를 감지한다. 이 집합에서, 이러한 신경은 자신의 외부 감각을 제공해주고, 절박한 힘의 감각을 제공해주고 손상은 우리에게 심각하게 올지도 모른다.[132]
>
> – *Mark Lappe, MD*

모든 사람들은 건강한 신체 이미지을 유지하기 위해 일정한 촉각 자극이 필요하다. 지각적 되먹이기 없이, 우리는 곧 우리의 신체 이미지의 심각한 비뚤어짐을 경험하게 될 것이다. 예를 들면, 우리의 신체에서의 다른 부분의 감지된 크기 또는 무게에서의 변화이다. 마사지는 지각적 되먹이기의 풍부한 요소이며 피부와 실질적인 구조, 잘 정의된 신체 이미지에서 다양하게 신경을 자극할 수 있다. 마사지 기법은 아이들에게 그들의 신체에 대한 굉장히 많은 양의 정보를 줄 수 있다. 예를 들면, 손으로부터 어깨 그리고 허리로의 긴 쓰다듬기 기법은 얼마나 오래, 팔은 얼마나 넓게 뇌를 위한 부분의 경계로의 영향을 주는지 아이들은 정확하게 말할 수 있다. 다양하고 많은 양의 압박은 피부와 근육에서 압박 감수기들 되먹이기의 단계적 변화를 제공해준다. 직접적인 압박 기법은 예를 들면, 허혈성 압박과 경혈점 압박은 근육 조직의 밀도와 긴장의 되먹이기를 준다. 가볍게 두드리는 안마법은 신체의 다른 부위의 단단함의 감각을 아이들에게 줄 수 있다. 관절가동기법은 각기 다른 뼈가 어떻게 연결이 되어 있는지, 신체의 부분이 얼마나 무거운가 하는 정보를 아이들에게 제공해 줄 수 있다. 신장기법은 근육 조직의 견고함과 길이의 감각을 줄 수 있다. 마사지 하는 동안 자세 변화는 예를 들면, 바로 누운 자세에서 옆으로 돌아 눕기, 단지 신체의 뒷부분 또는 앞부분 보다는 더 많은 인식을 줄 수 있다. 치료사 손의 온도와 마사지 오일 또는 크림은 열적 되먹이기를 보다 더 잘 제공해준다.

터치 연구소에서는 스웨덴식 마사지는 10대 소년들에게는 주당 2회씩 하면 병적 기아로 입원한 소녀에게 왜곡된 5주 동안 실시한 후에는 왜곡된 신체상은 거의 없었다라고 보고하고 있다.[17] 유아 마사지 강사인 Helen Rowe는 갑상선 장애를 가진 7세 된 소녀에게서도 유사한 성공을 거두었다고 말하고 있다. 3살쯤 되는 크기의 아이는 판매원 종이에 자신의 시체를 그렸을 때, 그녀가 보기에 어떻게 그렇게 작게 그릴 수 있는지 화를 냈다. 유아 마사지를 받은 후에 그러나, 그녀는 눈에 띄게 보다 키가 많이 커졌다.[133] 마사지는 신체적 유쾌함과 정신적으로 강하게 영향을 준다. 왜냐하면 즐거운 터치는 터치된 부분의 지각을 향상시켜 준다.[126]

Santa Cruz Califonia Office of Education에서는 25명의 무능력 한 아이들을 대상으로 Jin Shin Do를 매주 8회 받았으며 그 이후 뚜렷한 개선을 발견하였다고 하였다(그림 1-6을 보아라). 한 소년은 그의 오른쪽과 왼쪽사이의 차이를 보다 많이 인식하게 되었다. 또 다른 이들은 그의 신체의 내적 인식이 증가되었으며, 그의 조절된 움직임의 능력이 개선되었다.[26]

마사지는 신체 경계를 보강한다

자가 터치는 그들의 신체의 경계를 일반적으로 보강해준다. 그들이 말하기를 "나의 가장자리는 이것이고 완전하다"라고 말한다. 보다 일찍 언급된 환자는 예와 같이 그녀 자신의 편안함을 위해 아이들은 자가 터치를 어떻게 사용하는가와 그녀의 경계를 보강한다는 것이다.[35] 간호전문가인 Irene Riddle는 병원에서 아이들을 제지하였을 때 자가 터치는 그들의 경계를 확인하는 중요한 방법이라 할 수 있다.[127] 마사지는 많은 동일한 방법에서 아이들의

TT's Drawing of himself February 9, 1981

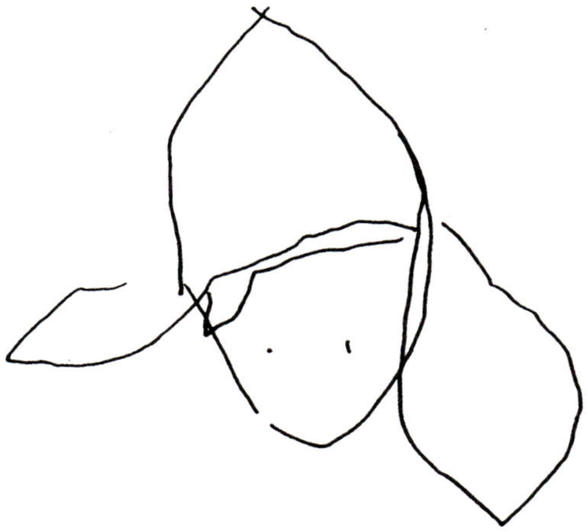

TT's Drawing of himself May 8, 1981

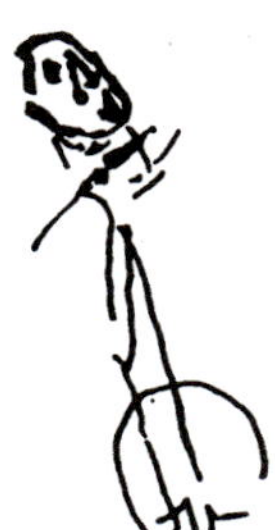

그림 1-6 ■ 지압을 적용하기 8 sessions 전과 후의 신체 이미지를 그리게 하였다. 자화상은 자존심과 운동조절에 대한 정보를 제공해 준다. 이것은 6세 된 소년이 특별한 교육 프로그램을 제공받았다. 실어증과 대소 운동 조절 문제를 가지고 있다. 그의 두 번째 자화상은 자신의 신체 이미지를 현저하게 인식하고 있다는 것을 알 수 있다. St. John J: *High Tech Touch: Accupressure in the Schools*. Novato, CA: Academic Therapy Publications, 1987, p66.

경계를 확인할 수 있다. 반복된 눕기와 손의 떼기는 그들의 가장 자리의 인식을 시켜준다 — 신체는 멈추고 세상은 시작한다.

마사지는 신체 본래의 감각을 향상시킨다.

Riddle은 아이들의 신체의 전체의 감각을 향상시키는데 터치가 필요하다는 것을 인식하였다. 그녀는 제한, 제지, 광범위한 붕대감기, 견인, 석고고정은 공간에서의 자신의 경계와 자신의 위치를 정의하는데 필요한 아이들의 가동성을 제한하고 촉각, 운동학, 시각적 지각을 심각하게 감소시킨다고 하였다. Riddle는 특수하게 제작된 간호 중재를 아이들에게 적합한 지각 되먹이기를 제공해 주기 위해 필요로 하였다. 그녀는 이 원리는 터치의 사용을 통해, 수동운동의 전체 범위의 북돋움을 통해 통합되어 질 수 있다고 하였으며, 그리고 아이들의 능동운동이 가능할 수 있었다. 간단한 게임 예를 들면 "당신의 다리는 어디 있나요? 당신의 다리는 여기 있어요!""당신의 발은 어디 있나요? 여기 당신의 발이 있어요!" 비록 가동성이 없다 할지라도 아이들의 감각의 유지를 돕기 위해 매일 목욕하며 이것을 수행하게 한다.[127] 아이들이 보지 못한다거나 시각적으로 손상을 입었을 때 많은 촉각 자극은 건강한 신체상을 만들어 주는데 도움을 준다.[134]

마사지는 아이들의 신체 관계를 보여준다.

Riddle는 지적하였다. 많은 건강관리 설치, 아이들은 성인들처럼 같은 관계를 보여줄 여유가 없다. 그들이 처음 보여졌던 관계가 없다면 그녀는 결코 그들의 신체를 배울 수 없다.[127] Susan Thompson은 마사지 치료사로 언청이로 태어났으며, 의학적 치료로부터 신체의 이미지는 충격으로 그려졌다. "나의 가장 빠른 터치의 기억은 즐겁지 않았다. 나는 효과적으로 나의 17가지 수술의 많은 세부항목들을 말살하였다. 그러나 냄새의 메스꺼움을 명확하게 기억 할 수 있었고, 나의 입술과 코로부터의 고통스러운 통증의 제거, 나무로 만든 보조기가 나늬 침대네 묶여 신체적으로 제지된 것을 느꼈을 때 화남과 굴욕을 느꼈다. 터치는 신체적 침입의 감각과 연관성이 있다." 수년 후, Hakomi는 신체 역학이 신체를 위한 관계를 복원할 때 도움을 준다고 하였다.[135]

마사지하는 동안, 마사지로 허용이 획득되고 개인 사생활이 주어지고, 부적당하게 노출로부터 보호받는 것은 아이들의 신체의 관계를 보여주고 있다. 주의깊게 들음으로 쓰다듬기와 압박의 시기와 피하는 부위는 터치되는 것을 확실히 원하지 않고, 치료사는 신체적으로 올바르게 필요로 하는 것, 그녀의 신체를 조절할 수 있는 것, 그리고 적당한 경계를 설정할 수 있는 것을 가르쳐 주게 된다.

복습 문제

1. 아이들에게 하는 마사지의 다섯 가지 과학적으로 확인된 생리적 효과와 직접적으로 관찰에 의해 확인되

어 질 수 있는지를 정의 하라.

2. 마사지를 어떻게 하는지 설명하고 영양이 풍부한 터치는 정서적으로 아이들에게 이점을 설명하라.
3. 오늘날 미국 아이들에게 주된 스트레스 요인을 토론하고 높은 스트레스 수준은 그들에게 다양한 형태로 영향을 미치게 되는가를 토론하라.
4. 파이트 오어 플라이트 반응의 생리적 효과에 대해서 토론하라.
5. 높은 스트레스의 치료에 도움을 수 있는 마사지와 아이들에게 스트레스와 관련된 건강문제를 치료하기 위해 마사지를 어떻게 하는지 설명하라.
6. 통증 또는 외상의 다섯 가지 예에서 신체의 특수한 부분이고 이는 근육의 차단으로 야기되어진다고 할 수 있다.
7. 아이들의 신체적 정서적 문제들은 심신 접근의 다섯 가지 예이다.
8. 아이들의 개성인 신체 이미지의 중요성에 대해 토론하여라.
9. 건강한 신체 이미지의 정상발달에 대해 토론 하여라.
10. 건강한 신체 이미지의 발달에 마사지가 어떻게 향상시키는지에 대해 설명하라.

참고문헌

1. Fritz S: *Mosby's Fundamentals of Therapeutic Massage*. St. Louis: Mosby-Year Book, 1995, p 79-88
2. Prentice W: *Therapeutic Modalities for Allied Health Professionals*. New York: McGraw Hill, 1998, p 412-415
3. Tappan F: *Tappan's Handbook of Healing Massage Techniques: Classic, Holistic, and Emerging Methods*. New York: Prentice Hall, 1998, p 21-33, 43-47
4. Travell J, Simons D, Travell J: *Travell and Simon's Myofascial Pain and Dysfunction: The Triggerpoint Manual*, vol. 1, Upper Body. Baltimore: Lippincott Williams & Wilkins, 1999
5. Temerlin MK, et al: Increased mothering and skin contact on retarded boys. *American Journal of Mental Deficiency*, 71:890-894, 1967
6. Schulz RL, Feitis R: *The Endless Web: Fascial Anatomy and Physical Reality*. Berkeley, CA: North Atlantic Books, 1996, p 14-15
7. Aftimos S: Myofascial pain in children. *New Zealand Medical Journal*, 9:440-441, 1989
8. Fine P: Myofascial trigger point pain in children. *Journal of Pediatrics*, 111:547-548, 1987
9. Bates T, Grunwaldt E: Myofascial pain in childhood. *Journal of Pediatrics*, 22:4, 1952
10. Prudden B: *Pain Erasure the Bonnie Prudden Way*. New York: Ballantine, 2002
11. Hernandez-Reif M, et al: Cerebral palsy symptoms in children decreased following massage therapy. *Journal of Early Intervention* (in press)
12. Oz M: *Healing from the Heart: A Leading Heart Surgeon Explores the Power of Complimentary Medicine*. New York: Dutton, 1998, p 106-109
13. Upledger J: *Research and Observations Support the Existence of a Craniosacral System*. Palm Beach Gardens, FL: Upledger Institute, 1995
14. Reite M: Effects of touch on the immune system. In Gunzehauser N: *Advances in Touch: New Implications in Human Development*. Johnson and Johnson Consumer Products, 1990, p 22-29
15. Field T: *Touch Therapy*. Edinburgh: Churchill Livingstone, 2000, p 214
16. Field T: HIV teenagers show improved immune function following massage therapy. *International Journal of Neuroscience*, 106:35-45, 2001
17. Field T: Massage therapy for children. *Journal of Developmental and Behavioral Pediatrics*, 16:105-110, 1995
18. Ferber S, et al: Massage therapy by mothers enhances the adjustment of circadian rhythms to the nocturnal period in full-term infants. *Journal of Developmental and Behavioral Pediatrics*, 23:410-415, 2002
19. Field T, et al: Massage therapy lowers blood glucose levels in children with diabetes mellitus. *Diabetes Spectrum*, 10:237-239, 1997
20. Field T, et al: Juvenile rheumatoid arthritis benefits from massage therapy. *Journal of Pediatric Psychology*, 22:607-617, 1997
21. Hernandez-Reif M, et al: Children's distress during burn treatment is reduced by massage therapy. *Journal of Burn Care and Rehabilitation*, 22:191-195, 2001
22. Kubsch S, et al: Effect of cutaneous stimulation on pain reduction in emergency department patients. *Complementary Therapies in Nursing and Midwifery*, 4:25-32, 2000
23. Dietz F, Mathews K, Montgomery W: Reflex sympathetic dystrophy in children. *Clinical Orthopedics and Related Research*, 258:225-231, 1990
24. George T: With his parents' touch. *Massage Magazine*, January/February:44-48, 2000
25. Field T: Children with asthma have improved pulmonary functions after massage therapy. *Journal of Pediatrics*, 132:854-858, 1998
26. St. John J: *High Tech Touch: Acupressure in the Schools*. Novato, CA: Academic Therapy Publications, 1987, p 52-58
27. Hernandez-Reif M, et al: Cystic fibrosis symptoms are reduced by massage therapy intervention. *Journal of Pediatric Psychology*, 24:183-189, 1999
28. Lynch J, et al: Effects of human contact on the heart activity of curarized patients in a shock-trauma unit. *American Heart Journal*, 88:160-169, 1974
29. Field T, et al: Preschool children's sleep and wake behavior: Effects of massage therapy. *Early Child Development and Care*, 120:39-44, 1996
30. Newsletter of the Northwest Acupressure Institute, Eugene, OR, Spring 1987

31. Settle F: Muzica, da? My experience in a Romanian orphanage. *Massage Therapy Journal*, 30:64-72, 1991
32. Greenough B, Black JE: Induction of brain structure by experience: Substrates for cognitive development. In Gunnar MR, Nelson CA: *Minnesota Symposia on Child Psychology*, vol. 25. Hillsdale, NJ: Earlbaum, 1992, p 155-200
33. Land P, et al: Early experience of tactile stimulation influences organization of somatic sensory cortex. *Nature*, 326:694-696, 1987
34. Triplett J, Arneson S: The use of verbal and tactile comfort to alleviate distress in young hospitalized children. *Research in Nursing and Health*, 2:17-23, 1979
35. Colton H: *The Gift of Touch*. New York: Seaview/Putnam, 1983
36. Field T, et al: Massage therapy reduces anxiety in child teenager psychiatric patients. *Journal of the American Academy of Adolescent Psychiatry*, 131:125-131, 1992
37. Field T, et al: Alleviating posttraumatic stress in children following Hurricane Andrew. *Journal of Applied Developmental Psychology*, 16:37-50, 1996
38. Coles R: Touching and being touched. *The Dial*, Public Broadcasting Publication, December, 1980, p 29
39. Rosenthal M: Psychosomatic study of infantile eczema. *Pediatrics*, 10:581-592, 1952
40. Seitz P: Psychocutaneous conditioning in the first two weeks of life. *Psychosomatic Medicine*, 12:187-188, 1950
41. Biggar M: Maternal aversion to mother-infant contact. In Brown C, ed: *The Many Facets of Touch—The Foundation of Experience: Its Importance Through Life, With Initial Emphasis for Infants and Young Children*. Skillman, NJ: Johnson and Johnson Baby Products Company Pediatric Round Table Series, 1984, p 15
42. Kulka A, Fry C, Goldstein F: Kinesthetic needs in infancy. *American Journal of Orthopsychiatry*, 39:562-571, 1960
43. Zerbe K: *The Body Betrayed—A Deeper Understanding of Women, Eating Disorders, and Treatment*. Carlsbad, CA: Gurze Books, 1995
44. Shevrin H, Toussieng P: Conflict over tactile experiences in emotionally disturbed children. *Journal of the American Academy of Child Psychology*, 1:564-569, 1972
45. Elkind D: *The Hurried Child: Growing Up Too Fast Too Soon*, ed. 3. New York: Perseus Publishing, 2001
46. Spock B, quoted in Zill N: Children under stress. *U.S. News & World Report*, October 27, 1986, p 64
47. Pruitt D: *Your Child: What Every Parent Needs to Know about Childhood Development from Birth to Preadolescence*. New York: Harper Collins, 1998, p 110-111
48. Garbarino J: *Lost Boys: How Our Sons Turn Violent and How We Can Save Them*. New York: The Free Press, 1999, p 107
49. Grossman D: *On Killing: The Psychological Cost of Learning to Kill in War and Society*. Boston: Little, Brown, 1999, p 314
50. Berg F: Television ads promote dieting. *Healthy Weight Journal/Obesity and Health*, 7:106, 1993
51. Berg F: *Children and Teens Afraid to Eat: Helping Youth in Today's Weight-Obsessed World*. Hettinger, ND: Healthy Weight Network, 2001, p 21, 43
52. Rubinstein S: Is Miss America an undernourished role model? *JAMA*, 283:1569, 2000
53. Berg F: Thin mania turns up pressure. *Healthy Weight Journal/Obesity and Health*, 6:183, 1992
54. Oswalt R, Davis J: Societal influences on thinner body size in children. *Proceedings of the Eastern Psychological Association*, Philadelphia, PA, April 1990
55. Statistical Abstract of the United States, 114th ed., Washington, DC: Department of Commerce, 1994
56. Louv R: *Childhood's Future: New Hope for the American Family*. Boston: Houghton Mifflin, 1990, p 15
57. Carton B: Young Guns. *Boston Globe*, June 7, 1999, p B2
58. Burg F, Wald E, Ingelfinger J, Polin R: *Gellis and Kagan's Current Pediatric Therapy*. Philadelphia, PA: W.B. Saunders, 1999, p 406
59. Putnam R: *Bowling Alone: The Collapse and Revival of American Community*. New York: Touchstone, 2000, p 70-73
60. Guthrie E: *The Trouble With Perfect: How Parents Can Avoid the Overachievement Trap and Still Raise Successful Children*. New York: Broadway Books, 2002, p 80, 93
61. Zaslow J: When little kids take big tests. *Time Magazine*, March 11, 2001, p 71
62. Murdock M: *Spinning Inward: Using Guided Relaxation with Children for Learning, Creativity and Relaxation*. Boston, MA: Shambahla, 1987, p 22
63. U.S. Bureau of the Census, 1997
64. Berk L: *Infants and Children, Prenatal through Middle Childhood*. Needham Heights, MA: Allyn and Bacon, 1999, p 235
65. Behrman R, Kliegman R, Jenson H, eds: *Nelson Textbook of Pediatrics*. Philadelphia, PA: W.B. Saunders, 2000, p 134
66. High School Dropout and Completion Rates 1972-1999, National Center for Education Statistics. Available at: http://nces.ed.gov/pubs2001/dropout. Accessed January 2003
67. National Institute on Drug Abuse: High School and Youth Trends in Drug Use. Available at: http://www.nida.nih.gov/Infofax/HSYouthtrends.html. Accessed January 2003
68. Oster G: *Helping Your Depressed Teenager: A Guide for Parents and Caregivers*. New York: John Wiley and Sons, 1991, p 14-15
69. National Institute of Mental Health: Depression in Children and Teenagers. Available at: http://www.nimh.nih.gov/publicat/depchildresfact.cfm. Accessed January 2003
70. National Institute of Mental Health: Suicide Facts. Available at: http://www.nimh.nih.gov.reaearch/suifact.htmath. Accessed January 2003
71. Centers for Disease Control and Prevention: Nation and State-Specific Pregnancy Rates Among Teenagers 1995-1997. Available at: http://www.cdc.gov.mmwr/preview/mmwrhtml/mm4927a7.htm. Accessed January 2003
72. Smolak L, Levine M: Toward an empirical basis for primary prevention of eating problems with elementary school children. *Eating Disorders*, 2:293-307, 1994
73. Gustafson-Larson AM, Terry RD: Weight-related behaviors and concerns of fourth-grade children. *Journal of the American Dietetic Association*, 8:818-822, 1992

75. Nichter M, Park S: Body image and weight concerns

among African American and white adolescent females. Anthropology Department, Tuscon, AZ: University of Arizona, 1994
76. Richardson B, Rehr E: *One Hundred and One Ways to Help Your Daughter Love Her Body*. New York: Harper Collins, 2001, p xvi
77. Shelov S, Kelly J: *Raising Your Type A Child: How to Help Your Child Make the Most of an Achievement-Oriented Personality*. New York: Simon and Schuster, 1991, p 76
78. Bonne Bell Company, Lakewood, OH, http://www.bottledemotion.com
79. Friedman M: *Type A Behavior: Its Diagnosis and Treatment*. New York: Plenum Publishing, 1996
80. Hunter S, et al: Tracking of type A behavior in children and young adults: The Bogalusa Heart Study. *Journal of Social Behavior and Personality*, 6:71-84, 1991
81. Friedman M, quoted in Rosch P: Social support: the supreme stress stopper. *Newsletter of the American Institute of Stress*, 1997, p 7
82. Hunter S, et al: Type A coronary-prone behavior pattern and cardiovascular risk factors in children and teenagers: The Bogalusa Heart Study. *Journal of Chronic Diseases*, 35:613-621, 1982
83. Hill R, Castro E: *Getting Rid of Ritalin: How Neurofeedback Can Successfully Treat Attention Deficit Disorder Without Drugs*. Charlottesville, VA: Hampton Roads Publishing, 2002, p xii, 16
84. Stolberg S: Preschool meds. *New York Times Magazine Supplement*, November 17, 2002, p 58-61
85. Sapolsky RM: *Why Zebras Don't Get Ulcers: An Updated Guide to Stress, Stress-Related Disease, and Coping*. New York: W.H. Freeman, 1998
86. Weinstock M, et al: Does prenatal stress impair coping and regulation of the hypothalamic-pituitary-adrenal axis? *NeurolScience Biobehavioral Review*, 21:1-10, 1997
87. Zuckerman B: Maternal depression: a concern for pediatricians. *Pediatrics*, 79:111-115, 1987
88. Zuckerman B, et al: Maternal depressive symptoms during pregnancy and newborn irritability. *Journal of Developmental and Behavioral Pediatrics*, 11:418, 1990
89. Hoffman S, Hatch M: Stress, social support, and pregnancy outcome: a reassessment based on research. *Pediatric and Perinatal Epidemiology*, 10:380-405, 1996
90. Elwood S, et al: Catecholamine response of children to a naturally occurring stressor situation. *Journal of Human Stress*, Winter:154-161, 1986
91. Engel GL, et al: A study of an infant with a gastric fistula. I. Behavior and the rate of total hydrochloric acid secretion. *Psychosomatic Medicine*, 18:374-398, 1956
92. Anand K: The biology of pain perception in newborn infants. In Tyler D, Krane E, eds: *Advances in Pain Research Therapy*. New York: Raven Press, 1990, p 113-155
93. Boyce, et al, cited in Olness K, Kohen D: *Hypnosis and Hypnotherapy with Children*. New York: Guilford Press, 1996, p 326
94. Brownlee S: The biology of soul murder. *U.S. News & World Report*, November 11, 1996, p 71
95. Mann S: *Healing Hypertension—Uncovering the Secret Power of Your Hidden Emotions*. New York: John Wiley and Sons, 1999
96. Brazelton TB: *To Listen to a Child: Understanding the Normal Process of Growing Up*. Reading, MA: Addison-Wesley, 1984, p 9, 10, 29, 125
97. Ireland M, Olson M: Massage therapy and therapeutic touch in children: state of the science. *Alternative Therapies*, 6:54-63, 2000
98. Olness K, Cohen D: *Hypnosis and Hypnotherapy with Children*. New York: Guilford Press, 1996, p 178-79
99. Sumar S: *Yoga for the Special Child*. Chicago, IL: Special Child Publications, 1998
100. Roghman KJ: Daily stress, illness, and use of health services in young families. *Pediatric Research*, 7:520-526, 1973
101. Heisel J, et al: Significance of life events as contributing factors in the diseases of children. *Journal of Pediatrics*, 83:119-123, 1973
102. Mutter A, Schleifer M: The role of psychological and social factors in the onset of somatic illness in children. *Psychosomatic Medicine*, 28:333-343, 1966
103. Greene J, et al: Stressful life events and somatic complaints in teenagers. *Pediatrics*, 75:19-22, 1985
104. Dumont L: *Surviving Adolescence: Helping Your Child Through the Struggle to Adulthood*. New York: Villard Books, 1991
105. Goldberg R, et al: Relationship between traumatic events in childhood and chronic pain. *Disability and Rehabilitation*, 21:23-30, 1999
106. Powell GF, et al: Emotional deprivation and growth retardation simulating idiopathic hypopituitarism. *New England Journal of Medicine*, 276:1271-1278, 1967
107. Oates RK, et al: Long-term effects of non-organic failure to thrive. *Pediatrics*, 75:36-40, 1985
108. Sherry D, et al: Psychosomatic musculoskeletal pain in childhood: Clinical and psychological analyses of 100 children. *Pediatrics*, 88:1093-1099, 1991
109. Verny T: *The Secret Life of the Unborn Child*. New York: Delta Books, 1981, p 210
110. Milne H: *The Heart of Listening*. Berkeley, CA: North Atlantic Books, 1995, p 393
111. Porter F, et al: Long-term effects of pain in infants. *Journal of Developmental and Behavioral Pediatrics*, 20:253-261, 1999
112. Gray L, et al: Skin-to skin contact is analgesic in healthy newborns. *Pediatrics*, 105:14-20, 2000
113. Sparshott M: Psychological function of the skin. *Paediatric Nursing*, April:22-23, 1991
114. Grogan S: *Body Image: Understanding Body Dissatisfaction in Men, Women, and Children*. London and New York: Routledge, 1999
115. Cash T, Pruzinsky T: *Body Image: A Handbook of Theory, Research, and Clinical Practice*. New York: Guilford Press, 2002
116. Krueger D: Psychodynamic approaches to changing body image. In Cash T, Pruzinsky T: *Body Image: A Handbook of Theory, Research, and Clinical Practice*. New York: Guilford Press, 2002, p 463
117. Blaesing S, Brockhause J: The development of body image in the child. *Nursing Clinics of North America*, 7:597-607, 1972
118. Bluestone J: Course syllabus 2001. Get a HANDLE on Neurodevelopmental Disorders: Observational

Assessment and Drug-Free Treatment. HANDLE Institute, Seattle, WA
119. Horne R, Van Vactor J, Emerson S: Disturbed body image in patients with eating disorders. *American Journal of Psychiatry*, 148:211-215, 1991
120. Garner D: Body image and anorexia nervosa. In Cash T, Pruzinsky T: *Body Image: A Handbook of Theory, Research, and Clinical Practice*. New York: Guilford Press, 2002, p 463
121. Gupta M, Gupta A, Schork N, Watteel G: Perceived touch deprivation and body image: some observations among eating disordered and non-clinical subjects. *Journal of Psychosomatic Research*, 39:459-464, 1995
122. Hart S, et al: Anorexia nervosa symptoms are reduced by massage therapy. *Eating Disorders*, 9:289-299, 2001
123. Weiss S: Parental touch and the child's body image. In: *The Many Facets of Touch—the Foundation of Experience: Its Importance through Life, With Initial Emphasis for Infants and Young Children*. Skillman, NJ: Johnson and Johnson Baby Products Company Pediatric Round Table Series, 1984, p 2
124. Krueger D: Psychodynamic perspectives on body image. In Cash T, Pruzinsky T: *Body Image: A Handbook of Theory, Research, and Clinical Practice*. New York: Guilford Press, 2000, p 32
125. Blaesing S, Brockhause J: The development of body image in the child. *Nursing Clinics of North America*, 7:597-607, 1972
126. Harlow H: The nature of love. *American Psychologist*, 12:573-685, 1958
127. Riddle I: Nursing intervention to promote body image integrity in children. *Nursing Clinics of North America*, 7:651-661, 1972
128. Neinstein L: *Teenager Health Care: A Practical Guide*. Baltimore: Lippincott Williams & Wilkins, 1996, p 42-43
129. Fabian R, Thompson JK: Body image and eating disturbance in young females. *International Journal of Eating Disorders*, 8:63-74, 1999
130. Gerhart A: More young women choose surgical perfection. *Washington Post*, June 23, 1999
131. Wooley SC, Kearney-Cooke A: Intensive treatment of bulimia and body-image disturbance. In Brownell KD, Foreyt JP, eds: *Handbook of Eating Disorders: Physiology, Psychology, and Treatment of Obesity*. New York: Basic Books, 1986, p 476-502
132. Lappe M: *The Body's Edge: Our Cultural Obsession with Skin*. New York: Henry Holt, 2001, p 61
133. Massaging the handicapped child. *Tender Loving Care*, 4:2, 1988
134. Scott E, Jan J, Freeman R: *Can't the Child See? A Guide for Parents and Professionals About Young Children Who Are Visually Impaired*, ed. 3. Austin, TX: Pro-Ed, 1995, p 36
135. Thompson S: AboutFace, facial sculpting, and healing touch. *Touchstone, the Journal of the Oregon Massage Therapists' Association*, p 7, Summer, 1992

2

어른의 축소가 아닌: 독특한 소아과 마사지의 역학

요점 정리

이 장을 마치면 다음을 알 수 있다.

1. 아동과 성인의 근골격계의 차이를 기술할 수 있다.
2. 다른 아동 시절 동안의 발달과 물리적, 정신적, 인식의 성장을 요약한다.
3. 초기 아동 시절의 근막의 제한과 근막의 발통점의 발달에 의한 진행을 설명할 수 있다.
4. 각각의 다른 나이의 아동을 어떻게 실제로 다르게 마사지 하는가를 설명할 수 있다.
5. 치료 전 아동과 부모와 함께 원칙의 수립의 중요성을 설명할 수 있다.
6. 마사지 받는 아이와 그들의 부모와 함께 사용하는 적절한 경계와 수립의 중요성을 이해한다.
7. 소아과 의뢰인을 위한 기밀한 의학적 과거력의 진행과정을 기술할 수 있다.
8. 아이들을 위한 성공적 마사지 치료의 필요성을 충분히 기술할 수 있다.

인간의 갓난아기로부터 성숙한 어른에까지의 변모는 복합적이고, 매우 복잡한 과정이다. 그러나 어른이 될 때까지 변모의 각 스테이지에는 방해가 일어난다. 이 같은 장애는 정신적 충격, 손상들, 그리고 물리적 혹은 정신적 학대를 포함한다. 고감도의 caring(돌보기) 마사지는 그들의 부정적인 효과를 회복하고 건강한 진로의 발달로 아동들을 도와주는 쪽으로 유명하다. 이 장에서는, 우리는 다른 발달 단계 동안의 마사지로 인해 어떻게 아동들에게 도움이 되는지 이해를 주기 위해 정상 아동 발달을 볼 것이다. 우리는 소아과의 성장과 발달의 각각의 특이한 단계의 논쟁은 지속되고 큰 근골격계 아동의 몸과 어른의 몸은 다르다는 기술에서 출발 한다. 어떻게 개별적인 아동에 마사지 치료를 맞게 적용하는지 그리고 어떻게 아동과 함께 준비하는지의 생각들을 논의도 포함하고, 소아과 의학적 과거력을 말하는지를 포함한다.

아동의 성장과 발달 (THE GROWTH AND DEVELOPMENT OF CHILDREN)

관심 포인트 상자 2-1
유아의 각 단계별 전형적인 신체징후

맥박 혹은 심박수
1. 유아: 160
2. 취학 전 아동: 120
3. 취학아동: 100
4. 십대: 80

수축기 혈압
1. 유아: 80
2. 취학 전 아동: 90
3. 취학아동: 92
4. 십대: 100

호흡율(숨쉬기 횟수)
1. 유아: 40
2. 취학 전 아동: 30
3. 취학아동: 18
4. 십대: 12

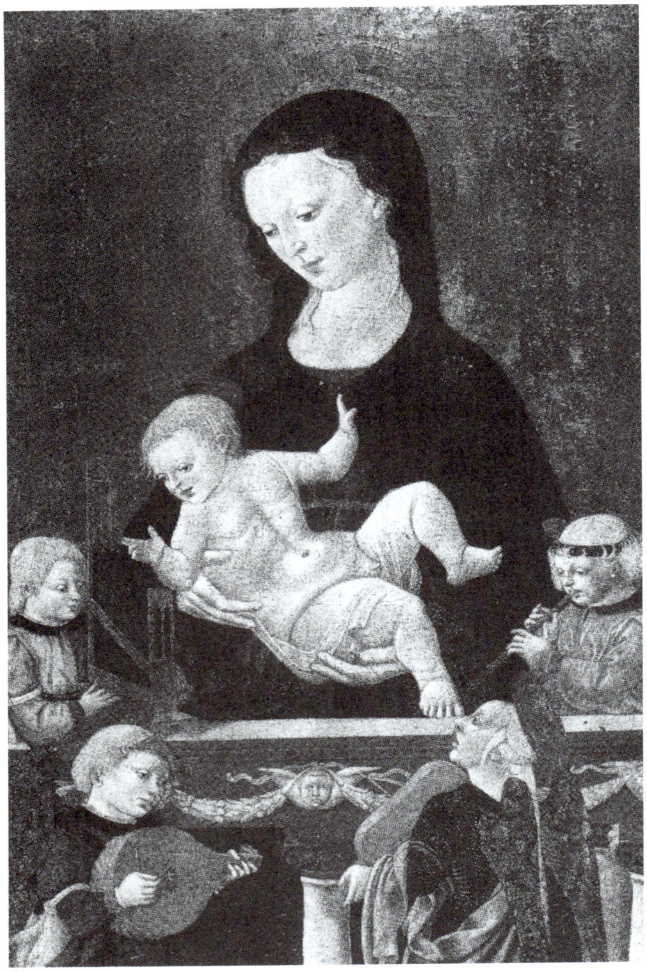

그림 2-1 ■ 유아는 어른의 축소판으로 묘사된다. 중세적 묘사는 현대적 시각에서 부조화적인 어린 예수의 모습을 보여지는데 이는 예술가들이 실제로 축소된 성인을 그리기 때문이다. 우리는 유아의 특성적인 형태를 알 수 있는데, 마치 불균형적인 머리와 부드러운 피부들이 위 그림에서 그려지지 않았다. 아직 그가 성인기에 도달하지 못했어도, 체간 근육, 복근, 다리와 발들이 잘 묘사되어지는, 그 아이의 하지들은 튼실하고 잘 되어지지 않았다.
"처녀 그리고 아기와 천사들" 1450년 apollonio de giovanni 작.

아동기 동안의 신체의 조직은 어른들보다 더욱 빨리 자란다. 물리적인 성장과 함께 협응, 근력, 자기조절력, 추리 그리고 다른 것들과의 관계를 할 수 있는 능력 같은 보다 많은 진보가 일어난다. 성숙은 아동들의 몸, 마음 발달 도약의 상당히 예언할 수 있는 결과와 발달과 확장 능력이 일어난다. 아동의 각 단계의 새로운 발달의 능력은 이미 발달된 수련된 동작에 기초를 한다. 예를 들면, 아동은 걷기 전에 기는 것을, 뛰기 전에 걷는 것을 배운다. 비록 아동은 여린 자연의 후보자다, 그들의 다른 연령에 따라 치료사가 다른 caring(돌보기) 마사지가 필요로 한다. 또한 아동의 성장은 간결하게 구분되지 않는다. 어떤 정해진 기간에 아동은 어떤 영역에서는 평균치 이상의 성장을 이루고, 다른 영역에서는 그 이하의 성장을 이룬다. 그러나, 자라나는 과정 중에서 감각을 만들어가는 유용한 일이라 생각한다.

인생에서의 초기 3년 - 짧은 평론
(THE FIRST 3 YEARS OF LIFE - A BRIEF REVIEW)

비록 이 책에서는 유아 마사지는 논의 하지 않지만, 인생에서의 초기 3년의 리뷰는 아동기의 성장과 발달의 기초를 이해하는데 필요하다. 발달은 다른 기능의 진보와 획득이라 정의한다.

물리적 발달

초기 3년 동안 아동의 몸은 많은 놀라운 정도로 성장과 발달을 이룬다. 생후 일년의 막바지는 아동의 체중은 출생시의 3배를 이루게 된다. 두부는 아동기까지 성장이 남겨진다. 생후 2년 막바지는 아동의 뇌는 세 배의 무게를 가지게 되며 신경세포는 출생전에 경험과 지속적인 다양한 상호접촉을 통해서 형성되어진다.[18] 두뇌의 빠른 성장과 성숙은 발달의 영역에서 가장 큰 도약이 되어진다.

출생시의 골격근은 비성숙상태이다; 골반과 하지들은 여전히 초자연골이며, 유아척주들은 모두 같은 형태이며, 그리고 골격은 330개의 조각의 뼈로 이루어진다.[19,20] 그러나 생후 3년의 마지막에는 척주,대퇴골,경골, 그리고 상완과 수부뼈들로 출생시의 거의 2배 가까이 길어진다. 빠른 골성장을 통해서, 아동의키는 평균 1년에 10인치로 증가된다. 사춘기와 유아기의 키성장 동안은 1년 동안 단지 4인치의 성장과는 반대로 이루어진다. 키 성장과정은 십대 중반 혹은 십대 후반까지 완성되면서 지속되어진다(그림 2-3)*. 첫 생후 3년 때에는 단지 빠른 뼈의 속도의 성장만을 가지게 되며, 더이상 태아의 몸의 양상은 감소하고 기고, 네 발로 기고, 걷기를 시작한다.[21] 3세일 때 아동은 이미 근골격에서 중요한 성과를, 이것들은 자궁내에서의 자

* 골격근의 골화는 점진적으로 형성된다. 아기들의 척추는 각각의 개별적인 형태와 330개들의 유아의 골격들은 특별히 융합되며, 성인기에서는 206개의 뼈들로 형성된다.[5]

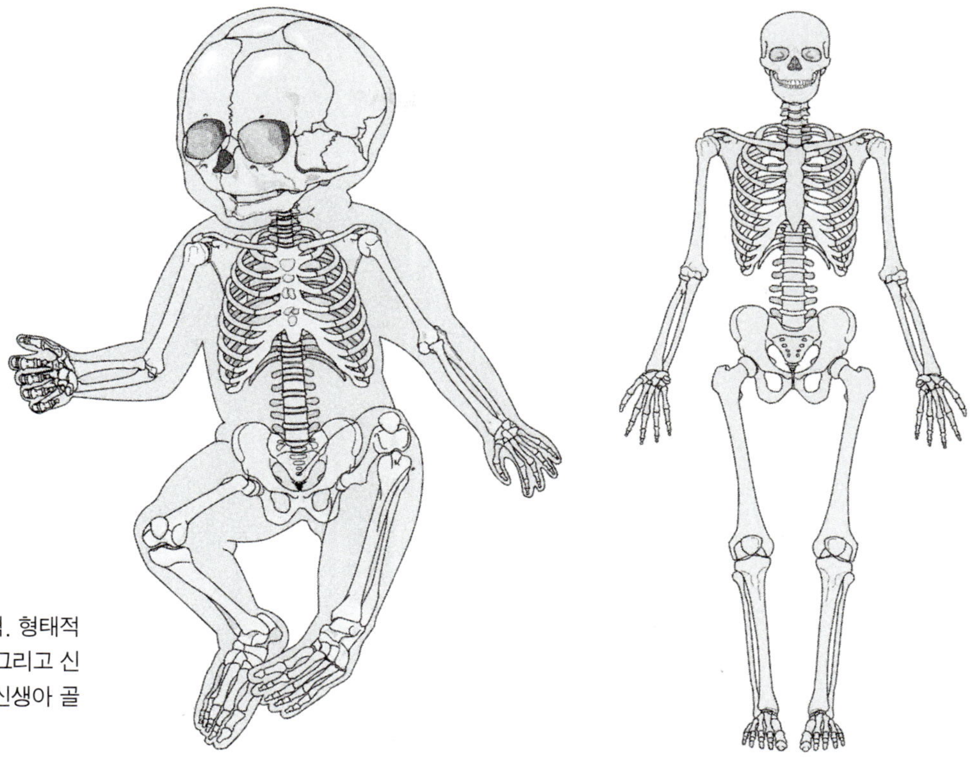

그림 2-2 ▪ 신생아 골격 대 성인 골격. 형태적으로 극적으로 다른 형태들, 갯수들에 그리고 신생아 골격 사이의 각도 주의하라. **(A)** 신생아 골격 **(B)** 성인 골격

세의 결과로써, 성장과정, 감염여부들과, 손상들을 통해서 획득되어진다. 이 성과는 자세적 문제들과 연부조직 통증(관심 포인트 상자 2-2, 43쪽 참조).

운동발달

생후 첫 3년 동안에 , 빠른 속도로 운동기술들도 획득한다. 유아는 실질적으로 아무런 도움없이 그들의 머리를 들거나 구르게 될수 있으며 걷거나, 뛰거나, 멀리던지기, 스스로 옷입기를 진행할수 있다.

세발자전거 타기, 그리고 대소변조절. 그들은 상자놀이(큰 상자에 작은 상자 그 상자에 또 작은 상자가 계속 해서 차곡차곡 들어가 있는 장난감)와 원그리기와 같은 동작은 안구와 손의 협응이 많이 요구되어진다. 시각운동기술들은 신생아 때 최초로 불충분한 눈맞춤과 뚜렷하게 선명한 물체를 맞출수 있는 능력과 두분을 함께 움직여서 볼수 있으며 움직이는 물체를 따라가는 것(두부움직임 없이 운동) 그리고 깊이를 인지하는 것을 통해서 진행되어진다.

출생시 시각예민함(날카로움) 20/600 ; 3세 때는 약간의 어린이들은 20/20까지 도달되어진다. 그러나 많은 것들을 볼 수 있는 것은 만5세까지는 이루어지지 않는다.

인지 발달

생후 3년 동안에 아동은 많은 인지발달의 향상을 이루어진다. 새롭게 출생시에는, 그들의 활동은 거의 반상적인 활동이다. 그들의 뇌가 발달하면서, 그들은 단순 반복성 행동들이 진행되면서, 흉내내기, 그리고 질문.

3세 때에는 아동은 호기심이 강하며 신기로움을 즐기게 된다; 그들은 그들 자신이 그들의 환경에서 점차로 달라지는 것들을 스스로 식별하기 시작한다.

그들은 언어와(옹알이) 상징(특정행동)을 그들환경에서 표현하기 시작하며 "역할놀이"를 할수 있다. 이 시기에, 그들은 그들은 외적경계와 내적 상태들을 분리하기 시작한다.

감정과 사회적 발달

어머니 혹은 보모의 지속적인 사랑의 돌봄을 통해서, 유아는 깊은 감정유대를 형성하는데,이것들은 성인의 건강한 감정관계의 기본이 되어진다. 생후 3년 동안에, 그들은 타인들과 그들 자신들을 역시 분리하기를 만들어진다.

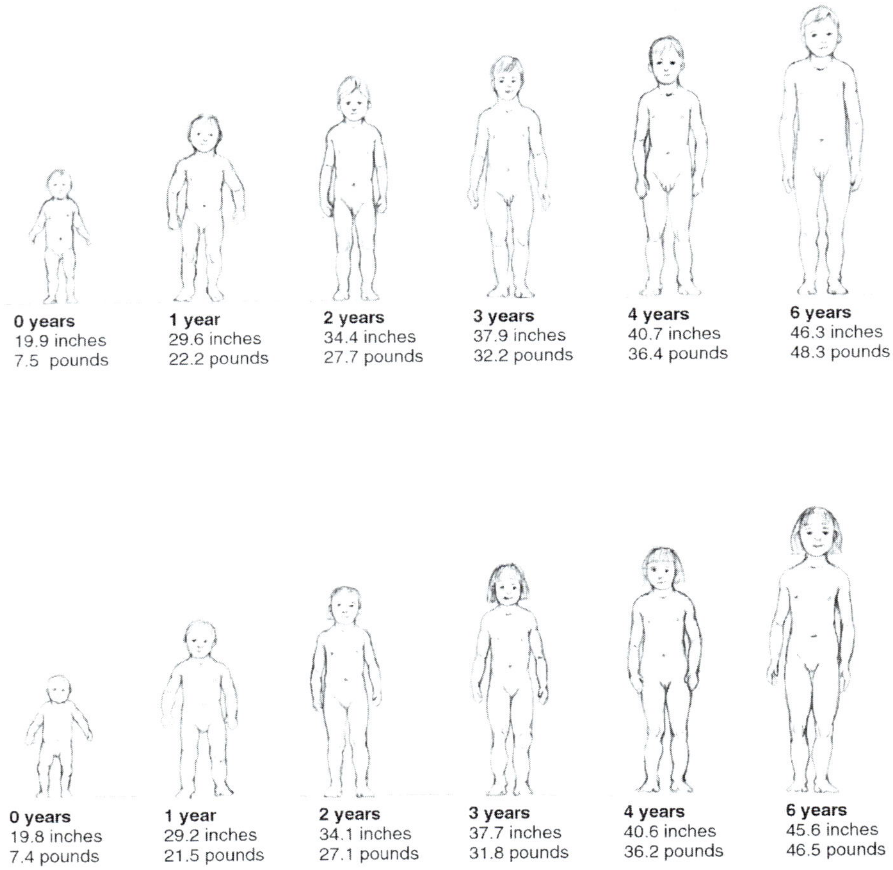

그림 2-3 ■ 아동의 신체적 성장동안의 단계, 출생에서 18세, 미국아동의 평균수치. 윗그림은 남자 아동의 발달과정. 아래 그림은 여자아동의 발달과정

그들은 낯선사람에 대한 걱정(낯가림-잘모르는 성인에 대한 두려움) 그리고 역시 부모와의 분리를 염려한다. 그들의 언어발달은 많은 발전을 이루게 된다. 생후 3년, 대부분 아동은 그들의 기본적 언어기술들을 가지게 된다. 그들은 어떤 언어와 의사소통 없이 단지 울어서 그들의 전체 이름을 불러가면서, 세3단의 문장들과, 그렇게 진행하면서 미래에서는 한층더 많은 것들 만들어 가게 된다.

행동 복귀는 하나의 지표로써 이것은 3세 아래의 아동이 높은 스트레스 상황에서 보여진다. 그들은 발달의 바깥단계에서 일찍 속한 것으로 보여진다.

아동은 엄지손가락을 빨기시작하며 나중에 입가에서 멈추게 되거나, 억제할수 없이 울기시작하며 소음에 과민감화하거나 또는 악몽이나 수면장애들로써 나타낸다.

미취학 연령—3~6
(THE PRESCHOOLER—AGES 3 TO 6)

신체발달

아동들은 미취학 연령 동안에서 키성장과 체중증가가 이루어지는데, 그러나 그전만큼(0~3세)는 빠르지는 않다. 3~6세 사이에, 아동성장은 1년에 평균 3인치와 3~5파운드 사이에 이루어진다.[18] 이 기간에, 아동들의 체간과 하지는 길어지며, 그들은 어깨는 아래쪽과 측면으면 성장하며, 그들의 목은 길어지며, 그리고 그들의 가슴은 점차로 넓어지며 편평하게 된다.

O 다리와 X 다리들은 보통 5세까지이다. 관절과 가동성은 보통 출생시 정상이나 점차로 감소되며 아동기에 계속적으로 감소되어진다. 소아와 유아 때, 아동의 호흡은 대부분 복식호흡이며, 단지 작게 흡식호흡을 한다. 그리고 이때부터 함께 호흡을 한다.

- 3세 아동의 평균 몸무게는 31파운드 37″ 키
- 4세 아동의 평균 몸무게는 36파운드 41″ 키

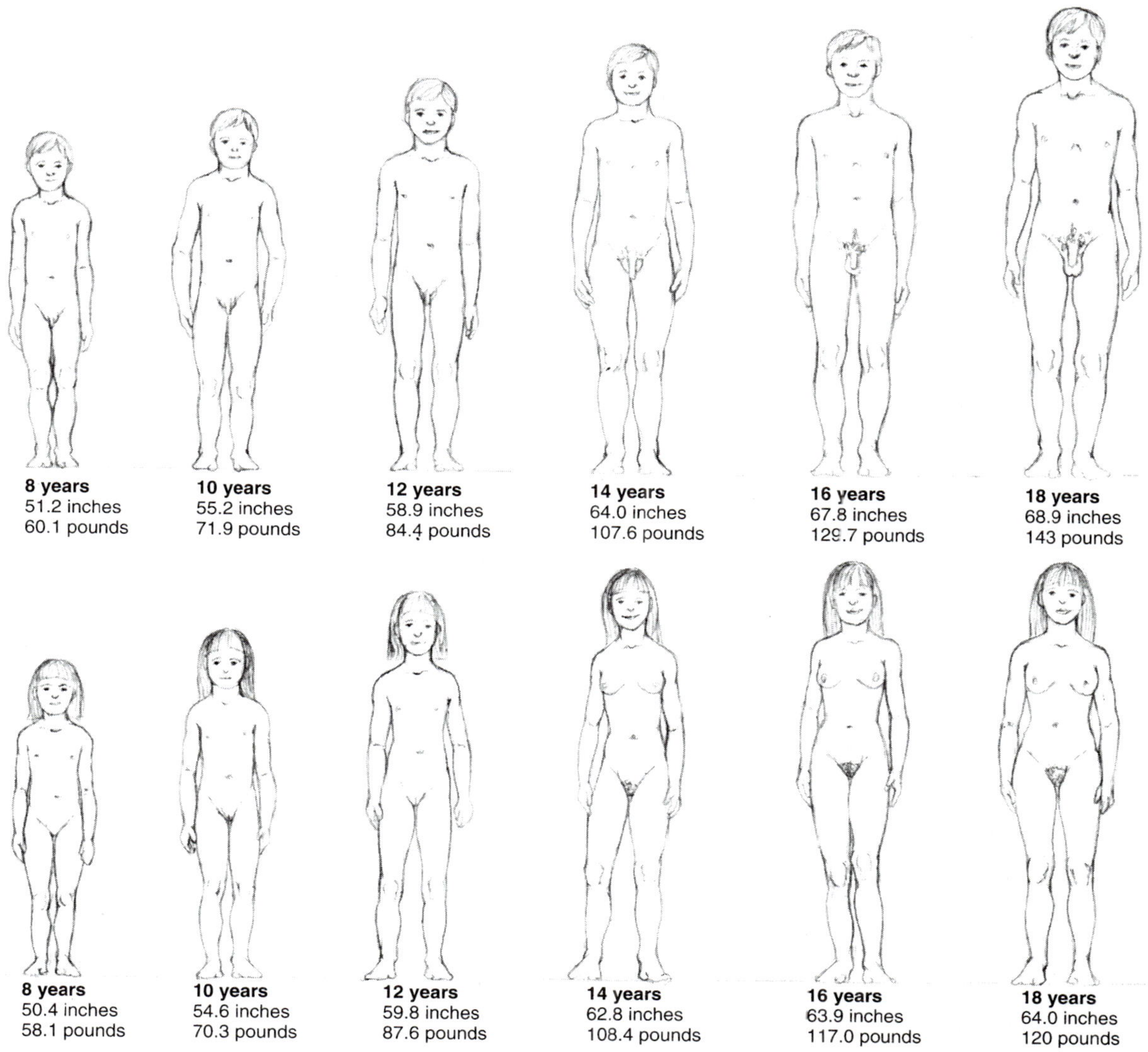

그림 2-3 ■ (계속)

- 5세 아동의 평균 몸무게는 38파운드 44″ 키
- 6세 아동의 평균 몸무게는 41파운드 46″ 키

운동 발달

3~6세 사이에는 대부분 아동이 움직임에 대한 자신감과 능력이 증가하게 된다. 그들은 총체적 운동들을 발전시키며, 이를테면 달리기, 기어오르기와 걷기 등을 계속적으로 발전시켜 나아간다. 달리기 할 때, 3세 아동은 모퉁이에서 방향전환과 빠른 멈추기가 수행하기 어렵워서 가끔 손으로 꽈당 넘어진다. 6세에 이르며, 같은 아이는 좀더 빠르게 그리고 좀더 조절하면서 넘어지지 않게 된다. 3세 아동은 앉아서 탈수 있는 타는 장난감에서 놀수 있으며 그들의 발로 끌고 다닐수 있다. 6세에 이르며, 아이는 작은 이륜자전거를 몰 수 있다.[18] 그들은 계속적으로 엄마찾기 기술 마치 그림 그리기, 혼자서 옷입기와 같이 계속적으로 발전시켜 나아간다. 시각기술들은 두 눈 근육의 지속적인 발달로써 협응이 요구되어지며, 그러나 평균적인 아이들의 시각계는 아직 독서와 같이 빡빡한 과제를 지속으토 수행하기에는 충분히 성장하지 못했다.[23]

인지 발달

미취학기 아동기 동안, 아동은 그들이 환경에 관한 증가된 지식과 신념들을 획득할 수 있으며, 지각된 사건들을 이해하며, 기억으로 부터의 정보에 반응하며 드러낼 수 있다.

그들은 역시 분위기들과 상징들과 이미지들을 이해할 수 있으며, 그들은 정보를 표현하는 것과 문제 해결과, 기억하며, 집중하며, 이해하는 것들이 증가되어진다. 그들은 아직 시간관념과 좌우를 분별하는 것은 미쳐 이루어지지 못했다. 아동들은 공상놀이를 좋아하는데, 마치 정장차림 놀이와 같이 그들은 다른 역할을 가지고, 그 기간 동안 행복함을 가진다. 이 같은 놀이가 인식력과 운동을 숙련 시킨다.

정서적 사회적 발달

미취학기 아동은 지속적으로 세상을 볼때 자기중심적인 관점이 적은 쪽으로 바뀌어져 가며 그리고 제한들을 감지할수 있으며 다른것들에 대한 배려를 할수 있게 된다. 그들은 그들이 공격을 조절하며 다시 들러내기를 배우게 되지만 그러나 여전히 많은 시간은 충동적인 행동을 하며 이른 시기에 자가훈련을 배우게 된다.

미취학 아동은 특히 그들의 외모를 걱정하지 않는다. 그렇지만 가끔식은 상처입게 될까봐 걱정하게 된다. 손상에 대해 부딪치거나, 손상이거나 아니면 그들의 일부를 손실할 수 있는 상황들에서 시작될 때 두려워하게 된다.[24] 접착성붕대(찍찍이)는 이 연령아동에게 사랑을 받는데 왜냐하면 그들에게 촉감과 신체경계선들의 시각적 보강을 마련하여 주고, 미취학 아동들은 손상 후의 위협을 느낄 수 있다.[25] 미취학 아동들은 역시 잠재된 통증 마치 예방주사를 위한 의사선생님 진료처럼 긴장된 집중을 하게 된다. 아동은 보통 유아기 때 잠재적 통증에 관하여 더 큰 걱정을 표시하는 것을 경험하게 된다. 미취학 아동은 여전히 강한 걱정을 가지고 있지만 그러나 보통은 그들은 부모로부터의 분리에 대해 점점 덜 걱정하게 된다.

언어의 사용은 좀더 복잡하며, 세련되어지는데 미취학아동은 좀더 길고 그리고 좀더 복잡한 문장과 좀더 많은 단어들을 사용할수 있다(보통 6세는 2000개가 넘은 단어를 사용한다). 그러나 그들은 여전히 그들의 감정을 어휘로 표현하기에는 부족하다. 스트레스하에서 미취학아동은 화를 잘내며 근심하며 아니면 과장되게 걱정한다.

일상적 행동들은 잘 조절되지 울음, 혼자놓아 둘 때의 걱정, 분노 그리고 먹거나 점자리 문제들때 나타나게 된다.

취학연령—12세까지 아동
(THE SCHOOL-AGE CHILD—AGES 6 TO 12)

신체발달

중간아동기 동안, 아동은 다양한 방면으로 지속으로 성장하게 된다. 천천히 그러나 착실하게 그들은 천천히 성장하는데 이유는 그들은 사실 이미 충분히 성장하였기 때문이다.

이기간 동안, 뼈들은 지속으로 길이와 넓이 그리고 골화화되어간다. 그러나, 그들은 여전히 성숙된 성인의 뼈에 비해서 약하다. 근육들은 길이와 강화를 지속으로 성장하게 된다.[17] 성장은 한결같지 않으며 그리고 편평히(성장이 멈추면서) 자라게 된다.

뼈들이 성장하게 되면서, 아동들의 키는 일년에 2인치 정도씩 증가하게 된다. "growth spurt(성장의 오름)"의 사춘기, 이 기간에 2~3년 동안 지속되어지며, 사춘기가 시작하면서 아동기는 마치게 된다. 10세 소녀와 11세 소년들. 이 때의 성장은 성인 키의 25%와 몸무게의 50%이다.[17] 성장오름 동안에, 아동은 일년에 4인치씩 자라게 된다.

- 8세 아동의 평균 몸무게는 59파운드 51″ 키
- 10세 아동의 평균 몸무게는 71파운드 55″ 키
- 12세 아동의 평균 몸무게는 86파운드 59″ 키

운동발달

취학연령시기 동안에 근력은 2배가끼이 증가하게 되며, 그들은 신체적으로 주로 육상활동을 다룬다. 그러나, 그들은 쉽게 손상받는데 이유는 그들의 뼈들이 아직 다 완전히 골화되지 않았고 그들이 미성숙한 근육들이 염좌되거나,틀어질수 있기 때문이다. 그들의 뇌의 발달과 다양한 경험들과 함께 좀더 그들의 움직임에 관하여 지속적으로 획득할 수 있다. 그들의 좀더 정밀한 움직임과 균형속에서 협응이 되며, 민첩과 반응시간을 이끌어낼 수 있다.[18] 자세의 향상들 그리고 아동의 발아춰의 넓어지게 된다. 좋은 운동기술들은, 마치 모델쌓기, 그리고, 쓰기 역시 지속적으로 향상된다.

인지발달

아동중기 동안, 뇌는 계속적으로 성숙된다. 비록 그 크기는 단지 가볍고, 수초화와 대뇌반구를 지속적으로 지배하면서 증가된다. 아동은 원인과 결과에 대해 더 잘 이해하게 되고, 그들의 언어구사와 대화능력 역시 지속적인 발달된다.[18] 그들의 능력은 국소적이며 그리고 신체징후 교통은 아직 잘발달되지 않지만 치료사는 완전한 구두기술의 징후가 아마도 좌절감을 느낄 것이다.

감정과 사회적 발달

그들이 성숙하면서, 학창시절 아동은 그들의 부모로부터 독립성이 증가하게 되지만, 그러나 그들은 여전히 부모의 권위속에서 그들의 확장된 환경속에서 도움을 바란다. 동료들은 좀더 그들에게 중요하게 되어지는데, 아동은 그들의 드러나는 행위들에 관하여 그들 그룹내에서 비진다.[5,6] 부모들에게 애기를 재울 때 항상 등을 대게 하라고 강조한 Back-to-Sleep(아가야 등을 대고 눕혀 재우는거) SIDS 방지 프로그램의 성공으로 후두골이 편평해지는 애들이 증가되었다[7] 척추측만을 가지고 있는 아동의 경우 고개를 한쪽으로 돌리고 잠을 자게 되어 얼굴과 두개골에 지속적인 압박을 받아 변형이 일어난다.[8] 게다가 뇌가 자라려는 압력에 의해 두개골은 성장하게 되는데, **수두증**(hydrocephalus)을 가지고 있는 아이는 증가하는 두개골 내 압력을 수용하기 위해 머리 윗부분으로 전체적으로 머리가 커진다.

상자 2-1

성인과 아동의 근골격계의 차이점

아동들은 사실 작은 성인들이 되지 못한다. 인체는 20세까지는 완전히 성숙되지 않는다. 아동과 성인의 사이의 약간의 차이점들은 치료사들은 골격들과 연부조직로 구분한다.

- 유아의 출생시 두뇌골들은 아직 불유합상태이다. 대신 뼈들은 개그 또는 연부조직들, 정문들로 불리우는 것들로 분리되어진다. 두뇌골들은 출생과정에서 자리잡으면서 중요한 형성을 만들어진다. 출생 후 2년 동안에 정문들은 점차적으로 닫히고, 절흔히 형성되어지는데 이것이 뇌의 성장에 따라서 쉽게 팽창되어진다. 두개봉합선들은 사춘기 때까지 견고하게 결합되지 않는다. 봉합들은 완전히 골화되지 않으면, 성인 후에도 그렇게 되지만, 교원질, 탄력섬유, 혈관들 그리고 신경섬유들이 포함된다. 성인두개골을 닮지 않은 아동의 두개골은 적용된 힘**에 의해서 영구히 변형될 수 있다.
- 성인얼굴과 두드러짐이 비교되어지는데, 아동의 얼굴과 턱은 출생시 상대적으로 덜 발달되어 있다. 아동의 두부는 어머니의 질(산도)를 통과하면서 만들어진다. 이 결과로써 아동기 때 두개봉합보다 얼굴이 더 큰 성장을 하게 된다—두부의 다른 부분보다 더 큰 성장을 하게 된다.[9]
- 아동의 골막은 얇고, 강하며 그리고 생물학적 활동이 성인에 비해서 더 크다.[10]
- **완전골화**까지, 유아골들은 치아 만큼 혹은 성인의 뼈들처럼 단단하지 않으며(그림 2-4) 예로써, 두개골들은 출생 시 종이 우유갑의 견실성을 가진다.[11] 이유는 아동기 뼈들은 성인뼈만큼 단단하지 않으며, 이 뼈들은 골절이 될 경향이 더 있으며 성인들은 연부조직을, 마치 인대염좌나 탈구 더 쉽게 입을 수 있다.[10] 그러나 소아골절들은 좀더 빨리 치유되는데 이 원인들은 좀더 활동적인 골막과 풍부한 뼈의 혈액공급에 기인한다. 어린유아가 좀더 빨리 치유된다.[10]
- 아동은 성인의 관절에 비해서 좀 더 유연한 관절을 가지고 있다. 이유인즉 아동척추는 성인척추보다 더 유연하면 외력으로 인한 척추손상시 아동이 성인보다 더 발생되지 않는다. 대신에 외력이 더 큰 분절로써 쉽게 흩트리지지만, and the spine will "give" rather than break (척추가 "주는 것" 더 쉽게 삐게 된다).[12] 유아의 건들, 근육들과 인대들은 점차적으로 그들이 성장만큼 단단해지며, 증가되었던 관절가동범위는 점차적으로 줄어들게 된다. 유아들의 등과 고관절은 많이 구부러지는데 예로써 그들은 좌석자세를 넘어설수 있으며 그리고 일자로 된 다리를 넘어설수 있다. 어린 유아동아 때, 어린 유아는 여전히 SLR 검사 시 그들의 발가락을 잡을수 있지만 성인기 때에는 그때만큼 구부러지지 않으며, 많은 이들이 서서 구부러 발가락을 잡는 것도 어렵다. 사실 **과가동성**, 그러나 작은 %의 아동에게 나타난다.[13]
- 출생시부터 아동골격근 20세까지 점진적으로 강해지며, 그들은 같은 면적에서 무게 만큼 얻을수 있다. 그들의 힘은 5~10년 동안 남겨지며, 점차적으로 남은 인생에 상관없이 점차적으로 감소한다.[14]

**아동기의 두개골과 어린유아는 움직이며 외측과 내측의 양쪽 압력에 맞추어서 형태가 바뀌게 된다. 유럽,아프리카,북남미를 포함한 세계의 여러 곳에서 유아의 머리모양을 이쁘게 하기 위하여(미용적인 이유) 이러한 유아 두개골의 유연함(모빌리티 높음)을 이용해 왔다(두개골 모양이 의도대로 변화되어 왔다). 딱딱하고 편평한 물체를 두개골 앞뒤로 단단히 묶어 전두골과 후두골을 편평하게 하고, 천으로 만든 타이트한 밴드로 머리를 감아서 두개골 전체를 빙둘러서 압박을 가한다. 의도하지 않았던 변형 또한 발생한다. 예를 들어, 애기를 요람에 고정할 때 딱딱한 받침대 부분에 후두골의 아래부분이 압력을 받아 편평해

상자 2-1

성인과 아동의 근골격계의 차이점

- 아동은 측정할수 있는 근육긴장이 발달하기 시작하는데, 아동이 키와 몸무게가 증가해서 성장하는 것은 삼두근, 대퇴직근, 대퇴근막장근, 대퇴내전근, 슬괵근, 요방형근, 체간신전근, 견갑거근, 상승모근, 수지굴곡근의 근육긴장의 발생과 서로 관련이 있다. 이 근육긴장은 8~16세 보통 지속적으로 남아있다. 이 근육긴장은 치료적 스트레칭이나 다른 치료도 불구하고 감소되지 않는다. 아동은 신체의 견고성은 좀 더 가지지 않는다.[15]
- 아동근육조직은 치아조직이나 성인들 만큼은 아니다. 그러므로 적은 압력이 요구되어진다. 그러나 그들의 근육들은 잘 부서지지 않으며, 아동은 관대할 수 있으며 단단한 압력을 줄 수 있으면 승산이 있다.
- 성인과 비교할 때 아이들의 정상적 자세는 다른데, 2세에서 3세까지의 전형적인 아이의 자세는 복부를 앞으로 내밀고 약간의 요부전만을 가지고 있다(스웨이백). 6세 까지, 복부근육과 다른 근육이 강화되면서 전만의 정도가 약해진다. 신생아의 경우 머리 부분의 비율이 크기 때문에(대가리가 크다) 무게 중심점이 검상돌기 쪽에 있다. 늦은 아동기가 되면 사지가 성장함에 따라 무게중심점이 위쪽으로 이동하여 첫 번째 천골의 앞쪽끝이 된다.
- 아이의 몸은 성인보다 작으므로 An effleurage stroke를 성인에게는 전체 손바닥으로 하지만 아이에게는 손끝의 작은부분으로 해야 될 필요가 있다.
- 아이들의 피부는 성인의 피부보다 부드럽고, 유연하고, 민감하다. 그러나 아주 강인하다. 아이의 피부는 25파운드 이상의 전단력(측면으로 적용된 압력)에도 견딜수 있다

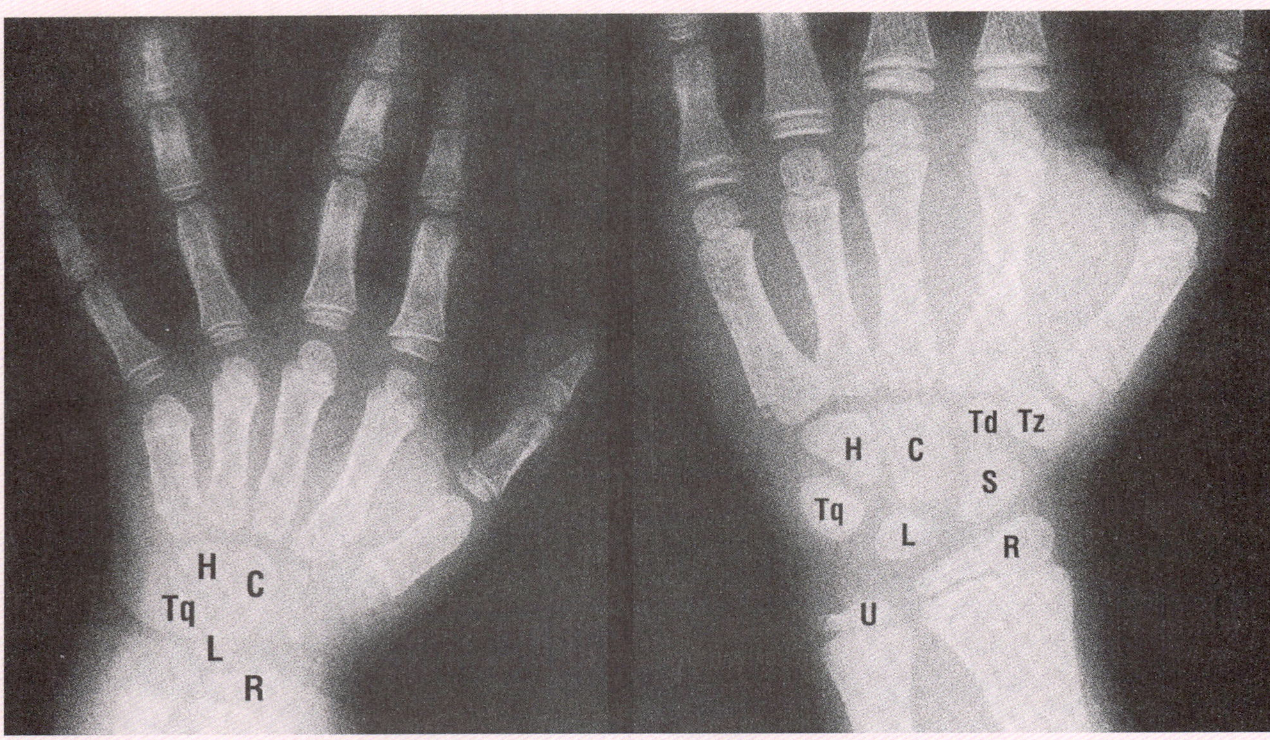

그림 2-4 ■ 2세와 11세 아동에서 보이는 손과 손목뼈의 골화. 캐나다 온타리오주 토론토 대학의 암스트롱 의사로부터 허가를 받은 영상

교하기 시작하며, 그들의 놀기 시작할때는 동성친구들과 함께하며 특히 친한친구들도 중요하다. 이 기간 동안에 아동은 더욱더 많이 옳고 그름에 대해서 발전하기 시작하며, 그들의 능력으로 지속적으로 충동을 조절해 나아간다.

취학 연령 아동이 높은 스트레스하에서는 지나친 걱정과, 과민성과, 등교 혹은 친구들과의 거리두기 그리고 다른 것들로 인한 외톨이이 징후로써 드러나게 된다. 신체적 발현들은 두통과 위통, 불면증, 그리고 식욕부진 등이 있다.

관심 포인트상자 2-2
근막의 제한과 발통점의 초기원인

1. 막의 제한은 자궁내의 태아의 자세에 의해 일어난다.

근막제한에 대한 최근 연구에서, 성인이 가지고 있는 것과 같은 많은 제한이 있는 태어나면서 죽은 유아 2명을 해부했다. 골반 아래에 울퉁불퉁한 근막이 형성된 것과 마찬가지로 다리 바깥쪽으로 근막 단축이 발견됐다. 대흉근과 상승모근과 같은, 근육 개개의 근막은 이미 그 근육에 유착되었다. 타이트한 근육은 요추부에서도 발견되었다. Rolfer이자 해부학자인 R. Louis Schulz는 이 제한들이 일차적으로 자궁 내 유아의 자세 때문인 것으로 믿었다(Schulz RL, personal communication, May 2001).

"임신 시기가 6개월 쯤 되면, 자궁 내 크기의 한계는 근막 패턴 발달의 요인이 된다. 예를 들어, 다리가 자궁 내부에서 접힐 때, 슬개골과 고관절 사이에서 긴장이 생긴다. 이런 압력이 발생하는 곳에서는, 이 자극이 근섬유에 큰 밀집을 발생시키고, 근막의 두꺼운 판을 형성한다. …이래서 자궁 내에서의 유아의 자세는 그것의 구조 발달과 균형에 중요하다. 머리가 무릎을 향해 오른쪽으로 회전되었든, 왼쪽으로 회전되었든 간에, 팔의 위치는 척추와 연관성을 가진다 — 이 요인들이 개개인의 척추 기둥의 패턴을 만든다. … 이런 1차적 회전은 임신 후기동안 자궁내의 제한으로 인해 증가되고 보상된다." 과학자이자 마사지사로서의 그의 전문가적 의견에 기반을 두어, Schulz는 자궁 내에서의 이 회전들이 성인의 구조에도 계속 있다고 믿었다. 그러나, 이것은 과학적으로 증명되지 않았다. 자궁 내에서의 그 자세는 요추 영역에서의 근막에도 영향을 끼칠 수 있다. Schulz에 따르면, "하요추부와 대퇴부

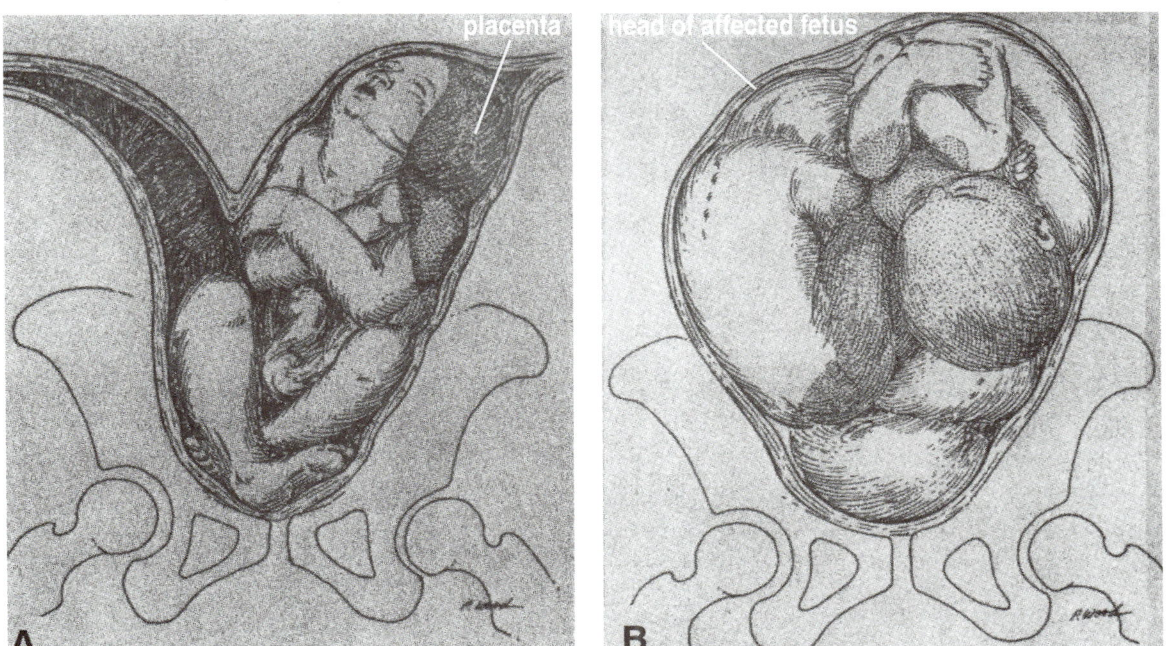

그림 2-5 ■ 자궁의 이상위치, 전두부 봉합의 때 이른 융합, which is between the two halves of the frontal bone at the forehead and normally closes by age 8. 이 두 경우에서, 전두골이 성장하고 외측으로 확장할 송간이 없게 태아의 자세가 위치해 있어서 두 개 봉합들이 출생전에 닫힌다. 두 아이는 삼각형 모양의 머리, 좁은 앞머리, 전두봉합의 능선이 보이고 닫힘, 기울어진 눈을 가지고 태어났다. **A.** 태아의 머리가 어머니의 자궁 내 왼쪽 제한된 봉우리의 태반과 딱 붙어있다. 태반의 전방 위치와 태아의 목의 압축된 자세를 주목하라. 이 2각모(두 봉우리) 자궁은 드문 이상위치이다(초음파에 기초한 그림). **B.** 세쌍둥이 중 머리가 위로 향해있는 태아의 머리는, 머리가 밑으로 향해있는 나머지 두명의 태아의 엉덩이 사이에 끼어있다. 태아의 어머니는 세쌍둥이를 극심한 밀집 없이 수용할 만한 충분한 크기의 자궁을 갖고 있지 않은 작은 여성이다(방사선 사진에 기초한 그림). Graham L.et al의 허가에 의해 다시 인쇄됨: 태아 머리의 압박으로 인한 전두브 두개 협착증: 두 개의 흥미로운 실험. Pedriatrics, 65:1000-1002,1980.

(계속)

관심 포인트 상자 2-2
근막의 제한과 발통점의 초기원인 (계속)

무릎을 구부려 올린 자세는 안쪽 사이에 골반을 통과해서 거의 직선의 제한을 만든다.
허리와 대퇴의 안쪽.

이런 스트레스라인은 허리의 잘록한 부분에서 근막의 비후와 함께 지속된다. 컴비네이션은 허리와 다리 사이의 s커브에 집중된다. 이 구조는 자궁안에서 기능적이고 아기가 네발기기할 때 기능적이다. 그러나 신체가 서기 시작하면서, (이 조직의) 단축은 안정된 직립균형을 억제하는 제한처럼 느껴진다. 점차적으로 안정된 움직임 증가의 요구를 위해서 이 조직은 반드시 늘어나야만 하거나 (보다 흔한 일이지만, as is more usual), 성장기 아이는 그 것의 요구(늘어나야함)을 채우기 위해서 짧아진 조직주위의 보상작용을 발견한다. 요추는 과도하게 전방으로 나가거나 다리가 위로 당겨지면서 몸쪽으로 당겨질 것이다(lordosis 증가 + hip flexion 증가). 이것은 자궁안에서 아기의성장(발달)에 있어서 제한과 연결에 대한 대다수의 예이다.[1]

2. 근막동통점은 자궁내에서 태아의 자세에 의해 야기된다.

근막치료사 Bonnie Prudder은 여러 신생아들은 근막동통점을 가진다는 것을 오랜시간 동안 발견해 왔다. 그녀는 그것이 자궁내 체위에 가장 큰 영향을 받는다고 믿는다. 그녀는 이 자세를 다음과 같이 비유한다. "당신의 머리를 두 무릎 사이에 끼우고 4개월 동안 의자에 앉아있어 봐라"

3. 기형은 자궁내의 비좁음 때문에 야기된다.

자궁이 태아에게 공간이 부족할 때, 내반족을 포함하여, 장골들의 휨, 고관절의 탈구사경을 유발하는 흉쇄유돌근의 단축 등.. 다양한 기형이 생길 것이다. 얼굴을 누르는 팔은 상악골 혹은 하악골이 정상적으로 성장하는 것을 방해할 수 있다.[2,3] 일반적으로, 팔이 그들의 큰사이즈 때문에 속박받는 것보다 다리는 더 타이트하게 속박 받는다. 만약 태아가 자라는 동안에 횡 또는 대각선으로 눕는데 태아의 머리를 펼 공간이 없다면, 어떤 봉합은 출생전에 융합될 수 도 있다. 같은 방식으로 한 개의 자궁안에 둘 이상의 태아가 있음으로 인한 비좁음은 머리의 성장을 방해한다.[4-6] 비좁음은 또다른 기형을 유발할 수도 있다. 예를 들어서, 영아 마사지 클레스에 있는, 각각 다른 어미에게서 태어난 쌍둥이에서 데려온 저자가 주목하는 2명의 소년을 보자. 한 소년은 자궁안에서그의 큰 여자 쌍둥이 밑에 누워있었다 태어났을 때, 그의 경추 2~3번은 융합되었고, 그의 두개골은 평편했다. 임신 마지막 달의 초음파 검사에서 쌍둥이의 머리가 내려갔다는 것을 보여줬다. 소년의 머리는 왼쪽으로 급격하게 돌아가 있었고, 그의 머리를 다른 어떤자세로 돌릴 공간을 갖지 못했다. 생후 3개월, 그의 머리는 아직 왼쪽으로 급격하게 돌아가 있다. 마치 엄마의 자궁속에 있을 때처럼 그는 오른쪽으로 조금도 보지 못하고, 그의 머리를 오른쪽으로 하는 어떠한 시도에도 저항을 했다. 물리치료사와 Feldenkrais 지도사 Deborah Bowes는(엄마는 작은 필리핀 사람이고, 아빠는 큰 코카서스 사람인) 애기를 치료했다. 애기는 엄마의 자궁에 비해 무척 컸고, 애기의 입은 엄마의 치골의 안쪽에 의해서 압박을 받았는데, 이 힘은 그녀(애기)의 윗입술을 움푹 패이게 하기에 충분했다. 출생후, 애기는 입을 벌릴수 없었고, 위관을 통해서 음식을 먹였다. 기형은 또한 자궁안에서 거꾸로 된 자세에서도 발생할 수 있다. 유아는 사경, 측만, 고관절 탈구, 내반족 그리고 다른 근골격계 결함을 갖고 태어날 수도 있다.[2,7]

4. 출생외상의 영향

머리에 대한 압박의 결과 때문에 출생외상은 머리에 동통점을 야기시킬 수도 있다. 특히, 난산, 집게 혹은 바쿰으로 애기를 뺄 때 동통점은 잠복하거나 활동할 수 있지만, 결코 완전히 소멸하지는 않는다. 이것은 근막긴장의 유발, 그리고 일생동안 통증 등으로 남아있다. 예를 들어, 출생 외상때문에 발생한 저작근, 후두근, 경추후부 등의 모든 동통점은 편두통을 야기시킨다.[8]

분만중에 머리를 당김은 사경, 후만, 비대칭적 근발달 그리고 머리의 경사를 유발시키거나 sudoccipital muscle에 스트레인을 야기시킬 것이다. 머리가 당겨지면서 외측으로 머리가 경사진 상태에서 거꾸로 분만은 상완신경총의 손상을 야기할 수도 있다.[7] 상완골 또는 경추의 골절은 동시에 발생한다. 목의 뻣뻣함과 통증 때문에, sudoccipital strain을 가진 아기는 쉬지못하거나 불행할 것이다.[9]

(계속)

관심 포인트 상자 2-2

근막의 제한과 발통점의 초기원인 *(계속)*

5. 감염 그리고 손상

어린 아이들에 있어서 동통점은 흉기(심호흡할 때 흉곽을 위로 드는 것)와 다른 감염에 의해 시작될 것이다.[10] 낙상과 같은 손상 또한 연부조직의 문제를 일으킬 것이다. 예를 들어, 저자의 아들은 생후 7개월 때에 애기를 업는 가방에서 뛰어내렸고, 심각한 손목염좌를 입게 되었다. 아장아장 걷는 아기들은 뜨거운 것, 위험한 높이, 그리고 위험 같은 것에 대한 인식이 없기 때문에 손상위험에 있다. 3세 이하 아기의 25%는 의학적 치료가 필요한 손상을 1가지 이상 입는다. 아기가 걷기를 배울 때, 첫 2살까지 손가락과 손등뼈 골절은 일반적이다. 경골의 골절은 아장아장 걷는 나이에 흔하다.[12]

참고문헌

1. Schulz RL, Feitis R, Salles D: The Endless Web: Fascial Anotomy and Physical Reality. Berkeley, CA: North Atlantic Books, 1996, p 14-15, 17
2. Saven L: Textbook of Orthopedic Medicine. Baltimore, MD: Lippincott Williams & Wilkins, 1998, p22
3. Long T, Toscano K: Handbook of Pdeiatric Physical Therapy, Philadelphia, PA: Lippincott Williams & Wilkins, 2001, p 8-10
4. Graham, et al: Sagittal craniostenosis: Fetal head constraint as one possible cause. Journal of Pediatrics, 95:747, 1979
5. Graham, et al: Coronal craniostenosis: Fetal head constraint as one possible cause. Pediatrics, 65:995, 1980
6. Graham, et al: Metopic craniostenosis as a consequence of fetal head constraint: Two interesting experiments of nature. Pediatrics, 65:1000, 1980
7. Morrissy R: Lovell and Winter's Pediatric Orthopaedics. Baltimore, MD: Lippincott Williams & Wilkins, 2001, p 102, 109
8. Travell J, Simons D: Myofascial Pain and Dyfunction: The Triggerpoint Manual, vol. 1, ed. 2. Baltimore, MD: Lippincott Williams & Wilkins, 2001, p 117
9. Rockwell J, DC, quoted in Starlanyl D: Fibromyalgia and Chronic Myofascial Pain: A Survival Manual. Oakland, CA: New Harbinger, 1996, p 151
10. Aftimos S: Myofascial pain in children . New Zealand Journal of Medicine, August:440-441, 1998
11. Childhood Injury Fact Sheet. National SafeKids. Available at: www.Safekids.org. Accessed July 2002
12. Ogden J: Skeletal Injury in the Child. Philadelphia, PA: Lea and Febiger, 1982, p 4

10대 어린이—12세에서 18세
(THE TEENAGER—AGES 12 TO 18)

신체적 발달

12세부터 18세까지, 10대 어린이는 빠르게 성장하고 많은 신체적 변화들이 짧은 시간 내에 일어난다. 신체균형이 점점 성인과 같이 되어 지고, 신체상에 큰 변화가 생긴다.

자라는 동안, 소녀는 지방의 비율이 많아지고, 소년은 근육의 비가 많아진다. 그들의 근육은 뼈의 성장에 맞춰 더 커지고 발달하게 된다. 연골은 뼈가 되고, 그 뼈는 더 커지고 무거워 진다. 10대들의 키 성장의 많은 증가는 이런 뼈의 성장의 결과이다. 처음은 다리부터, 그리고 체간이다. 10대들은 12세에 그이의 성인이 됐을 때 키의 80%이다. 17세까지 성인이 됐을 때 키의 95%까지 도달한다.[26] 두개골은 뇌가 6세까지 성인의 뇌의 무게로 크기 때문에 많이 자라지 않는다. 성장의 마지막은, 통계적으로 남자가 여자보다 6인치 더 크다.

사춘기의 마지막에 10대들의 본래의 연골은 거의 완전하게 뼈로 대체되고, 연골세포와 성장판의 증가는 멈추고 사라진다. 그들의 몸이 자라는 만큼, 10대들의 균형은 더욱 더 성인의 것처럼 된다. 서투르고 멍청해 보이게 만드는 신체성장의 다른 비율의 부분이 있다.

예를 들어, 엉덩이와 어깨가 자라기 전에, 손과 발이 자란다. 어떤 십대들은 그들의 발은 경쾌하게 넘거나 안의 것을 때리면서 지나간다. 차차로, 그러나, 몸의 안정의 다른 부분의 발달은, 10대들은 더욱더 그들의 새로운 형태에 익숙해지고, 그들의 어눌함은 사라진다.

생식조직(고환과 난소)의 성장은 어린 시절 동안에는 최소이다. 사춘기에는 청년기로 이르기 까지 커다란 성장이 계속된다. 소녀는 월경을 시작하고 가슴의 발달을 맞게 되며 몸매의 변화가 생긴다. 소년은 발기를 경험하기 시작하며 몽정을 경험하고 목소리가 거칠어진다.

이런 발달은 그들에게 걱정과 당황스러움을 끼친다.

- 12세의 평균은 86파운드와 59인치이다.
- 14세의 평균은 108파운드와 63인치이다.
- 16세의 평균은 123파운드와 66인치이다.
- 18세의 평균은 132파운드와 67인치이다.

운동발달

힘, 협응력, 그리고 체력은 10대의 뼈와 근육 성숙처럼 계속해서 발달한다. 많은 운동선수의 능력의 최고치는 17세 또는 18세 때이다. 이런 신체적 활력의 결과로, 10대는 종종 새로 부여된 것에 힘과 자신감을 느낀다.

불행히도, 이런 느낌은 높은 힘의 능력과 상처입지 않는 능력과 결합하고, 10대가 위험에 처하게 한다. 슬프게도, 부상이 이 그룹을 죽음으로 이끈다. 비록 시각적 운동능력 또한 그들의 최고점일지라도, 7000명의 미국인 12세에서 17세를 대상으로 한 한 국가적 건강조사에서, 보통에서 심각한 측면에서의 눈 근육 불균형의 비율이 12%로 조사됐다. 12중의 1이 가장 널리 알려진 문제인 **사시**와 함께 중대한 눈의 비정상을 가졌다.[17] 죽음 또는 가족 내의 이혼, 새로운 집으로의 이사, 또는 학교 내에서의 부정적인 것의 학습으로 생긴 심한 스트레스 기간이 시력에 문제를 일으킨다.[27]

인지력 발달

많은 정서적 능력이 12세에서 18세 동안 계속 발달되고, 그러므로 해서 10대는 기억력과 집중할 수 있는 능력이 증가된다. 그들의 추상적인 생각과 문제해결능력, 그리고 읽기와 쓰기의 지적 세련됨의 능력이 가능해지고 성장한다. 10대들은 가설적으로 생각할 수 있게 되고 그 상황에서 모든 가능성을 상상한다. 그러나, 그들은 계속해서 그들의 반복해서 위험에 노출시키는 상처받지 않을 것 같은 느낌 — 나쁜 일은 다른 이에게 일어나고, 나에게 일어나지 않을 것이라는 — 을 가진다.

감성과 사회성의 발달

10대의 중요한 과제:

- 다른 이들과 관계를 유지하며, 자신의 주체와 감성을 가지고 독립하게 된다. 그들 자신의 유일한 주체를 찾기 위한 것은 10대 발달의 정상적인 부분이지만, 그들의 존중의 중요한 근본 — 부모님 — 을 떠나는 것은 텅 빈 공허함을 느끼게 한다.
- 상호관계와 재능과 교우관계를 느끼게 된다. 10대의 행복과 정신적 풍요는 사회적 지지와 동료 그룹에 포함 되어 있다는 느낌에 강하게 관련된다. 10대는 또한 그들을 성적인 객체로 규정짓기 시작하고 로맨틱한 사랑을 찾기 시작한다.
- 시련과 실수를 다른 이들로부터 받고 그 결과를 앎으로 해서, 적합한 결정을 어떻게 내리는지 알게 된다.
- 그들의 행동에 어떻게 개인적 책임감을 지는지 배우게 된다.
- 빠른 몸의 변화를 조절한다.

이것들은 개인적이고 큰 스트레스를 일으킬 수 있는 중요한 발달 과제이다. 대부분의 10대들은 이 과정을 잘 이겨내지만, 20% 정도는 심하게 흔들리고 극도의 내부 혼란을 경험한다. 이런 증상은 과도한 화냄, 낮은 자신감, 반항, 그리고 규칙을 깨는 것 같은 우울한 또는 행동문제를 포함한다. 이런 높은 사회적 스트레스는 10대의 교실에서의 못살게 굴기, 싸우기 그리고 부수기 같은 학교에서의 무례함의 증가와 중요하게 연관됐다.

물리적 표현은, 불충분하고 도움을 청하기 어려운 느낌과 함께 일어나는 두통, 복통, 불면증, 그리고 욕구저하, 우울, 그리고 화냄을 동반한다. 다른 세대의 그룹보다 더 부모에 도전한다.

다른 연령의 아동에 적합한 마사지 치료 (ADAPTING MASSAGE THERAPY TO CHILDREN OF DIFFERENT AGES)

취학 전 아동 다루기 (WORKING WITH PRESCHOOLERS)

취학 전 아동단계의 수기치료는 어려운 도전이다. 그들의 지적 성장 단계 때문이며, 마사지의 중요성의 합리적인 설명과 함께 그들의 협력을 이끌어 내는 것이 항상 가능하지는 않다. 당신은 특별한 인내와 재미, 그리고 어느 때나 그들을 달래는 것을 이해하는 것이 필요할 것이다. 어떠한 강제 또는 구속도 그들의 돌출행동을 유발할 뿐이며, 당신에 대한 저항감을 가지게 할 것이다. 한 안좋은 사

관심 포인트 상자 2-3

1918년에 언급한 아동들을 위한 마사지 방법의 조언

아이들은 항상 그들의 발가락들 맞추기를 좋아하지는 않지만, 의지는 종종 이야기를 하는 '이 작은 돼지가 어떻게 상점에 가고, 어떻게 집에 머무르는가. '한 살 또는 두 살의 어린이를 속이는 것은 어렵다. 그래서 등 쪽은 앉아 있는 자세에서 되어야 한다.' 어머니나 간호사의 무릎에 앉혀서 속이는 것도 좋은 방법이다. 어린 아동은 seance 동안 어머니나 간호사의 무릎에 있는 것을 좋아한다.

… 몇 주일 생부터 10살 또는 12살까지의 작은 환자의 연령대, 완전한 아기에게는 한 타임에 10분이면 충분하다. 조숙한 어린이에게는 시작 시 10분, 그 다음 20분, 30분이다. 30분이 최대이고, 척추 쪽에 5분이 주어져야 하고, 부분적인 치료를 추가해 주는 것이 좋다.…

세심한 터치, 북돋워주는 자세, 그리고 끝없는 호감은 아동을 치료하는 마사지사에게는 필수적인 요건이다.

–*Margaret Palmer*

(Lessons on Massage에서, 1918년 그것의 15번째 판으로 출판됐다. Palmer는 소아마비, 뇌성마비, 척추만곡, 무정위증, 곱사, 내반족 그리고 다른 정형외과적 문제의 아동치료에 스웨덴식의 마사지를 이용했다)

례 예를 들면, 잘 알려진 Rolfer를 한 취학 전 아동이 어머니와 함께 방문했고, 탁상 밑에 웅크린 채 비명을 지르는 것으로 결말이 났다. Rolfer는 자신의 아동에 대한 경험이 전혀 없는 것을 늦게 인정했고, 그 결과로, 아동을 위한 마사지를 어떻게 준비해야 할지 몰랐다. Margaret Palmer(관심 포인트 상자 2-3을 보라)의 고전적 충고는 오늘날에도 취학 전 아동을 다룰 때 적합하다.

Dr. T. Berry Brazelton은 심각한 복통을 호소하는 4세의 Laura의 어머니로부터 전화 받은 일을 얘기한다. Laura는 지난 몇 달 동안 심각한 복통을 호소해 왔고, 전화로 그의 조언을 듣고 따랐다. 이 특별한 복통은, 그러나, Dr. Brazelton은 그가 Laura를 개인적으로 진찰하거나, 그녀가 병원 응급실에 가봐야 할 필요가 있다고 느꼈다.

"나는 그녀의 통증이 어디 있는지 알아보기 위해 그녀의 복부를 느꼈다. Laura는 내가 그녀의 복부 통증으로부터 관심을 돌리려는 시도를 알고 있는 듯이 나를 쳐다봤다. 내 검진 테이블 위에서, 그녀는 매우 두려워하듯 보였다. 그녀는 내가 긴급하게 도와줘야겠다고 느끼게 울먹였다. 그녀의 어머니는 걱정하는 얼굴로 서서 우리를 지켜봤다.

'그녀는 갑자기 숨기지 못한다. 그녀는 검진때문에 그녀 자신의 생일파티로 가지 못할 것이다. 그녀는 일주일 동안 그녀의 생일파티를 기다려왔다! 그리고 그녀는 그녀의 생일촛불 끄기나 케익 먹는 것을 못하게 됐다!'

이것이 생각나는 순간, Laura의 신음소리는 증가했다. 내가 막 그녀 곁에 왔을 때, 그녀는 움츠리기 시작했고 그녀의 배를 가렸다. 그녀는 매우 두려워했고, 그녀의 복부 근육은 내가 성공적으로 촉진하기에는 너무 긴장되어 있었다. 나는 그것의 통증 때문인지 아닌지 말할 수 없었다.

나는 Laura를 그녀 어머니 무릎 위에 올렸고, 그녀의 곰 인형을 쥐었다. 나는 그녀의 곰의 복부도 느껴보기 원한다고 그녀에게 말했다. 나는 그녀의 다리를 구부려 복부에 붙이라고 요구했다. 나는 내손을 단단하게, 압력없이 그녀의 복부에 갖다 댔다. 그러는 동안 나는 그녀를 해치려고 하는 것이 아니고 그녀의 확실한 복통을 보기 위한 것이라고 안심시켰다.

그녀는 내가 찾으려고 하는 것에 대하여 걱정스럽게 나를 쳐다봤다. 청진기로 들었을 때 나는 안심했다. 그녀의 복부를 통해 내장의 소리가 모두 들렸다. 꼴딱꼴딱 거리는 소리와 그르렁 거리는 소리는 염증이 있거나 차단된 부위가 줄어들거나 없어진 정상적인 내장의 활동에 따르는 것이다.

급성돌기가 있을 때, 내장의 소리는 안 들린다. 나는 그녀에게 사랑하는 곰 인형을 들게 하고 그것의 통증이 어디 있는지 봤다. 그녀는 그것이 복통이 없는 것을 나에게 확인 받았다. 그녀가 그것을 쥐었을 때, 나는 먼지로 가득 찬 그것의 복부를 삐걱거리는 소리가 나게 눌렀다.

우리 둘 다 웃었고, 나는 그것의 다른 부분을 눌렀다. 삐걱 이는 소리가 안 났다! 우리 둘 다 더 심하게 웃었다. 그러는 동안, 다른 한 손으로 그녀의 복부를 주물렀다. 그녀가 그녀의 어머니 팔에 안전하게 누인 채로 그녀의 곰 인형과 놀면서 나를 봤을 때, 그녀는 이완되어 있었다.

그녀의 주의가 산만해 졌을 때, 재확인과 걱정스러워하는 어머니를 위해 그녀의 복부를 촉진할 수 있었고, 그녀

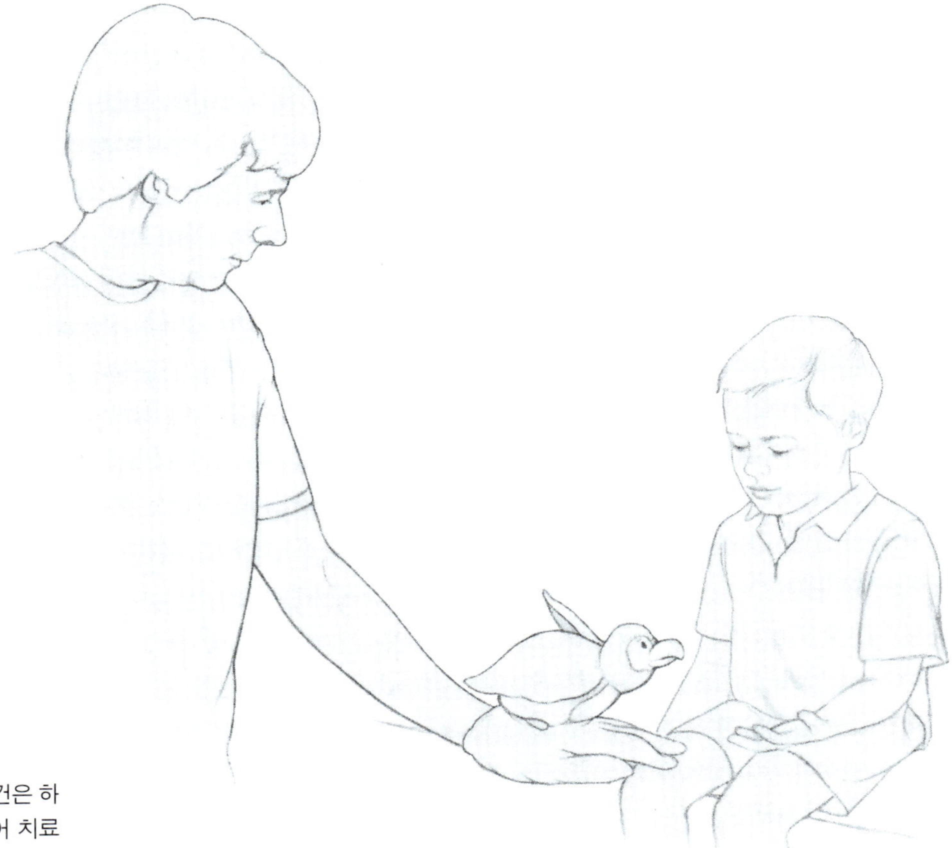

그림 2-6 ■ 장난감과 다른 흥미로운 물건은 하기 싫어하는 아동의 협동을 이끌어 내어 치료사를 도울 수 있다.

는 괜찮았다."[31]

Dr. Brazelton은 취학 전 아동과 함께할 때 필수적인 4가지 원칙을 사용했다.

1. 안심시키기. Laura는 그녀가 해를 입지 않을 거라고 들었고, 그녀의 위는 고정됐다. 그녀는 아주 안전한 그녀의 어머니 무릎에 앉을 수 있었다.
2. 산만하게 하기. Dr. Brazelton은 Laura가 곰 인형과 놀게 함으로써 복부의 검진으로 부터 그녀의 주의를 돌릴 수 있었다. 아이의 주의를 산만하게 하는 다른 방법으로 노래 하기, 이야기 들려주기, 장난감 이용하기 또는 다른 흥밋거리로 아이의 주의를 돌릴 수 있다(그림 2-6).
3. 따뜻함과 놀기. 취학 전 아동은 자연적으로 농담하려고 하고, 그들과 같이 단순해지려고 하는 어른에게 호감을 갖는다. 그들은 "아이처럼 생각하는"어른에게 안심을 느끼고 종종 이끌린다. "예를 들어, 마사지의 일부인 공굴리기(3장)를 하는 동안, 당신은 끽끽거리는 공 또는 내부에 벨이 있는 공의 "the eensie-weensie spider"의 다양한 놀이를 통해 마사지를 해주고, 동시에 놀아줄 수 있다.
4. 아동의 감정에 대한 민감함. Dr. Brazelton이 Laura를 검진할 때 억제하려는 시도를 하지 않은 것에 주목하라; 대신, 그는 그녀가 저항 없이 검진을 받아들일 수 있는 방법을 찾았다.

취학 전 아동을 더 효과적으로 마사지 치료하는 몇가지 추가의 지침이 따른다 :

- 부모에게 그들이 휴식을 취할 때 그들의 아동을 데리고 오라고 하라. 아침이 하루 중 가장 좋은 시간일 것이다. 많은 아동들이 이 연령대에 낮잠을 자며, 그러므로 아동이 정상적으로 낮잠을 잘 때, 부모에게 요구하라.
- 취학 전 아동은 성인에 비해 당신과 당신의 환경과 더 많이 친숙해야 할 것이다. 보통은, 많은 취학 전

아동들은 완전히 친숙하지 않은 장소(당신의 사무실)와 이상한 마사지를 접했을 때 편안해 하지 않을 것이다. 당신이 그들의 집에 가거나 그들이 마사지와 낯선 사람을 매우 편안해 하지 않으면, 당신은 그들이 환자로써 오기 전에 몇 분간 당신의 사무실을 방문하길 원할 것이다. 그냥 5분만 와서, 둘러보고, 잠시 놀더라도, 그 경험은 그들의 편안함을 많이 증가시킬 것이다; 그들은 이상한 장소로 다시 돌아가지 않으려 할 것이다. 최적의 상황은, 그들을 아버지나 어머니와 같이 있게 하거나 흥미를 유발시키는 장난감과 놀게 하고, 간식을 주거나 친근한 새끼고양이나 온순한 개 같은 애완동물이 있는 곳에 두는 것이다(아동을 동물에 노출시키기 전에 고양이와 개에 대한 알레르기가 있는지 물어보라).

- 마사지 하는 곳에는 장난감 또는 아동의 흥미를 끌 수 있는 물건들이 있어야 하고, 검진하는데 도구 같은 다양한 마사지 도구들은 당신이 무엇을 하는지에 대해 아동의 흥미를 유지하게 할 것이다. 머리빗 — 둘 다 부드러운, 아기 빗과 어느 정도 뻣뻣한 어른 빗 — 은 피부자극에 아주 좋다. 모든 도구들은 씻을 수 있어야 하고 각 환자치료 후 마다 씻어야 한다.
- 좋아하는 음악 테잎을 아동을 편안하게 하기 위해 집에서 가져올 수 있다. 동물이나 담요 같은 특별히 편한 물건이 있다면, 부모에게 가져오라고 요청하라.
- 취학 전 아동에게 수줍음은 대개 문제가 되지 않는다. 그러나, 당신은 항상 아동에게 옷을 벗는 것이 무방한지 그리고 아동의 부모에게 아동의 옷을 벗어도 괜찮은지 물어봐야 한다. 작은 크기의 걸칠만한 것이 쓸만하지만, 흔들리는 아동에게 걸쳐 놓는 것은 종종 어렵다.
- 왜냐하면 이 연령대의 아동은 더 성숙한 아동만큼 그들의 감정을 말로 표현하지 못하기 때문이다. 당신은 저항이나 통증의, 주춤함, 숨을 멈춤, 찡그림, 또는 긴장 같은 것을 포함한 말로 하지 않는 신호들에 더 민감해 질 필요가 있다. 만약 아동이 낯선 사람의 손길 또는 검진에 불안해 하는 것처럼 보이면, 부모에게 할 수 있는 만큼 첫 마사지를 하게 하라. 부모에게 몇가지 간단한 마사지를 가르쳐 줌으로써 시작하고, 통증이 있을 정도로의 마사지를 피한다.
- 드문 예외로, 취학 전 아동은 어른 만큼 오랫동안 거짓말을 유지하지 못한다. 그들은 짧은 시간의 집중력을 가지며, 그들을 계속 누워 있게 하기 위해, 당신이 마사지 하는데 놀이로 접근하라. 예를 들어서, 노래하기, 게임하기 또는 그들을 즐겁게 하기 위해 다양한 장난감 또는 마사지 도구들을 준다. 그들이 무슨 장난감을 특별히 좋아하고 그들을 어떻게 즐겁게 하는지 알기 위해서 그들의 부모가 종종 도움이 된다. 마사지 치료사이자 언어 병리학자인 Peggy Jones Farlow는 그녀가 어린이일 때 할머니와 하던 놀이를 얼굴 마사지에 접목한다. 그녀는 마사지를 아동의 앞머리부터 시작해서 그의 아래턱 까지 갔다가 다시 앞머리 까지 그 아동에게 이 말을 하면서 몇 번 한다. 내가 만약 여기 위에서 살고(앞머리에 손바닥을 댄다) 니가 여기 아래에서 산다면(아동의 아래턱을 만진다), 너 나를 보러 여기 위로 올래?(아동의 앞머리 위를 다시 만진다). 나는 모든 길로 너를 보러 올 거야! 그러나 처음에 나는 산을 넘을 거야(엄지를 눈썹에 댄다). 이 언덕을 미끄러져 내려갈 거야(엄지를 콧날을 가로질러 볼에 갖다 댄다). 이 작은 언덕을 굴러서 내려오고 여길 오를 거야(손가락을 아래로 굴려 윗입술에 대고 엄지를 위로 굴려서 아랫입술에 댄다). 난 호숫가를 걸어서 돌 거야(손가락 끝을 입술 주위로 두드린다). 우리는 호수로 낚시갈 수 있어(양 볼을 당겨서 손으로 물고기 입을 만든다)! 그녀는 귀 비비기와 함께 얼굴 마사지를 끝낸다. 우리 귀는 듣는데 쓰여. 쉬-쉬-쉬! 들어봐. 뭐가 들려?[32]
- 작은 부위에 특정한 마사지를 하는 것이 가능하지 않을 수도 있다; 어린이 들은 마사지를 받는 동안에 지루해 하거나 갑자기 꿈틀거릴 수 있다. 그러므로 등의 effleurage가 갑자기 위의 effleurage로 될 수 있다! 특정 부위에 특정 횟수의 마사지를 완성하기 위해서, 어린이를 몇 분 동안 마사지 하고, 다시 어린이를 마사지 한다. 마사지 치료사인 Margaret Palmer는 시작 시 10분의 마사지, 점차적으로 30분의 마사지 할 것을 추천한다.[30] 저자는 대부분의 취학 전 아동을 위한 적당한 지침으로 이것을 찾아냈다. 전신 스웨덴식 마사지는 10대 또는 성인에게 걸리는 60분과 비교하여 어린이에게 30분 정도 요구될 것이다. 취학 전

아동을 위해 특별한 인내력이 요구된다. 저자는 2살의 불가능한 것과 가족을 위해 집을 방문했다. 그녀는 오직 10분 동안 이용할 수 있었고, 우리는 10분 동안 메시지를 교환했다. 그녀는 메시지를 보냈고 그때 그녀의 남동생 중 한명도 보냈고, 그녀도 다시 보냈고, 그녀의 어머니도 보냈다, 마침내 작은 여자 아이는 10분 동안 3개의 메시지를 받았다.

- 당신은 무엇을 하는지 설명해라. 아이들은 간단한 언어를 사용할 수 있지만, 그들은 다시 말을 하지는 못한다. 약 9살까지 그 기능들을 사용하는 방법과 자신의 신체의 인지하는 지식을 실제적으로 아이들을 조금 가질 수도 있다는 것을 연구를 통해서 보여진다.[33] 당신이 말하는 것을 전부다 아이들이 이해할 수 없을지 몰라도, 당신은 반영되는 것을 보여주기 위해 의사소통을 시도한다.
- Hydrocollator tanks 또는 paraffin baths와 같은 어떤 잠재적인 위험한 요소는 도달하는 것을 잘 벗어나는 것을 확신한다. 치료실에 날카롭거나 부서지기 쉬운 물체는 없다.
- 몇 번을 받거나 가족과 함께 있는 상황 속에 그들의 메시지를 받았을 때 대부분의 학전기 아이들은 편안하거나 행복할 것이다. 이 기간의 끝에는 스티커, 간단하게 색깔이 있는 끈적끈적한 붕대의 소품, 거품 있는 마법 지팡이, 작은 재료로 된 동물과 같은 작은 소품이 그들에게 주어지는 동안 조금 더 재미있게 만들어진다.

학령기 아이들의 활동
(WORKING WITH SCHOOL-AGE CHILDREN)

학령기 아이들의 활동은 학령 전 아이들의 활동보다 다소 다르다. 그들은 조금 더 주위를 했고, 가만히 누워서 달래는 것을 필요로 하지 않았다. 그들은 그들의 감정에 대하여 조금 더 말할 수 있었고 아프거나 불안한 지역은 확인할 수 있다. 이 나이 때에 아이들은 어린 아이들보다 조금 더 부상을 가질 수 있기 때문에 근골격계에서 생기는 것을 해결하기 위한 도와주는 메시지를 조금 더 필요로 할지 모른다.

학령기 아이들 활동을 위한 지침

- 학령기 아이들은 지금 학교 스케줄에 의해 있다; 학교 후에 그들의 치료를 위해 대부분의 시간을 있을 것이다. 학교가 다 끝난 후에 당신의 사무실에 방문하는 것은 아이들에게는 다소 부담이 될 수도 있을 것이다. 이 경우에, 그들 스스로 도착하기 전에 그들의 활동들을 몇 분 정도 허용해 주는 것도 괜찮을 수 있다. 이것은 책 또는 장난감을 가지고 기다리는 방에서 조용하게 놀게 함으로써 안정될지 모른다. 혹은 부모님이 짧은 마사지를 받는 동안 그들은 마사지 방에서 이것을 하기 위해 선택할지도 모른다.
- 이 나이 때 아이들은 그 전에 결코 만나지 못했던 누군가에게 학령 전 아이들보다 조금 더 편안함을 느낀다. 그러나 그들의 첫 약속 전에 아이들과 부모님은 치료사의 사무실에 간단하게 방문해야 하는 것은 지금도 이상적이다, 아이들이 모든 것에 걱정된다면 이것은 특별히 중요하다.
- 장난감은 어린 아이들보다 학령기 아이들에게 이용하는 것을 더 필요하지 않지만, 아이들에게 새롭거나 흥미진진한 물체는 부서지는 두려움을 없애는 수단이 될 수도 있고, 조금 더 당신의 사무실에 요청할 수 있게 만들 수도 있을 것이다. 저자는 아이들에게 수단이 되는 진짜의 동물 두개골 같은 수집을 할 수 있다; 다양한 메시지 도구; 다소 소리가 나는 것을 포함한 그리고 다양한 크기, 색깔, 짜임의 볼의 수집
- 이것은 아이들의 조심성을 반영하기 위해 중요하다, 아이들은 남아있는 옷, 짧거나 잠옷 같은 것이 조금 더 편안하다는 것은 좋은 의견이다.
- 학령기 아이들은 종종 그들의 치료사와 대화하는 것을 즐길 것이고, 당신은 흥미진진한 대화에서 당신 스스로 몰두시키는 것을 찾을 지도 모른다. 그들이 성장할 때나 그들의 사는 곳에 대하여 다른 요소가 있을 때 아이들은 가족의 애완동물, 가족원, 친구들, 좋아하는 활동, 학교 같은 것이 무엇을 하는지 요청할 수 있다. 학력기 아이들은 그들의 바깥 환경들과 열의에 관하여 나타낼 수 있으며, 그것은 그들간의 상호작용으로 나타나게 된다.
- 아이들은 메시지의 혜택을 지적으로 종종 이해할 수도 있다. 그들은 배우는 이완 기술들을 충분히 가질 것이다.

사례 연구 2-1

배경

11살의 Mary는 비진행성 근 이상(근 이완증)이란 물려받은 병력(유전 병력)이 있다. 근 이영양증과 유사한, 이 유전된(물려받은) 상태는 근약화를 야기시키지만 진행성은 아니다. Mary의 왼쪽 고관절은 태어났을 때부터 후방(prone)탈구되어 있었다. 그녀는 유아기 때 **spica cast**(나선 깁스 혹은 나선 붕대)를 했고 그녀의 왼쪽 대퇴골두를 소켓에 더 깊게 재위치시키기 위해 6세때 **대퇴골절술**을 받았다. 11살 때부터, 그녀는 그녀의 왼쪽 고관절 통증을 동반한 문제를 갖기 시작했다. fall apeared(낙하가 발생: 비체중부하에서 고관절이 하방으로 떨어짐을 나타내는 것 같음).

이시기 이후로 Mary는 그녀의 왼쪽 고관절을 완전히 신전시키지 못하게 되었다. 그녀는 왼쪽발로 체중지지를 할 수 없었다; 그녀가 왼쪽 발에 체중을 실었을 때 그 통증은 "1~10 지표"에서 8 정도에 해당했다.

Mary는 최근에 한명의 정형외과의에게 보여졌다; 그녀의 고관절이 얼마나 민감한지 알지 못하는 그(정형외과의) ROM 위한 검사는 몹시 고통스러웠다. 그런 까닭에 Mary는 그녀의 온전한 다리를 긴장시켰다(부하를 많이 실었다). 그리고 그 의사는 FULL ROM을 이끌어내지 못했다. 그녀가 방어를 일으키지 않는 일반적인 마취상태에서, 정형외과의는 Mary의 고관절이 갖는 FULL ROM을 찾았다. Mary는 무긴장(이완증)과 연합된 또 다른 근골격계 문제를 가지고 있다. 골절술의 결과로 2차적인 측만증을 동반한, 수정될 수 없는 다리길이의 차이가 생겼다. 또한 그녀가 설려고 노력할 때 마다 골반근육약화 보상의 결과로서 전만이 증가했다. 비록 왼쪽 골두 또는 고관절소켓 주위로 명백한(촉진가능한) 통증을 가지진 않았지만, 봉공근과 대퇴직근 등과 같은 특정 고관절 굴곡근건을 따라 명백한(촉진가능한) 통증을 가지고 있었다. 그녀의 왼쪽 고관절 ROM: 수동적 굴곡 약 90도, 수동적 신전 약 -45도 Mary는 1-왼쪽 고관절 ROM 증가, 2-고관절구축의 신장, 3-통증감소를 위한 고관절 근육들의 이완을 위한 마사지 치료를 위해서 그녀의 물리치료사에게 맡겨졌다.

Mary의 어머니는 첫 방문과 그 이후의 모든 방문에서 함께 오셨다. Mary는 좌석이 있는 휠워커를 하고 들어왔다. 그녀와 그녀의 어머니는 그녀의 History를 제공했다. Mary는 왼쪽 내전근들의 정지부에 가까운 왼쪽 서혜부에 통증이 위치한다고 얘기했다. 그녀가 왼쪽 고관절에서 표현하는 극심한 통증때문에 정형외과적 평가를 하는 동안, 미숙한 사람(stranger-그녀를 처음 접하는 사람)이 고관절과 주위연부조직을 조절할 때 그녀는 소중(세심)하게 다뤄진다.

치료

촉진상에서, 치료사는 치골 내축부착부에 있는 Mary의 왼쪽 고관절 내전근건이 긴장되어 있고 과민해져 있다는 것을 발견했다. 이것들은 ASIS원위부에 있는 Mary의 왼쪽 봉공근과대퇴직근건이다. 근육긴장도는 그녀가 휠워커를 사용하지 않을 때, 지지하는 다리로 사용해오던 손상되지 않은 쪽 다리가 더 크다. 측만증과 전만증은 명확하게(as well) 기록되었다.

그녀의 초기 마사지 치료는 다리, 고관절, 장요근 그리고 전반적인 후반부(entire back)에 대한 표면적인 경찰법과 유날법으로 이뤄졌다. 치료사는 Mary에게 다음과 같이 말했다.

Mary는 마사지의 압력이 너무 강하다고 느끼면 언제든지 압력을 줄일 수 있다. 또한 Mary는 통증이 발생하면 언제든지 치료사에게 말할 수 있다. 그녀의 정형외과적인 검사 동안에 Mary가 표현한 극심한 통증때문에 그녀의 첫 방문에서 관절가동범위를 측정할 수 없었다. Mary의 어머니는 치료사가 Mary를 마사지하는 것과 동일한 시간동안, Mary가 시술받는 표면경찰법을 어떻게 하는지 배웠다. 아마도, 치료사가 한쪽 다리에 심부마사지를 하는 동안, Mary어머니는 반대쪽 다리에 천부 경찰 맛사지를 할 수 있을 것이다.

Mary는 첫번째 치료(session = set)후에 이완된 긍정적인 느낌을 보였다. 그리고 왼쪽 내측대퇴와 고관절 주위에서 단지 가벼운 통증만 보였다. Mary는 원칙적으로 여성 물리치료사를 제공받았다. Mary의 마사지치료동안 오직 Mary어머니와 여성 마사지치료사만 있을 수 있다. 옷을 벗기는 것이 이슈가 될 수 없다. Mary는 치료기간 동안 천따위로 덮혀져 있으며 단지

(계속)

사례 연구 2-1

(계속)

치료부위만 노출된다.

이후 5번(session = set)의 치료기간 동안에, Mary는 대퇴와 고관절 부위의 근육이완을 위한 마사지와 대퇴와 고관절 부위의 어떤 마비된 곳에 대한 마사지전에, 왼쪽 상부대퇴와 고관절에 대조적인 치료를 제공받았다(선택적인 열치료와 얼음치료). 더욱이, 이것은 신기했기 때문에, 치료는 Mary의 흥미를 유발시켰다.

Mary의 어머니는 (얼음의 차가움을 유지시키는 등의 꽤 많은 하찮은 일) 대조치료의 얼음맛사지 부분을 보조했다. 파라핀 욕 또한 그녀의 발에 2회 정도 사용되었다. 부분적으로는 치료효과를 위해 그리고 부분적으로는 흥미유발을 위해서 첫번째(방문)의 두번의 치료(session = set)이후, 양쪽 고관절에 대한 수동 ROM운동이 그녀의 치료에 추가되었다. 5번의 치료 이후, 심부 경찰과 유날법 그리고 근막이완술이 그녀의 치료에 추가되었다. 항상 깊이(강도)는 Mary가 안락하게 견딜 수 있는 정도이다. 치료는 그녀의 다리, 고관절, 장요근, 복부 그리고 전반적인 후부(entire back)에 집중된다. 때때로, 보행과 같은 정상적인 활동을 통해서는 신장될 수 없는 조직을 늘리는 것과 같은 비정상적인 방식으로 왼쪽 고관절을 움직일 수 있게함으로써 Mary는 자세를 잡는다.

예를 들어서, 패드와 얇은 판으로 덮힌 한개의 작은 발판을 마사지 테이블에 위치시킨다. 그리고 Mary는 그 발판을 가로질러서 자세를 잡는다. 이것은 네발기기 자세와 유사하다. Mary가 고관절의 능동적인 ROM을 수행할 수 있도록 그녀의 어머니는 Mary를 이 자세로 지지한다.

반응

메리의 내전근과 고관절 굴곡근의 긴장의 감소는 마사지 2set 때부터 나타났으며, 그녀는 마사지 후에서 단지 약간의 쓰라림을 왼쪽 고관절에서 몇 일 정도 경험했으며, 그녀의 물리치료사는 메리의 고관절 가동범위가 30% 증진되었다고 이야기 했으며 그리고 메리는 통증이 단지 1/3로 감소되었을 뿐 아니라, 메리는 그녀의 왼쪽 다리를 좀 더 쉽게 움직일 수 있으며 다리의 느낌이 "좀 더 편안한" 상태라 이야기했다. 메리는 주 단위로 10회의 치료들이 보았으며, 그러면서 다른 날들은 유지 프로그램을 실시하였다. 비록 그녀는 가지고 있는 문제들이 마사지 치료를 통해서 도달할 수는 없었지만 예컨대, 그녀의 측만증의 원인이 하지길이의 불일치이지만, 그녀의 마사지 치료는 단지 그녀의 통증과 그녀의 가동범위를 증가를 하였지만 그녀에게 그녀가 똑같은 통증을 결험할 때 올바르게 환부를 드러내거나 이야기 할 수 있도록 가르쳤다. 그녀의 어머니는 어떻게 단순 냉온치료와 스웨덴식마사지를 집에서 제공할 수 있는지 배울 수 있었다. 메리는 치료사로써 그녀를 지원하는 역할로써 역시 돌보는 어른이 놀게 되었다.

토의과제

1. 메리의 근골격계 체계의 손상 혹은 영향이 그녀의 왼쪽 고관절부위의 무긴장과 어떻게 되었는가?
2. 메리는 왼쪽 고관절부위의 무긴장의 결과로써 징후들은 무엇인가?
3. 메리에게 치료적 양식(방법 혹은 중재)들은 마사지를 포함해서 무엇인가?
4. 메리의 치료를 시작하기 위해서 근골격계 문제에 있어서 감정적인 부분이 무엇이 개인적으로 추가되었는가?

- 아이들은 정확한 압력과 다른 감각에 대하여 요청한다. 이것은 아이들이 조금 더 편안하게 만드는 것을 오직 나타내지 않으며, 그것은 그들 또는 그녀들이 감정 조절을 할 수 있게 도와준다.
- 치료 기간은 30분 정도 걸기거나, 아이들의 주의 지속기간과 나이에 따라 조금 더 걸릴지도 모른다.
- 관절의 과운동성은 아이들이 학교가기 전 이후에 감소하게 되지만, 당신은 운동조심을 해야 하고 학령기 아이들을 지나치게 신장시키면 안된다.
- 비록 학령 전 아이들보다 근육조직은 더 위험할지 몰

라도, 학령기 아이들은 성인보다 더 큰 압력을 필요로 하지 않는다,

10대의 활동 (WORKING WITH TEENAGERS)

비록 10대는 학령기 아이들보다 신체적으로 감정적으로 성숙하게 될지라도, 신체의 이미지와 성적으로 그들의 변화된 주위의 그들의 관계는 개인적으로 타인으로부터 촉진됨에 따라 놓여질 수 있다. 아이들은 나이가 듦에 따라 청년기로서 그들은 가족, 친척으로부터 점진적으로 접촉을 덜 받는다. 그들은 어린 아이들보다 작은 부분을 접촉을 받는다.

십대들이 정말 원하는 것이 타인과의 신체적 접촉일 때, 그들의 몇몇은 성관계를 가지기보다는 오히려 성적으로 더 활발하게 될지도 모른다.[34] 이런 이유로, 마사지에 포함된 신체접촉의 양은 조절해야 할지도 모른다. 정숙해야 된다는 생각은 어린 아이들보다 십대들이 더 강하게 가지고 있을지도 모른다. 많은 어른들이 이해하는 것과 상반되게, 청소년은 인생에 대한 스트레스가 매우 강한 단계일 수 있다. 그들은 급속한 비율로 자라고 발전하고 있기 때문에, 십대들은 급속한 변화 속에서 살아가는 것에 불안함을 느끼고 때로는 그들의 몸을 낯설게 느낀다. 마사지는 그들이 스트레스를 극복하고, 변화하는 신체에 더욱 편안함을 느끼도록 하며, 그리고 그들의 몸을 건강한 방향으로 보살피는 방법을 배우도록 하는 데 도움을 주는 효과적인 도구가 될 수 있다. 게다가, 십대들은 인생의 독특하고 신선한 경사, 이상주의, 거대한 에너지 등 치료 전문가에게 제공하는 것이 많다.

십대들에 관한 일에 대한 지침을 다음의 사항을 포함한다.

- 그의 부모나 친구들과 첫 수업을 함께 지켜보도록 하거나 당신을 만나거나 당신의 사무실을 보여줌으로써 십대들이 마사지에 대해 갖는 편안함을 늘려주어라. 이것은 모든 십대에게 꼭 필요한 것은 아니지만, 시험 삼아 하는 십대들에게 도움이 된다. 다른 옵션은 다른 선택사항은 십대아이들에게 머리, 목, 어깨 또는 발과 다리 등의 안전한 부분에 짧은 첫 번째 마사지를 제공하는 것이다.
- 병력을 이해한 뒤에 십대아이와 그의 부모들에게 당신의 계획과 당신이 생각한 적절한 요법을 설명해주어라. 그리고 그들이 걱정했던 것이 설명되었는지 물어보아라. 만약 십대아이가 그들의 부모가 함께 있는 것을 꺼려한다면, 병력을 읽은 후에 부모는 그 세션 동안 대기실에서 기다려야 한다. 첫 번째 세션 이후에, 부모가 그곳에 있을 것인지를 결정하는 것은 그 가족의 특권이다.
- 치료 시간은 어른들에게도 똑같을지도 모른다. 60분이 길지는 않다.
- 그들의 치료를 완성하기위해 십대들의 주의를 붙들어두는 것은 그들이 더 어려도 상관없다. 당신이 하고 있는 것에 대해 조심스럽게 설명해주거나 그들이 생활에서 받는 스트레스에 대해 이야기 할 수도 있다. 이것으로 세션 후에 십대들이 당신에게 가질 믿음을 더 끌어올릴 수 있다.
- 십대들은 자기와 반대 성을 가진 치료사에게 불편함을 느낄지도 모른다. 처음으로 십대의 부모와 함께 만날 때, 아이가 여자를 더 좋아하는지 남자를 더 좋아하는지 물어보고, 필요하다면 다른 치료사에게 맡겨라.
- 수줍음에 관한 문제는 더 어린 아이들에게 더 큰 문제가 될 수 있기 때문에, 특별한 노력이 필요하다. 많은 십대 고객들은 옷을 입은 채로 있기를 더 좋아한다. 특히 마사지를 거의 받지 않았거나 처음인 십대에게 더욱 그렇다. 옷을 벗지 않고 행해지는 기술은 스웨덴의 손, 발, 머리, 발 반사법과 흔들기, 한 지점에 압력을 가하기, 압박, 동작 범위를 사용하는 기술, 그리고 정력적인 기술 등을 포함한다.
- 몇 명의 십대들은 처음에 당신이 좀 더 분석적이고 당신이 하고 있는 것에 대해 설명을 해주면 더 안심할지도 모른다. 예를 들어, 특정지점을 마사지하는 이유를 설명하기 위해 사람 골격모형을 사용할 수 있다.
- 마사지의 이완의 측면에 대해 강조하고 간단한 이완의 과정을 가르쳐주어라(3단원에서 자세히 알 수 있다). 큰 손상을 입은 후에 십대에게 행해지는 마사지의 이점은 고통과 불안함에서 비롯된 긴장과 경계심을 풀 수 있는 기회이다. 저자는 가라데 시간에 발차기를 하다가 슬개골을 삔 14살짜리 소녀와 함께 연구

했다. 이런 부상에는 큰 고통이 따를 뿐 아니라, 무릎 관절 수술이 필요하다. 온 냉찜질 처방을 교대로 할 준비를 한 후에 effleurage, petrissage strokerk를 관절 주변에 행했다. 마사지가 그녀에게 해가 되지는 않을 것이라고 말했다. 그녀와 저자는 무릎의 만성적인 긴장을 붙드는 것의 효과에 대해 논했고, 그녀는 긴장을 풀기 위해 무릎안쪽에 할 수 있는 눈에 보이는 치료 방법에 대해 배웠다. 소녀는 그녀의 무릎을 하루에 두 번씩 부드럽게 마사지할 오일을 받았다. 이는 부분적으로 순환계를 자극하고, 부분적으로는 긴장을 풀고 무릎이 신체의 평범한 일부분임을 느끼도록 할 것이다. 이런 종류의 처방은 십대들이 경계심과 긴장을 인정하고 이를 해소함으로써 오랜 기간 동안 연한 조직에서 발생하는 문제를 예방하도록 돕는다.

- 치료사, 청소년 그리고 부모가 동의한 타당하고 중요한 이유가 없다면 고통이 있는 깊은 치료는 권장하지 않는다. 십대들은 그들이 고통을 인내해야만 하는 것은 아니며 그들이 어떻게 느끼는지를 말하고 호소할 권리가 있음을 알 필요가 있다. 그들이 약간의 고통을 느끼거나 그 기술이 효과가 있는 긴장을 유발한다면 그것은 잘 돼가고 있는 것임을 그들에게 말해주어라. 하지만 만약 그 고통이 신체의 다른 부분의 고통(치아에 모래를 넣고 있는 것처럼 보이거나 얼굴을 찌푸리는 것처럼)을 야기한다면, 그 치료는 그들이 긴장을 푸는데 도움이 되지 않는다.
- 십대의 청소년에게 그들의 몸에 대해 얘기할 때는 주의해야 한다. 외모에 대한 걱정은 십대들에게는 자연스러운 것이다. 그리고 재치 없거나 심한 말은 그들에게 큰 상처를 입힐 수 있다. 예를 들어, 만약 한 소년이 그의 야윈 외모에 대해 경멸적인 것을 말한다면, 그의 외모에 대해 논하기 보다는 그의 건강과 행복을 격려해라. 외적으로 보이는 외모만큼이나 편안함과 같은 내적인 감정이 중요하며, 고등학교를 졸업한 후에는 외모에 대한 사회적 압력은 아마 줄어들 것이라고 그에게 말할 수도 있다. 동시에 십대에 신체적인 몸에 대해 긍정적으로 생각하는 것이 좋다. 그들의 대부분은 눈부실 정도로 건강하다. 그들의 피부색이나 조직, 근육 또는 신체 기능 등 솔직하고 긍정적으로 말할 무언가를 찾는 것도 가능하다. 예를 들어, 그들의 면역체계가 좋다거나, 그들이 매우 강하하고 활기 있다는 사실들을 언급할 지도 모른다. 마사지 치료사 Jane Megard는 그들이 만족하지 못하는 신체의 부분들은 더 많은 긴장을 하고 있다고 십대들에게 가르친다. 그녀는 십대들에게 이런 부분에 긴장을 풀라고 가르치며, 그런 부분들을 소중히 여기고 더 강하게 길들이는 방법에 대해 이야기한다.[35]
- 스포츠, 특히 경쟁적인 스포츠에 흥미를 가지고 있는 십대들은 그들의 부상을 치료하고 그들의 운동능력을 향상시키는 것에 자극을 받으며 이런 십대들은 마사지의 훌륭한 지원자가 된다.

아동들과의 작업을 위한 준비 (PREPARING TO WORK WITH CHILDREN)

이 단원의 이전 부분에서 당신은 소아의 성장과 발전의 독특한 단계에 대한 이해와 마시지요법이 각 단계에서 어떻게 수용되는지를 배웠다. 이제 아이들에게 마사지를 하는 특유의 준비방법을 배울 차례다. 이단원의 마지막 부분에는 4가지의 화제가 있다.

- 부모와 아이들의 기본원칙 성립
- 국경문제
- 신뢰할 수 있는 소아과의 역사
- 어린이들에게 좋은 마사지 환경을 갖추기 위해 필요한 것들 (필수품을 포함하여)

명확한 기본원칙을 따른 안전한 환경 만들기 (ESTABLSH A SAFE ENVIRONMENT WITH CLEAR GROUND RULES)

이 소단원의 많은 원리와 생각들은 오랫동안 치료전문이자 정신요법의사로 활동해 온 Denise Borrelli, PhD의 경험으로부터 도입한 것이다(Borrelli D, Boston, MA, personal communication, 2003년 2월).

부모와 아이의 첫 만남은 부모의 제출물을 재검토하면서 시작해라(상자 2-2에 있다). 이것은 질문에 대답할 수 있게 해주며 잘못 이해할 수 있는 것을 예방할 수 있다. 이것은 여기에 명확히 전개되어 있다.

1. 허용 나이. 법적으로 18세 이하는 어른으로 간주하

상자 2-2

부모들을 위한 정보

1. 당신의 아이가 18살보다 어리기 때문에, 당신은 치료를 위해서 동의를 해주어야 한다. 유일한 예외는 당신의 아이가 부권에서 해방된 미성년자인 경우이다.
2. 당신과 당신의 아이가 나에게 말한 모든 것은 엄격히 비밀이다. 이 규칙에는 오로지 두 가지 예외가 있다.
   - 만약 당신의 아이가, 내가 느끼기에 그 자신을 육체적으로나 정서적으로 위험하게 만드는 증상을 은밀히 나에게 말한다면 나는 아이에게 비밀이야기를 나 앞에서 당신에게 말하도록 요청할 것이다. 그게 안 된다면, 나 자신이 당신에게 말할 것이다.
   - 내가 의학적 문제에 관해 당신의 아이의 주치의와 대화가 필요할 경우. 당신이 당신의 아이에게 마사지를 해줄 수 있는 치료 허가를 줄 때, 당신은 나에에 아이의 주치의에게 말할 허가를 준 것이다.
3. 아이들의 보호를 위해서, 아이들은 이미 부모님의 허락을 받은 건강관리 보조자들 같은 예외를 제외하고, 어떠한 사람도 샤워 가운으로 입혀진 몸의 부위에 접촉할 수 없다는 것을 안다. 아이의 과거 병력을 훑어본 후, 우리는 어떤 부위의 마사지가 적절할지 토론할 수 있다. 샤워 가운으로 덥혀진 어떠한 부분에 마사지가 필요하다면, 나는 당신에게 말할 것이고 우리는 그것이 받아들여질 수 있는지 아이와 같이 결정할 것이다. 아이의 정숙함을 존중하기위해서 마사지 받지 않는 신체 부분은 계속 종이나 타월로 덮어야 한다. (하지만 이것은 발버둥치는 어린 아이에게는 항상 가능한 것은 아니다.)
4. 치료는 개인적이기 때문에, 내가 느끼기에 의학적 금기가 있거나 나의 치료를 배제할 만한 다른 문제들이 있을 경우에 나는 당신의 아이의 치료를 거부할 수 있다. 위의 경우에 나는 당신을 다른 치료사나 적절한 건강 치료 전문가에게 소개시켜 주면 행복할 것이다.
5. 부모들은 그들의 아이와 같이 차트 작성 중에 치료실에 같이 있어야 한다. 그리고 아이가 10살 이하라면 부모들도 기록에 남겨야 한다. 아이의 나이가 10살에서 18살사이라면 기록은 선택적이다. 만약 부모, 아이, 치료사 모두가 괜찮다면 부모는 기록에서 빠질 수 있다.

지 않는다. 만약 그렇지 않다면 그들은 법적으로 부권으로부터 벗어났다고 간주한다.

2. 어떤 나이라도 비밀을 터놓는 것은 당신과 당신 고객 사이의 믿음의 기초이다. 그러나 만약 한 아이가 신체적 위험에서부터 약물남용까지의 어떤 위험에 처했다고 당신에게 말한다면 그의 부모에게 그것을 알려 그를 보호하는 것이 당신의 책임이다. 만약 한 아이가 학대를 당했다면, 이것도 똑같이 적용이 된다. 극단적으로, 한 아이가 부모의 학대를 당한다는 사실을 당신에게 털어놓는다면 그것을 아동 공공사업기관이나 어린이 전문의에게 알리는 것이 당신의 합법적 책임이다.
3. 아이들이 원하지 않는 신체접촉을 막는 것은 건강치료 관계에서 필수적이다. 아이들이 접촉하기를 원하지 않은 부분에 대한 혼란을 피하기 위해서 병력확인이 끝난 뒤 부모에게 아이의 신체 접촉부위가 어디인지, 어디까지 접촉할 것인지 말해주어라.
4. 만약 치료학적으로 마사지를 해서는 안되거나 당신이 그 가족과 좋은 관계를 유지할 수 없을 것 같은 느낌이 든다면 당신은 그 아이의 치료를 거절할 수도 있다. 이럴 때는 다른 마사지 치료사를 아이에게 소개할 준비를 해라.
5. 아이는 마사지치료를 받을 때 그들의 부모가 대기실이나 마사지실내에서 있는 것을 좋아하거나 좋아하지 않을 수도 있다. 최소 10세까지는 부모가 마사지실내에 있어야 한다. 하지만 많은 십대들은 그들 근처에 부모가 있어야 된다는 것을 모욕으로 받아들인다. 10세 이상의 아동들의 경우 당신, 부모 그리고 아이가 이것을 함께 결정해야 한다.

아이들과 적당한 경계 설정하기

아이들에게 마사지를 할 때, 아이와 어른사이의 불균형이 갖는 힘이 두 어른들 사이의 치료 상의 관계에서 불균형보다 훨씬 크다는 것을 깨닫는 것이 중요하다. 전문적인 도움을 주는 관계는 종종 부모-아이 관계를 무의식적으로 재정립시키는 전이의 요소를 발달시킨다. 내과의사 Eric Cassell 에 따르면, "부드러움은 우리의 부모님들을 연상시키고 이 점에 있어서 우리는 우리의 허가를 부모님의 대리인으로 전이시킨다"고 말한다. 치료자들은 점차 부모님의 형상이 되고 우리는 "우리에게 손을 댈 권리, 우리에게 부드러워질 권리와 우리의 영역 방어를 통과할 권리" 뿐만 아니라 부모님 역할의 많은 측면을 치료자에게 전이시킨다.[36] 그러한 전이는 종종 성인 고객들이 그들의 치료자에게 "오, 나는 정말로 당신이 하고 있는 것이 싫습니다." 또는 "실제로 나는 나의 발이 만져지는 걸 싫어합니다." 같은 그들 고객들이 생각하기에 치료자들이 듣기 원하지 않는 말을 하기 어렵게 만든다. 어른이 아이에게 마사지를 할 때, 전이는 아마도 훨씬 커서 아이가 불편함이나 불행을 알리기가 더욱 힘들다. 또한 아이들은 어른들을 권위적인 형상으로서 존경을 하도록 배움을 받기 때문에, 그들은 치료자가 행하는 것이 마음에 들지 않을 때 말하는 것을 두려워한다. 이러한 이유로, 부모님과 치료자가 아이의 경계선을 존경하고 아이가 안전하게 그의 느낌을 말할 수 있는 환경을 제공하는 것이 아이의 건강과 행복을 위해 필수적이다. 아이들을 위한 마사지 경험의 의의 중 한 부분은 아이들의 경계가 침범될 수 있는 상황에서 아이들을 적절한 방법으로 상호작용하는 법을 가르치는 것에 있다. 치료자와 아이 둘 다 안전하고 보호받을 수 있는, 즉 아이의 경계가 침범받지 않는 환경을 만들기 위해서는 치료자가 경계 침범에 관해서 적절한 것을 아는 것이 필수적이다.

만약 한 부모가 아이를 마사지 받게 해달라고 요청한다면 당신은 아마도 둘의 관계의 중간에 서게 될 것이다. 필요하다면 상냥하게, 그리고 완고하게 가족들에게 당신이 부모와 아이가 동의 할 때까지 마사지 할 것을 기다리고 있음을 알게 하라. 당신은 아이의 의지에 반하여 아이를 마사지하는 입장에 서면 안 된다.

적어도 아이가 마사지 경험이 자신에게 미치는 영향을 알 수 없는 첫 번째 마사지 시술에서는 부모가 같이 있는 것이 아이들이 보호받고 있음을 느끼는데 도움을 준다. 아이들의 개인적인 경계를 존중하는 방법으로 아이들에게 마사지하는 기본적인 가이드라인이 밑에 기술되어 있다.

- 당신이 무엇을 할 것인지 그리고 왜 할 것인지 설명하라: 아이 앞에서 부모를 마사지하는 것은 아이가 앞으로 무엇이 발생할 것인지를 준비하는데 훌륭한 방법이 된다.
- 부모와 계약된 것까지만 당신의 접촉을 제한해라. 예를 들어, 어린아이의 기저귀를 갈지 마라. 과거 병력 중에 접촉을 피해야 할 몸의 부위가 있는지 물어보아라. 아이들의 보호를 위해서, 대부분의 아이들은 이미, 부모님의 허락을 받은 건강관리 보조자들 같은 예외를 제외하고, 어떠한 사람도 샤워 가운으로 입혀진 몸의 부위에 접촉할 수 없다는 것을 안다.
- 마사지 전이나 마사지 중에 저항을 만날 때면 언제든지 언어적 또는 비언어적 아이의 동의를 물어보는 것이 중요하다. 아이가 "no"라고 말하는 것이 어렵다는 것을 인식해라. 또한 때때로 부모님께 의견을 물어보아라.
- 몸의 새로운 부분에 마사지를 하기 전에 아이의 동의를 얻어라. 예를 들어, "이 부분에 마사지를 해도 괜찮을까요?"라고 물어보아라.
- 비록 몸을 비트는 어린 아이에게는 어려울지라도, 아이의 옷을 조심스럽게 입히고 오로지 마사지 할 부분만 벗겨라. 아이의 정숙함을 존중하고 몸의 한 부분이 벗겨졌을 때 불편함의 비언어적 사인을 기민하게 감지해야 한다. 어떠한 부위든지 벗기기 전에 아이의 허가를 구해라.

아이들에게의 경계 위반의 예시가 다음에 있다.

- 한 어린 소년이 치료 테이블 위에서 뒹굴고 있다. 그 소년의 등에 마사지 하고자 하는 치료사는 그 아이가 갑자기 등을 대고 누워서 다시 뒤집으려 하지 않음을 발견했다. 그 치료사는 부모에게 아이를 돌려서 마사지가 끝날 때까지 붙잡고 있게 시켰다. 이것은 경계 위반이다. 이 상황에서 더욱 좋은 방법은 치료 테이블에 책을 펼쳐서 두고 부모가 아이에게 책을 읽으라고 제안하는 것이다. 만약 아이가 책을 보기를 원한다면, 아이는 엎드려진 자세로 돌아갈 것이다. 그리고 치료사는 아이가 행복하게 주의가 분산된 동안 아이의 등을 마사지 할 수 있다. 다른 긍정적인 방법은 아이의 얼굴이나 가슴을 다시 몸을 뒤집을 때까지 마사지하는 것이다. 다른 방법으로, 부모는 아이에게 마사지가 끝날 때까지 5분 이상 아이의 배를 대고 누워있게 동기유발을 시킬 수 있다. 이러한 더 나은 반응을 위해서는 아이들을 억압하는 것이 아닌 달래야 하고 그의 경계를 위반하면 안 되는 것을 알아 차려라.
- 10살 된 뇌의 마비가 있는 소년은 여전히 기저귀를 차고 있다. 그가 마사지 받기 전에 그의 아버지는 그의 기저귀를 갈기로 결정했다. 소년의 아버지는 치료사와 이야기를 하면서 소년의 기저귀를 치료사의 사무실에서 교체하였다. 여기서 치료사는 경계침범을 하였다. 왜냐하면 비록 소년은 눈치 채지 못하였을지라도, 그의 사생활은 침범 당했기 때문이다. 10살

된 소년이 특별한 욕구 없이 성기를 노출하는 것은 명백히 부적절하다. 그리고 그 소년도 다를 바 없다. 치료사는 방을 떠나서 소년이 개인적으로 기저귀를 교체하게 둬야 했는데 그러지 못했다.

그럼 다음은 저항하는 아이에게 성공적인 방법으로 그의 경계를 침범하지 않고 마사지하는 예시들이 있다. 하나는 짧은 일화 이고 다른 하나는 58쪽에 있는 긴 사례이다(사례 연구 2-2).

저자는 한때 복부에 통증이 있는 13살짜리 소년을 마사지 했다. 그 소년은 내과의사에 의해 스트레스 반응으로 통증이 있다고 진단 받았다. 최근에 가까운 가족 구성원이 죽었고 소년의 부모님은 이혼을 하였다. 그의 어머니는 그의 치료약속을 잡았고, 소년은 전반적으로 명백히 불편했다. 소년은 심지어 정서적 지원을 위해 친한 친구들을 데리고 왔다. 소년은 옷을 입은 채 마사지 테이블에 누웠고 그는 그의 셔츠를 걷어 올려 복부를 드러내려 했다. 그러나 더 이상은 드러내지 않았다. 소년은 복부 마사지를 그의 어머니, 친구, 어린 여동생이 있는 상황에서 45분간 받았다. 시술 마지막에 가서는 그는 얼마나 그의 복부 통증이 나아졌는지에 대해서 기뻐하였다. 그리고 소년은 저자에게 아낌없이 감사를 전하고, 긍정적인 마음의 상태를 남겼다. 그의 가족들과 친구들을 바깥에서 기다리라고 하고 그의 옷을 벗기는 것은 그의 개인적인 경계를 위반하는 것이다. 대신에, 그의 사생활과 느낌이 존중되었기 때문에 그의 경험은 긍정적인 것이 되었다.

부모들과 적절한 경계 설정하기

명백한 경계는 아이들과 부모들과 치료사들을 보호한다. 그리고 마사지 경험이 안전하고 편안하게 되도록 도와 줄 것이다. 밑의 지침들은 당신이 개인적인 경계를 설정하고 존중하는데 도움을 줄 것이다.

- 당신이 부모가 느끼는 경계가 적당하다는 것을 이해한다는 것을 확실히 해라. 예를 들어, 저자는 유아 마사지 방법이 기저귀를 벗기는 것을 요구할 지라도 아이의 기저귀를 벗기기를 강하게 거부하는 부모를 유아 마사지 교실에서 만났었다. 한 마사지 교실에서, 유아의 어머니는 어떠한 아이의 옷도 벗기는 것을 거절하였다. 치료사는 차트 작성 중에 이러한 느낌들에 대해서 질문 할 수 있다. 마사지를 하기위한 재치 있는 방법은 부모에게 가족이 가지고 있는 몸의 어떤 부분은 가려져야하고 어떤 부분은 가려지지 않아도 된다는 규칙을 물어보는 것이다.
- 당신이 양육의 전문가가 아니라는 것을 기억해라. 그러므로 부모가 요청을 할지라도 양육에 관해 조언을 한다거나 가치 판단을 하는 것은 부적절 하다.
- 아이의 몸과 성격에대해 가치 판단을 자제하라.

다음은 부모들과 경계 위반의 예를 나타낸 것이다.

- 만성적인 복통을 가진 4살짜리 소녀의 어머니는 딸을 마사지를 시키러 데려왔다. 마사지가 끝날 때쯤, 소녀의 어머니는 치료사에게 아이의 고통이 정서적인 스트레스로부터 인한 것인지 물었다. 치료사는 그것을 확신했고, 소녀의 어머니에게 스트레스를 야기시키는 가족 상황에 대해 조언을 해주었다. 이것은 경계 위반이다. 그 치료사는 소녀의 어머니를 장기의 병을 알 수 있는 소아과 의사에게 맡기거나 카운슬링을 추천 했어야만 했는데 그러지 못했다. 이것은 마사지가 금기의 치료라는 것을 말하는 것이 아니다. 정반대로, 아이의 고통을 경감시키고 정서적인 스트레스와 복부의 긴장을 푸는데 적절하다. 그러나 마사지 치료사는 만성적인 복부 고통의 원인을 분석하는, 훈련이나 법적 허가를 가지지 않는다.
- 한 식욕부진의 어머니가 그녀의 어린 딸을 마사지 치료사에게 데려왔다. 그녀는 그녀 자신의 식욕부진이 그녀가 어렸을 때 접촉의 부족과 연관 되어있다고 생각했기 때문이다. 그녀는 그녀의 아이가 더 좋은 접촉을 갖기를 희망한다. 치료사는 그녀에게 마사지하는 법을 보여주고 그녀의 식욕부진이 어떻게 발전했는지 그리고 그녀의 어린 시절이 어땠는지 물어본다. 그녀의 질문들 중 몇 개는 매우 개인적이다. 이것은 경계 위반이다. 왜냐하면 그녀는 카운슬링을 위한 치료사가 될 것이 아니기 때문이다.

비밀스런 소아과의 병력
(TAKING A CONFIDENTIAL PEDIATRIC MEDICAL HISTORY)

4세 이하의 고객은 아이의 부모가, 4~10세의 아동의 경우 아이의 도움을 받아 부모가, 10~18세의 경우에는 아이

사례 연구 2-2

배경

Jane은 11살이다. 한 미국인 가족은 그녀가 5살 때 폴란드의 한 고아원으로부터 그녀를 입양했다. 그녀의 양모는 그녀의 촉각방어와 감정적인 애정형성의 불능에 대한 걱정으로 그녀를 신체장애가 있는 어린이를 위한 마사지 교실에 데려왔다. 그녀의 엄마는 마사지가 Jane의 수면을 향상시키고 Jane이 접촉을 좀 더 빨리 받아들이고 다른 사람을 더 신뢰하는 데 도움이 되기를 기대했다.

Jane은 2살이 되기 전에 그녀의 언니와 함께 숙모의 보살핌을 받게 되었지만 결국 그 둘은 고아원으로 가게 되었다. Jane이 입양되자 그녀의 언니는 고아원에 남겨져야만 했다. 하지만 1년 뒤 그 가족은 Jane의 언니도 입양하게 되었고 그 둘은 다시 함께 지낼 수 있게 되었다. Jane은 일찍이 가족으로부터 세 번이나 떨어져 지내는 것을 견뎌야 했다 –한번은 부모로부터, 한번은 숙모로부터, 그리고 한번은 언니로부터. 그녀는 고아원에서 다른 사람과의 신체접촉을 많이 할 수 없었고, 그녀가 미국에 도착했을 때 신체검사와 다른 사람과의 접촉경험은 그녀에게는 매우 어려웠다. Jane은 촉각방어와 감정적인 애정형성 불능이고, 주의력결손장애를 갖고 있으며 심한 불면증에 시달리고 있다(밤마다 잠들기까지 2시간이 걸린다). 그녀는 자신에 대한 제한되고 심각한 태도를 가진다.

치료

Jane과 엄마는 첫날 교실에 와서 다양한 연령의 아이들과 함께 마사지를 받는 수업을 관찰했다. Jane은 너무 무정하여 아무도 그녀에게 터치하지 않았다. 그 수업의 학생들은 Jane이 어떻게 해서라도 수업에 참여하도록 하기 위해 강압적인 방법보다는 구슬리는 방법을 생각해냈다. 한 학생은 Jane과 다양한 퍼즐이나 다른 장난감들을 함께 가지고 놀고, 스넥을 함께 먹고, 같이 밖에 나가 어미 독수리가 새끼에게 먹이를 주는 것을 관찰하면서 첫날 2시간동안 Jane과 놀았다. 다른 많은 아이들은 마사지를 받기 위해 옷을 벗고 멸균한 천을 둘렀지만 Jane의 엄마는 앉아서 마사지를 받았고 옷을 벗지는 않았다. 몇 어린이들은 수치료법도 받았다. 많은 어린이와 부모들이 첫날 오고 갔다. 그러나 Jane은 아무도 그녀에게 터치할 수 없도록 무정함을 유지했다.

반응

다음날 Jane은 좋은 기분으로 놀 준비를 하고 도착했다. 또다시 아무도 그녀에게 마사지 받도록 강요하지 않았다. 그녀는 그 전날 사귄 학생들과 또 다른 아이들과 어울려, 다양한 장난감을 갖고 놀았으며, 스낵을 먹고, 바깥 산책도 했다. 밖에서 걸어 다닌 후 그들은 그들의 발이 더러워졌음을 깨달았다. 첫 번째 아이는 발을 씻고 마사지를 받았다. Jane은 그녀 또한 발을 씻고 마사지를 받을 것을 결심했다. 한 학생이 Jane의 발을 벗기고 수건과 타월로 그녀의 발을 씻기자, Jane은 그 학생이 그녀의 발도 빛나게 할 것인지를 물었고, 그 학생은 그녀의 발에 오일을 발라 마사지했다. 그리고 그것은 그녀가 처음으로 받는 마사지였다.

약간 변형된 형태이긴 하지만, 4살짜리 Laura에게 성공적으로 활용된 재확인, 기분전환, 재미, 자극반응의 원리가 Jane에게도 성공적으로 적용되었다. 그리고 어떤 특정마사지 기술을 받는 것보다도 중요한, Jane의 경계는 존중받았고 그녀는 접촉에 대해 물어보았다. 그때부터, 그녀는 특정 마사지 요법의 이점을 받기 시작했다.

토의 과제

1. Jane이 접촉을 받을 수 있게 된 간단한 활동은 왜 다른 마사지 기술보다 더 중요한가?
2. 제인을 수업에 참여하게 한 간단하지만 정확한 방법은 무엇인가? 당신은 시도할만한 다른 방법에 대해 생각할 수 있는가?
3. Jane에게 접근하기 위해 시도된 잘못은 무엇인가?
4. Jane에게 마사지를 하기 위한 논리적인 다음 단계는 무엇인가?

가 병력을 작성한다. 더 나이가 많은 아이에게는 모든 정보는 비밀이 유지됨을 알려주어라. 아이들뿐 아니라 부모의 말 또한 주의 깊게 들어라. 그들의 걱정거리가 무엇이든지, 비록 자신의 아이에 관한 것일지라도 전문가로써 그들을 지지해 주어라. 그들의 걱정거리는 그들의 아이의 행복이기 때문에 마사지 치료를 위해 당신에게 아이를 데려오도록 그들에게 신뢰를 주어라.

병력을 작성하는 과정은 아이들이 당신을 멀리서 관찰

할 수 있는 기회를 주며 손으로 하는 접촉이 있기 전에 당신에게 좀 더 편안함을 느끼도록 한다. 미취학아동은 그들 부모의 무릎에서 있는 것을 가장 편하게 여길 것이다. 좀 더 나이가 많은 아이는 당신의 맞은편 부모의 근처에 혼자 편하게 앉을 지도 모른다. 아이들 위에서가 아니라 아이와 눈높이를 맞추어 접근하여라. 예를 들어, 아이가 의자에 앉아 있다면 아이와 같은 눈높이가 되도록 무릎을 꿇어라.

가능한 한 아이에게 많은 질문을 해라 그리고 아이가 가지고 있을 근심이나 생각에 대해 물어볼 것을 기억해라. 그러나 아이들은 증상을 얘기하거나 증상을 분류하는 것을 어려워 할 수 있음을 인식해라. 한 연구에 의하면, 9~16세의 아이들 중 25%는 그들의 두통증세가 심한지, 약한지, 두드리는 것 같다든지, 짜는 듯한 압력이 있다든지, 예민하지 둔한지, 혹은 고동친다든지 등의 하나의 특징으로 표현하지 못했다. 따라서, 부모는 종종 아이들을 대신하여 더 많은 정보를 제공해야 할 것이다. 특히 아이가 어릴수록 더 그렇다. 아이들은 자신의 증상을 얘기하거나 분류하는 데 익숙하지 않기 때문에 당신은 비언어적 대화를 좀 더 예민하게 인식해야 할 필요가 있다. 마사지 치료를 경험하는 것은 실제로 아이들이 신체 느낌을 확인하는 것을 도와준다. 비밀스런 병력은 표 2-7에 나타나 있다. 독자들은 허가없이 복사를 해도 좋으며 실전에서 이 양식을 사용해도 좋다.

편안한 분위기의 마사지 환경 만들기
(ESTBLISHING A COMFORTABLE MASSAGE ENVIRONMENT)

어린 아이들은 몸무게에 비해 상대적으로 피부 표면적이 크기 때문에 어른들보다 쉽게 추위를 느낀다. 마사지실은 최소 70도를 유지해야 한다. 부모나 다른 가족 구성원들이 사용할 의자와 어린아이가 앉을 수 있는 어린이용 사이즈의 의자나 베개를 갖추어라. 뜨거운 물탱크나 다른 열기구, 파라핀 용액, 뾰족한 물체, 깨지기 쉬운 물건 등 작은 아이에게 위험할 수 있는 모든 물건을 치워라.

아이들에게 친근한 물품들
(CHILD-FRIENDLY SUPPLIES)

- 장난감. 먹이를 준 동물, 그리고 아이들이 다루기에 재밌고 안전한 사물. Raggedy Ann 이형은 아이들에게 그것들이 늘어지고 축 처져 있을 때 팔과 다리가 어떻게 느끼는지 보여주기에 유용하다. 취학 전의 아동들은 종종 안전한 담요나 친근한 장난감들과 같은 자신들이 좋아하는 물건들로부터 매우 편안해진다. 그리고 그것은 아이들에게 더욱 안전함을 느낄 수 있도록 해준다.
- 다양한 마사지 기구와 공. 아이들에게 마사지 기구와 공을 어떻게 사용하는지 보여주고, 그것들을 다루게 하라. 공은 또한 마사지하는데 유용할 것이다. 저자는 다양한 크기와 재질로 된 공을 가지고 있다; 어떤 공은 눌렀을 때 벨이 울리거나 삑삑 소리가 나는 것들도 있고, 아이들은 이것들을 매우 즐긴다.
- 치료테이블 또는 마루판. 2살~4살의 아이들은 처음에는 부모들의 무릎에 앉는 것을 더 좋아할 것이다. 많은 어린아이들은 나이가 더 많은 아이들이 마사지 테이블을 좋아하는 것 보다 더 좋아하는 것처럼 마루판에서 마사지 받는 것을 좋아한다. 마루판에서 치료하기위해 비닐이나 패브릭으로 덮여진 패드를 사용할 수 있다. 이것들은 물리치료 목록에서 이용가능하다. 나이가 많은 아이들을 위해 마사지 테이블을 사용하라.
- 테이프이나 CD 플레이어를 사용할 수 있도록 하라. 부모들은 아이들이 좋아하는 음악을 가져올 것이고, 그것들을 치료동안 낮은 볼륨으로 틀어라.
- 마사지 윤활제. 홍화 꽃이나 포도씨 오일과 같은 오일을 사용하라. 땅콩이나 아몬드 오일과 같은 견과류를 원료로 한 오일은 사용하지 마라. 오일의 이런 타입으로부터 만들어진 로션은 아주 훌륭하다. 어린 아이들은 필수 오일에 어른들처럼 노출되어서는 안된다; 이것들은 당신이 특별히 훈련하여야 할 아이들이 있을 때에만 사용되어야 한다. 적은 양의 바닐라 추출물은 향기를 위해 오일에 첨가되어야 할 것이다; 그것은 필수 오일만큼 집중되지 않는다. 어린 아이들과 작업할 때 그것들이 떨어질 수도 있으므로 오일과 로션을 짜서 쓰는 병에 보관하라.
- 린넨 제품. 어른 크기의 린넨(헝겊, 담요, 수건)은 십대들에게 그리고 작은 사이즈의 헝겊과 담요는 어린 아이들에게 도움이 될 것이다. 덮는 것뿐만 아니라 아이들을 따뜻하게 해주는 데에도 린넨을 이용하라.

소아과학의 마사지 치료 의뢰인이 사용하기 위한 신뢰할 만한 의학적 과거력

이름: ______________________ 전화번호: ______________________

주소: ______________________ 도시: ____________ 주: ________ 우편번호: ________

추천인: ______________________

생년월일: ______________________ 학교: ______________________

최근 의사의 치료를 받은적 있는가?______________________ 의사 이름: ______________________

출생 과거력:

조산? ____________ 문제? ____________

태위? ____________ 재왕절개? ____________

다음 문제에 해당사항이 있거나 가진 적이 있다면 체크하라.

- ☐ 피부병
- ☐ 두통
- ☐ 간질 또는 발작
- ☐ 관절 통증 또는 부종
- ☐ 전염성의 병 또는 질환
- ☐ 특정한 부위의 긴장이나 쓰림
- ☐ 다른 통증
- ☐ 불면증
- ☐ 접촉이나 압력에 대한 별도의 민감성

전체적인 당신의 건강을 어떤가?

어떤 만성적인 문제가 있는가?

너의 인생에 어떤 수술이 있었는가?

상해:

염좌 ______________________ 교통사고 ______________________

골절 ______________________ 낙상이나 자전거 같은 다른 주된 사고 ______________________

탈구 ______________________

뇌진탕 또는 다른 두부 손상 ______________________

사고로 인해 입원하거나 병을 가진 적 있나?

복용하고 있는 약이 있는가?

최근 당신은 얼마나 스트레스를 받아왔나?

당신의 신체의 어느 부위에서 스트레스가 쌓이는 경향이 있나? 예를 들면, 당신이 무언가를 걱정할 대 두통이나 복통을 가진 적이 있나?

당신이 원하는 내가 알아야 하는 다른 어떤 것들이 있나?

당신이 마사지를 받을 때, 일반적으로 당신이 수영복에 의해 가려지는 부분은 접촉되지 않을 것이다(남자를 위한 팬티, 여자 아이들을 위한 투피스 수영복). 그 외에 당신이 접촉되지않기를 바라는 부분이 있는가?

나는 마사지가 의학적 검사와 치료를 대신하는 것이 아니라는 것을 알고 있다. 더욱이 나는 마사지가 이완, 근육 긴장의 이완, 그리고 순환과 에너지 흐름의 증가를 통한 건강의 향상을 목적으로 한다는 것을 알고 있다.

나의 서명 아래, 나는 이로써 ____________ 로부터 내 아이가 마사지나 신체 작업을 받는 것에 동의하고 부모가 떠날 때 부모, 아이, 치료사가 아이가 남아있게 되는 것이 아니라면 그/그녀의 진술에 동의한다.

만약 어떠한 관심에 대한 발행이 있다면 나는 이로써 ____________ 에게 나의 아이와 이야기 할 수 있도록 허락한다.

부모 또는 보호자 서명 ______________________

그림 2-7 ■ 신뢰할 만한 의학적 과거력 형식

- 수치료 공급제품. 이것들은 Thermopore 수분 찜질 패드, 뜨거운 물병, Hydrocollator 스팀 팩, 아이스 팩, 작은 바스 타올 등을 포함한다. 만약 Hydrocollator 팩을 사용한다면, 물탱크는 다른 방으로부터 안전하게 떨어져야 한다. 열 적용시에 아이들이 화상을 입지 않도록 조심하고, 어른들을 치료할 때보다 더 자주 치료부위를 검사하라.

독자는 아이들과 어른들의 신체의 차이, 그리고 아이들이 어떻게 자라고 신체적으로, 정신적으로, 인지력 있게 개발되는지에 대해 배웠다. 게다가 독자는 어린이와 부모, 치료사의 안전한 환경을 만들기 위한 분명한 경계와 지면규칙을 어떻게 확립하는지, 마지막으로 실제상의 신체적 항목들이 아이들을 마사지하기 위해 적당한 환경 확립을 필요로 한다는 것은 논의되어 왔다. 다음 장에서, 우리는 소아과학의 마사지 치료에 있어서 실제적인 도수 기술로 들어갈 것이다.

복습문제

1. 어른과 아이의 신체의 다른 점을 설명하라. 당신은 이들 차이점에 어떻게 적당하게 마사지를 적용할 것인가?
2. 유년기에 아이들의 다른 단계 동안 신체적 운동 발달을 비교, 대조하라.
3. 유년기의 다른 단계에서 아이들의 인지력 발달에 대해 비교, 대조하라.
4. 유년기의 다른 단계에서 아이들의 정신적, 사회적 발달에 대해 비교, 대조하라.
5. 근막 restriction과 근막 발통점이 유년기 초에 발달시킬 수 있는 세 가지 다른 메카니즘에 대해 논의하고, 각각 예를 들라.
6. 유년기의 모든 세 단계 동안 아이들의 신뢰와 협력에서의 승리를 위한 안내문을 설명하라.
7. 아이들과 성인의 근골격계에 있어서 세 가지 차이점을 설명하라. 이 차이점에 어떻게 적당하게 마사지 치료를 맞출 것인가?
8. 치료 전에 부모와 아이들을 위한 지면규칙 확립의 중요성을 설명하라. 부모의 정보 안내로부터 이들 지면규칙들에 대한 세 가지 예를 들라.
9. 소아과 환자를 위해 믿을만한 의학적 과거력을 얻을 수 있는 과정을 설명하라.
10. 마사지를 받고, 그들의 부모와 함께 있는 아이들에게 있어서 적절한 경계를 확립하고 유지하는 것이 왜 중요한가? 치료사가 이것을 할 수 있는 세 가지 방법의 이름을 대라.
11. 아이들을 위한 신뢰할 만한 의학적 과거력을 획득하는 과정을 설명하라.
12. 아이들에게 마사지 치료를 제공하기 위한 이상적인 마사지 환경을 설명하라.
13. 아이들에게 마사지하기 위해 필요한 부품을 설명하라.

참고문헌

1. National Center for Emergency Medicine Informatics. Pediatric Vital Signs. Available at: http://www.ncemi.org. Accessed February 2003
2. Pediatric Vital Signs. Available at: http://www.familypracticenotebook.com. Accessed February 2003
3. Nelhaus G: Head circumference from birth to eighteen years: Practical composite international and interracial graphs. *Pediatrics*, 41:106, 1968
4. Upledger J: *Research and Observations Support the Existence of a Craniosacral System*. Palm Beach Gardens, FL: Upledger Institute, 1995, p 5
5. Brothwell D: *Digging Up Bones: The Excavation, Treatment and Study of Human Skeletal Remains*. Ithaca, NY: Cornell University Press, 1970, p 48
6. Ubelaker D: *Human Skeletal Remains*. Chicago, IL: Aldine Publishing, 1978, p 68
7. Kane AA, et al: Observations on a recent rise in plagiocephaly without syntosis. *Pediatrics*, 19:127-129, 1996
8. Morrissy R: *Lovell and Winter's Pediatric Orthopaedics*. Baltimore, MD: Lippincott Williams & Wilkins, 2001, p 810
9. Proffit W, Fields H: *Contemporary Orthodontics*. St. Louis, MO: Mosby, 2001, p 49
10. Ogden J: *Skeletal Injury in the Child*. Philadelphia, PA: Lea and Febiger, 1982, p 3, 4, 36
11. Gillespie B: *Brain Therapy for Children and Adults: Natural Care for People With Craniosacral, Dental, and Facial Trauma*. King of Prussia, PA: Productions for Children's Healing, 2000, p 101. More information available at: http:// www.healingyourchild.com.
12. Saven L: *Textbook of Orthopedic Medicine*. Baltimore, MD: Lippincott Williams & Willkins, 1998, p 22
13. Gedalia A, et al: Joint hypermobility and fibromyalgia in schoolchildren. *Annals of Rheumatology Diseases*, 52:494-496, 1993
14. Daniels L, Worthingham C: *Muscle Testing: Techniques of Manual Examination*. Philadelphia, PA: W.B. Saunders, 1980, p 3
15. Mackova J: Impaired muscle function in children and teenagers. *Journal of Manual Medicine*, 4:157-160, 1989
16. Lappe M: *The Body's Edge: Our Cultural Obsession With*

Skin. New York, NY: Henry Holt, 1996, p 56
17. Neinstein L: *Adolescent Health Care: A Practical Guide*, ed. 3. Baltimore, MD: Lippincott Williams & Wilkins, 1996, p 8, 42, 129
18. Schickendanz J, et al: *Understanding Children and Teenagers*. Boston, MA: Allyn and Bacon, 2001, p 26, 124, 267, 647
19. Schulz R, Feitis R, Salles D: *The Endless Web: Fascial Anatomy and Physical Reality*. Berkeley, CA: North Atlantic Books, 1996, p 25
20. Morrissy R: *Lovell and Winter's Pediatric Orthopaedics*, ed. 5. Philadelphia, PA: Lippincott Williams & Wilkins, 2001, p 50-58
21. Long T, Toscano K: *Handbook of Pediatric Physical Therapy*. Philadelphia, PA: Lippincott Williams & Wilkins, 2001, p 163-164
22. Travell J: *Myofascial Pain and Dysfunction: The Trigger Point Manual*. Vol. 2. Philadelphia, PA: Lippincott Williams & Wilkins, 1983, p 18
23. Grossman M: *Greater Vision*. Los Angeles, CA: Keats Publishing, 2001, p 12
24. Pruitt D: *Your Child: What Every Parent Needs to Know About Childhood Development From Birth to Preadolescence*. New York, NY: Harper Collins, 1998, p 101
25. Porter F, et al: Long-term effects of pain in infants. *Journal of Developmental and Behavioral Pediatrics*, 20:253-261, 1999
26. Wong D, et al: *Wong's Essentials of Pediatric Nursing*. St. Louis, MO: Mosby, 2001, p 530
27. Kavener R: *Your Child's Vision: A Parent's Guide to Seeing, Growing, and Developing*. New York, NY: Simon and Schuster, 1985, p 102
28. Dumont L: *Surviving Adolescence: Helping Your Child Through the Struggle to Adulthood*. New York, NY: Villard Books, 1991, p 40
29. Bru E, et al: Social support, negative life events, and pupil misbehavior among Norwegian teenagers. *Journal of Adolescence*, 24:715-727, 2001
30. Palmer M: *Lessons on Massage*. New York: William Wood, 1918
31. Brazelton TB: *To Listen to a Child: Understanding the Normal Processes of Growing Up*. Reading, MA: Addison-Wesley, 1984, p 128
32. Farlow P: Touch to teach—Massage helps special needs children. *Massage Magazine*, November/December 2000, p 109
33. Blaesing S, Brockhause J: The development of body image in the child. *Nursing Clinics of North America*, 7:597, 1972
34. McNarey E: Touching and teenager sexuality. In: *The Many Facets of Touch*. Skillman, NJ: Johnson & Johnson, 1984, p 86
35. Megard J, quoted in Sinclair M: Teenworks: Easing the transition to adulthood. *Massage Magazine*, July/August:63, 1999
36. Cassel E: *The Healer's Art, A New Approach to the Doctor-Patient Relationship*. Cambridge, MA: MIT Press, 1985, p 15
37. Stafstrom C, et al: The usefulness of children's drawings in the diagnosis of headache. *Pediatrics*, 109:460, 2002

추천도서

1. Wong D, et al: *Wong's Essentials of Pediatric Nursing*. St. Louis, MO: Mosby, Inc., 2001
2. Berk L: *Infants and Children: Prenatal Through Early Childhood*. Boston, MA: Allyn and Bacon, 1999
3. Schickendanz J, et al: *Understanding Children and Teenagers*. Boston, MA: Allyn and Bacon, 2001

소아 마사지와 수치료 기법

3

요점 정리

이장에서는 다음과 같은 내용을 포함하고 있으며 학생들은 다음과 같은 것들이 가능하게 될것이다.

1. 아동에게 스웨덴 마사지, 이완기법, 수동 관절 가동 범위 운동, 피부 자극을 사용하는 방법을 이해 할 수 있다.
2. 마시지 전이나 중에 필요한 기본과 전문적인 이완기법을 수행할 수 있다.
3. 이완기법, 수동 관절 가동 범위 운동, 감각 자극의 여러 형태와 상호작용하는 전신 스웨덴 마사지를 아동에게 적용 할 수 있다.
4. 아동의 특성을 고려한 맞춤형 마사지 기법의 적용이 가능하다.
5. 냉 · 온의 적용이 신체에 미치는 영향을 설명할 수 있다.
6. 특수한 수치료의 예와 각 상황에 적합한 사례를 이해 할 수 있다.

이 장은 아동에게 특별히 적용 가능한 여러 마사지 기법을 설명하고 있다. 우리는 전신 스웨덴 마사지를 아동에게 적용하는 방법과 이완시키는 방법, 그리고 수치료의 다양한 적용 방법을 배우게 될 것이다.

아동에게 적합한 기술 (SUITABLE TECHNIQUES FOR CHILDREN)

성인에게 적합한 여러 기술들이 소아 마사지에도 적용 가능하다; 그러나, 아동의 신체적, 정서적, 인지 차이로 인한 수정된 방법이 필요하다. 이 장에서는 수동 관절 가동 범위 운동, 다른 특수한 기술과 기본 스웨덴 마사지의 쓰다듬기의 적용들을 배울 것이다.

아동에게 왜 스웨덴 식 마사지를 사용하는가? (WHY USE SWEDISH MASSAGE WITH CHILDREN?)

스웨덴 마사지는 부드러운 수동적 접촉(passive touch), 표재 용액 기법(천부 쓰다듬기), 두드리기, 쓰다듬기, 주무르기와 같은 심부 신경근 기법, 수동 관절 가동 범위 운동 기법 등을 포함하고 있다. 아동이 쉽게 이완하면서 수용하기 때문에, 배우기 쉬워서 부모들에게 가르치기도 쉽다. 또한 물리치료에서 접촉으로 인한 여러 문제들에 대해 효율적으로 융통성 있게 사용할 수 있다. 많은 다른 형태의 신체의 기능과는 반대로 스웨덴 마사지의 한 가지 구체적인 이점은 치료사와 아동 모두에게 아동의 연부 조직에 대한 특수한 되먹임을 준다는 것이다. 즉, 치료사는 피부의 운동성, 근육의 길이와 탄력성, 유착, 다른 근육과 얼굴 조직과의 관계, 뼈와 그 위에 있는 연부 조직 사이의 관계 등을 느낄 수 있을 것이다.

스웨덴 마사지의 소아적인 측면에서, 감각 자극과 이완 훈련에 대한 특수 기술들은 서로 상호 보완적이다. 마사지 적용 시 가장 강조되는 점은 치료사가 통증을 주지 않고 아동에게 마사지 여부에 대해 선택을 할 수 있도록 하게 하는 것이다.

치료사는 쓰다듬기 순서와 타이밍이 익숙해질 때까지 연습해야 한다. 그러한 점에서 당신은 기본적인 소아 마사지 기술들과 아동 개개인의 요구와 치료사 자신의 직관과 창의력에 따라 마사지 방법을 변화시킬 수 있도록 충분한 이해가 필요하다. 치료사가 스웨덴 마사지를 아동의 특성에 따라 개별화를 주기 위해서 필요한 변화 요소는 다음과 같다: 신체의 부위를 어떤 순서로 마사지 할 것인가; 치료하는 동안 어느 조직의 층을 할 것인가; 사용한 압력의 양; 쓰다듬기를 하는 속도; 쓰다듬기를 하는 횟수; 쓰다듬기 사이에 이동 거리 등을 포함한다. 시간이 지나면서, 치료사는 차츰 독자적인 형태를 발전시킬 수 있고, 구체적인 목적을 위해 개개인의 아동들에게 마사지 치료 속에 다른 마사지의 형태와 bodywork으로부터 기술들을 자연스럽게 접목이 가능할 것이다.

Montreal의 캐나다인 물리치료사인 Lyse Lussier는 스웨덴 마사지를 사용하여 아동의 여러 문제들에 대한 도움을 주고 있다. 거의 20년 동안 많은 심한 질병과 무능에 직면한 아동들뿐만 아니라, 다른 여러 정상적으로 건강한 아동들을 치료해왔다. 그녀는 진단을 받은 초기 암의 모든 단계에 있는 아동; 골수 이식과 같은 많은 스트레스를 주는 치료기간의 아동; 다양한 치료로 인해 집에서 회복 중인 아동; 암 재발 기간; 그리고 질병의 마지막 단계에서 치료한 경험이 있다. 그녀는 또한 신장 투석과 신장 이식, 전신 마비 아동, 장기간의 혼수 상태인 아동 등을 치료한 경험이 있다. 그녀의 마사지 기법은 신체적 고통(통증, 구역질, 움직이지 못하는 불편)과 정신적 고통(두려움, 자극의 감소, 불면증, 고립감)들을 이완시킨다. 비록 Ms. Lussier는 분극 치료(Polarity Therapy) 또는 두개 천골 자극 기법 등을 사용하지만, 그녀가 주로 사용하는 주된 치료 기법은 스웨덴 마사지이다(Lussier L. personal communication, November, 2002).

소아 마사지의 금기증
(CONTRAINDICATIONS TO PEDIATRIC MASSAGE)

비록 아동에게 마사지를 하는 것은 안전하지만 항상 금기증은 존재한다. 특히, 피부에 욕창, 화상, 종기, 옴과 같은 감염성 발진 등에서는 마사지를 해서는 안 된다. 또한 염증이 있는 관절, 종양, 진단되지 않은 상처 등에도 적용해서는 안 된다. 상해(심한 타박상, 관절 염좌, 골절, 탈구)등과 의학적 상태일 때는 마사지를 시작하기 전에 치료사와 상담을 충분히 해야 한다. 무릎의 뒤쪽, 검상돌기, 팔꿈치 안쪽 등의 특수한 부위에는 되도록 피해야 한다. 만약 아동이 급성으로 아프거나 체온이 상승하는 경우 또한 금기에 해당한다.

기본 마사지 기술
(BASIC MASSAGE STROKES)

기본적인 마사지 기술로는 수동적 접촉(passive touch), 쓰다듬기, 주무르기, 비벼 문지르기, 두드리기 등을 포함한다.

수동적 접촉

손을 이완시키고 따뜻하게 해서 아동의 몸에 올려놓고 30초 정도 유지한다(그림 3-1). 이러한 시작은 부드러운 방법으로 접촉을 시도하는데 주로 사용된다. 손의 온기는 아동을 이완시키고 자연스러운 느낌의 수동적 접촉에 도움을 준다.

쓰다듬기

쓰다듬기는 손의 손바닥의 전체를 사용한다(그림 3-2). 심부 근육을 움직이도록 시도하는 것보다는 치료사의 손이 신체 상태와 아동의 윤곽을 확인하도록 한다. 쓰다듬기 움직임은 부드럽고 지속적으로 움직여서 아동을 진정시키고 이완시킨다. 쓰다듬기는 림프와 혈액의 순환의 증가 시킨다. 쓰다듬기의 속도, 방향, 압력을 기본으로 하고 진동을 결합함으로써, 쓰다듬기는 여러 다른 목적에 적합하다. 예를 들면, 쓰다듬기를 천천히 한다면 진정효과가 있지만 빠르게 한다면 오히려 자극을 줄 수도 있다. 가벼운(표면) 쓰다듬기는 심부 쓰다듬기와는 다른 효과를 준다. 예를 들어, 신체의 각 부위에서 마사지를 시작할 때, 가벼운 마사지는 아동에게 치료사의 접촉을 익숙하게 하고 아동의 조직과 접촉 시의 반응을 알 수 있게 하고, 그 부위를 따뜻하게 하고 이완시킨다. 신체 일부를 전체적으

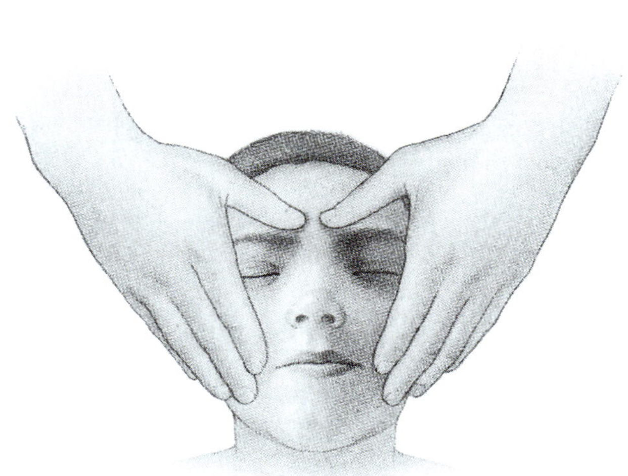

그림 3-1 ■ 수동적 접촉

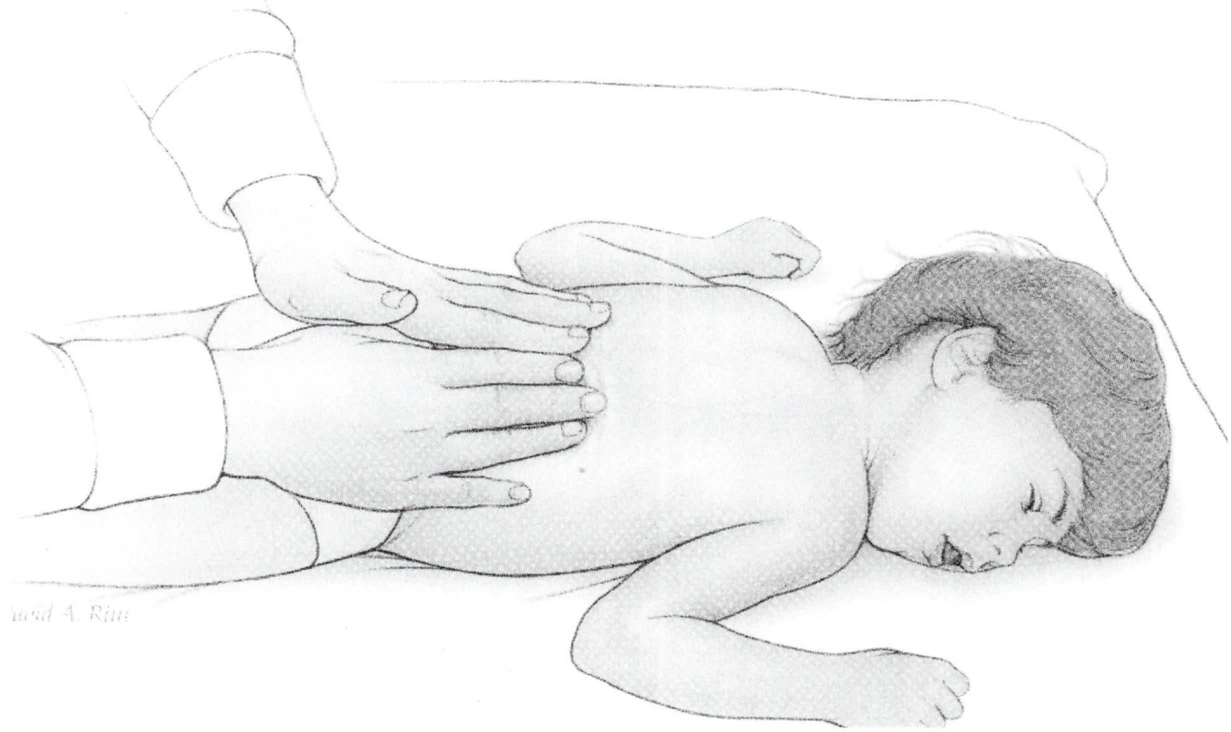

그림 3-2 ■ 쓰다듬기. 아동의 신체에 손바닥 전체가 접촉하고 있는 것에 주의해라.

로 이완시키고 따뜻하게 하기 위해 사용되는 심부 쓰다듬기는 심부 근육의 긴장을 풀어주는 효과가 있다.

표면과 심부 쓰다듬기는 아동에게 신체 부위의 윤곽을 알게 해주기 때문에 신체 경계에대한 인지 능력을 증가시키는데 도움을 준다. 손에서 팔로 가는 쓰다듬기 기법과 손에서 어깨의 윗부분까지 작은 범위로 지속적인 쓰다듬기를 하는 것은 차이가 있다. 즉, 전자는 아동에게 팔이 어깨 아래에 바로 멈추는 것과 같은 느낌을 주고 후자는 아동에게 팔이 더 길고 어깨가 팔의 한 부분이라는 느낌을 준다.

주무르기

유날법(Kneading)과 같은 뜻인 프랑스어 인 주무르기(Petrissage)는 압박(press), 굴리기(roll), 쥐어짜기(squeeze), 들어올리기(lift), 잡고 흔들기(wring), 또는 연부 조직을 주무르는 것 등의 여러 종류를 포함하고 있다. 주무르기는 쓰다듬기 보다 더 깊은 곳의 긴장을 완화시켜주고 국소적인 순환 증가, 유착을 예방하고 근 섬유를 분리시키고 심부 근육 층의 두께와 느낌을 인지하는데 도움을 준다. 주무르기는 심부에 영향을 주기 때문에 아동이 표재나 심부 쓰다듬기를 수행한 후 적용해야 한다. 주무르기를 하고 있을 때, 아동에게 느낌을 물어보거나 눈에 띄는 거부 반응이 있는지 지속적으로 관찰해야 한다. 주무르기는 총 세 가지로 raking, 주무르기, 모지 주무르기 등으로 구성되어 있다.

Raking

Raking은 등, 팔, 다리에 적용 가능하다. 손가락은 움켜지고, 뻣뻣하게 만들어서 마치 garden rake 처럼 보이게 한다(그림 3-3). Raking은 등이나 사지의 상부에서 시작해서 손가락 끝을 중간 정도의 압력으로 아래쪽으로 조직을 긁어내린다. 그 후에 다른 한 손은 들어 올리고 다른 한 손은 같은 raking 동작을 한다. 반복적으로 rake를 하고 점차 조직의 아래쪽으로 내려온다.

주무르기(kneading)

중간 정도의 압력을 사용하면서 엄지와 손가락 사이로 살을 잡고 들어 올린다(그림 3-4). 꼬집지 말고 부드럽게 쥐어짜듯이 한다. 천천히 같은 조직을 다른 손으로 잡으면서 놓아준다. 교대로 들어 올리고 다시 놓아주기를 반복한다.

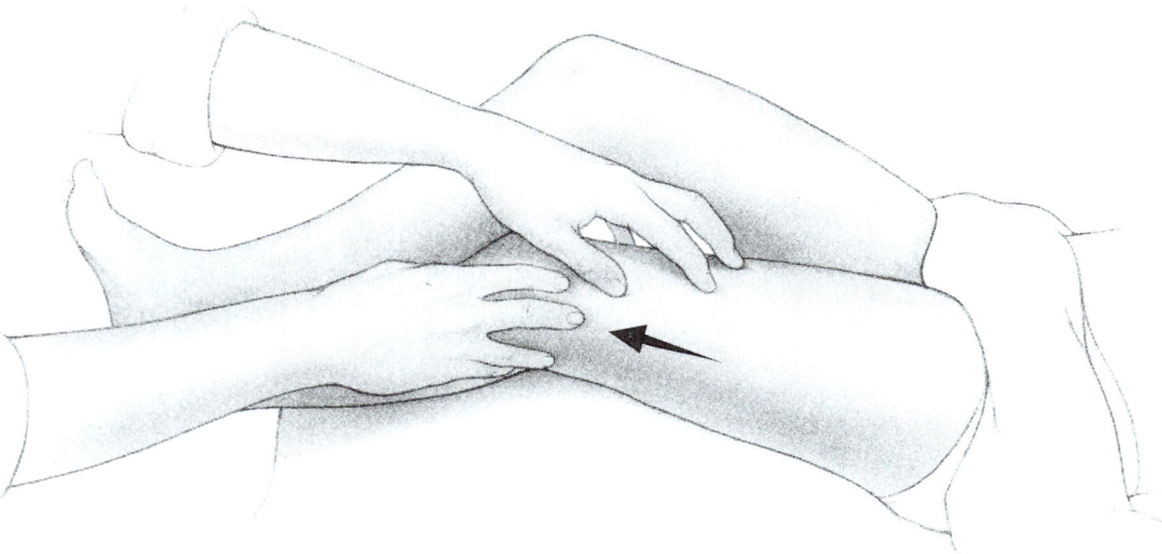

그림 3-3 ■ Raking

모지 주무르기

이 방법은 작은 부위처럼 특수한 곳에 적용하고 쓰다듬기로 잘 느낄 수 없는 심부 긴장의 작은 부위를 발견하는데 도움을 준다. 엄지를 편 채로 처음에 쓰다듬은 후에 반대쪽 손으로 다시 한다.(그림 3-5). 이 작은 밀기나 쓰다듬기는 약간 겹치면서 적용하고 중간이나 더 강한 압을 사용하여 신체의 각 부위에 대해 특수한 방향으로 움직인다.

비벼 문지르기(Friction)

비벼 문지르기는 피부 면에 대해 손바닥으로 세차게 비벼 문질러서(그림 3-6) 그 부위에 온감을 준다. 고전적인 스웨덴 식 마사지에서는 표면과 심부 비벼 문지르기 두 가지 방법이 모두 사용되었지만, 소아 마사지에는 보통 표면 비벼 문지르기만 사용한다. 이 책에서 손과 발, 그리고 흉곽에만 적용하였다.

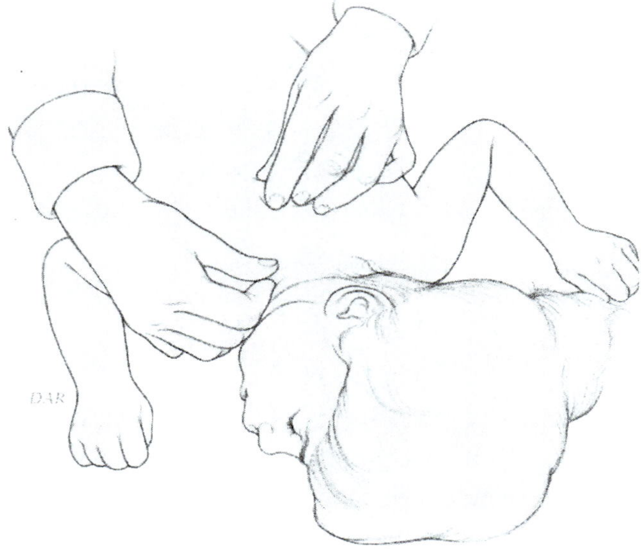

그림 3-4 ■ 주무르기

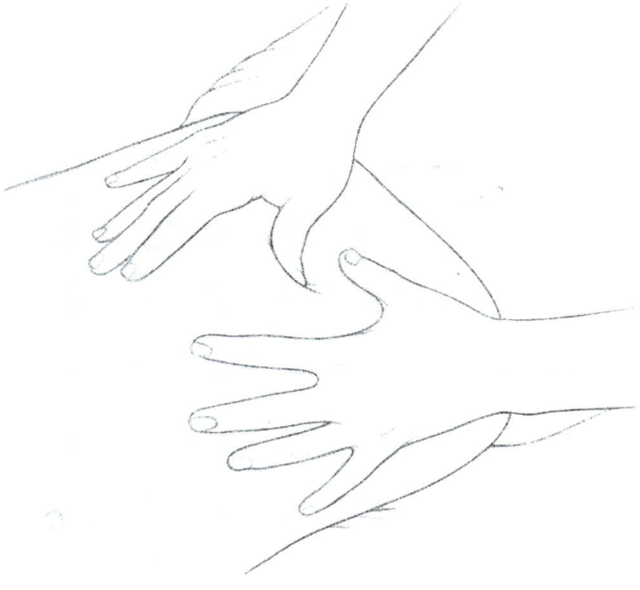

그림 3-5 ■ 무지 주무르기

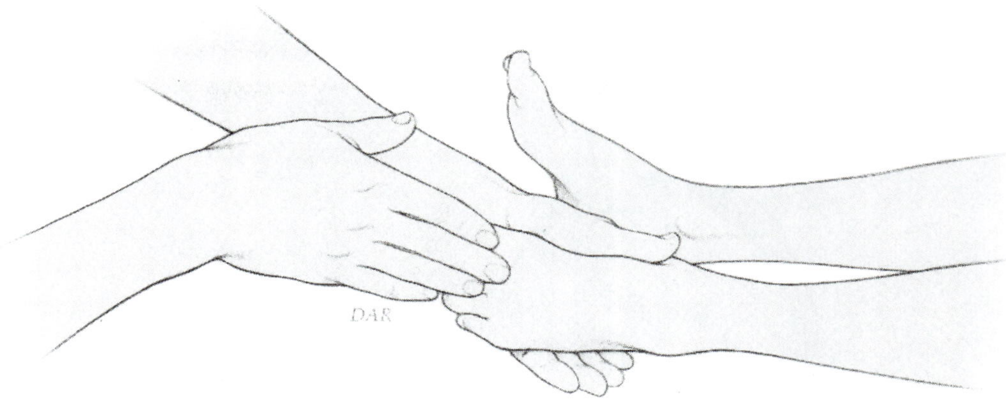

그림 3-6 ■ 비벼 문지르기

두드리기(Tapotement)

Tapping이라는 프랑스어로부터 온 두드리기는 서로 같은 높이에서 손을 교대로 적용하면서 활발하고 빠르게 두드리는 방법이다. 주로 종말 신경을 자극하는데 사용된다. 이 기법은 쓰다듬기나 다른 방법으로 아동의 조직을 충분히 따뜻하게 한 후 적용해야 한다.

소아 치료에서 두드리기는 모든 신체 부위에서 마사지 마지막 단계로 추가적인 감각 자극을 제공할 수 있다. 대부분의 아동은 가벼운 정도의 두드리기를 좋아한다 — 흉곽을 두드리는 동안 숨을 쉬거나 큰 소리는 내게 한다면 두드릴 때 나는 소리는 자주 큰 즐거움을 불러일으킨다. 신장이나 뼈 돌출부, 오금, 팔꿈치 앞 부위, 목 주위, 유방, 복부 주위에는 금기이다. 두드리기는 tapping, pincemnet, cupping 등을 구성되어 있다.

손가락 끝으로 두드리기(tapping)

손가락 끝으로 두드리기(Tapping)는 아동의 국소 부위에 손가락 끝으로 빠르고 가볍게 교대로 두드리기를 한다(그림 3-7).

꼬집듯이 두드리기(pincement)

pinching이라는 프랑스어에서 온 꼬집듯이 두드리기는 피부를 들어 올리거나 가볍고 빠르게 손을 교대로 사용하면서 "꼬집는" 방법이다. 주로 양손의 두 번째와 세 번째 손가락과 엄지를 사용한다(그림 3-8). 이 기법은 꼬집는 것보다는 피부를 들어 올린다고 생각하면서 적용한다.

컵 모양으로 두드리기(cupping)

컵 모양으로 두드리기(cupping)을 수행하기 위해서, 손을 컵 모양으로 만들어 빠르게 교대로 사용한다(그림 3-9). 이 동작은 신경 종말을 자극할 뿐만 아니라, 아동이 감기나, 폐렴, 섬유성 낭종 등에도 적용가능하다. 너무 많은 압력이나 위협한다는 느낌을 받지 않도록 주의가 필요하다.

수동 관절 가동 범위 운동 (PASSIVE RANGE OF MOTION)

수동 관절 가동 범위 운동 동안에 가장 편안한 관절 가동 범위에서 관절을 움직인다. 아동은 전체적으로 치료사의 외력으로 인해 관절의 움직임이 발생하고 수동적으로 움직이게 된다. 관절 가동 범위 운동은 관절 주위 조직을 신장시키는 것처럼 관절 운동을 유지하거나 증가시키는데 사용된다. 아동이 전체 관절 가동 범위가 정상이 아니라면, 누군가에 의해 움직이는데 도움이 필요하고, 그로 인해 관절은 유연성을 잃고 심하면 구축이 발생 할 수 있다. 더욱이, 근육 긴장, 유착, 통점은 관절에서 가동 범위를 감소키는 결과를 가져올 수도 있다.

언제 수동 관절 가동 범위 운동을 적용하는가?

치료사는 아동의 관절 유연성을 측정하기 위해서 처음에 수동적 관절 가동 범위 운동을 할 수 있다. 또한 수동 관절 가동 범위는 평가와 치료에 유용하다. 이 운동은 아동이 근 긴장이 발생하는 정확한 위치를 찾는데 도움을 주는 좋은 방법이고 상해, 질환, 수술, 마비로 인해 움직일

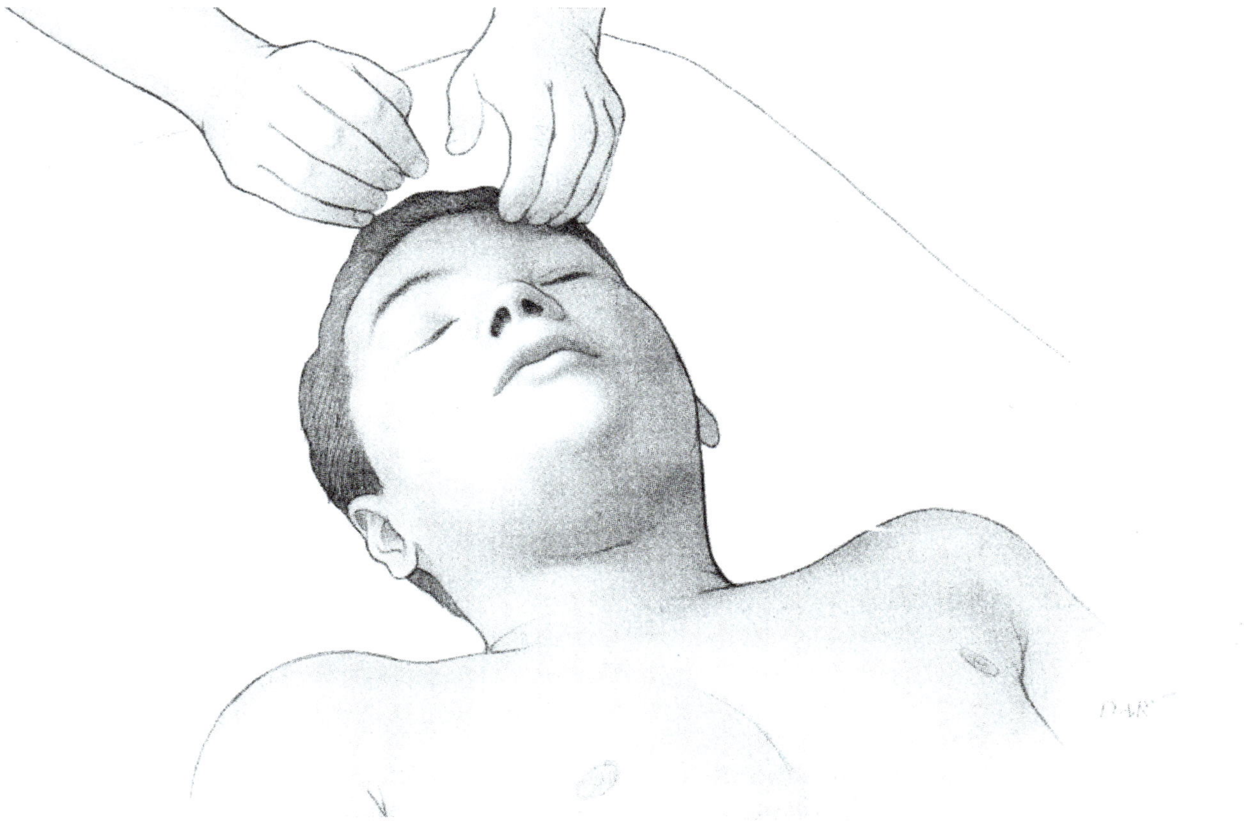

그림 3-7 ■ 두드리기

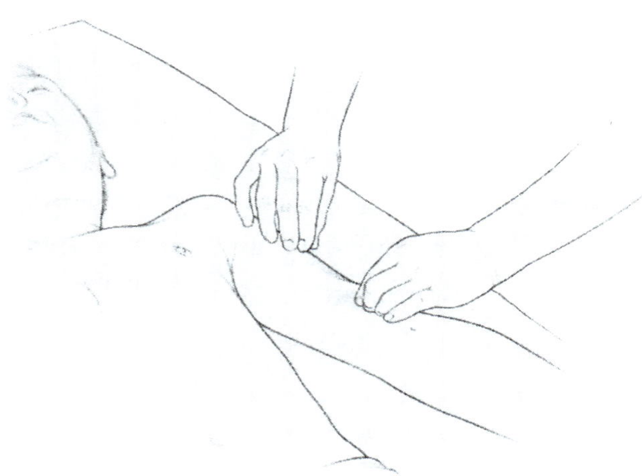

그림 3-8 ■ 꼬집듯이 두드리기

수 없을 때 관절 유연성을 유지하는데 도움을 준다. 아동이 일부 관절들을 자유롭게 사용할 수 없을 때, 수동적 관절 가동 범위 운동을 적용할 수 있다. 예를 들어, 소녀가 목발을 사용하여 걸을 때, 정상 아동처럼 걸을 때 팔을 앞뒤로 흔들 수 없고, 어깨 관절은 보행 중에 신체의 무게를 지지하게 될 것이다. 이것은 양 상지의 근육 긴장이 점차 증가시키는 위험과 어깨 관절의 가동 범위를 감소하는데 영향을 줄 수 있을 것이다. 수동적 관절 가동 범위 운동은 어깨의 관절 가동 범위를 유지하는데 도움을 주고 주위 근육의 증가한 긴장을 감소시키는데 도움을 줄 수 있다.

아동이 성인 보다 관절의 대부분에서 더 많은 범위의 운동이 일어난다는 것을 이해하는 것은 중요하다. 이전 연구에서, 성인과 아동의 관절 가동 범위를 비교하였을 때 성인보다 아동이 약 10% 정도 더 큰 관절 가동 범위를 보였다. 이러한 성인과 아동 관절 움직임의 가장 큰 차이점은 어깨의 후방 신전과 외회전, 손목의 척골 편위, 고관절의 외회전과 내회전, 발목의 저측 굴곡 등에서 주로 발견되었다.[1]

이 장에서 배울 관절 가동 범위 운동은 관절 그 자체의 장애로 인한 가동범위의 제한과 타이트(tightness)를 치료하는 것이 목적 이며, 다음과 같은 것도 포함한다.

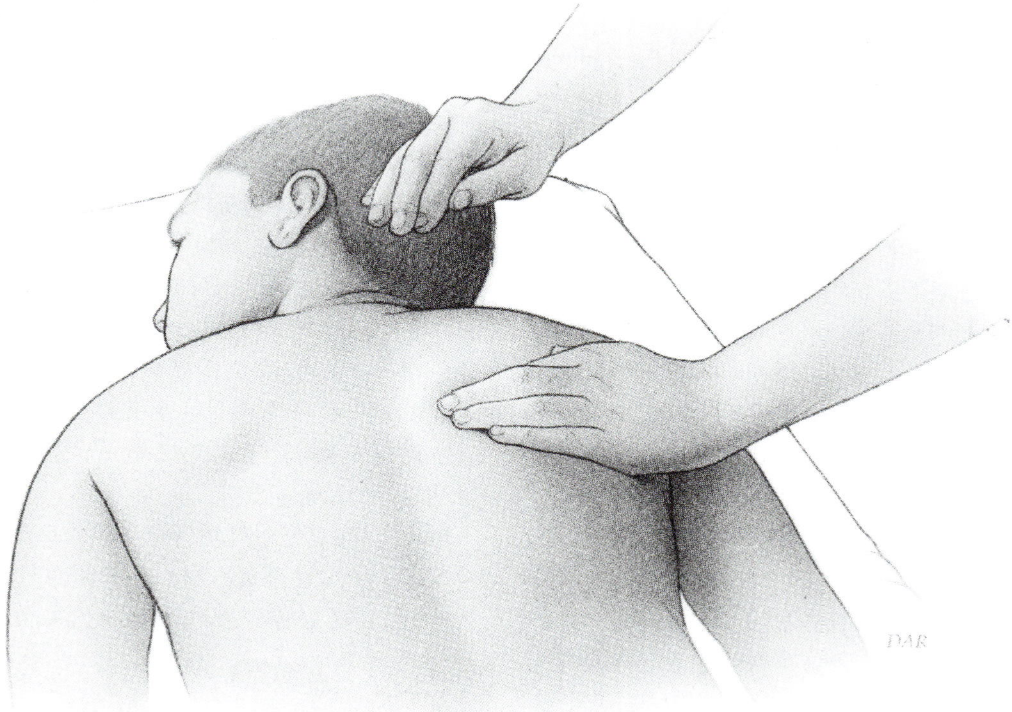

그림 3-9 ■ 컵모양 두드리기

- 아동이 치료사에게 자신의 체중을 맡김으로써 신체의 특수한 부위를 이완시키는 법을 배우는 것에 도움을 준다. 대부분의 성인들은 이러한 방법으로 이완하는데 어려움이 있다. 이러한 극단적인 예는 머리가 경직된 상태로 치료 테이블에서 앙와위로 있는 성인에게서 볼 수 있는데, 이러한 경우에는 근육 긴장을 인지하는데 어려움이 있기 때문에 마사지로 큰 효과를 볼 수 없다. 예를 들어, 이완을 못하고, 목 근육 전체를 신장시키거나 전체 관절 가동 범위 운동을 하는 경우이다. 젊은 사람에게 외부의 힘에 의해 움직여질 때 이완하는 법을 가르치는 경우에는 만성적인 구축의 형태를 예방할 수 있는 방법도 가르치는 것이 중요하다.
- 아동의 근 긴장이 발생하는 정확한 위치를 찾는데 도움을 준다.
- 아동이 신체를 이완하고 수동적으로 움직임을 하는 동안 촉각의 여러 종류를 받아들이고 신뢰를 얻도록 하는데 도움을 준다.
- 아동의 신체 인지를 증가시킨다. 기계적인 압력에 반응하는 관절의 감각 신경 종말은 개개인의 균형, **고유수용감각**, 운동 인지에 영향을 준다. 관절 가동 범위 운동은 이러한 수용기에 자극을 줘서 아동이 감각을 느끼는데 도움을 준다. 아동이 치료사에게 신체를 들도록 할 때 신체의 무게; 붙고 떨어지면서 미는 뼈 끝 부위의 관절 안의 느낌; 신체가 공간에서 움직임; 근육, 건, 근막, 관절낭 등과 같은 연부조직의 저항이나 신장. 이러한 저항은 부분적으로 근육 긴장이나 유착으로 인해 발생할 수 있다.

수동적 관절가동범위 운동을 어떻게 수행하는가?

마사지를 하는 동안에, 수동 관절 가동 범위 운동은 이완과 치료적 측면과 다양하고 흥미유발 역할도 가능하다.

- 운동의 시작을 말해주고, 놀이방의 분위기 맞추어 마치 놀이처럼 운동을 해라. 아동은 그것을 재미있는 것으로 알고, 치료사가 어깨 관절을 움직이는 동안 장난으로 치료사의 얼굴을 손으로 칠 수도 있을 것이다!
- 신체를 마사지하고 마지막으로 그 부위에 관절 가동 범위 운동을 해라. 앙와위 자세에서 아동과 함께 모든 관절 움직임을 해라. 고관절 신전과 슬관절 굴곡, 신전을 제외하고 그리고 필요하다면 복와위 자세에

사례 연구 3-1

배경

Joe Polk는 관절 구축증(arthrogryposis; 관절이 굴곡 된 상태)로 1998년에 태어났다. 이로 인해 아동은 출생 시 여러 관절에 구축이 있었고, 또한 고관절 탈구, 하수족(clubfoot), 근 위축을 동반하였다. 관절구축증은 유전적이 아니라 특발성으로 알려져 있다. 한 가지 이론은 관절구축증은 임신 동안 산모와 접촉한 바이러스에 의해서 유발된다고 알려져 있다. 이러한 아동은 전형적으로 심각한 관절 제한과 변형을 가지고 있다. 이러한 장애로 인해 경직과 움직임의 여러 제한과 통증을 유발하고 있다. 하수족과 고관절 슬관절 구축의 교정은 태어나면서부터 시작하였고 캐스트와 관절 가동 범위 운동, 그리고 가능하다면 수술을 하였다. 관절구축증을 가진 아동은 걸을 수 있지만 여러 근골격계 제한과 다양한 관절에 제한이 있어서 주로 휠체어가 필요하다. 성장 하면서 아동의 상태는 여러 관절 구축과 경직 통증, 활동 시 통증이 증가하는 경향을 보인다.[2]

Joe Polk 출생 시 팔은 쭉 뻗어있고, 손목은 굴곡 된 상태로 고정, 발목은 심각하게 휘어져 있었다(그림 3-10). 그의 어머니는 자식의 맥박은 약했고 손에 혈류 공급이 제한되어 있고 손목은 거의 움직임이 없었고 자줏빛을 띄고 있었다고 했다. Joe에게 모유를 먹이는 것은 마치 볼링공을 잡는 것과 같았다고 하였다. 그의 발은 구축이 있어서 그의 위(胃)를 향하여 휘어져 있었다. 그의 가족들 아동의 상태로 인해 그의 손을 결코 쓸 수 없고 상지와 하지에 일곱 번 이상의 수술이 필요하다고 들었다. 이 수술은 대흉근을 제거하고 상완 이두근에 임플란트를 삽입하였고 굴곡 된 팔을 적절한 위치로 교정하기 위해 발에 있는 뼈를 사용하였다; 그리고 발 구축을 교정하기 위해 몇 번의 캐스트를 하였다.

Joe는 그의 발을 여러 번 수술과 캐스트를 하였고 심지어 5달 동안 매일 새로운 캐스트를 하였다; 하지만 그의 부모들은 팔에 큰 수술을 꺼려하고 있었다.

치료

Joe는 그의 어머니에게서 태어난 것이 행운이었다. 그의 어머니는 스웨덴 마사지 훈련과 반사 치료를 배운 간호사 출신이었다. Joe는 똑똑하고 강한 아기였지만 움직이지 못하기 때문에 계속적인 위협을 받고 있어서 과민한 반응을 보였다. Joe의 어머니는 출생 후 매일 마사지

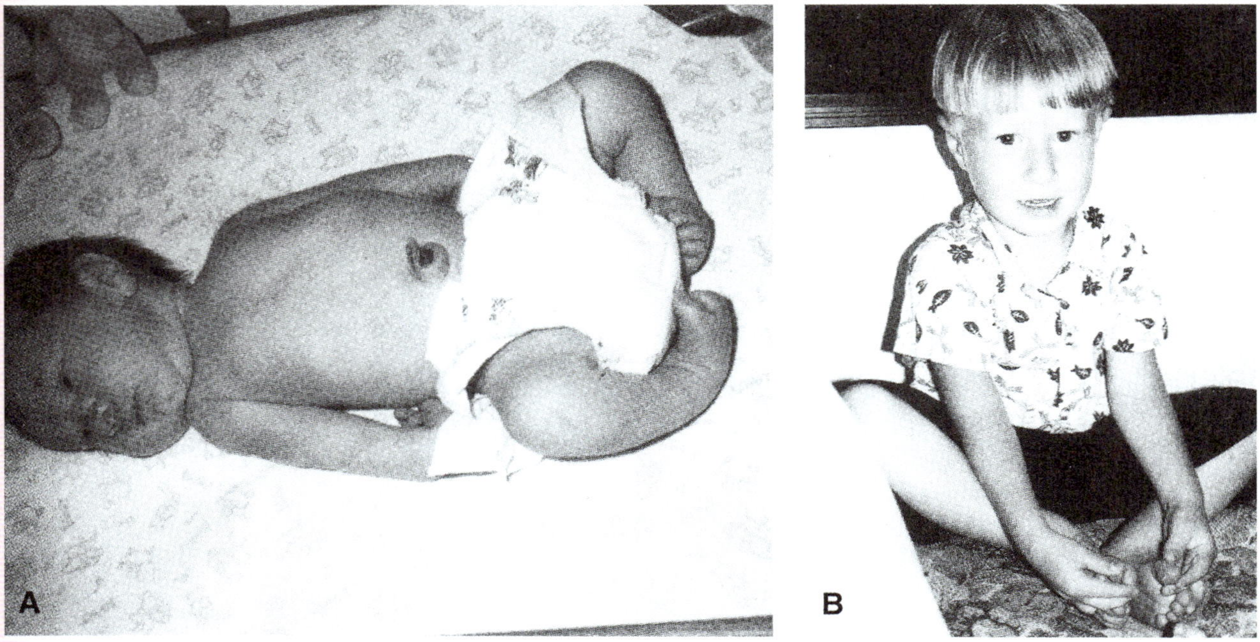

그림 3-10 ■ Joe Polk **A.** 태어난지 3일, **B.** 4살

(계속)

사례 연구 3-1 (계속)

와 관절 가동 범위 운동을 시작하였다. 그녀는 경도의 압력을 특히 관절 주위에서 사용하고 또한 발 반사 치료를 사용하였다. 그녀는 수동적 관절 가동 운동과 구축된 조직을 신장시켰다. Mary는 Joe의 마사지 후에 조직이 부드러워지고 이완되고, 그와 더불어 관계가 더 친밀해지는 것을 알 수 있었다. 그녀는 또한 자주 Joe를 온수를 담은 욕조 안에서 관절 가동 범위 운동을 하였다. Joe의 최초 캐스트는 그가 출생 후 3일 되던 날 하였고, 매주 마다 새로운 캐스트를 하였다. Mary는 비록 캐스팅이 필요하지만, Joe는 감각 자극을 받지 않거나 캐스트 할 때 움직임이지 못한다는 것에 관심을 가졌다. 그로 인해 그녀는 캐스트 제거기를 구입해서 매주 그녀는 새로운 캐스트를 하기 전날 밤에 캐스트를 제거하였다; 이것은 다음날 새로운 캐스트를 하기 전에 다리를 욕조에 넣어서 마사지와 관절 가동 범위 운동을 가능케 했다. Joe는 4~6개월 때 그의 척수를 자유롭게 하는 경막 운동을 촉진하는 두개 천골 자극 치료를 받았다. 그러한 치료 동안 심한 화(anger)와 불안이 감소하였다. 그의 관절 움직임은 느렸지만, 꾸준히 증가하고 있었다. Joe는 계속해서 3세 까지 매일 어머니에게서 마사지를 받았지만, 1세 때 받은 치료의 집중적인 형태의 치료는 받지 않았다.

반응

치료 동안 Joe는 모든 관절에서 관절 가동범위가 가능하게 되었다. 4살 때, Jow는 완벽하게 정상처럼 보였다. 그는 더 이상 보조 신발이 필요하지 않았고 변형도 없었고 발목은 움직임은 정상이었다. 그는 스스로 옷을 입고 먹을 수 있었고 물 아래에서 수영을 할 수 있고, 세발자전거를 탈 수 있었고 사다리를 오르고 손을 사용해서 종이를 색칠하고 가위로 오릴 수도 있었다. 그는 주관절과 손목 신전 시 약간의 제한을 보이지만 계속해서 높은 활동을 보이고 있다. 그의 관절 가동범위는 계속 증가할 것이라고 기대되고, 주치의는 더 이상 수술이 필요 없다고 하였다(Polk M, personal communication, september 2002).

토론을 위한 질문

1. Joe의 관절 구축증은 조직에 어떠한 영향을 주는가?
2. 관절 구축증으로 Joe는 어떤 증상을 가지고 있는가?
3. Joe에게 적용가능한 마사지 치료를 포함한 치료적 방법이 무엇이 있는가?
4. Joe의 관절 구축증이 신체와 정신에 Joe의 어떠한 영향을 보였는가?

서도 실시해라. 세 번 정도 각 움직임을 반복한다.

- 사지나 신체 부위를 지지해주면서 부드럽게 들어 올려라. 과도한 삔기를 예방하기 위해서 좋은 신체 기전을 사용한다. 아동이 신체를 치료사의 손에 올려놓고 쉬도록 한다.
- 신체를 부드럽게, 천천히, 율동적으로 움직인다. 갑작스럽고 빠른 움직임은 그 부위의 긴장을 증가시킬 수 있다.
- 정상 관절 가동 범위를 넘어서 힘을 주는 것을 피해라. 근육 염좌, 통증, 상해를 유발 할 수도 있다.
- 아동이 움직임 동안 긴장이 발생한다면 잠시 멈추고 아동을 이완시키고 잠시 쉬도록 한다. 움직임동안 통증이 있다면 다시 시도는 하지만 신체를 전보다 더 범위를 넘어서 움직이지 않도록 한다. 그래도 통증이 있다면 그 동작을 멈춘다.
- 만약 관절이 정상보다 제한된 움직임을 보이면, 잠재적인 범위에서 천천히 더 움직인다; 운동 중에 아동이 제한이 있거나 긴장이 발생하면 바로 이완시키도록 한다. 무리한 힘을 쓰지 않도록 한다. 관심 포인트 상자 3-1의 요점은 여러 관절들의 정상 관절가동 범위의 끝에 도달하는 시점을 보여주고 있다.

머리와 목

움직임은 그림 3-11에서 볼 수 있다.

1. 손가락은 아동의 두개골 밑에 놓고, 엄지는 머리 쪽에서 약간 귀 위에 놓는다. 저항이 느껴지거나 턱이 흉곽과 접촉 할 때까지 천천히 부드럽게 머리를 앞으로 민다. 천천히 처음 자세로 머리를 내린다. 이것

관심 포인트 상자 3-1

관절이 정상 관절 운동 범위 끝에 도달 한 지를 판단하는 방법

수동 관절 운동을 할 때, 관절의 정상 범위에 도달한지를 아는 것은 중요하다. 치료사가 그 지점을 알지 못한다면, 과도한 움직임으로 인해 손상을 유발 할 수 도 있다. 관절에 따라 차이가 있고 끝 느낌도 다르다. 만일 끝 느낌을 배웠다면 치료사는 관절이 최대 범위에 도달했을 때 알 수 있을 것이다. 끝 느낌을 어떻게 정의하는지 배우기 위해서는, 부드럽게 압력을 적용하고 관절이 끝 지점에서 어떤 느낌인지 느껴야 한다. 관절이 정상 범위를 넘어설 때, 다음과 같은 끝 느낌을 느낄 것이다.

1. 뼈 끝느낌. 두 뼈가 맞닿을 때 관절에서 움직임을 멈춘다. 그 저항은 단단하고 방해하는 느낌을 주면서 움직임을 멈추게 된다. 주관절을 완전히 신전할 때 느낄 수 있다.
2. 관절낭 끝 느낌. 관절낭과 주위 연부 조직(근육 제외)은 관절 가동범위를 제한한다. 저항은 단단하지만, 딱딱하지는 않다; 가죽을 당길 때처럼 약간의 움직임을 "준다."는 느낌이 있다. 고관절을 완전히 내측으로 회전시켰을 때 느낄 수 있다.
3. 근육 끝느낌. 근육의 길이는 관절 가동범위를 제한한다. 저항의 느낌은 비록 관절낭과 스프링 끝느낌보다는 단단하다. 아동이 앙와위 자세에서 다리를 공중으로 들어올리면서 무릎을 굴곡한 다음 신전할 때 느낄 수 있다; 무릎 신전에서 제한은 무릎 뒤쪽의 근육으로 인해 발생한다.
4. 연부 조직 끝느낌. 연부 조직은 관절 가동범위를 제한한다. 저항은 부드럽다. 아동이 앙와위에서 무릎은 완전히 굴곡할 때 느낄 수 있다. 수동적 움직임동안의 아동의 반응은 인대와 근막과 같은 비축성 구조에 대한 정보를 제공한다.

은 목을 굴곡 시킨다(그림 3-11A).

2. 단계 1을 반복하면서, 치료사가 처음 자세에서 머리 뒤쪽으로 오면서 부드럽게 손가락을 목 쪽으로 내려서 아이의 턱이 천장을 바라보도록 한다(그림 3-11B).
3. 한쪽 손은 아동의 머리 뒤에 있고 반대측은 턱 아래에 놓는다. 머리를 아동의 몸에서 45도 정도 지지하면서 올린다. 천천히 머리를 약간의 저항이 느껴 질 때 까지 한쪽으로 돌린다. 머리를 약간의 저항이 느껴질 때까지 반대쪽으로 다시 돌린다. 아동의 머리를 돌릴 때 굴곡 되거나 신전되는 것을 피하도록 한다. 이것은 경추를 회전시킨다(그림 3-11C)
4. 손바닥으로 얼굴의 양쪽을 잡은 상태로 머리를 저항이 생기거나 귀가 어깨의 끝과 만날 때까지 외측으로 머리를 구부린다. 이것은 경추의 측방 굴곡이다(그림 3-11D)

상지-어깨, 팔꿈치, 손목, 머리

움직임은 3-12에서 볼 수 있다.

어깨와 팔꿈치

한 손으로 팔꿈치 아래를 잡고 다른 손은 손목 아래를 잡는다.

1. 팔을 천장과 머리 쪽으로 움직인다. 이것은 어깨를 굴곡, 외회전, 신전시킨다(그림 3-12A).
2. 팔을 신체에서 멀어지고 아동의 머리 쪽으로 손이 머리에 닿을 때 까지 움직인다. 이것은 어깨를 외전, 외회전 시킨다(그림 3-12B).
3. 팔을 가슴의 중앙선을 가로질러 손이 반대측 어깨에 닿을 때까지 움직인다. 이것은 어깨를 내전시킨다(그림 3-12B).
4. 팔을 어깨 높이에서 90도 외전시키고 팔꿈치를 굴곡시켜서 손이 일직선이 되도록 한다. 전완은 손바닥이 치료 테이블과 닿을 때까지 아래로 회전시킨다. 이것은 어깨를 내회전 한 상태이다(그림 3-12D)
5. 아동의 머리에 가깝게 전완이 손등이 치료 테이블에 닿을 때까지 움직인다. 이것은 어깨를 외회전 시킨 상태이다(그림 3-12E).
6. 팔꿈치를 손가락이 턱에 닿을 때까지 구부리고 다시 편다. 이것은 팔꿈치를 굴곡과 신전시킨다(그림 3-12F).
7. 악수하는 것처럼 아동의 팔을 잡고 손바닥을 위아래로 돌린다; 단지 전완만 움직이고 어깨가 움직이지 않도록 한다. 이것은 전완을 회내, 회외시킨다(그림 3-12G).

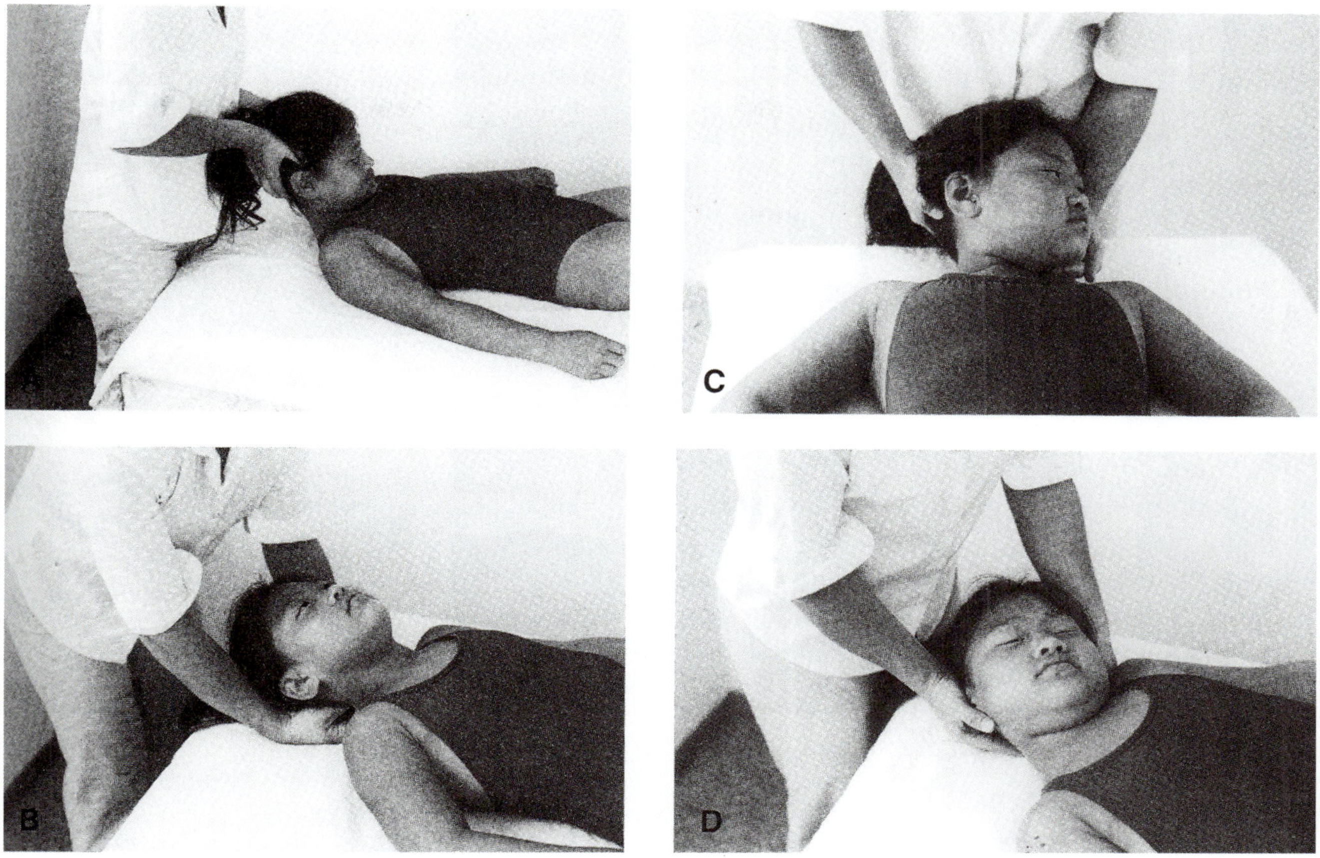

그림 3-11 ■ A-G. 하지의 수동 관절 가동 범위 운동

손목과 손의 움직임

아동의 팔을 전완이 치료 테이블에 닿도록 굴곡 시킨다. 손목 관절을 한손으로 지지하면서 다른 한 손은 손과 손가락을 도수 치료한다.

1. 손목을 뒤로 구부리고 동시에 손가락을 구부려서 손바닥에 닿도록 한다. 이제 손목을 뒤로 구부리고 손가락을 신전시킨다. 이것은 손목과 손가락의 과신전을 시킨다(그림 3-12H).
2. 소목을 앞으로 구부리고 손가락을 신전시킨다. 이것은 손목을 굴곡시키고, 손가락을 신전시킨다(그림 3-12I).

하지-고관절, 슬관절, 족관절, 발

움직임은 3-13에서 볼 수 있다.

고관절과 슬관절

1. 한 손은 아동의 발을 잡고 다른 한 손은 무릎을 잡고 발을 들어 올린다. 무릎을 구부리고 저항이 느껴질 때까지 흉곽 쪽으로 굴곡 시킨다. 이것은 고관절과 슬관절을 굴곡 시킨다(그림 3-13A).
2. 아동의 무릎 아래를 한손으로 지지하고 다른 손은 발목을 지지한다. 아동의 조직이 허락되는 만큼 무릎을 바깥쪽으로 멀어지도록 하라. 이제 발은 천장쪽으로 향한 후에 다시 반대방향으로 내린다. 이것은 고관절을 외회전, 내회전 시킨다. 생식기 부위가 노출되지 않도록 주의한다. 이 자세에서 고관절 쪽에 탈구되는 것을 주의해야 한다. 고관절을 회전시키기 전에 치료사가 할려는 것을 명확히 설명하고 아동이 안전한가를 항시 점검해야 한다. 만일 의심이 된다면 이 관절 운동을 빼고 바로 단계 3을 적용할 수도 있다(그림 3-13B).
3. 같은 방법으로 다리를 지지한다. 위의 단계 1처럼 반복적으로 고관절을 굴곡한다. 그 후대퇴를 반대측으로 신체를 가로질러 내측으로 가져오면서 외측 아래로 움직이고 다시 외측으로 움직인다. 이것은 고

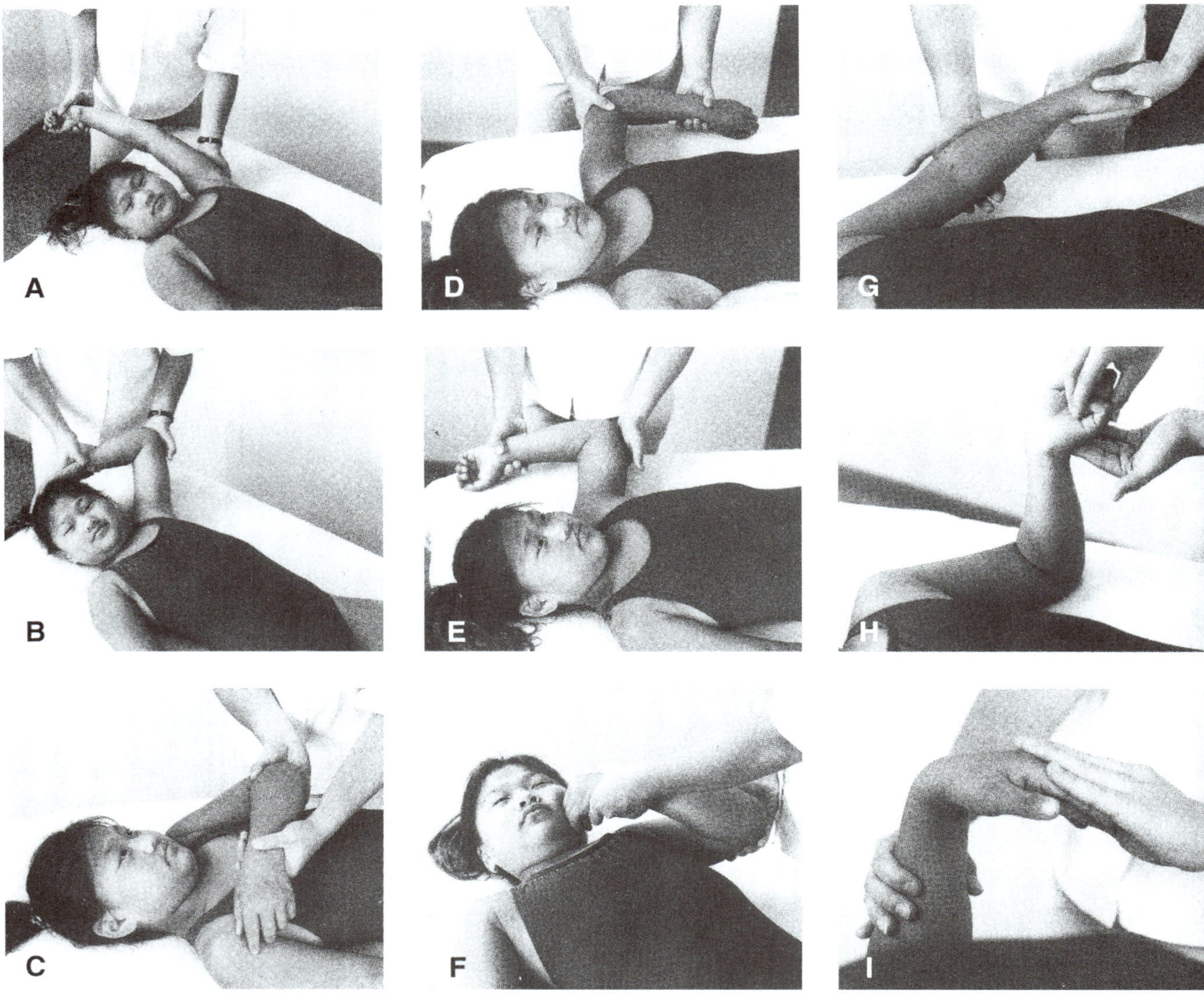

그림 3-12 ■A-D. 머리와 목의 수동 관절 가동 범위 운동

관절을 굴곡, 내전 그리고 외전시킨다(그림 3-13C).

4. 아동을 복와위로 눕히고, 한손은 고관절을 안정화시키는데 사용하고 다른 손은 무릎에 놓고 다리를 구부린다. 다리를 고관절에서 뒤쪽으로 움직이고 다시 내측 그 후에 테이블 쪽인 아래로 움직인다. 그 후 외측으로 움직인다. 이것은 고관절을 신전시킨다(그림 3-13D).
5. 아동을 복와위 자세로 눕히고, 발목을 들어 올리고 저항이 느껴질 때까지 엉덩이 쪽으로 가져온다. 원래 위치로 다시 하지를 편다. 이것은 무릎을 굴곡, 신전시킨다(그림 3-13E).

발목과 발

1. 한 손은 발을 잡고 반대쪽 손은 발목을 잡는다. 발목에서 전체적으로 발을 회전시킨다. 시계 방향과 반대 방향으로 회전시킨다. 발목은 접번 관절(hinge joint)로서 실제는 회전 운동은 일어나지 않는다; 치료사가 회전 시 배측 굴곡, 내전, 저측 굴곡, 외번이 일어날 것이다. 이것은 앙와위나 복와위 모두에서 적용가능하다(그림 3-13F).
2. 엄지와 손가락을 사용해서 한쪽 발의 발가락의 끝부분을 잡는다. 시계 방향과 반대 방향으로 회전시킨다(그림 3-13G).

Adapted from: Kozier B, Erb G, Berman A, Snyder S: Funda-

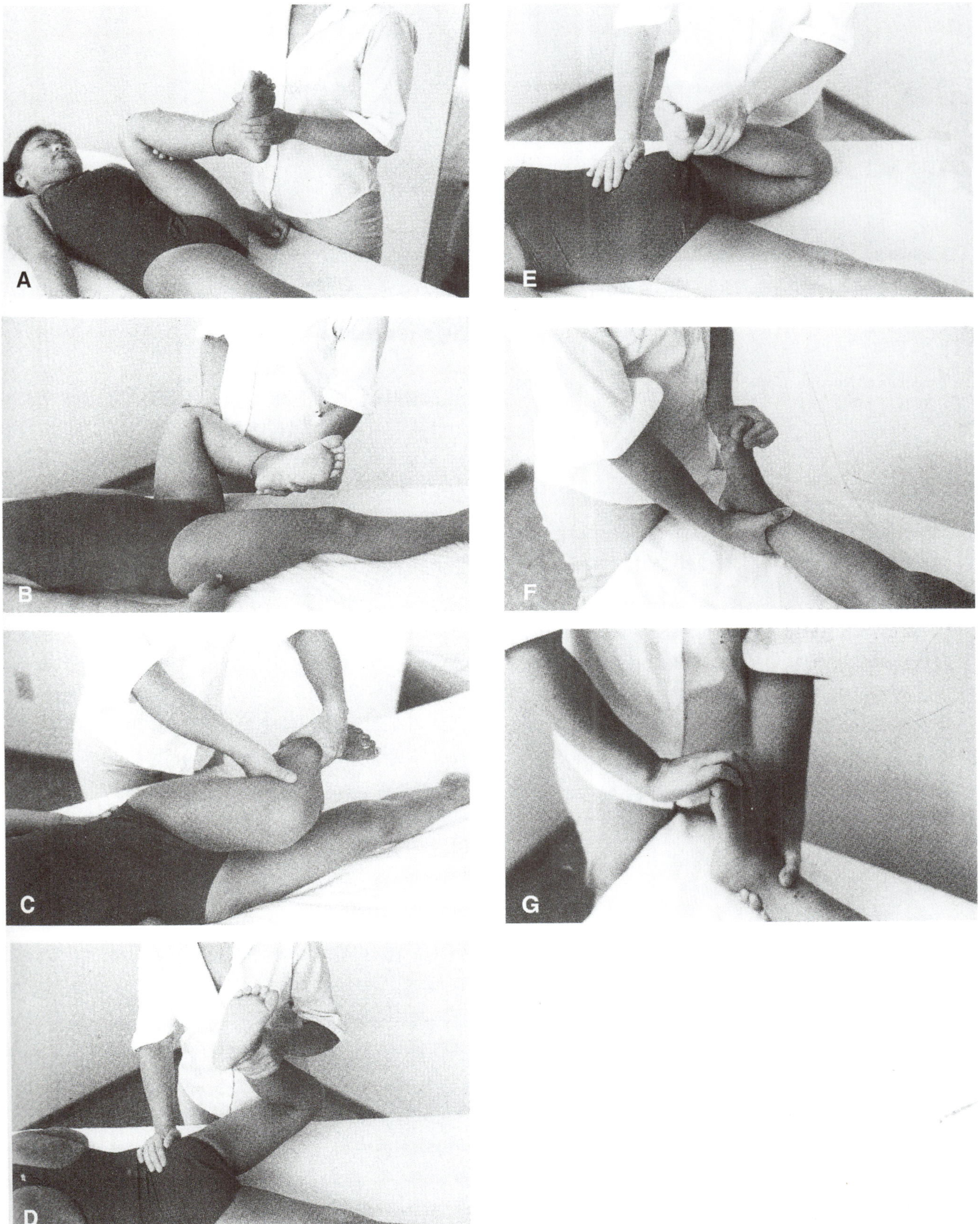

그림 3-13 ■ 상지의 수동 관절 가동 범위 운동

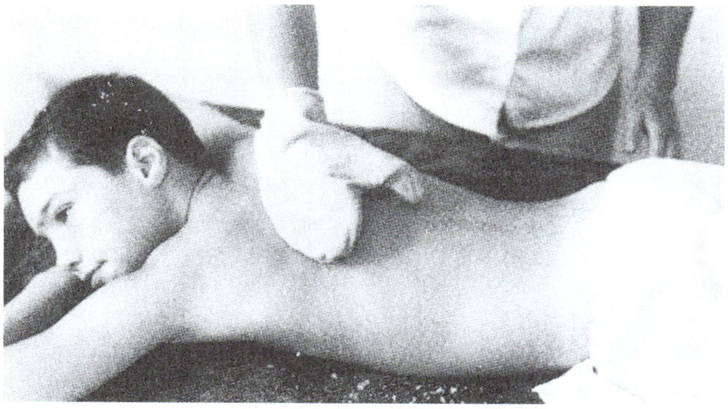

그림 3-14 ■ 온도 질감 압력 피부 감각의 다양성을 제공하기 위해 등을 세척

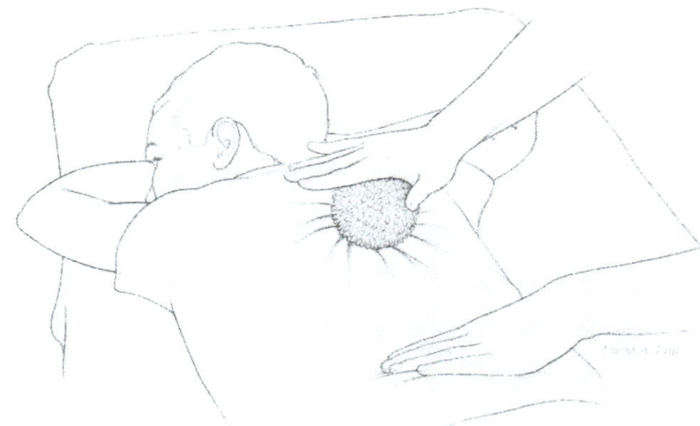

그림 3-15 ■ 볼 마사지

mentals of Nursing. Upper Saddle River, NJ: Prentice-Hall, 2000.

피부의 감각 자극
(SENSORY STIMULATION OF THE SKIN)

가벼운 압력, 심부 압력, 온도 변화 등에 관여하는 피부의 여러 신경은 피부에 여러 형태의 촉각을 통해 자극할 수 있다(그림 3-14).

이것들은 오일이나 로션 마사지, 질감 마사지 도구, 거친 타월(coarse towel), 인조 모피(fake fur), 여러 형태의 머리빗, 핫 팩, 냉 마사지, 아이스 팩, 다른 물의 온도, 비누 거품(soap lather), Epsom 소금(salt) 등을 통해 제공할 수 있다. 아동에게 마시지의 일부로 여기게 해서 치료사는 촉각에 대한 두려움을 제거하고, 아동에게 감각 경험을 부유하게 하고, 신체 경계에 대한 재인식 그리고 더 완벽하고 정확한 신체 이미지를 형성 할 수 있는 기회를 제공한다.

볼 마사지
(BALL MASSAGE)

볼 마사지는 지속적인 움직임과 조직의 압력을 결합한 특수한 기법이다; 사지의 한쪽 끝에서 다른 말단 부위, 상체, 복부 또는 등까지 사용가능하다(그림 3-15). 그것의 효과는 표면, 심부 그리고 느리거나 빠르게, 자극적이거나 부드럽게, 형태, 크기, 질감, 밀도 등과 어떻게 움직이는 지에 따라 달라진다. 볼의 다양한 질감과 무게와 아동의 신체에 압력의 양을 다양하게 해서 피부, 근육, 다른 연부 조직, 뼈, 에 추가적인 되먹임을 제공할 수 있다. 특히, 심부 압력을 가할 때, 볼 마사지는 아동의 근육에 발생한 긴장을 제거하고 피부를 자극한다. 2장에서 논의 된 것처럼 아동에게 고무 공; 테니스 공; 크거나 작거나 가시가 있는; 소리가 나는(벨이나 우는 소리) 공을 선택하도록 함으로써 손에 볼의 다양성을 느끼게 할 수 있다. 딱딱한 나무로 된 공을 쓰는 것은 지양한다. 아동에게 볼을 잡고 그것을 가지고 놀도록 한다. 아동은 다양한 색깔이나 질감, 치료사가 율동적으로 노래를 부르면서 굴리는 소리가 나는 공 등을 즐길 것이다; 예를 들어, 공은 모든 방향으로 부드러운 움직임으로 작게 원을 그리면서 등에서 수직으로 아래로 굴리고 다시 처음 위로 굴린다. 볼 마사지를 특정한 방향으로 움직이지 말고 마사지를 하는 동안에는 전체적으로 굴려야 한다.

이완 기법
(RELAXATION TECHNIQUES)

기본적인 이완 순서

치료사는 아동의 신체에서 새로운 부위에 마사지를 시작 할 때, 이러한 단순한 이완 순서를 연습해야 한다. 이는 짧은 시간 동안 충분한 결과를 유도하고 마사지의 이완 효과를 더 향상시키고, 아동이 의식적으로 이완하는 방법을 배우는데 도움을 줄 것이다.

마사지 하고자 하는 부위에 손을 부드럽게 올려놓는다. 머리와 어깨를 마사지 하는 동안 머리의 양쪽 면에 부드럽게 손바닥을 올려놓는다(그림 3-1). 팔을 마사지 하는 동안, 아동의 손은 부드럽게 손바닥 사이에 놓는다. 치료사와 아동은 몇 번 깊고, 편안하게 호흡을 한다. 당신이 호흡

할 때 의식적으로 신체를 이완시킨다. 치료사는 어깨를 내리고 얼굴을 부드럽게 하고 손을 이완시킨다. 치료사가 신체 한 곳이라도 긴장을 느낀다면, 호흡하는 동안 그 부위를 이완시킨다. 다음 제안을 사용하면 아동이 호흡하는 동안 이완시키는데 도움을 줄 것이다.

- 멋지고 부드러운 치료사의 위(stomach)를 생각하라.
- 치료사의 무거운 어깨를 테이블에 놓아라
- 당신의 근육이 뜨거운 태양하래 버터처럼 녹는다고 상상한다.
- 당신이 컨츄리 인형처럼 풀려 있다고 상상해라(당신은 아동에게 당신이 의미하는 바를 확실히 보여주기 위해 인형을 사용할 수도 있다).
- 당신의 손을 느슨하게 올려놓아라.
- 당신의 모든 신체를 이완시키고 테이블에 잠기듯이 하라.

"긴장 하지마"와 같은 부정적인 것보다는 "더더 이완"과 같은 긍정적인 문구를 사용한다. 아동이 긴장을 하고 있는 것처럼 보이면, 부드럽게 그에게 이완하도록 상기시켜라. 치료사는 아주 작은 이완의 징후를 발견하여, 아동에게 더 많은 긍정적인 영향을 주도록 노력해라.

심화된 이완 순서

이 심화된 이완 순서는 "점차적 이완"이라고 불리는 방법이며, 1900년대 초기 심리학자인 Edmund Jacobson이 개발되었다. 신체 전반에 걸쳐 체계적인 긴장과 여러 근육군의 이완을 포함하고 동시에 이것에 감각에 대해 친밀한 관심을 가지도록 한다. 이 방법은 아동들에게 신체 인지를 증가시키면서 동시에 어떻게 이완하지는 지를 가르칠 수 있다. 일반적인 긴장, 불면증, 실험 두려움, 과 활동, 감각 과민, 편두통, 우울증, 공포증 등의 의학적이고 감정적인 문제를 가진 아동들에게 지난 10년 동안 사용되어 왔다.[4-11]

저자는 소아 마사지 동안 Jacobson의 방법을 적용해 왔다. 수정된 방법은 치료사는 아동에게 경미한 저항을 주고, 당신의 손에 대항하여 아동이 다른 근육 군을 이완시키도록 하는 것이다. 치료사 손의 위치는 아동에게 근육을 수축하는 위치를 이해하는데 도움을 줄 것이다. 아동이 과도한 방법으로 근육을 긴장하는 것을 제한하기 때문에, 아동은 긴장 할 때 근육의 느낌과 이완 할 때 근육의 느낌을 알 수 있을 것이다. 모든 아동에게 필요한 것은 "내손을 미세요."와 같은 단순한 지시를 따라하는 것이다. 이 방법은 심지어 매우 어린 아동에게도 적용 가능하다. 전체적인 과정은 마사지의 시작 전에 사용되고 5분 이상은 사용하지 않는다. 신체 인지가 부족해 보이는 아동이나 치료를 시작할 때 매우 높은 긴장을 보이는 아동에게 이상적인 사용방법이다. 마찬가지로 내성적인 아동에게도 사용 할 수 있고 옷을 입은 아동에게도 적용할 수 있다. 이러한 과정을 아동의 불면증을 가지고 있다면 자기 전에 부모들이 아동에게 이러한 과정을 가르치는 것도 도움이 될 것이다.

1. 바닥이나 치료 테이블에서 앙와위로 눕도록 한다.
2. 손을 부드럽게 아동이 긴장한 부위에 부드럽게 올려놓는다. 체크리스트 상자 3-1에 그 예가 나와 있다. 그 후 아동에게 손을 대항해서 밀도록 요구하고 경미한 저항을 준다(뒤로 부드럽게 민다.).
3. 아동에게 치료사가 언급한 특정한 부위에 긴장을 주도록 한다. 긴장을 유지하는 동안 신체의 다른 부위를 보도록 한다. 그 후에, 아동에게 긴장을 주고 있는 그 부위를 제외한 곳을 이완하도록 한다; 예를 들어, 만약 아동에게 깊은 숨을 쉬고 흉곽을 타이트하게 하도록 했다면, 치료사는 아동이 손을 꽉 지고 있는 것을 관찰하고 그것들을 이완하도록 한다.
4. 아동에게 좀 더 긴장하도록 한다.
5. 어린 아동에게 각 2초 동안 수축 하도록 하고, 좀 더 나이가 들었다면 5초 동안 유지하도록 한다. 아동에게 그 부위가 얼마나 타이트 한 지 느끼도록 한다. 그 후 아동에게 이완하도록 하고 근육을 조절할 수 있는 것은 즐거운 일이라고 가르친다. 아동이 치료사의 지시를 따라할 때, 많은 긍정적인 영향을 주도록 한다. 약 10초가 지난 후에, 신체의 다른 부위로 이동한다. 멈추는 것은 중요하다; 아동에게 "휴식시간"을 주는 것은 근육이 이완 할 때 발생하는 미묘한 변화를 느끼게 해준다. 반면에 너무 짧은 시간 동안에 너무 많은 수축은 아동에게 독자적으로(alone) 수축에 집중하게 될 수도 있다.

체크리스트 상자 3-1
심화된 이완 순서(아동에 대한 지시는 인용 문구 안에 들어 있다)

다리 긴장시키기

- ❑ 하지의 상부에 손을 놓고: "내 손을 위로 미세요. 자 따라 하세요(Now let go all at once.)"
- ❑ 하지의 아래에 손을 놓고: "내 손을 아래로 미세요. 자 따라 하세요(Now let go all at once.)"
- ❑ 하지의 외측에 손을 놓고: "내 손을 바깥으로 미세요. 자 따라 하세요(Now let go all at once.)"
- ❑ 무릎의 내측에 손을 놓고: "내 손을 안으로 미세요(Now let go all at once.)"

골반 주의 근육의 긴장시키기

- ❑ 장골능의 위에 손을 놓고: "내 손을 위로 미세요. 자 따라 하세요(Now let go all at once.)"

복부 긴장시키기

- ❑ 복부의 위에 손을 놓고: "제 손을 배에서 머리 미세요. 자 따라 하세요(Now let go all at once.)"

흉곽 긴장시키기

- ❑ 흉곽의 위에 손을 놓고: "숨을 깊게 들이쉬고, 유지하고, 내 손을 위로 미세요. 자 따라 하세요(Now let go all at once.)"

팔과 어깨 근육을 긴장시키기

- ❑ 전완의 상부에 놓고: "제 손을 위로 미세요. 자 따라 하세요(Now let go all at once.)"
- ❑ 전완의 아래에 놓고: "제 손을 아래로 미세요. 자 따라 하세요(Now let go all at once.)"
- ❑ 전완의 외측에 놓고: "제 손을 밖으로 미세요. 자 따라 하세요(Now let go all at once.)"
- ❑ 전완의 내측에 놓고: "제 손을 안으로 미세요. 자 따라 하세요(Now let go all at once.)"

어깨 긴장시키기

- ❑ 아동의 머리 쪽에 서서, 양쪽 승모근을 아래로 누르면서: "제 손을 위로 미세요. 자 따라 하세요(Now let go all at once.)"

목 근육 긴장시키기

- ❑ 양 손바닥을 머리 아래에 미끄러지면서: "이제 테이블에서 머리를 약간 들어 올리세요. 머리를 유지하면서 그것이 얼마나 무거운지 느껴보세요. "아동의 머리가 테이블에 유지하는 동안 작은 베개를 머리 아래에 밀어 넣는다. 자 따라 하세요(아동은 머리를 베게에 놓는다). 아동은 머리를 베개에 떨어뜨리고 구름에서 휴식을 취하는 것 같은 기분을 느낄 것이다.

얼굴 근육을 긴장시키기

- ❑ 양 손을 머리 아래에 밀어 넣으면서 부드럽게 유지하면서: "얼굴을 타이트하게 하세요. 머리 앞부분에 주름지게 하고, 눈을 타이트하게 감고, 코에 주름을 지게하고, 혀를 딱딱하게 하고, 입술을 주름지게 하세요. 지금 당신의 얼굴이 얼마나 타이트한 지 느껴보세요. 자 따라 하세요(Now let go all at once.)"

전체적 몸을 긴장시키기

- ❑ 양 손을 머리 아래에 유지 하면서: "우리가 전에 타이트하게 한 것처럼 모든 것을 타이트하게 하세요."
- ❑ 아동이 발에서 머리까지 타이트하게 하는지를 확인한다. 부드럽게 아동에게 치료사가 보고 있는 신체의 부위를 이완시키도록 한다. 이제 아동이 휴식하는 동안 아동에게 지금 다른 것을 느꼈는지를 물어본다.

아동에 맞춘 마사지
(ADAPTING MASSAGE TO THE INDIVIDUAL CHILD)

여기에서는 전체적인 윤곽으로의 각 마사지를 시도하는 것보다는 오히려 모든 아동이 다르기 때문에 치료사는 마사지 치료를 개별화하여 아동에 맞추어 변화시킬 필요가 있다. 아동과 그의 부모들은 일반적으로 당신에게 그것들을 최선의 방법으로 해달라고 요구한다. 이 책에서는 일반적인 가이드라인을 제시하고 있다.

집중의 기간

아동이 마사지 동안 얼마나 긴 시간 동안 누워 있는지는 아동에 따라 다르다. 어린 아동은 보통 더 짧은 집중력의 시간을 가지고 있다. 걸음마를 시작한 아동은 신체 전체를 마사지 하는 동안 누워 있을 것이고, 더 나이가 든 일부 아동은 단지 5분 동안 이완할 수 있을 것이다.

마사지를 하는 동안 누워 있지 못하는 아동들에게, 치료사는 마사지를 하는 것이 힘들 것이다. 따라서 다음과 같은 몇 가지 아이디어가 있다.

- 아동 주위에 있다가 놀고 있을 때 마사지를 해라.
- 마사지를 계속 하는 동안 부모들에게 그들과 함께 놀아 줘서 아동의 정신을 다른 곳 두게 하도록 한다.
- 아동에게 놀 수 있는 책이나 장난감을 준다.
- 쓰다듬기 방법을 바꾸거나 다양한 마시지 도구나 다른 기술들을 사용한다.
- 미세 전류, 핫 팩, 스팀 팩, warmed lines와 같은 온기가 있는 물건을 사용해라.
- 꾀가 많은 어머니는 만약 드라이기로 따뜻하게 한 타월을 딸에게 대어주면, 좀 더 오랫동안 누워 있는 것을 알 수 있을 것이다.
- 양말을 따뜻하게 해서 발 마사지 후에 신겨 주거나, 티셔츠를 따듯하게 한 후 상지 마사지를 한 후에 아동에게 입혀주면 좋아한다.
- 심화된 이완 순서는 마사지를 하는 동안 아동이 지속적으로 누워 있는 것이 가능할 때 사용할 수 있다.

압력의 양(Amount of Pressure)

이것은 일정하지는 않지만, 대부분의 아동은 보통 어느 정도의 압력을 선호한다. 그들의 선호하는 범위는 가벼운 것(light)에서 매우 강한(firm) 범위를 가지고 있다. 매우 경직된 부위에 강한 압력을 원하는 아동도 있지만 욕창과 같은 부위에는 약한 압력이 필요하다. 치료사는 항상 너무 많은 압력을 주고 있는지 관찰해야 한다. " 너무 아프지는 않니?" 또는 "이거 보다 약하게 하면 더 기분이 좋을 거 같니?"와 같은 질문을 항시 물어보아야 한다.

마사지를 하기에 가장 좋은 부위

아동이 마사지를 원하지 않거나 불편함을 느낀다면 그 부위에 적용하는 것은 피해야 한다. 기본, 전신 마사지를 몇 번 경험 후에 아동은 어깨의 경직과 불면증을 위해 등, 위통으로 경직된 위; 이완을 위해 얼굴, 불면증이나 성장통으로 인한 다리; 두통으로 인해 머리; 심한 운동으로 인한 피로나 불편함으로 인해 발 등에 마사지를 원하기 시작할 것이다.

언제 사용해야 하는가?

아동이 마사지를 즐길 때는 더 오랫동안 적용해도 좋지만 그렇지 않다면 오랫동안 하는 것은 피한다. 아동이 차츰 받아들이기 시작한다면 표재 쓰다듬기를 사용한다. 한 어머니는 11살 아들이 다른 것은 견디기 힘들어하지만 표면 쓰다듬기는 좋아하고, 그 외에는 웃거나 도망친다고 한다. 밤에 마사지 할 때 이점이 지속적으로 있으면 얼마 후에는 다른 마사지 기법을 즐길 수 있을 것이다.

마사지의 순서

아동에 맞게 마사지 순서를 변화시키는 것이 더 좋다. 예를 들어, 위에 긴장이 있는 아동은 처음에 복부에 마사지를 시작한다면 마사지의 휴식 동안 좀 더 이완 될 수 있다. 또는 치료사는 다른 순서로 하는 것이 필요할 때가 있다.; 예를 들어, 만일 치료의 끝에 등 마사지를 해야 하는 이유가 있다면 처음에 하는 것이 더 나을 수도 있다.

전신 마사지 순서 (FULL-BODY MASSAGE SEQUENCE)

마사지를 시작하기 전에, 아동은 개인적으로 옷을 갈아입기 위해 부모로부터 떨어져 혼자 입는 것을 좋아한다(10대는 부모가 안 보는데서 옷을 갈아입기를 더 좋아한다). 그들이 속옷을 탈의 할 때는 보지 말고 마사지 동안 주의 깊게 속옷을 접어줘야 한다. 옷을 벗는 것에 대한 우려를 나타낸다면 그것은 존중되어야 한다. 옷을 벗고 속옷을 정리하는 동안, 치료사는 손을 씻거나 당신이 필요한 오일이나 장난감을 준비한다. 이제 등의 마사지를 시작해 보자.

등 마사지 (BACK MASSAGE)

아동에게 얼굴을 아래로 하고 눕게 한다. 작게 접은 타월이나 베개를 발목 아래에 대어 준다. 허리 높이의 치료 테이블 옆에 앉는다. 10대의 덩치가 큰 아동은 머리 근처에 서서 반대로 등을 쓰다듬기를 한다. 아동의 등을 노출된 상태로 속옷 쪽으로 쓰다듬기를 한다. 장골능은 노출되지만 오금 쪽은 덮어준다(등 마사지 순서는 체크리스트 상자 3-2에 요약되어 있다).

체크리스트 상자 3-2
등마사지

1. 기본 이완 순서와 수동적 접촉
2. 오일이나 로션을 사용한다.
3. 등 쓰다듬기를 10번 한다.
4. 등을 세 번 정도 rake 한다.
5. 등 쓰다듬기를 세 번 한다.
6. 상 승모근을 1분 정도 주무르기를 한다.
7. 등 쓰다듬기를 세 번 한다.
8. 견갑골 사이를 분 정도 무지 주무르기를 한다.
9. 등 쓰다듬기를 세 번 한다.
10. 하부 등을 무지 쓰다듬기를 1분 정도 한다.
11. 등 쓰다듬기를 세 번 한다.
12. 엉덩이를 주무른다.
13. 10분 정도 등 쓰다듬기를 한다.
14. 피부 자극 마사지를 한다.
15. 볼 굴리기를 한다.
16. 기본 이완 순서를 한다.

1. 기본 이완 순서를 수행하고(76쪽 참조), 아래쪽 등을 수동적 접촉한다.
2. 오일이나 로션을 바른다.
3. 그림 3-2처럼 등을 쓰다듬기 한다. 손은 척추의 양쪽 면과 수평 방향에서 천골 위에서 시작하고 손가락 끝은 머리 쪽으로 향하게 한다. 견갑골과 목의 기저면 바로 위 사이에서 등의 중간 부위를 움직이면서 머리 쪽으로 미끄러지듯이 움직인다. 이제 손을 번갈아 움직이면서 어깨 쪽에 있는 상부 승모근 위로 쓰다듬기를 한다. 엉덩이 아래 고관절 밑으로 움직인다. 그 후 다시 손가락을 천골 위에서 시작하여 처음 위치로 돌아간다. 손 모양을 큰 달걀 모양으로 한다. 10번 반복한다. 표면 압력으로 시작하고 아동의 조직이 따뜻해지고 이완되면 압력을 증가시킬 수도 있다.
4. 등을 그림 3-16처럼 Rake한다. 어깨의 위에서 시작해서 중간 정도의 압력을 사용하면서 발쪽으로 rake한다. 덩치가 작은 아동의 경우에는 각 raking 기법은 1~2inch 정도 길게 한다; 10대는 5~6inch 보다 길게 한다. 어깨에서 천골까지 아래로 움직인다. 전체적으로 3번 반복한다.

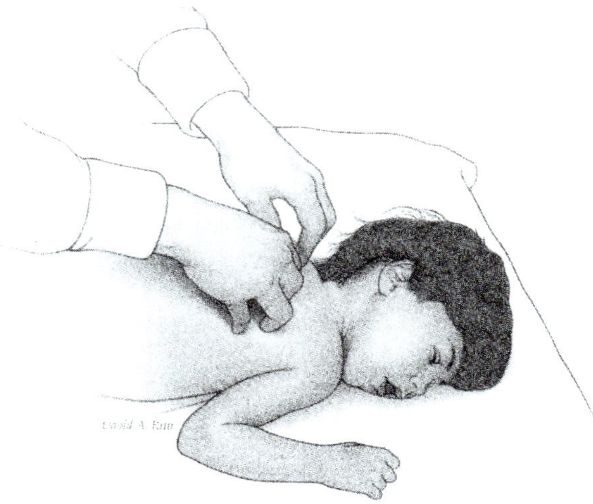

그림 3-16 ■ 등을 raking

5. 등 쓰다듬기를 세 번 반복한다.
6. 상부 승모근을 그림 3-17처럼 주무른다. 어깨 끝부분과 목 아래 부분에서 상부 승모근을 주무른다. 중간 정도의 압력을 사용한다. 30초 정도 각 부위를 주무른다.
7. 세 번 정도 등 쓰다듬기를 반복한다.
8. 견갑골 사이를 그림 3-18처럼 무지 쓰다듬기를 한다. 흉곽 척추 기립근, 마름모근, 중승모근은 어깨뼈 사이에 있다. 무지 주무르기는 이들 모든 근육을 따뜻하게 하고 이완시킨다. 엄지로 머리 쪽으로

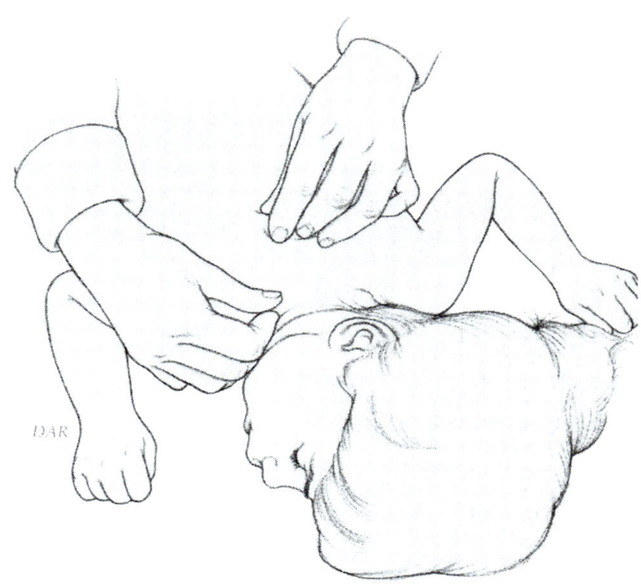

그림 3-17 ■ 상부 승모근 주무르기

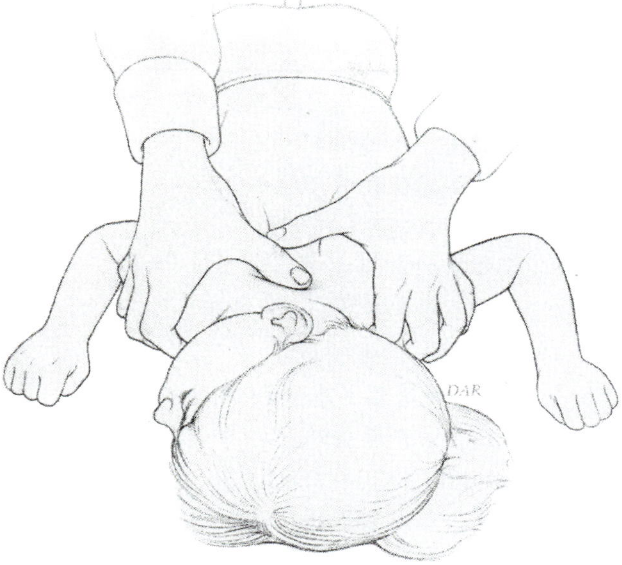

그림 3-18 ▪ 견갑골 사이 무지 주무르기

주무르면서 조직에 압박을 가한다. 통증을 유발하지 않으면서 강하게 누른다; 만약 상처가 있다면 압력을 가볍게 한다. 1분 정도 한다. 척추는 마사지하지 않는다.

9. 등 쓰다듬기를 세 번 반복한다.
10. 아래쪽 등에 엄지 주무르기를 그림 3-19처럼 한다. 천골에서 시작하면서, 한 쪽 씩 양쪽 무지를 사용하여 후방 장골능을 외측 연을 따라 하는데 사용한다. 압력을 중간 정도에서 강한 정도를 사용한다. 처음에 엄지를 펴서 치료사에게 멀어지도록 민 후에 반대쪽도 실시한다. 이 작은 밀기를 겹치면서 천골에서 장골능의 외측 연으로 움직인다. 치료사가 엄지로 만드는 모양을 상상해라. 한쪽을 하고 반대쪽도 반복한다. 천천히 전체적으로 하면서, 대략 1분 정도 적용한다.
11. 등 쓰다듬기를 세 번 반복한다.
12. 그림 3-20처럼 엉덩이를 주무른다. 천골에서 고관절의 바깥쪽까지 속 옷 위를 주무른다. 한 쪽 식 교대로 한다. 30초 정도 엉덩이를 주무른다.
13. 등 쓰다듬기를 세 번 정도 반복한다.
14. 피부 자극 기법을 사용한다. 다음 중 한 가지를 선택한다: 등을 베개 피나 시트를 사용해서 덮어준

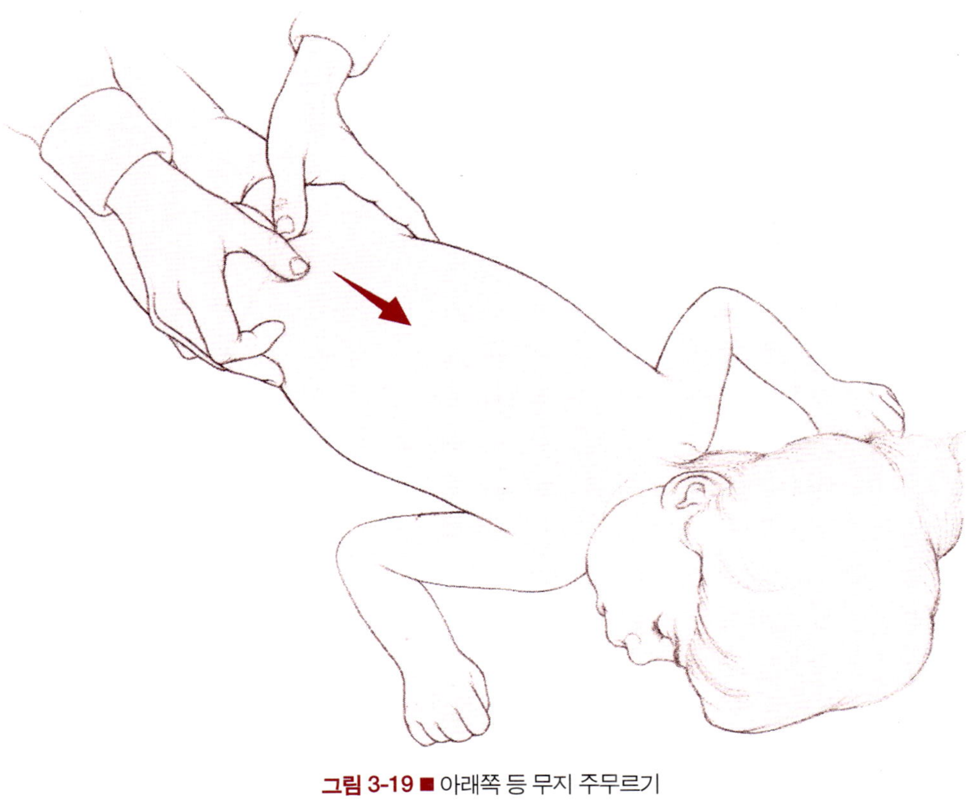

그림 3-19 ▪ 아래쪽 등 무지 주무르기

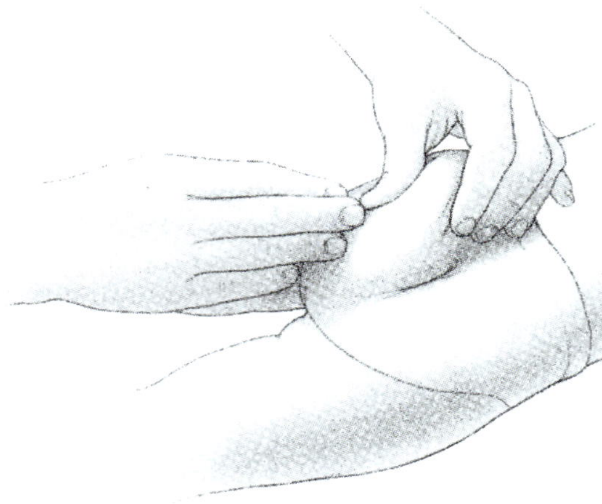

그림 3-20 ■ 엉덩이 주무르기

후 질감 있는 마사지 도구나 머리솔을 사용해서 마사지 한다; 등의 시트를 제거하고 전체적으로 꼬집듯이 마사지하기나 두드리기한다; 부드럽게 마사지 오일을 등 전체에 바르고 거친 수건(coarse washcloth) 또는 인조 모피 조각을 사용해서 문지른다. 또는 등 전체에 소금 장갑을 사용한다.

15. 볼 굴리기를 한다. 등을 베개 피나 시트로 덮고, 아동이 선택한 크기의 볼을 굴린다. 1분 정도 등의 길이 정도를 굴린다. 척추에 압력을 가하지 않는다. 척추의 인지를 증가시키고, 척추 양쪽의 근육의 긴장을 이완시키기 위해 작고 부드러운 공을 척추 양옆쪽에 작은 원을 그리면서 볼을 굴린다. T1 높이에서 시작해서 천천히 허리 까지 내려온다. 아동이 견딜 수 있다면, 좀 더 딱딱한 압력을 사용할 수도 있다.
16. 마무리로 기본 이완 순서를 사용한다.

다리 마사지(뒤쪽)
[LEG MASSAGE (BACK)]

아동의 다리 외측 가까이에 앉는다. 덩치가 작은 아동은 치료사 무릎에 다리는 놓도록 한다. 성인의 덩치를 가지고 있는 아동은 좋은 신체 기전을 위해서 마사지 동안 다리 외측에 선다; 마사지 부위를 덮기 위해서 몸을 웅크리거나 신장시키지 않는다. 아동이 속옷을 입고 있다면 일부 기법은 속옷 위에 적용할 수도 있다. 비록 이것은 쓰다듬기 효과를 감소시키지만, 아동이 속옷이 제공하는 보호적인 경계를 가지는 것은 중요하다. 다름 순서는 체크리스트 상자 3-3에 요약되어 있다.

> **체크리스트 상자 3-3**
> *다리 마사지(뒤쪽)*
>
> 1. 기본 이완 순서와 수동적 접촉을 한다.
> 2. 오일이나 로션을 바른다.
> 3. 다리 쓰다듬기를 10번 정도 한다.
> 4. 1분 정도 다리 뒤를 rake 한다.
> 5. 다리 쓰다듬기를 세 번 한다.
> 6. 다리의 뒤쪽을 1분 정도 rake 한다.
> 7. 다리 쓰다듬기를 세 번 한다.
> 8. 발바닥을 1분 정도 무지 주무르기를 한다.
> 9. 6번 정도 발목 뼈를 돌려준다.
> 10. 다리 쓰다듬기를 10회 한다.
> 11. 고관절과 무릎 관절에 관절 가동 운동을 한다.
> 12. 피부 자극 마사지를 한다.
> 13. 다리의 뒤쪽과 발바닥에 볼 굴리기를 한다.
> 14. 기본 이완 순서를 한다.

1. 기본 이완 순서를 수행하고 발이나 종아리에 수동적인 접촉을 한다.
2. 오일이나 로션을 바른다.
3. 다리 쓰다듬기를 그림 3-21처럼 한다. 손바닥을 발목에 놓는다. 머리와 손 쪽으로 손가락 끝 가늘게 수평으로 하고, 종아리의 위쪽으로 미끄러지듯이 움직이고 대퇴 위에 까지 간다. 이것은 주로 작은 아동에게는 손가락 끝으로 적용하고, 큰 아동의 경우에는 손 전체(손바닥, 손가락 끝)로 한다. 내측 손을 다리 내측을 덮고, 외측 손은 외측을 덮는다. 무릎 뒤쪽에는 압력을 가하지 않는다. 다리의 위로 가면, 외측 손은 계속해서 엉덩이 위쪽까지 올라가고 다시 돌려서 다리의 외측 아래로 내려온다. 내측 손은 다리의 내측 쪽으로 내려온다. 비록 외측 손은 내측 손보다 더 먼 거리를 움직여야 되지만, 손은 서로 협력해서 수평으로 내려와야 한다. 당신이 발쪽에 도달하면 아래쪽으로 미끄러져 내려오고, 손가락 끝은 발바닥 쪽을 부드럽게 쓰다듬는다. 표면 압력으로 시작한다. 아동의 조직이 따뜻해지고 이완되면 좀 더 깊은 압력이 사용될 수 있

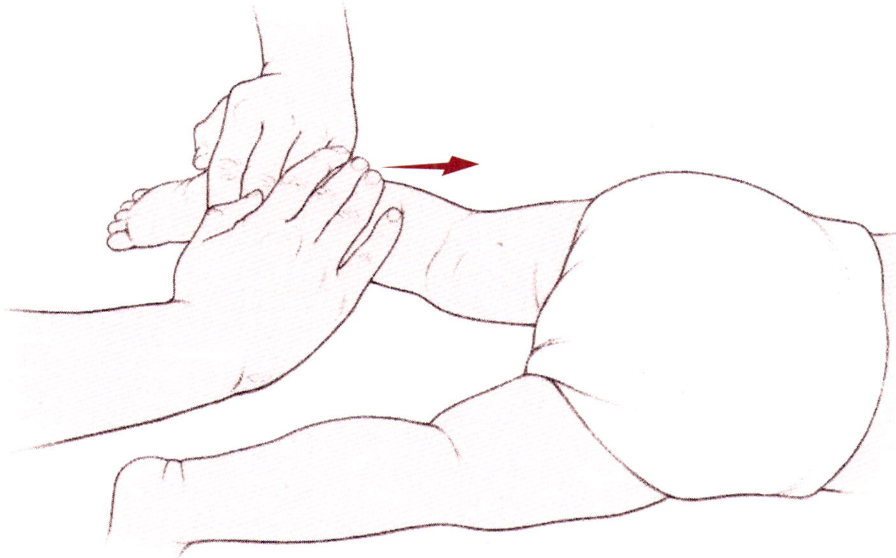

그림 3-21 ■ 다리 쓰다듬기

다. 10번 반복한다.

4. 그림 3-22처럼 다리 뒤쪽을 rake한다. 작은 아동의 경우에 치료사는 무릎의 뒤쪽 반대쪽에 앉은 자세에서 마사지를 한다. 반면에 성인 크기의 아동의 경우에는 무릎 뒤쪽에 서서 마사지를 한다. 엉덩이 위에서 rake를 시작하고 발쪽으로 쓰다듬기를 하고 점차 무릎 뒤쪽 아래로 내려온다. 어린 아동의 경우에는 각 raking 동안 1~2inch 길이 정도로 rake하고 10대의 경우에는 5~6inch 길이로 한다. 대퇴 내측, 외측, 위쪽 근육들을 적용한다. 무릎 뒤쪽에는 압력을 가하지 않는다. 테이블 아래쪽에서 원래 위치로 돌아오고 종아리의 위쪽에서 발목까지 계속해서 raking 한다. 엉덩이에서 발목까지 raking으로 중간 정도의 압력으로 전체적인 쓰다듬기를 한다.
5. 다리 쓰다듬기를 세 번 한다.
6. 다리의 뒤쪽을 엄지 쓰다듬기를 그림 3-23처럼 한다. 무지 주무르기는 발목 바로위에서 시작해서 종아리 근육을 거치면서 위로 움직인다. 종아리 위쪽에 도달하면 무릎의 반대쪽으로 위치를 바꾼다. 무릎 뒤쪽은 압력을 가하지 않는다. 무릎 바로 위에서 대퇴의 끝까지 엄지 주무르기를 계속한다. 발목

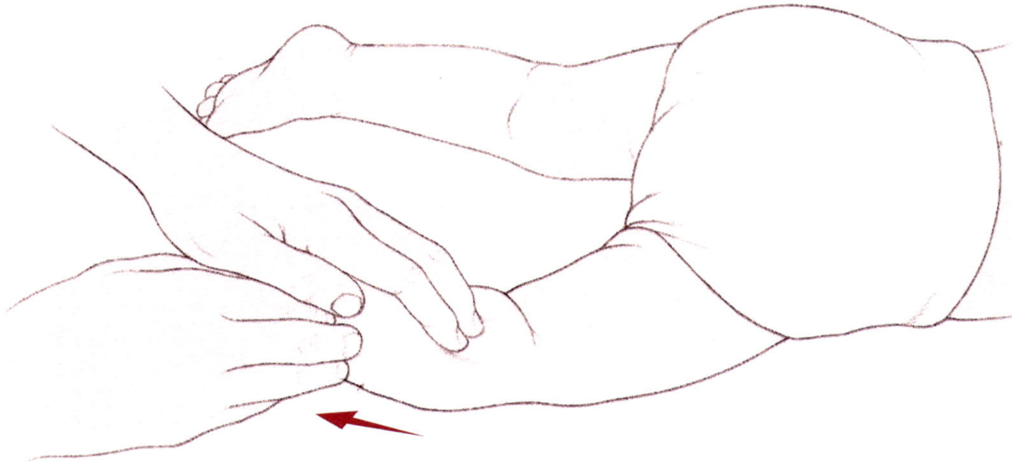

그림 3-22 ■ 다리 뒤쪽 raking 하기

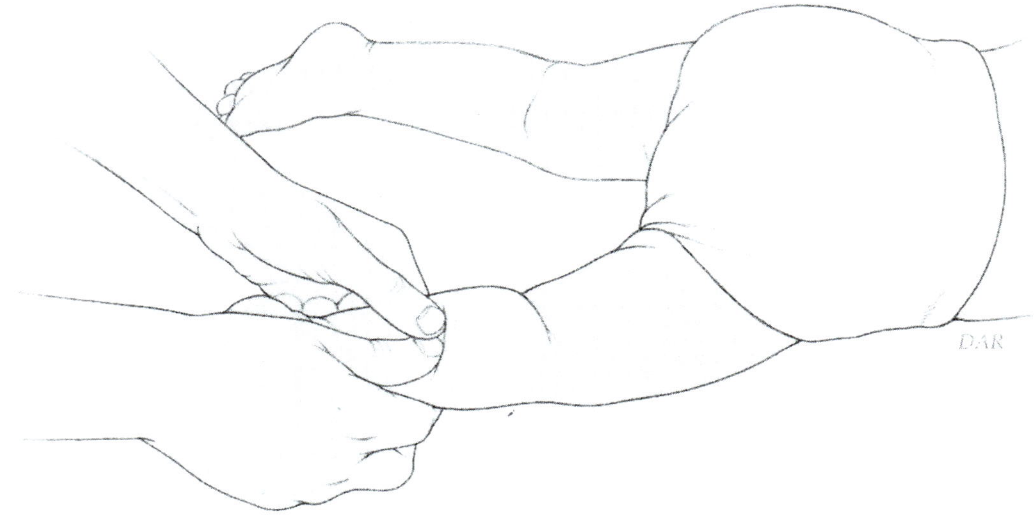

그림 3-23 ■ 다리 뒤쪽 엄지 주무르기

에서 엉덩이까지 한 번 무지 주무르기를 전체적으로 하고 중간에서 강한 압력을 사용한다. 치료 테이블의 아래쪽에 앉아 뒤로 움직인다.

이 기법을 다양하게 수행하기 위해서 종아리와 대퇴를 세 부위(내측, 상부, 외측)로 나누어서 적용한다.

7. 다리 쓰다듬기를 세 번 한다.
8. 무지 주무르기는 그림 3-24처럼 발바닥에도 적용한다. 발가락의 밑에서 시작해서 엄지로 작게 누르면서 움직인다; 천천히 전체적으로 발바닥에서 발뒤꿈치까지 한다. 무지로 잉크를 바르는 것처럼 완벽하게 전체적으로 잉크를 칠한다고 생각해라. 이 부위는 강한 압력은 좋은 느낌을 유발하는 부위이다; 아동에게 가장 좋은 느낌을 주는 것이 어디인지 물어보아라.
9. 그림 3-25처럼 발목뼈를 원을 그리듯이 한다. 손가락 끝으로 천천히 부드럽게 양쪽 발목뼈를 동시에 원을 그리면서 한다. 6번을 반복 한다.
10. 다리 쓰다듬기를 10번 반복한다.
11. 고관절과 무릎에 수동 관절 가동 범위 운동을 한다. 고관절을 신전, 굴곡 시키고 무릎을 신전시킨다(72쪽 참조).
12. 다음의 피부 자극 기법 가운데 한 가지를 선택한다:

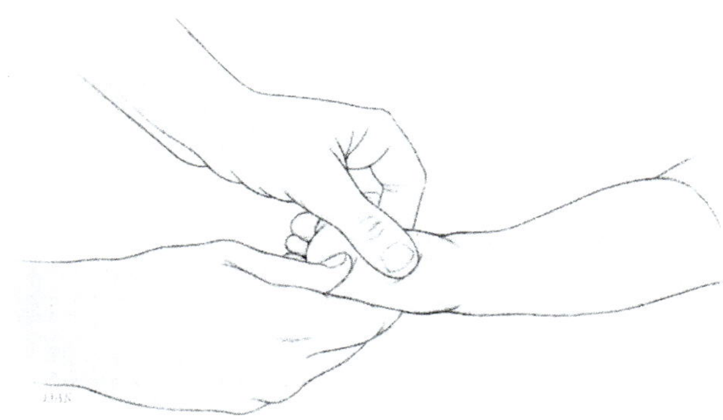

그림 3-24 ■ 발바닥 엄지 주무르기

- 엉덩이를 포함한 다리 뒤쪽을 베개 피나 시트로 덮는다. 질감 있는 마사지 도구나 머리솔로 자극한다.
- 꼬집듯이 주무르기나 두드리기를 다리 뒤쪽에 전체적으로 한다.
- 마사지 오일을 부드럽게 다리 뒤쪽에 발라서 거친 수건이나 인조 모피 조각을 사용해서 부드럽게 문지른다(101쪽 참조).
- 소금 장갑을 사용해서 발바닥과 다리 뒤쪽을 전체적으로 한다.

13. 볼 굴리기를 수행한다. 다리 뒤쪽을 베개 피나 시트로 덮고 아동이 선택한 볼을 엉덩이에서 발가락 끝까지 굴리기를 한다. 볼로 발바닥과 발가락 끝을 작은 원을 그리듯이 적용한다. 각 발가락에게 강한

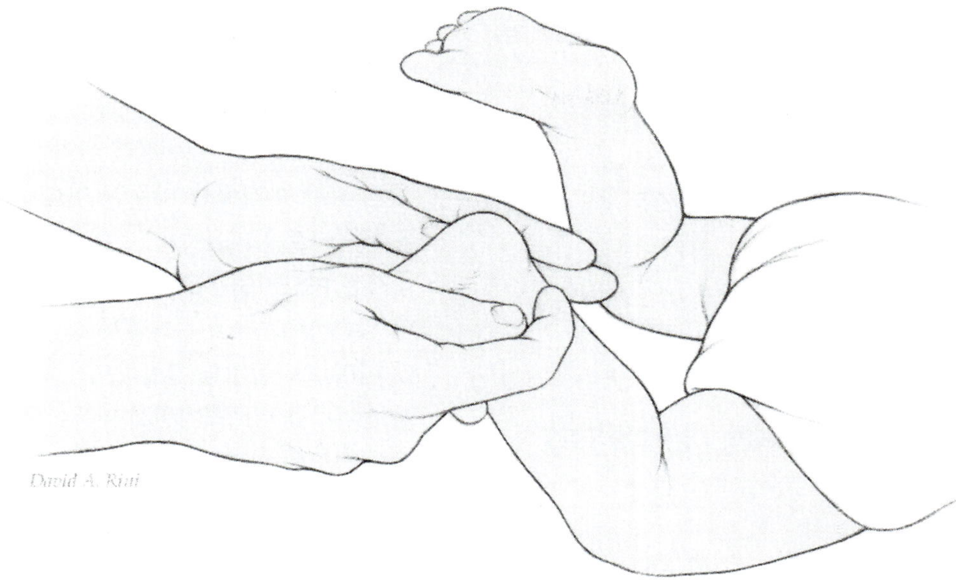

그림 3-25 ■ 발목 뼈 돌려주기

압력으로 마사지 한다.

14. 기본 이완 순서로 끝을 마무리한다. 이제 반대쪽 발에 같은 순서로 반복한다.

머리, 목, 어깨 마사지
(HEAD, NECK AND SHOULDER MASSAGE)

아동은 둥글게 접은 타월이나 베개를 무릎 아래에 놓고 등을 데고 누워 있는 자세를 취한다. 이 자세를 전신 마사지의 휴식 자세로도 사용된다. 테이블의 위쪽에 앉는다. 작은 아동의 경우에는 당신은 바닥에 다리를 꼬고 앉을 수도 있다(다음 순서는 체크리스트 상자 3-4에 요약되어 있다).

1. 기본 이완 순서를 수행하고 수동 접촉을 한다(76쪽 참조).
2. 오일이나 로션이나 바른다.
3. 어깨와 목을 쓰다듬기를 그림 3-26과 3-27처럼 한다. 중간 정도의 압력을 사용한다. 경추의 내측 끝에서 시작한다. 손은 서로 손가락의 끝이 향하게

체크리스트 상자 3-4
머리, 목, 어깨 마사지

1. 기본 이완 순서와 수동 접촉
2. 오일이나 로션을 바른다.
3. 어깨와 목 쓰다듬기를 10회 반복한다.
4. 대각선 목 마사지를 10회 한다.
5. 어깨와 목 쓰다듬기를 세 번 한다.
6. 두피 주무르기를 1분 한다.
7. 어깨와 목 쓰다듬기를 세 번 한다.
8. 전두와 눈 주위를 6회 한다.
9. 얼굴 쓰다듬기를 6번 한다.
10. 턱 주무르기를 30초 한다.
11. 어깨와 목 쓰다듬기를 10회 한다.
12. 목 관절 가동 범위 운동을 한다.
13. 피부 자극 마사지를 한다.
14. 기본 이완 순서

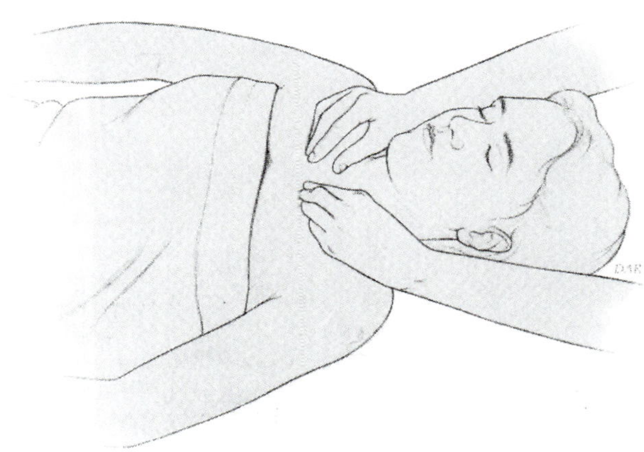

그림 3-26 ■ 어깨와 목 쓰다듬기 손은 시작 자세에 있다.

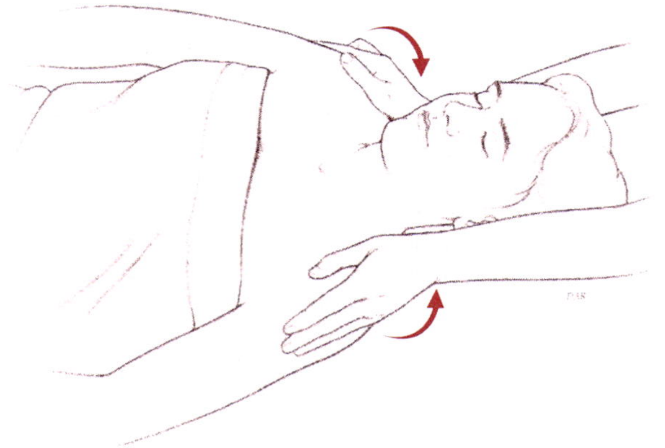

그림 3-27 ■ 어깨와 목 쓰다듬기. 손은 어깨의 끝에 도달하고 돌려주면서 목에서 상부 승모근 위로 움직인다.

해서 손바닥을 놓는다. 엄지는 위로 나머지 4개의 손가락은 뼈 아래에 놓고, 쇄골을 따라 마사지를 한다. 치료사의 손은 쇄골의 내측에서 외측 끝, 그리고 어깨의 끝까지 서로 움직인다. 치료사의 손이 어깨의 끝에 도달하면 천천히 돌리면서 손가락 끝을 어깨 아래로 움직인다. 목에서 뒤로 상부 승모근의 상부를 따라 움직인다. 그리고 머리 아래로 마사지 한다. 10번 반복한다.

4. 대각선 목 마사지를 그림 3-28처럼 한다. 왼쪽 손바닥을 위로 돌려서 시작한다. 왼쪽 손을 목 아래에서 미끄러져서 오른쪽 어깨로 올라간다. 이제 이 손을 대각선으로 목을 가로 질러 오른쪽 어깨 쪽으로 당기고 왼쪽 귀 아래에서 마무리 한다. 손을 바꿔서 같은 방법으로 마사지를 한다.: 오른쪽 손은 대각선으로 목을 가로 질러 왼쪽 어깨로 움직이고 오른쪽 귀 아래에서 마무리 한다. 손가락 끝으로 목 뒤쪽으로 X자를 그리듯이 한다고 상상해라. 이 대각선 마사지는 치료사에게 이 부위의 근육 섬유의 많은 층을 따라 부드럽게 신장함으로써 가로질러 비벼 쓰다듬기를 결합하도록 하게 한다. 치료사가 손가락을 미끄러지면서 비틀어서 손가락 끝으로 중간 정도의 압력을 사용한다. 마사지 동안 아동에게 목을 이완시키도록 하고 옆으로 머리를 움직이도록 한다. 목 근육을 이완시킬 수 없다면, 머리는 마사지 동안 같은 위치에 있게 한다. 10번 한다.

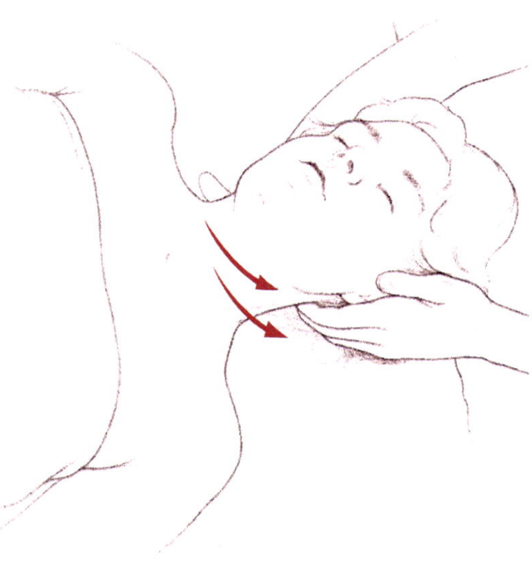

그림 3-28 ■ 대각선 목 쓰다듬기

5. 어깨와 목 쓰다듬기를 세 번 정도 한다.
6. 두개골 주무르기를 그림 3-29처럼 한다. 손을 아동의 머리 아래에 넣고 그 후에 당신의 손바닥으로 아동의 머리의 뒤를 받쳐주고 요람에 있는 것처럼 흔들어 준다. 두개골의 밑에서 시작해서 손가락 끝을 천천히 작은 원을 그리면서 움직인다. 두개골 아래의 뼈의 형태를 느끼면서 두개골 조직에 긴장 정도와 운동성을 느낀다. 얼굴, 눈, 목의 긴장(후방 경추와 유양돌기)이 두개골의 근육에 통증을 시작할 수 도 있다. 머리 손상은 또한 두개골의 조직에 긴장을 유발 할 수도 있다. 차츰 머리 뒤쪽을 주무르기를 하고 손이 이 자세에서 불편하다면 손가락을 뒤집어서 손바닥이 아래로 향하게 해서 머리 앞쪽을 계속 주무르기를 한다. 귀 위의 관자놀이와 그 부위는 머리의 옆에서 한 것처럼 마사지를 해야 한다. 아동이 느끼는 정도에 따라 가벼운 정도에서 중간 정도의 압력을 사용하고 1분 정도 한다.
7. 어깨와 목 쓰다듬기를 세 번 한다.
8. 전두와 눈을 그림 3-30과 그림 3-31처럼 마사지를 한다. 양손은 전두 아래에 손바닥을 놓고 손가락 끝이 서로 향하게 한다. (작은 아동의 경우 손가락 끝)천천히 부드럽게 전두의 중간 부위에서 관자놀이 쪽으로 rake 한다. 양쪽 관자놀이를 동시에 손가락 끝으로 작은 원을 그리듯이 한 후에, 검지 손가락으로 코의 옆에서 시작해서 전두의 아래쪽 까지

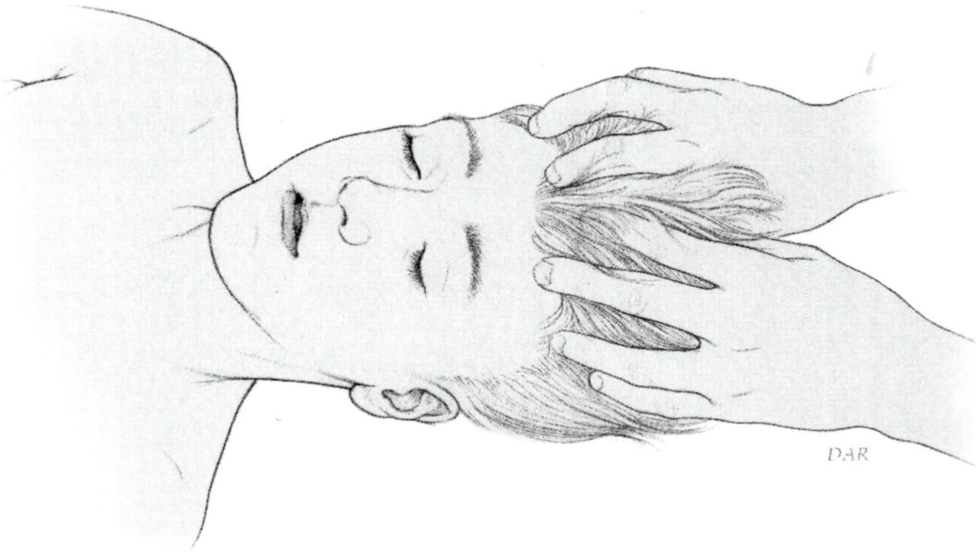

그림 3-29 ■ 두피 주무르기

부드럽게 눈을 마사지 한다. 부드럽게 마사지 할 때는 압력을 가볍게 한다. 6번 반복한다.

9. 얼굴 쓰다듬기를 그림 3-32와 3-33처럼 한다. 가벼운 압력을 사용한다. 엄지를 코 아래에 놓고 검지는 아래 입술에 놓고, 나머지 세 개의 손가락을 턱 끝에 구부려서 놓고 시작한다. 얼굴 중앙에서 바깥쪽으로 마사지 한다. 손가락은 동시에 광대뼈, 입술, 턱뼈를 따라서 움직인다. 손가락 끝이 얼굴의 외측에 닿으면 손을 돌려서 손가락 끝이 귀의 앞쪽에서, 관자놀이 위로 움직이고 전두의 중간에서 위로 움직인다. 검지는 코의 가장 자리에서 턱 쪽 아래로 움직이고 다시 시작한다. 실전에서 이러한 마사지는 부드럽고 지속적으로 해야 하고 매우 진정 효과가 있고 총 6번 반복한다.

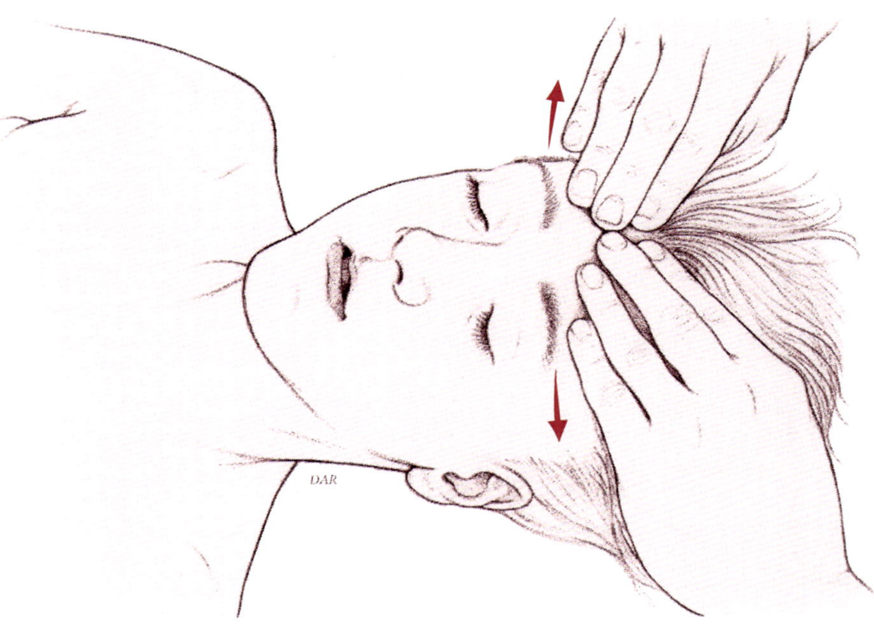

그림 3-30 ■ 전두와 눈, 손가락 끝은 시작 자세

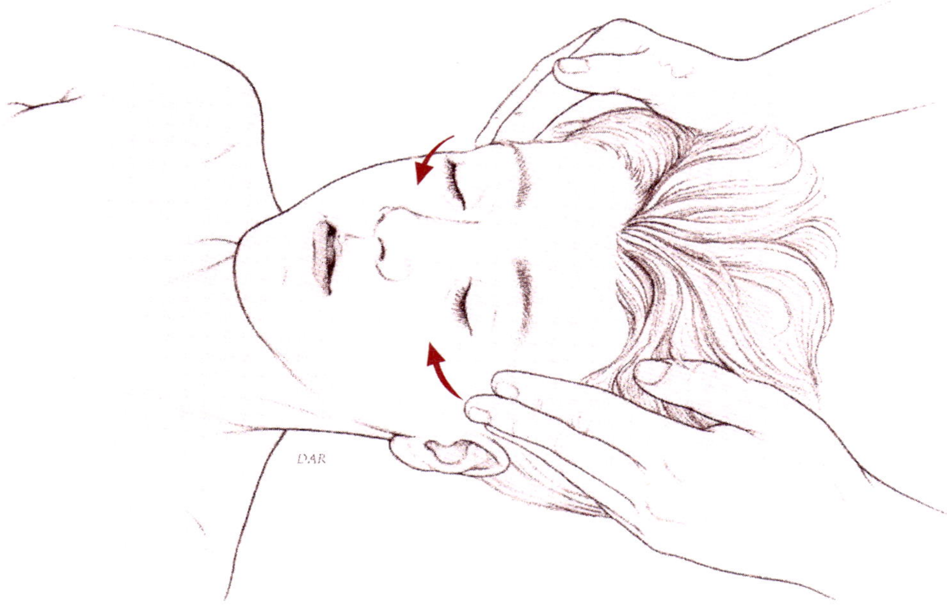

그림 3-31 ■ 전두와 눈. 손가락 끝은 과자놀이 닿아 있고 눈 아래로 움직인다.

10. 턱 주무르기를 한다. 손가락 끝을 사용하고 광대뼈 아래와 턱뼈 위에서 작은 원을 그리듯이 한다. 치료사는 신체에서 가장 흔하게 숨겨진 통점인 저작근을 마사지 한다. 심지어 유아들은 지속적인 빨기, 씹기, 물건을 물기 등으로 인해 이 부위에 긴장이 일어난다. 치아 통증과 손상은 이 저작근에 처음 통증을 유발하고 성인의 경우에도 이 근육에 불편함을 가지고 있다. 부드럽게 주무르기를 하고 30초 정도 지속한다.
11. 어깨와 목 쓰다듬기를 10회 반복한다.
12. 목에 수동적인 관절 운동을 한다(경추의 굴곡, 신전, 회전, 외측 굴곡 등 73쪽 참조).

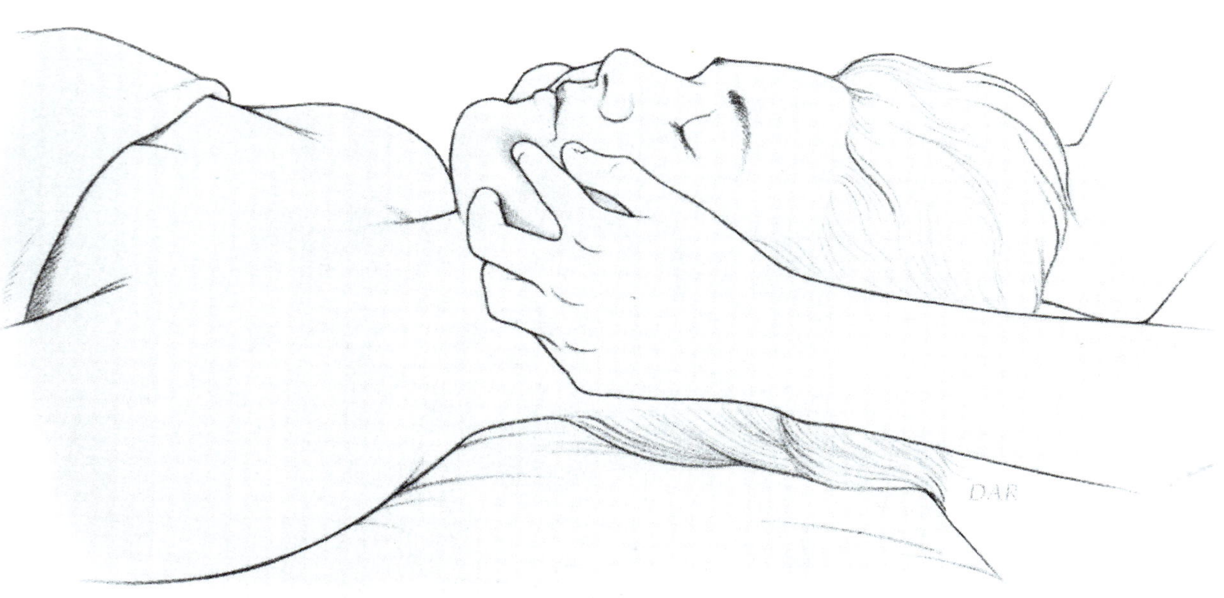

그림 3-32 ■ 얼굴 쓰다듬기. 손가락은 동시에 광대뼈, 턱뼈, 입술의 윤곽을 따라 움직인다

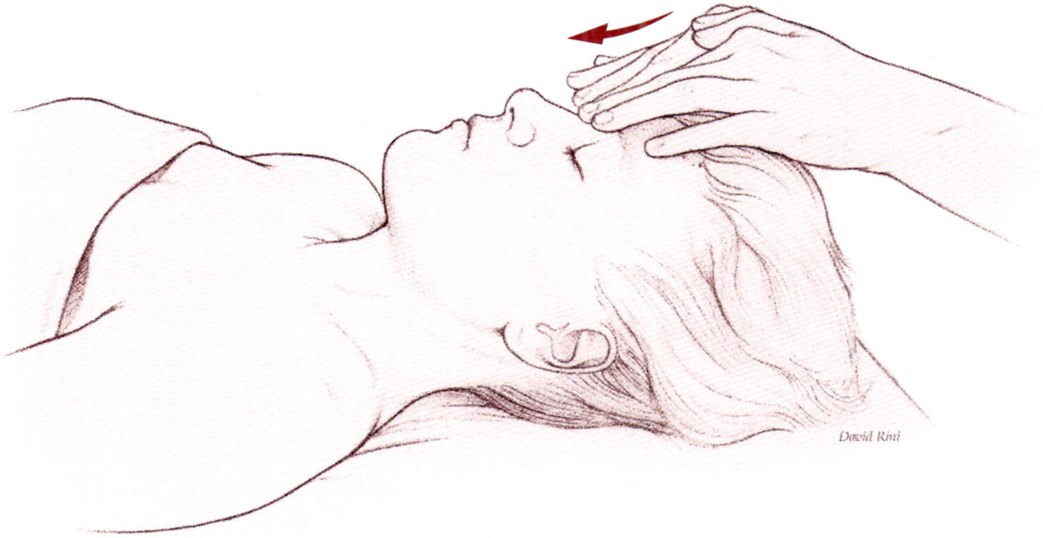

그림 3-33 ■ 얼굴 쓰다듬기. 손가락은 전두의 중앙에서 얼굴의 위로 올라가고 턱에서 얼굴 중앙으로 내려온다.

13. 다음의 피부 자극 마사지중에 한 가지를 선택한다.
    - 눈을 주의하면서 손가락 끝으로 전체적인 얼굴을 부드러운 tapping 한다.
    - 수건으로 얼굴에 마사지 오일을 닦아 준다. 추운 날에는 따듯한 것으로 더운 날에는 시원한 천으로 한다.
14. 기본 이완 순서를 사용해서 마무리한다.

흉곽과 복부 마사지
(CHEST AND ABDOMEN MASSAGE)

체크리스트 상자 3-5
흉곽과 위 마사지

1. 어깨 상부에 기본 이완 순서와 수동적 접촉
2. 오일이나 로션을 발라준다.
3. 흉곽과 복부에 10회 쓰다듬기를 한다.
4. 흉곽 비벼 문지르기를 30초 한다.
5. 흉곽과 복부 쓰다듬기를 세 번 한다.
6. 복부 쓰다듬기를 10회 한다.
7. 복부를 1분 동안 주무르기를 한다.
8. 흉곽과 복부 쓰다듬기를 10회 한다.
9. 피부 자극 마사지를 한다.
10. 기본 이완 순서를 한다.

치료 테이블의 위쪽에 선다. 이 순서는 체크리스트 상자 3-5에 요약되어 있다.

1. 기본 이완 순서와 어깨의 상부에 수동적 접촉을 한다(76쪽 참조).
2. 오일이나 로션을 바른다.
3. 흉곽과 복부에 쓰다듬기를 그림 3-34처럼 한다. 손을 쇄골이 만나는 바로 아래 흉곽 부위에 놓는다. 손가락 끝은 발쪽을 향하게 한다. 손을 수평으로 하고 흉곽의 가장 자리 아래 쪽으로 움직이고 복부의 아래쪽 부위까지 움직인다. 손은 처음에 동시

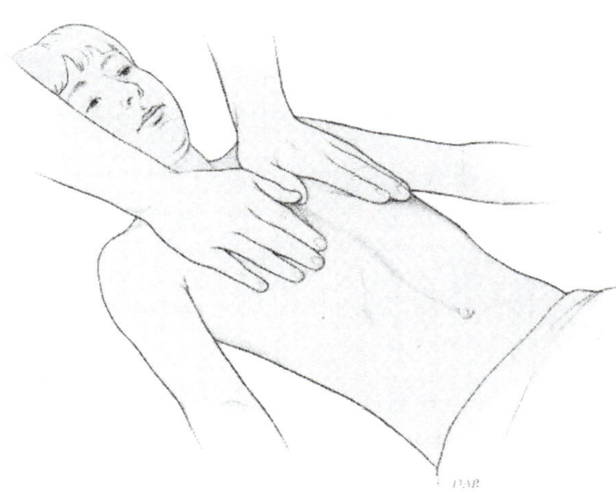

그림 3-34 ■ 흉곽과 복부 쓰다듬기

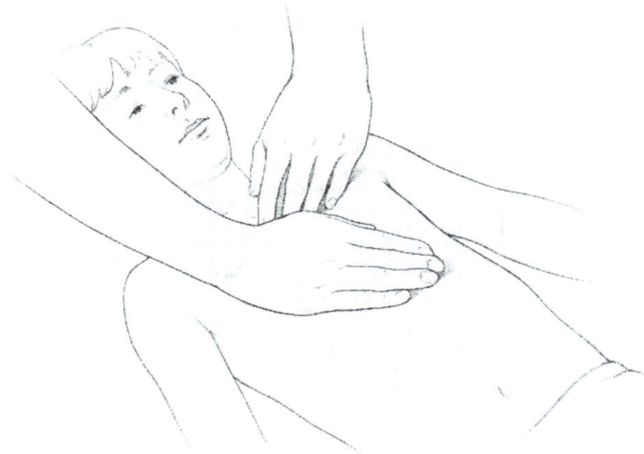

그림 3-35 ■ 흉곽 비벼 문지르기

에 움직이다가 갈라져서 외측으로 움직이고 다시 전방 장골능 위로 움직인다. 다시 고관절과 상체의 외측면을 따라 상부 흉곽까지 올라오고 다시 시작 위치로 돌아온다. 부드러운 압력을 사용하고 아동의 조직이 따듯해지거나 이완되기 시작하면 압력의 크기를 증가시킨다. 10번 반복한다.

아동의 의견을 존중하여 거부하는 권리를 인정해야 한다. 매우 어린 아동에게는 수줍음에 대해 항상 관심을 가질 필요는 없지만, 치료사는 더 큰 아동의 경우에는 항상 흉곽 마사지를 하기 전에 동의를 구해야 한다. 큰 문제가 있지는 않지만 그들의 동의를 구하는 것이 현명하다. 유방과 유두는 결코 마사지를 해서는 안 되고, 만일 치료적 이유로 하는 경우에 아동의 부모와 상의를 해서 동의를 구해야 한다.

- 아동이 상체와 복부에 입고 있는 옷을 제거하기 전에 충분한 주의를 해야 한다. 예를 들어, 치료사가 "옷을 제거하도록 할게. 괜찮니? 그리고 내가 너의 흉곽을 마사지 하는 것에 대해 어떻게 생각하니?" 라고 묻는 것이 좋다. 아동이 어떤 두려움이나 걱정을 나타낸다면 흉곽은 하지 말고 복부만 마사지 하는 것이 좋다.
- 상부와 하부의 연결을 경험하는 아동을 돕는 가장 좋은 방법은 어깨와 목 쓰다듬기 방법을 서로 결합하는 것이다. 흉곽에서 다시 되돌아가지 말고 치료사의 손이 고관절과 상체의 옆에서 위로 올라가서 어깨의 끝까지, 상부 승모근을 따라, 목의 뒤쪽 아래, 머리 아래로 움직인다.

4. 흉곽 비벼 문지르기는 그림 3-35처럼 한다. 손을 흉곽과 복부 쓰다듬기의 시작 자세처럼 놓는다. 그 후에 오른쪽 손으로 흉곽의 중심 바로 몇 인치 아래(흉골 바로 위)로 움직인다. 오른쪽 손을 시작자세로 돌리고 당신의 왼쪽 손으로 흉골 바로 위 몇 인치(inch)를 움직인다. 왼쪽 손은 시작 자세로 돌아오고 다시 오른쪽 손을 몇 인치(inch) 정도 움직인다. 만약 치료사가 소녀를 마사지 하고 있다면, 흉골 위를 지날 때 유방을 주의하도록 한다. 손을 번갈아 가면서 계속 하고 빠르게 움직인다. 아동의 흉곽의 크기는 마사지 얼마나 움직여야 하는지를 결정한다.; 흉골 절흔에서 흉골 밑까지 하지만 검상돌기는 건드리지 않는다. 치료사의 손을 부드럽게 유지하면서 갈비뼈 위를 부드럽게 마사지 한다. 부드러운 압력을 사용한다. 약 30초 정도 지속한다. 비벼 문지르기를 할 때, 치료사의 손과 아동의 조직은 급격히 따뜻해 질 것이다.
5. 흉곽과 복부 쓰다듬기를 세 번 반복한다. 이제 테이블 위쪽으로부터 오른쪽 엉덩이를 테이블 옆의 오른

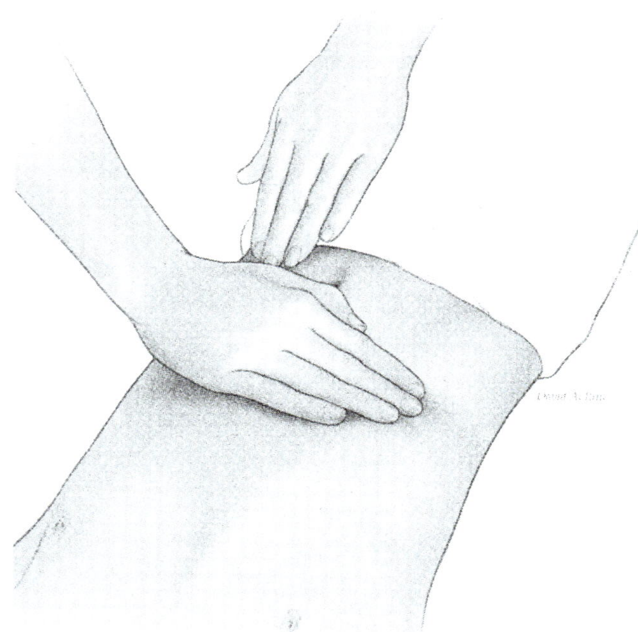

그림 3-36 ■ 복부 쓰다듬기

쪽에 서기위해 이동한다.

6. 복부 쓰다듬기를 그림 3-36처럼 한다. 복부는 특히 상처 입기 쉬운 부위이다. 신체적으로 뼈에 의해 둘러싸여 있는 심장 폐, 골반 기관에 비해 복부의 내부 장기는 뼈에 의한 보호가 부족하다. 복부를 처음 할 때는 아주 부드럽게 시작한다. 만약 아동이 병력이 있거나, 이 부위를 마사지 할 때 단순히 불편해 하거나, 동의가 없다면 마사지 하는 것을 피한다. 오른쪽 손바닥을 사용하여 천천히 접촉을 시작한다(복부에서 가장 가까운 손). 아동이 접촉에 익숙해지도록 몇 분 동안 복부에 부드럽게 얹어 놓는다. 시계 방향으로 손바닥으로 원을 그리면서 움직이고, 복부 전체를 주무른다. 몇 번 원을 그린 후에, 왼쪽 손을 포함한다; 왼쪽은 복부의 반인 위로 시계방향으로 반원을 그리고 오른쪽 손은 그 나머지 반인 밑의 부분을 마사지 한다. 그 후에, 오른 손은 원의 상부 반을 다 할 때까지 왼손은 떼지 않는다. 그리고 원 밑에 반을 다시 한다. 부드러운 압력을 사용한다. 10번 반복한다. 아동이 간지럼을 많이 탄다면, 치료사는 복부 부위를 시트로 덮고 그 위에 전체적으로 마사지 한다; 피부의 자극을 줄여 간지러움을 멈추는데 도움을 준다.
   - 작은 아동의 경우에는, 치료사는 복부 전체를 손바닥으로 적합하지 않을 수도 있기 때문에 손가락 끝으로 할 필요가 있다. 쓰다듬기는 최대한 부드럽게 해야 한다; 강하게 누르면 안 되고 복부에 직접적인 압력을 사용하는 것을 피한다. 또한 검상돌기에는 어떠한 압력을 가하면 안 된다.

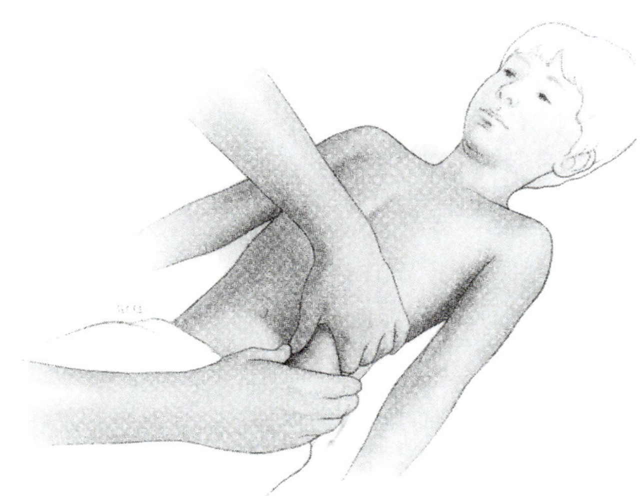

그림 3-37 ■ 복부 주무르기

7. 복부를 그림 3-37처럼 주무른다. 왼쪽 장골능 위에서 시작해서 위로 올라가면서 복부를 주무른다. 복부를 가로 질러서 오른쪽 장골능에서 끝을 낸다. 약 1분 동안 지속한다. 많은 아동들은 이부분이 근육질이 아니며 주므르기를 할 수 있다. 잡을 수 있게끔 큰 조직은 아니다.
8. 흉곽과 복부에 쓰다듬기를 한다. 테이블의 머리 쪽에 서서 시작 자세로 돌아온다. 그리고 흉곽과 복부에 쓰다듬기를 10회 한다.
9. 다음의 피부 자극 마사지 중에 한 가지를 선택한다.:
   - 흉곽과 복부를 베개 피나 시트로 덮고 부드럽게 질감이 있는 마사지 도구나 부드러운 머리솔로 마사지를 한다. 이것은 간지러움을 느끼게 하지만, 일부 아동은 못 느낄 수도 있다. "멈추면 좋겠니?"라고 아동에게 물어보고 아동이 치료사에게 아무 말이 없다면, 싫어하는 것으로 보고 건너뛰도록 한다.
   - 수건으로 오일이나 로션을 닦아 낸다. 미리 따뜻하게 데운 수건으로 상체나 복부 전체를 덮어 준다. 수건으로 전체 부위를 덮고 수건 위에 한가지나 두 가지의 쓰다듬기를 한다. 그 후에, 타월을 제거하고 따뜻한 속옷을 입혀준다.
10. 기본 이완 순서를 사용해서 마무리 한다.

팔 마사지
(ARM MASSAGE)

아동의 손 높이 정도에서 팔 반대쪽에 선다. 다음 순서는 체크리스트 상자 3-6에 요약되어 있다.

1. 기본 이완 순서와 수동적 접촉을 손과 전완에 한다.
2. 오일이나 로션을 바른다.
3. 팔 쓰다듬기를 그림 3-38처럼 한다. 이것은 다리의 앞쪽과 뒤쪽에 하는 다리 쓰다듬기와 비슷하다. 내측 손바닥은 아동의 손바닥과 마주하게 하고, 외측 손바닥은 아동의 손 등쪽에 놓는다. 손가락 끝은 어깨를 향하게 하고, 양쪽 손으로 팔 위쪽으로 마

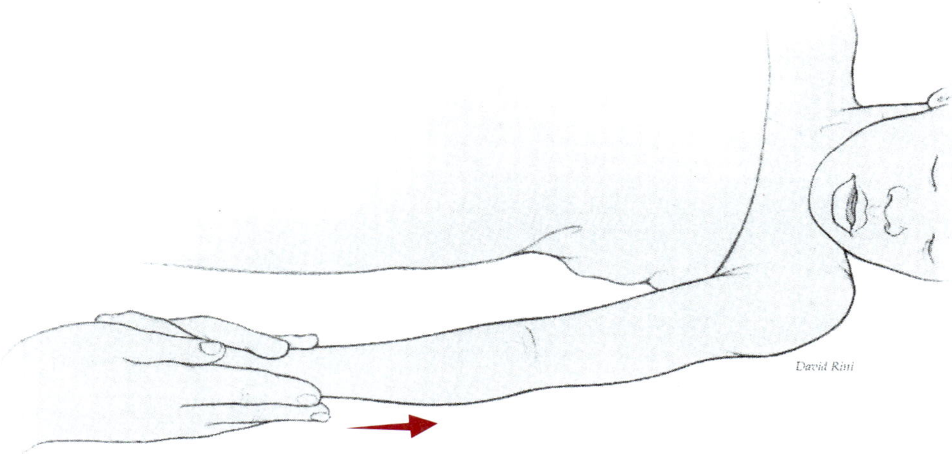

그림 3-38 ■ 팔 쓰다듬기

> **체크리스트 상자 3-6**
> *팔 마사지*
>
> 1. 기본 이완 순서와 수동 접촉을 한다.
> 2. 오일이나 로션을 바른다.
> 3. 팔 쓰다듬기를 10회 한다.
> 4. 팔 안쪽에 무지 주무르기를 1분 동안 한다.
> 5. 팔 쓰다듬기를 세 번 한다.
> 6. 팔 바깥쪽으로 1분 동안 rake 한다.
> 7. 팔 쓰다듬기를 세 번 한다.
> 8. 15초 정도 손 비벼 문지르기를 한다.
> 9. 손등을 30초 동안 비벼 문지르기를 한다.
> 10. 손바닥에 무지 주무르기를 30초 한다.
> 11. 손가락을 신장시킨다. 각 손가락 마다 세 번씩
> 12. 팔 쓰다듬기를 10회 한다.
> 13. 어깨, 팔꿈치, 손목, 손가락 관절에 대하 관절 가동 운동을 한다.
> 14. 피부 자극 마사지를 한다.
> 15. 볼 굴리기를 한다.
> 16. 기본 이완 순서

사지 한다. 손은 평하게 유지한다. 내측 손이 겨드랑이 닿으면, 팔의 안쪽에서 아래쪽으로 다시 마사지 한고 외측 손은 올라가고 어깨의 위에 까지 갔다가, 삼각근 전두와 쇄골의 외측 끝부분을 가로질러, 마지막으로 팔의 외측에서 아래로 내려가면

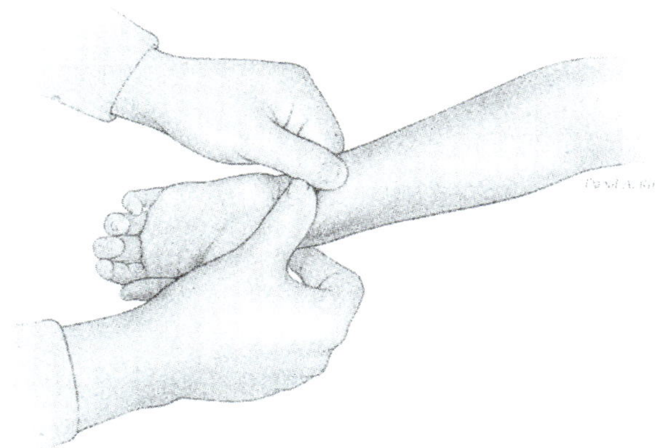

그림 3-39 ■ 팔 안쪽 무지 주무르기

서 마사지 한다. 외측 손이 어깨에서 원을 그리면서 마사지 하고 내측 손과 수평으로 아래쪽으로 내려올 때까지, 겨드랑이를 내려오면서 내측 손을 동시에 내측 손을 아래로 내린다. 그 후에 양쪽 손은 동시에 마사지를 하고 손가락 끝으로 부드럽게 발과 손을 같은 방법으로 마사지 한다. 아동이 간지러움을 느낀다면 그 부위는 피하도록 한다. 표면 압력을 시작하고 아동의 조직이 따뜻해지고 이완되면, 중간 정도의 압력을 사용한다. 10번 반복한다.

4. 무지 주무르기는 팔의 안쪽에 그림 3-39처럼 한다. 손목에서 시작해서, 겨드랑이 까지 마사지 한다. 팔꿈치 앞쪽 부위는 건너뛴다. 간지러운 부위에 머

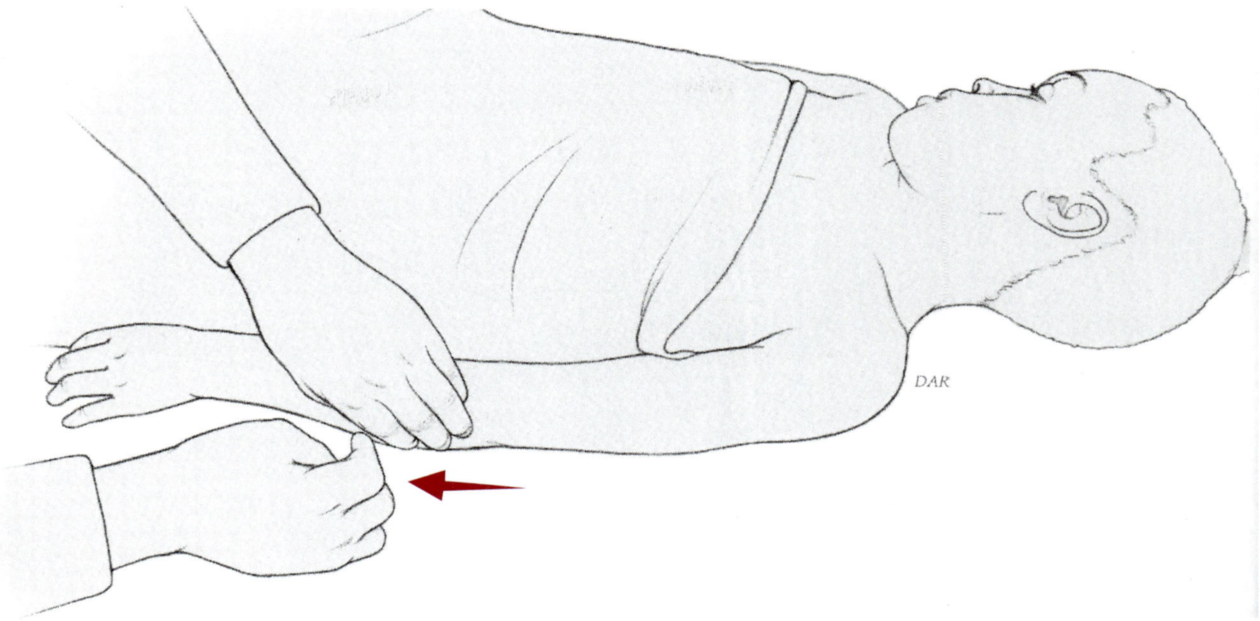

그림 3-40 ■ 팔 바깥쪽 raking

무는 것은 피한다. 중간 정도의 압력을 사용한다. 천천히 전체적으로 한 번에 한쪽 팔에 마사지를 한다. 이것은 약 1부 동안 지속한다.

5. 팔 쓰다듬기를 세 번 반복한다.
6. 팔의 외측을 그림 3-40처럼 rake 한다. 어깨의 상부에서 손목 까지 아래쪽으로 마사지 하고 한 번에 한 쪽 씩 한다. 이것은 약 1분 요구된다.
7. 세 번 정도 쓰다듬기 한다.
8. 손으로 비벼 문지르기를 한다. 만약 손이 따뜻하지 않다면, 손을 비벼서 따뜻하게 한다. 그 후에 아동

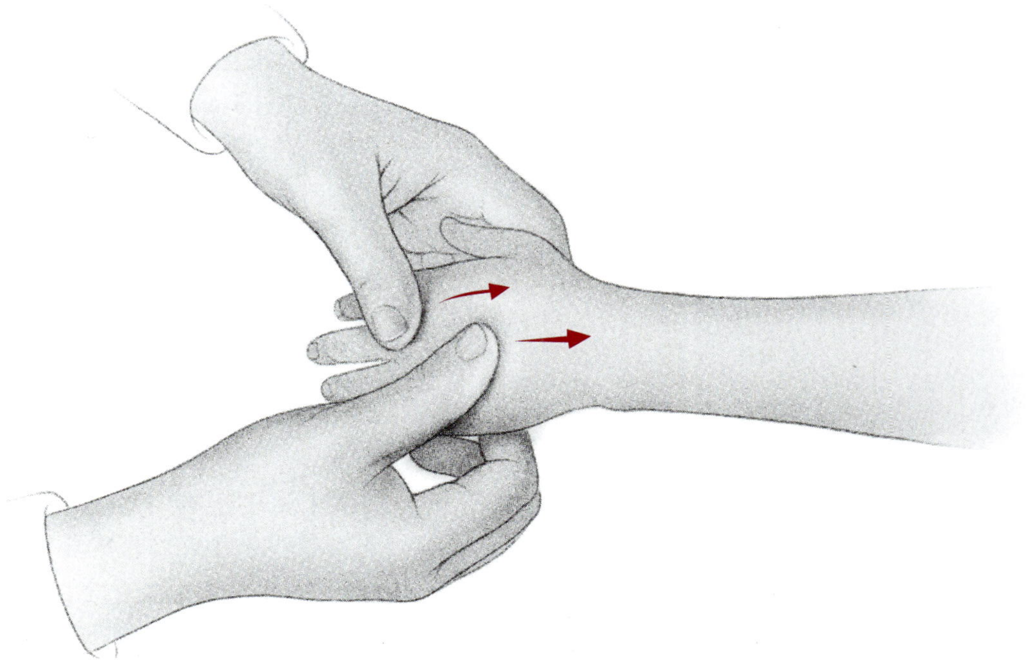

그림 3-41 ■ 손등 무지 주무르기

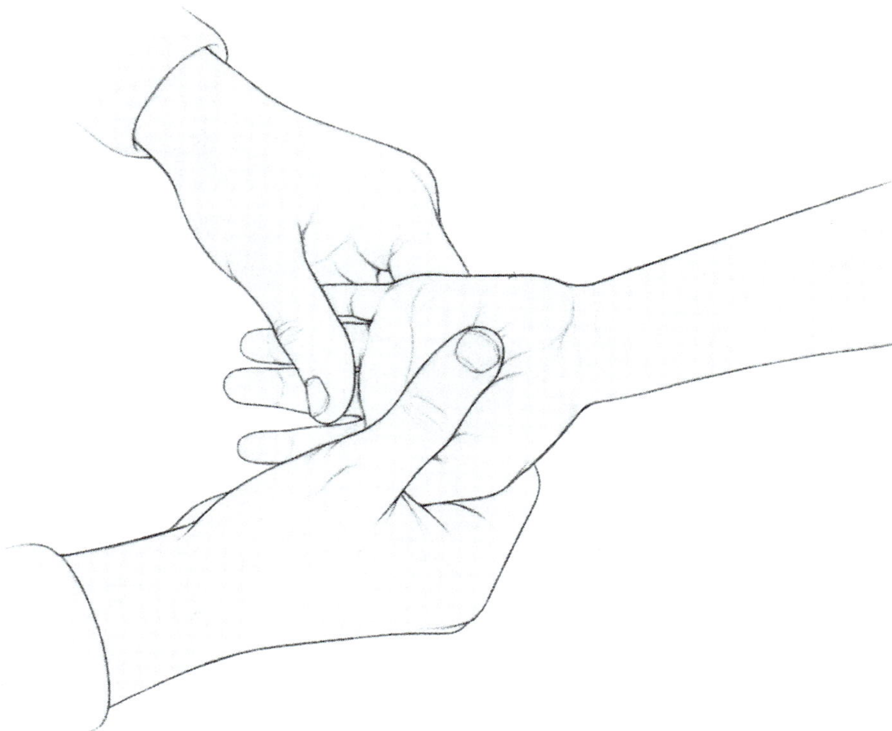

그림 3-42 ■ 손바닥 무지 주무르기

의 손 등쪽 위부분에서 아동의 손바닥과 내측 손바닥에 대해 내측 손바닥으로 "hand sandwich"를 만든다. 이제 빠르게 문지르면 치료사의 손은 급격히 따뜻해 질 것이다. 이것은 15초 정도 지속한다.

9. 무지 주무르기를 그림 3-41처럼 손의 등 쪽에 한다. 손가락의 밑에서 시작해서 엄지 주무르기는 손목위에까지 손등을 전체적으로 주무른다. 중간 정도의 압력을 사용하고 30초 정도 지속한다.

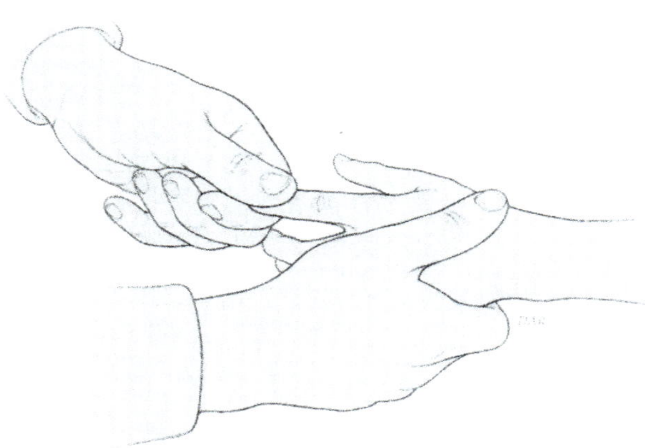

그림 3-43 ■ 손가락 신장 시키기

10. 무지 주무르기를 그림 3-42처럼 손바닥에 한다. 손목 쪽으로 손가락 밑을 눌러주고 모든 주름을 만지면서 전체적으로 손바닥을 무지 주무르기를 한다. 30초 정도 지속한다.
11. 손가락을 그림 3-43처럼 신장 시킨다. 엄지로 치료사가 각 손가락을 마사지 하면서 검지 손가락 아래와 엄지의 위 부분을 사용한다. 손가락 밑에서 시작해서 손가락 끝으로 마사지 하면서 동시에 부드럽게 당겨준다. 마사지를 멈추면서 각 손가락의 끝으로 부드럽게 꼬집어줘서 여분의 작은 자극을 손가락 끝에서 받도록 한다.
12. 팔 쓰다듬기를 10회 반복한다.
13. 전체 상지에서 관절 가동 범위 운동을 한다.
    - 어깨의 굴곡, 신전, 외전, 내전, 외회전, 내회전을 포함하는 관절 가동 범위 운동을 한다(71쪽 참조).
    - 주관절 굴곡, 신전, 전완의 회내, 회회를 포함하는 관절 가동 범위 운동을 한다(71쪽 참조).

- 손목의 과신전과 굴곡을 포함하는 관절 가동 범위 운동을 한다(72쪽 참조).
  굴곡 신전을 포함하는 손가락의 관절 가동 범위 운동을 한다(72쪽 참조).

14. 다음의 피부 자극 마사지 중에 한 가지를 선택:
    - 팔을 시트로 덮어 주고 질감이 있는 마사지 도구나 솔로 마사지를 한다.
    - 전체 팔을 꼬집듯이 마사지 하거나 tapping 한다.
    - 수건이나 인조 모피 조각으로 오일이나 로션을 닦아준다.
    - 팔 전체에 소금 장갑을 한다.
15. 팔 전체에 볼 굴리기를 한다. 볼의 팔 길이 내에서 위 아래로 마사지 한 다음 손등과 손가락을 마사지 한다. 작은 원을 그리면서, 각 손가락에 강한 압력으로 피부를 눌러준다.
16. 기본 이완 순서로 마무리 한다. 이제 다른 팔로 옮겨서 이 같은 순서를 반복한다.

다리 마사지(앞쪽)
[LEG MASSAGE (FRONT)]

아동의 발 외측 옆에 가까이에 테이블 아래쪽에 앉는다. 작은 아동은 당신의 무릎위에 한쪽 발을 놓는다. 성인 크기의 아동을 마사지할 때는 좀 더 좋은 기전을 위해서 다리의 외측 쪽에 선다; 마사지하기 위해서 허리를 숙이거나 팔을 신장시키지 않도록 한다. 다음 순서는 체크리스트 상자 3-7에 요약되어 있다.

> **체크리스트 상자 3-7**
> *다리 마사지(앞쪽)*
>
> 1. 기본 이완 순서와 수동적 접촉을 한다.
> 2. 오일이나 로션을 바른다.
> 3. 다리 쓰다듬기를 10회 한다.
> 4. 다리 앞쪽을 1분 동안 rake 한다.
> 5. 무릎 옆 쪽을 돌려준다.
> 6. 슬개골을 직접적으로 두드린다.
> 7. 다리 쓰다듬기를 세 번 한다.
> 8. 15초 정도 발 비벼 문지르기를 한다.
> 9. 발등을 30초 동안 무지 주무르기를 한다.
> 10. 발가락을 이완시키고 각 발가락 마다 3회 마사지 한다.
> 11. 다리 쓰다듬기를 10회 한다.
> 12. 고관절, 슬관절, 발목, 발가락에 관절가동 범위 운동을 한다(72~73쪽 참조).
> 13. 피부 자극 마사지를 한다.
> 14. 볼 굴리기를 한다.
> 15. 기본 이완 순서를 한다.

1. 발이나 하지 다리 위쪽에서 수동적 접촉과 기본 이완 순서(76쪽 참조)을 한다.
2. 오일이나 로션을 바른다.
3. 다른 쓰다듬기를 그림 3-44와 3-45처럼 한다. 이것은 다리의 뒤쪽을 쓰다듬는 것과 비슷하다(81쪽 참

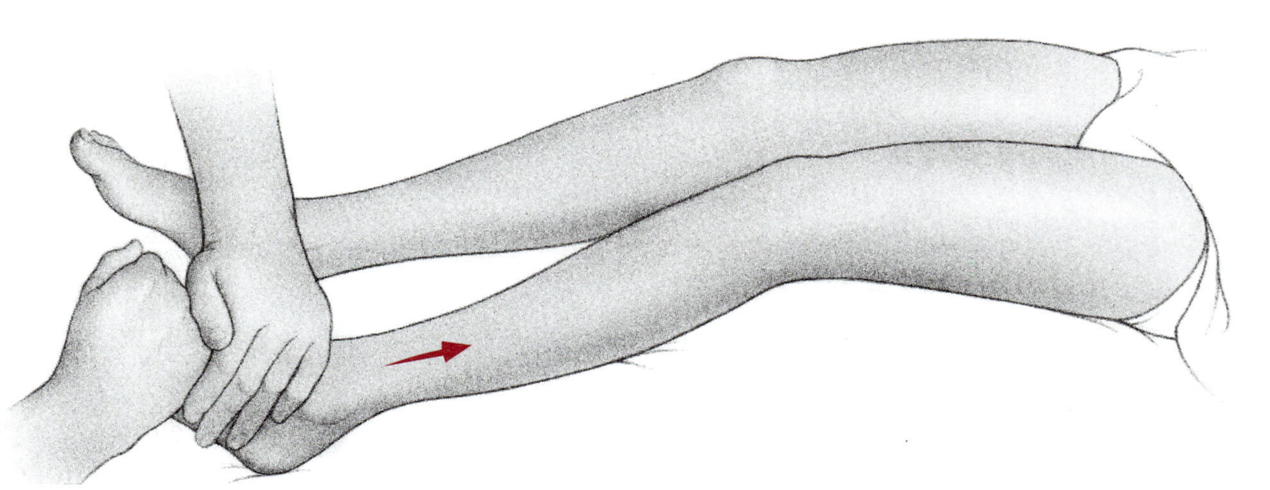

그림 3-44 ■ 다리 쓰다듬기. 시작 자세

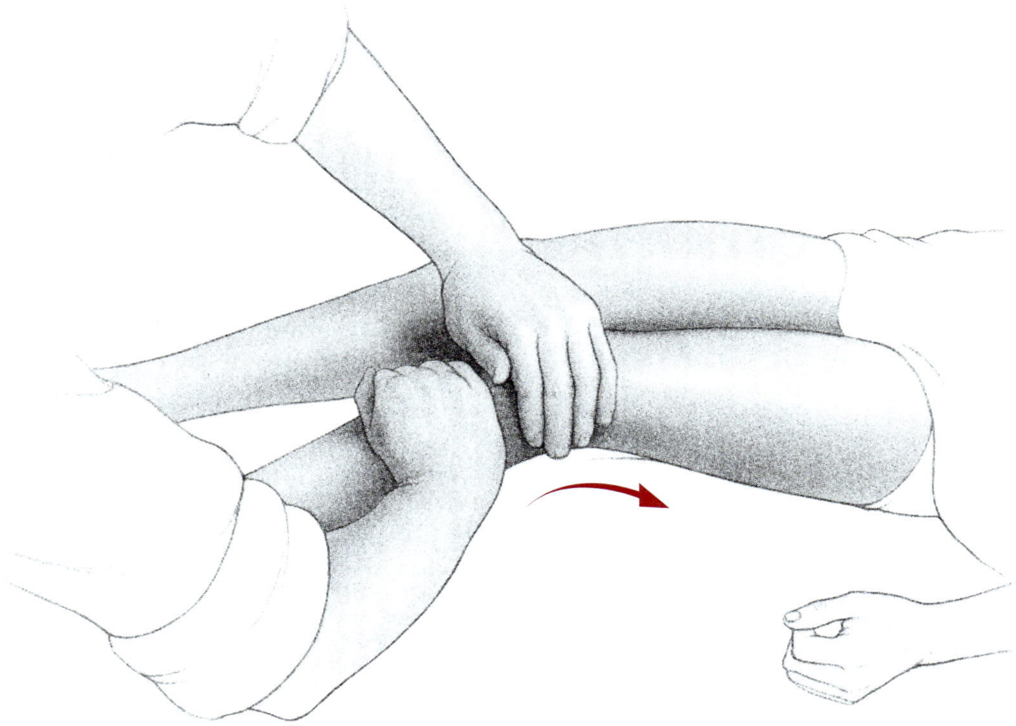

그림 3-45 ■ 다리 쓰다듬기. 손은 무릎 위에서 시작해서 시작 자세로 돌아오기 전까지 다리 윗부분까지 지속적으로 한다.

조). 중간 정도의 압력을 사용한다. 발목에 양 손바닥을 놓고 손가락 끝은 머리 쪽을 향하고 손은 수평하게 한다. 그리고 다리의 위쪽으로 마사지 한다. 내측 손은 다리의 안쪽을 마사지 하고 외측 손은 다리의 바깥쪽(외측연)을 마사지 한다. 내측 손이 다리의 위쪽에 도달하면, 다시 다리의 안쪽 아래쪽으로 마사지 한다. 내측 손은 다리의 좀 더 바깥쪽 반을 마사지 하고 내측 연에서 외측 연으로 전방 장골능을 따라 간 후에 다리의 외측 아래쪽 뒤쪽으로 마사지한다. 동시에 내측 손이 장골능을 따라 내측 수평으로 내려올 때까지 다리의 상부를 떠나면서 내측 손을 아래로 천천히 내리면서 동시

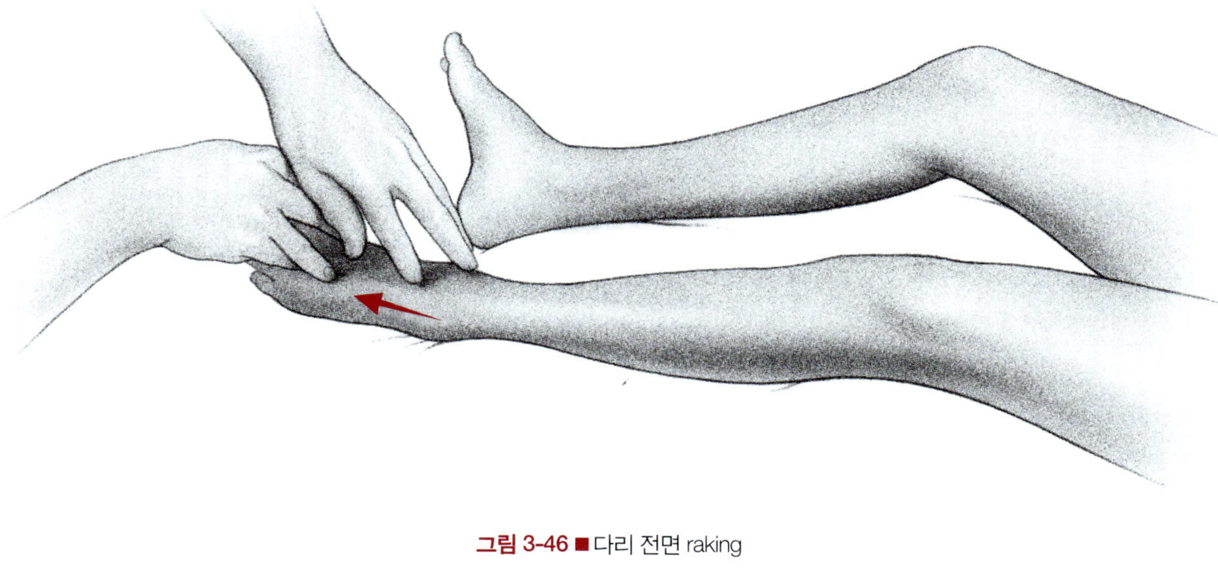

그림 3-46 ■ 다리 전면 raking

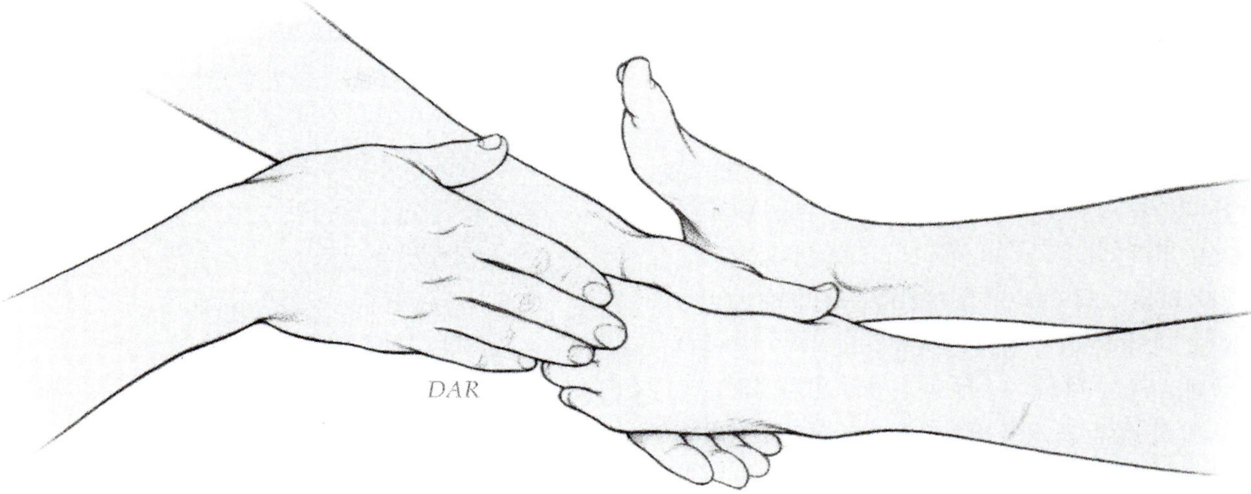

그림 3-47 ■ 발 비벼 문지르기

에 한다. 그 후에, 동시에 양 손은 다리와 발 아래쪽으로 마사지 한다. 처음에 가벼운 압력을 사용하다가 아동이 따뜻해지고 이완되면 중간 정도의 압력을 사용하고 10번 반복한다..

4. 다리의 앞쪽을 그림 3-46처럼 rake 한다. 다리의 위쪽에서 시작해서 발쪽으로 움직인다; 대퇴 전체와 슬개골 주위를 rake 한다. 발쪽으로 계속 마사지를 하면서, 무릎에서 발목으로 경골 안쪽의 근육을 rake 한다. 그 후에 무릎에서 발목으로 경골의 외측쪽의 근육을 마사지 한다. 한 번에 천천히 전체적으로 한쪽 다리를 마사지 한다. 중간 정도의 압력을 사용하고 전체 마사지는 약 1분 정도 한다.
5. 무릎에서 작은 원을 그리듯이 한다. 무릎 양쪽에 큰 원을 만들면서, 한 번에 손바닥과 손가락 끝을 사용한다; 이것은 작은 쓰다듬기 방법과 비슷하다. 6번 반복한다.
6. 양 손의 손가락으로 슬개골 위를 직접적으로 두드린다. 10초 정도 지속한다.
7. 다리 쓰다듬기를 세 번 정도 한다.
8. 그림 3-47처럼 발을 비벼 문지르기를 한다. 손이 따뜻하지 않다면 양 손바닥을 비벼서 따뜻하게 한다. 외측 손을 발 위쪽에서 손바닥 아래로 하고, 내측 손바닥을 발의 밑바닥에서 위로 잡아서 "foot sandwich"를 만든다. 이제 빠르게 문지르면 급격히 치료사의 손이 따뜻해 질 것이다. 15초 정도 지

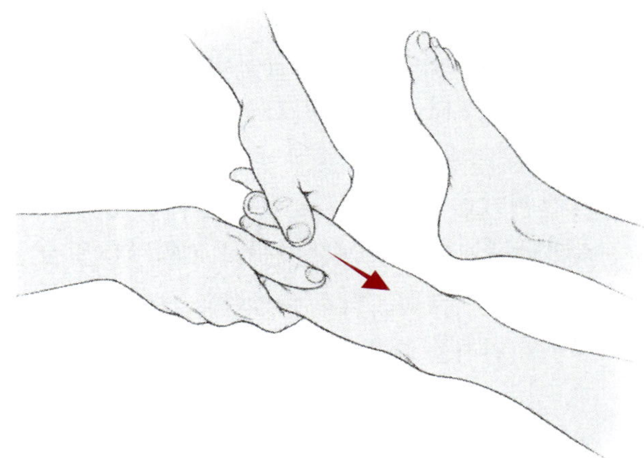

그림 3-48 ■ 발등 무지 주무르기

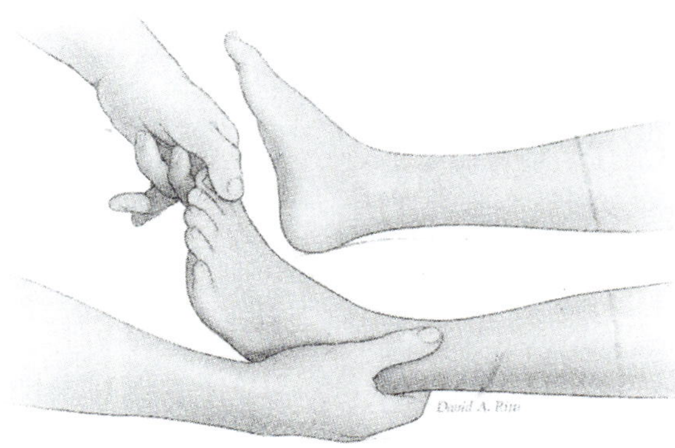

그림 3-49 ■ 발가락 신장시키고 쓰다듬기

속한다.

9. 무지 주무르기는 그림 3-48처럼 발의 위쪽으로 한다. 발가락 밑에서 시작해서 무지 주무르기는 발전체를 마사지 한다. 무지에 잉크를 발랐다고 상상하고, 발 위쪽에 전부 잉크를 바르는 것처럼 한다. 중간 정도의 압력을 사용해서, 무지 주무르기는 30초 정도 한다.
10. 발가락을 그림 3-49처럼 발가락을 신장하고 발가락을 마사지 한다. 외측 손바닥을 발목의 위쪽에서 아래로 놓고 발을 지속적으로 잡고 있다. 내측 손으로 한 번에 한 개의 발가락을 신장시키고 마사지 한다. 엄지발가락에서 시작해서 각 발가락을 마사지를 하고 발가락을 잡고 세 번 정도 원을 그리면서 부드럽게 돌린 후에 다시 세 번 정도 반대쪽으로 돌린다. 검지 손가락을 각 발가락 밑에 놓고 엄지 손가락을 위에 놓는다; 부드럽게 바깥쪽으로 발가락을 당겼다 놓는다. 부드럽게 마사지를 끝내면서 각 발가락의 끝을 꼬집어 준다. 이것은 여분의 작은 자극을 제공한다. 각 발가락에 세 번 정도 적용한다. 만약 아동이 간지러움을 느낀다면 이 순서를 건너 뛰고 대신에 발을 앞뒤로 비벼준다.
11. 다리 쓰다듬기를 10회 반복한다.
12. 하지 전체에 관절 가동 범위 운동을 한다.
    - 고관절의 굴곡, 신전, 외회전, 내회전, 내전, 외전의 관절 가동 범위 운동을 한다(72~73쪽 참조).
    - 굴곡, 신전의 슬관절 관절 가동 범위 운동을 한다(72~73쪽 참조).
    - 발목 회전을 한다(73쪽 참조).
    - 발가락 회전을 한다(73쪽 참조).
13. 다음의 피부 자극 마사지 중에 한 가지를 선택한다:
    - 시트로 다리와 발전체를 덮고 질감이 있는 마사지 도구나 솔로 마사지를 한다. 무릎 보호대를 포함하는 전체 다리와 발의 꼬집듯이 주무르기나 tapping을 한다.
    - 구선이나 인조모피 조각으로 오일이나 로션을 제거한다.
    - 전체 다리에 salt glow을 한다.
14. 다리 전체에 볼 굴리기를 한다.
15. 기본 이완 순서에 따라 마무리를 한다. 이제 다른 쪽 발로 옮겨서 위의 과정을 반복한다.

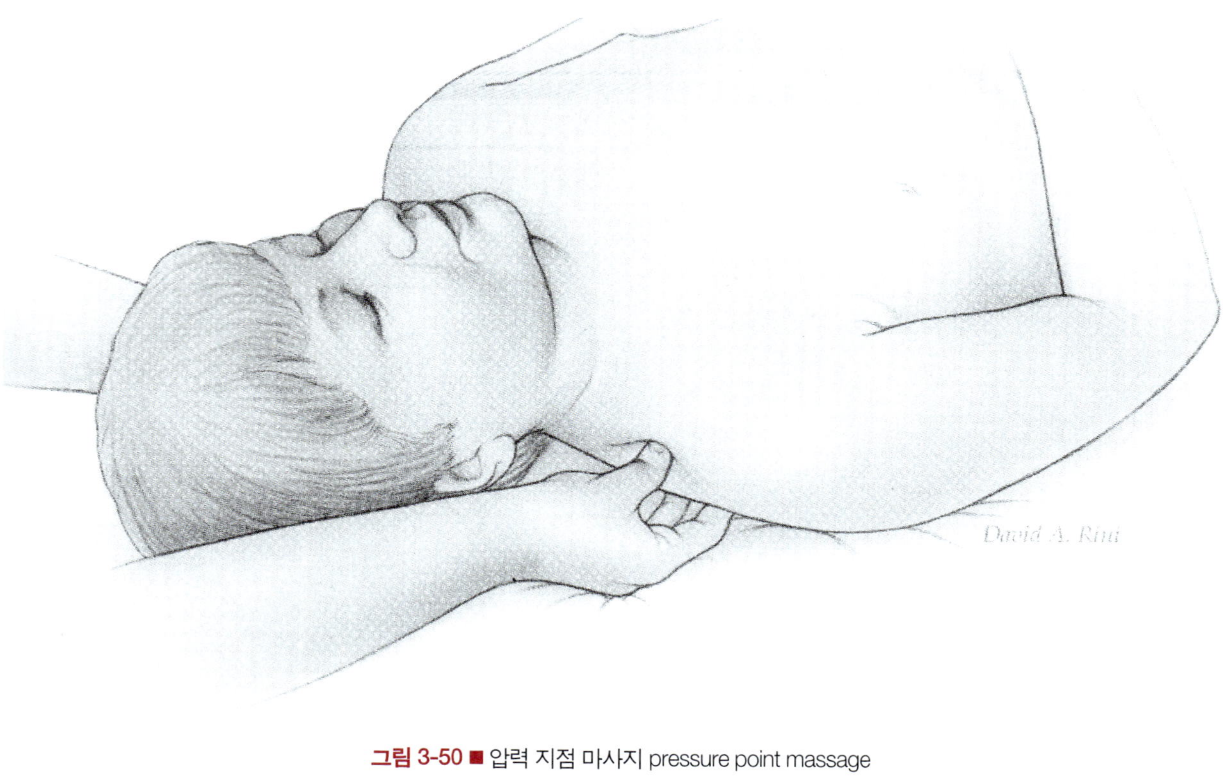

그림 3-50 ■ 압력 지점 마사지 pressure point massage

압력 지점 마사지
(PRESSURE POINT MASSAGE)

당신이 배운 기본 전신 마사지의 대부분은 넓은 부위를 주무르거나 쓰다듬기를 하는 방법이었다. 수동적 접촉을 제외하고는 당신의 손은 항상 움직이고 있다. 이제 언급할 압력 지점 마사지는 다른 접근법이다. 그림 3-50에서 보는 것처럼 각기의 손가락은 느리게 움직이고 작고 특수한 부위에 지속적인 압력을 제공한다. 압력 지점 마사지는 적절한 압력의 양이 적용되는 동안 심부 긴장을 풀어주는 효과적인 방법이다. 너무 적은 압력은 심부 긴장을 풀어주지 못하고, 너무 강한 압력은 아동에게 통증을 유발할 것이다. 4,5,6장에서 당신은 흔한 손상과 불편을 치료하기 위해서 기본 스웨덴 식 마사지와 결합하여 압력 지점을 사용하는 방법을 배웠다.

각 새로운 압력 지점에는 엄지나 손가락을 특수한 지점에 놓는다. 손가락 끝이 아니라 펴서 사용한다. 천천히 아동이 그 지점이 바로 아프기 시작하기 전까지 압력을 증가시킨다. 매우 적은량을 올림으로써 그 지점이 다치지 않도록 한다. 각 지점에서 약 10초 정도 유지한다. 그리고 천천히 압력을 감소시키고 손가락을 뗀다. 만약 당신이 특수한 위치를 찾기 어렵다면, 아동은 당신에게 특별히 자극적이거나 긴장이 있는 곳을 물어 볼 수 있다.

소아 마사지에 적합한 수치료 (HYDROTHERAPY AS AN ADJUNCT TO PEDIATRIC MASSGE)

수치료의 이점과 기법
(BENEFITS AND TECHNIQUES OF HYDROTHERAPY)

물, 얼음, 증기의 치료적 적용은 수치료로 알려져 있다. 치료적 마사지처럼 수치료 또한 근육을 이완시키고 순환 증가시키고 근 경축을 감소키고 근골격계 통증을 완화하고 아동이 성숙하는 느낌을 주게 할 수 있기 때문에 마사지의 영향을 좀 더 강화시켜 줄 수 있다. 마사지 전에 수치료를 사용한다면 아동의 편안함과 이완을 극대화 시키고 좀 더 효율적으로 사용할 수 있다.

미국에서, 수치료는 마사지 치료사의 실전의 영역 안에는 포함되지는 않는다. 미국에서도 주마다 다르다; Oregon 주에서는 마시지의 실전에는 "윤활제와 같은 뜨겁고 차가운 전형적인 준비의 외적인 사용을 포함한다." 치료사는 이 책에서 설명하는 수치료를 할 때, 아동을 치료하기 전에 자신의 주의 규칙을 확인해야 한다.

수치료 동안에, 물은 전신에 적용하거나 일부 부위에 적용할 수 있다. 탕은 다양한 온도를 조절 할 수 있어야 한다. 스프레이, friction, 핫 팩, 콜드 팩, 온습포, 냉습포, 샤워, 사우나, 증기욕 등은 마찬가지로 외적인 치료이다. 물은 또한 외적으로 가습기, 비강 세척기, 가글, 세척용 제제, 음료수 등의 형태로 사용하고 있다.

현재 마사지 적용자들에 의해 가장 많이 사용되는 수치료의 가장 흔한 형태는 습열이나 냉의 적용이다. 마사지 하기 전에 특수한 부위에 습열의 적용은 혈류를 증가시키고, 조직을 이완시키고, 통증을 감소시킨다. 이것은 치료사에게 아동에게 불편함을 줄이고 심부 조직에 마사지를 하도록 하는데 도움을 준다. 국소 부위에 냉 적용은 국소 부위의 순환을 증가시키고, 통증과 근경축을 감소시킨다. 이것은 치료사에게 혈류와 자극을 최소화하면서, 마사지를 하도록 한다. 이들 수치료 적용은 직접 신체적 효과뿐만 아니라 주의적인 개인적 관심과 촉감을 제공한다. 그리고 마사지하는 동안 또 다른 성숙하는 요소를 제공한다. 아동에게 수치료를 적용하기 전에, 항상 무엇을 하는지 그리고 그것을 왜하는지에 대한 설명을 해야 한다. 적용동안 불편함이 있다면 확실히 점검하고 추위에 노출되지 않도록 한다. 아동은 피부 표면에 성인보다 더 예민한 수용기를 가지고 있어서 쉽게 몸을 떨게 된다. 주의 깊게 관찰해서 만약 치료 동안 나쁜 반응이 나타난다면 즉시 치료를 중단한다.

냉 적용의 효과와 치료

국소 부위의 냉 적용은 주된 효과는 피부의 작은 혈관의 수축을 유도하는 것이다. 모세혈관 혈압에서 수온이 6~11 mm 떨어지면서 혈류량이 즉시 감소하고 피부가 창백해진다. 피부 혈관이 수축하고 내측 혈관이 확장되면서 혈액은 신체 안을 순환한다. 이 피부 모세 혈관의 수축은 냉 적용이 제거 된 후 5~8분 정도 지속된 후 다시 모세 혈관이 확장된다. 마지막 결과는 모세 혈관의 지름으로 냉 적용 전 보다 더 커지게 된다. 이것은 냉 적용의 이차 효과이다.

피부 혈관의 수축과 내측 안에 혈관의 문합(Shunting)

피부에서 냉으로 인해 반사 반응이 일어나고, 그것은 조직이 눈에 띄게 떨기 전에 일어난다. 이것은 중심 온도를 37도로 유지하기 위한 신체의 기전이다; 따뜻한 혈액을 신체의 내부로 돌리면서, 뇌와 다른 장기들은 피부에서 감소된 열손으로 온도를 유지한다. 냉이 제거되면, 이러한 패턴이 반대로 일어난다; 피부의 작은 혈관들은 확장하고 내부 혈관은 수축한다. 모세혈관에서 증가된 혈류량으로 피부는 표면으로 혈액이 뿜어져 나온다.[13]

냉 적용하는 동안, 표면 혈류량을 감소하고 그 후 염증이 감소한다. 이것은 냉치료가 급성 염좌, 타박상, 근육 좌상, 급성 관절낭염, 급성 관절 염증에 적합하다.

얼음 마사지

얼음 마사지는 각빙(ice cube), 얼음 조각(ice chunk) 사용해서 피부에 냉을 적용한다. 상해(심각한 타박상 또는 관절 염좌)나 심각한 근경 축 후에, 냉 마사지는 국소 부종과 염증 근 경축을 감소시킬 수 있다. 물로 종이컵을 채워서 그것을 얼려서 얼음 조각을 만든다. 한손에 얼음 조각컵(ice cup)을 데고, 국소 부위에 원을 그리면서 얼음을 문지른다. 마찬가지고 그 손상 부위보다 몇 인치 위나 아래에도 적용한다(그림 3-51). 약 5분 동안 얼음 마사지를 한다.[14] 상해 후에 냉 마사지는 통증을 제거하거나 순환을 증가시키기 위해 한 시간 안에 적용할 수 있다.

많은 아동에게서 몇 가지 단순한 주의 없이 적용하면 냉 적용을 싫어할 수도 있다. 첫째, 아동을 따뜻하게 하고, 녹은 물이 민감한 부위에 떨어지도록 하면 안된다. 타월로 냉을 적용한 부위 주변을 닦아 준다. 두 번째 아동에게 얼음을 처음에 피부에 적용하기 전에 충분한 주의를 준다. 마지막으로 만약 아동이 몇 분에 얼음에 대한 불만을 토로 한다면, 잠시 동안 얼음 적용을 멈춘다. 그 후에 다시 시작한다. 얼음 마사지는 콜드 팩 보다 좀 더 자극적인 느낌을 주기 때문에 견디기 힘들 수도 있다.

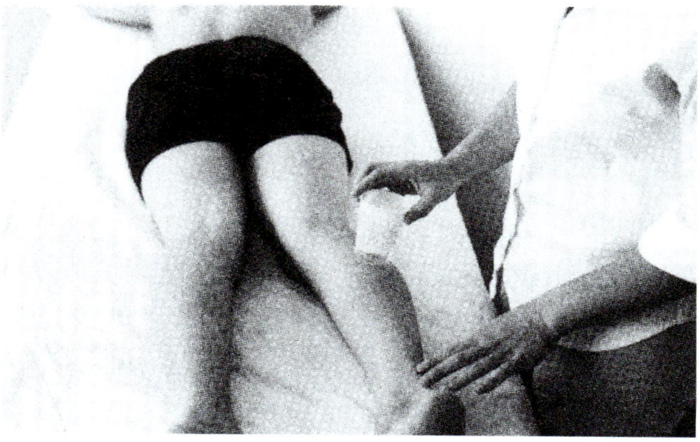

그림 3-51 ■ 얼음 마사지

냉 팩 적용 (Ice Pack Application)

냉 팩이나 냉 백은 쉽게 살 수 있고 가정에서도 만들어 (얼린 얼음을 플라스틱 백에 넣어) 쓸 수 있다. 치료 부위를 얇은 천으로 덮어주고, 위에 아이스 팩을 놓는다. 아이스 팩은 15분 이상 적용해서는 안 된다. 15분 적용하고 그 후에 15분은 쉰다. 필요하다면 반복한다. 휴식 기간 동안 아동의 조직에 냉 손상을 피해야 한다.

많은 아동은 신체에 얼음을 적용하는 것을 기피하고, 아이스를 적용하게 전에 충분한 주의를 해야 하고 그들에게 그들의 신체를 따뜻하게 유지할 수 있는 특별한 노력이 뭐가 있는지 말해줘야 한다.

열 습포

열 습포라는 이름에도 불구하고 차가운 물로 시작하는 습열로 경미하게 지속적으로 적용한다. 몇 시간이나 밤 동안에 일반적으로 적용한다. 일반적으로 차가운 물을 싼 천으로 신체의 한 부위에 적용하고 그 후에 외부 차단 물질이나 털로 덮어준다. 아동은 항상 전체적으로 습포를 적용하기 전에 전체적으로 따뜻하게 해야 한다. 열 습포는 근육을 이완시키고 목의 통증을 제거하고 류마티스 관절, 흉곽이 차가운 것. 일부 부위의 울혈을 제거할 수 있다. 차가움을 가진 아동의 머리에 울혈이 있을 때 주로 사용되는 차가운 쏙(sock) 치료(131쪽 참조)는 열습포의 한 형태이다.

열 적용과 치료

국소 부위의 열 적용의 주된 효과는 피부 혈관의 확장이다. 이것은 피부의 열 손실을 증가시켜서 신체의 온도를 37도로 유지해서 뇌와 다른 내부 장기를 보호하는데 도움을 준다. 그 부위는 눈에 띄는 열감이 있기 전에 말초혈관은 반사 반응으로 인해 확장된다. 혈류가 그 부위로 분출되면, 피부는 분홍빛이 되고 국소 조직의 신진대사는 증가되고 백혈구는 그 부위로 움직인다. 온 적용하는 아래 조직은 땀이 나기 시작하고 근육은 이완되고 통증은 경감된다.

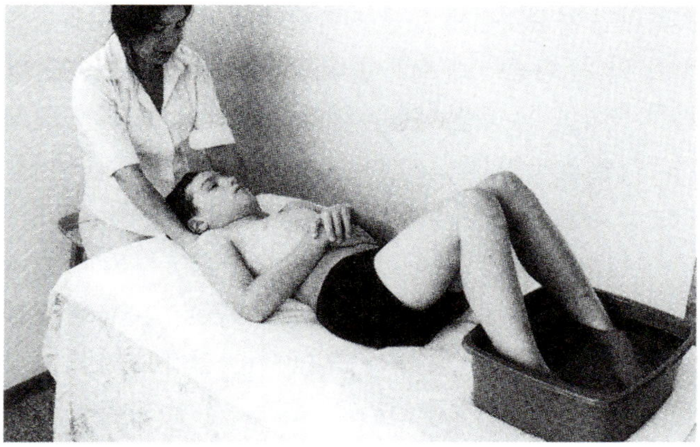

그림 3-52 ■ 뜨거운 족욕. 정상적으로 아동은 시트로 덮어주어야 하지만 명확한 사진을 위해 제거하였다.

치료사는 많은 치료적 방법으로 열의 신체 반응의 이점을 활용할 수 있다. 주된 열의 결과는 혈관의 확장으로 확장된 혈관을 채우기 위해 신체의 다른 곳에서 혈액이 이동할 것이다. 편두통이나 부비동 두통과 같은 울혈이 유발하는 증상은 발을 따뜻하게 하거나 반신욕을 통해 울혈을 제거하는데 도움을 줄 수 있다(편두통 146-147쪽 참조). 국소 부위에서 온 적용은 근 경축과 통증을 제거한다. 접촉으로 아동이 경험하는 열은 편하게 느낄 수도 있다. 아동이 긴장하거나 마사지를 받을 때 신경질 적이라면, warmed linen, rice-filled, microwaveable bag, 습열 팩과 같은 추가적인 방법은 좀 더 이완되는 도움을 줄 수 있다. 타박상, 염좌, 탈구 등과 같은 상해의 급성기에는 적용해서는 안된다.

뜨거운 족욕 Hot footbaths

뜨거운 족욕은 국소적 열 치료이다. 아동은 시트로 싸여진 의자에서 앉아서 양발을 약 20분 동안 43도의 물속에 담근다; 아동은 동시에 전두에 냉습포를 적용한다. 그러나 뜨거운 족욕은 발을 물속에 담그고 치료 테이블에 앙와위로 누운 아동에게도 적용할 수 있다(그림 3-52). 물 온도는 치료 기간 동안 43도를 유지해 한다. 냉 습포는 매 3분마다 바꿔줘야 한다. 치료의 마지막에 아동의 발에 짧게 차가운 물을 부어주고 말려준 후에 10~15분 정도 휴식을 취한다. 이 기법은 인슐린을 복용하는 당뇨병이나 다리에 감각이 없는 경우에는 금기증이다.[13]

핫 팩이나 온 습포 타월의 적용

습열의 적용은 근육을 이완시키고, 통증을 경감시키고 아동에게 편안한 느낌을 준다. 마사지동안 아동을 따뜻하게 유지할 수 있다. 습열은 건열 보다 좀 더 깊이 침투하기 때문에 더 선호된다.

- 온 습열 패드 나 hydrocollator 팩: 치료하고자 하는 아동의 신체 부위에 한 개나 두 개 건조한 타월을 놓는다. 그 후에 습열 패트나 Hydrocollator 팩을 적용하고 다시 다른 건조한 타월로 덮어준다. 아동의 피부 위의 건조한 타월은 화상으로부터 보호하고 핫 팩 위에 건조한 타월은 열을 보존한다. 아동이 핫 팩 적용 시 너무 뜨거운지 자주 점검해야 한다. 만약 너무 뜨겁다면, 핫 팩 아래에 좀 더 타월을 추가한다. 아동에게 시트를 덮어준다. 핫 팩은 다른 일이 없다면 15분 정도 한다.
- 온 습포 타월: 그것은 아동의 피부에 직접적으로 적용할 수 있고 열 패드나 Hydrocollator 팩처럼 뜨겁지는 않다. 그것들을 뜨거운 물로 적신다음 짜서, 아동의 피부에 적용하고 건조한 타월로 덮어준다. 아동이 너무 뜨겁지 않은지 점검하고 주기적으로 피부를 확인한다.

소금 장갑(Salt Glow)

Salt Glow, salt rub는 근육 아래와 피부를 이완시키고 자극한다. 그것은 국소 혈류량을 증가시킨다. 많은 아동은 등 마사지의 결합으로 그것과 "back scratch" 좋아한다. 손상으로 움직이지 못하는 아동과 운동을 통해 자신의 순환을 증가시키지 못하는 아동에게 놀라운 방법이다. Salt Glow동안 피부 자극의 세 가지 형태가 결합된다. 물

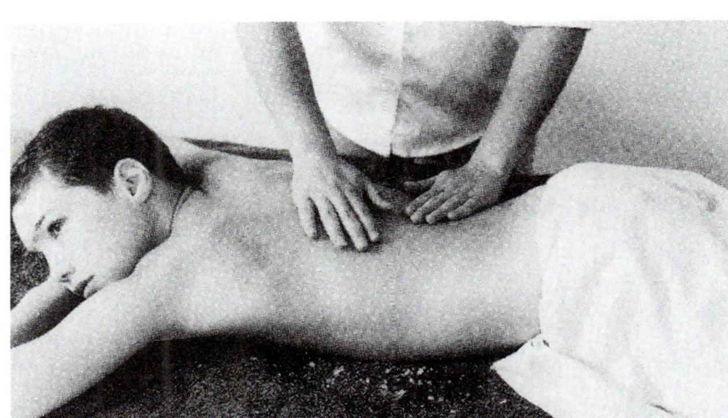

그림 3-53 ■ salt glow massage. 마사지는 소금을 사용한다; 피부는 피부의 증가된 순환으로 분홍빛으로 변한다.

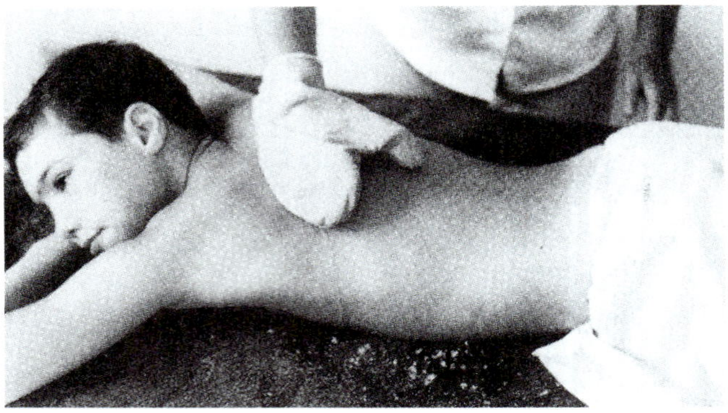

그림 3-54 ■ salt glow는 물로 소금을 부드럽게 완벽히 제거해주어야 한다.

의 온도: 소금으로 실제적 마찰; 피부를 씻고 건조하기. 전신에 Salt Glow를 적용하는 동안, 당신은 욕조를 사용하는 것이 필요하고 아동에게 전신에 있는 옷을 벗겨야 한다. 대신에 치료사가 등, 다리, 발, 팔, 손등과 같은 국소 부위에 Salt Glow를 하는 것은 연습이 필요하다. 등의 Salt Glow은 그림 3-53과 3-54에서 볼 수 있다. 과민하거나 촉각 보호가 있는 아동에게, 치료사는 손과 같은 매우 국소적인 부위의 salt rub를 사용할 수 있다. 당신은 다음과 같은 도구를 사용할 수 있다.

- 43도의 따뜻한 물의 두 개의 통
- 한 개의 타월
- 두 개의 수건이나 terrycloth mitts
- 1/4 컵 정도의 Epsom 소금, 소금이 녹지 않고 함께 응집되어 충분히 물에 적신 상태

신체의 한 부위에 Salt Glow 수행하기 위해, 치료 테이블이나 바닥에 타월을 대고 누워 있는 아동에게 시작한다. 아동에게 그 부위에 따뜻한 물을 느낄 수 있을 것이라고 설명한다. 부드럽게 따뜻한 물로 등, 팔, 다리를 씻는다. 이제 아동에게 신체 부위에 소금을 느낄 수 있을 것이라고 말해야 한다. 손에 수분을 먹은 소금을 한 수푼 들고 그것을 등이나 팔 다리에 뿌린다. 그 부위 크기에 따라 필요한 소금의 양을 결정할 수 있다. 한 손으로 위쪽으로 빠르게 움직이면서 다른 손은 아래쪽으로 빠르게 움직인다.; 손을 교대하면서 비벼 문지르기 형태의 마사지를 제공 할 것이다. 다른 부위의 한쪽 부위의 끝에서 다른 쪽으로 움직이고 다시 되돌아오면서 부드러운 압력을 사용하고 항상 빠르게 움직인다. 아동의 크기나 반응에 따라 달라지지만 보통 1~3분 동안 지속한다. 피부는 빠르게 분홍빛이 된다. 아동에게 소금이 너무 긁히는 느낌이 나지 않는지 물어본다. 종종 아동은 치료기간동안 소금의 거칠고 자극적인 상태를 즐길 것이다. 그리고 이것이 매우 거칠다는 느낌을 받기 시작 할 것이다. 만일 아동이 Salt Glow이 불편하다고 불만을 토로하면 즉시 멈춘다. Salt Glow이 끝난 뒤에는 부드럽게 소금을 젖은 수건이나 terrycloth glove로 닦아주고 건조시켜준다. 이 지점에 추가하고 싶은 추가적인 감각 자극 기법은 소금을 제거 한 후에, 작은 양의 비누 액을 사용해서 비누 거품으로 등을 씻고 깨끗한 물로 그것을 제거하고 등을 건조시켜준다. 이는 아동에게 소금의 거친 느낌과 비누의 부드러운 느낌 사이의 극명한 차이를 주게 될 것이다.

아동의 아래에 깔려있는 수건은 소금 결정이 남게 되면 마사지 동안에도 갈아주어야 한다. 아동에게 한쪽으로 구르게 해서 결정이 있는 수건을 접어서 제거한다.

Salt Glow은 만약 포함 된 부위가 자상, 발진, 다른 개방성 상처가 있다면 금기증이다. 극단적인 두려움을 가진 아동에게도 금기증이다.

교대 치료(Contrast Treatment)

교대 치료는 냉과 열의 적용을 교대로 적용하는 것이다. 그들은 열이나 냉 적용을 독자적으로 하는 것보다 국소 순환을 좀 더 크게 증가시킨다. 열과 냉을 교대로 적용하는 것은 혈관을 교대로 확장 수축 시키는 것을 유발하고 이것은 70~100%로 그 부위의 순환을 증가시킨다. 교대 치료는 염좌로 인한 부종을 줄이는 놀라온 방법이고 다른 외상 상해도 통증을 극적으로 감소시킬 있다.[13]

교대 치료 시, 냉 다음에 온을 적용하는 하나의 주기를 한 변화(change) 라고 불린다. 변화의 횟수는 상태에 따라서 달라지고 냉이나 열의 시간의 양은 지속적이다. 일반적인 교대 치료는 1분 동안 냉을 적용한 후에 30초 쉬고 3분 동안 열을 적용한다. 뜨거운 물, hydrocollator 팩, 습열 패드, 온 습포와 같은 다른 열의 형태로도 적용할 수 있다. 차가운 물, 냉 습포, 냉 마사지와 같은 냉의 다른 형태도 적용가능하다. 그림 3-55는 흉곽에 교대 치료의 예를 보여주고 그림 3-56은 눈에 교대 치료를 하는 것을 보여준다.

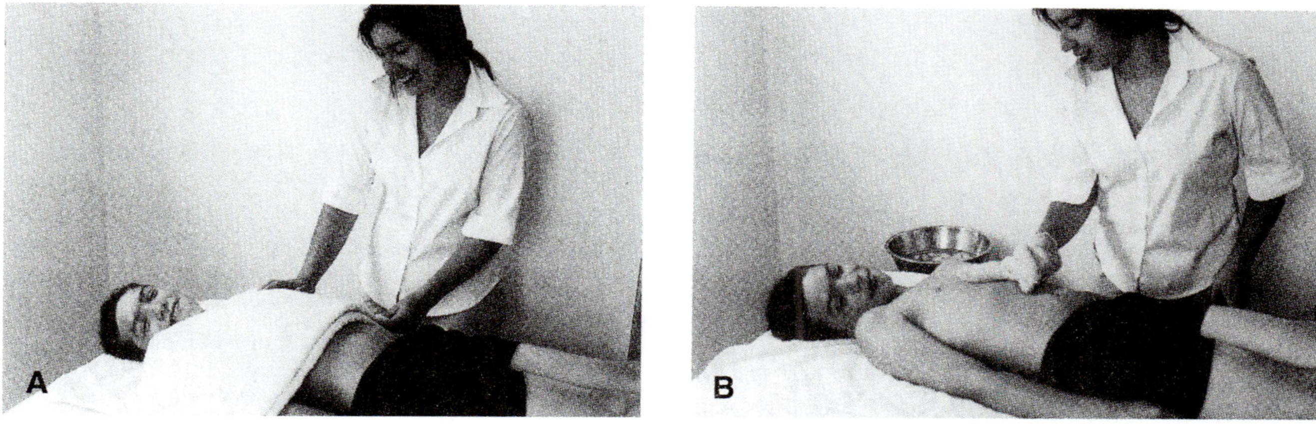

그림 3-55 ■ 흉곽의 교대 치료, A. 남자 아이는 그의 흉곽에 핫팩을 적용, B. 치료사는 그의 흉곽을 차가운 물로 문지르고 있다.

수치료 적용 시 주의 사항

수치료는 보통 안전하지만 다음과 같은 주의 사항을 따라야 한다.

1. 수치료는 아동의 신체를 물에 침수시키기 때문에 바닥에 일부의 물이 넘칠 수 있다. 즉시 바닥의 물기를 제거해서 미끄러지지 않도록 해야 한다.
2. 아동은 수치료 적용 시 반응에 대해서 성인보다 항시 주의를 기울어야 한다. 그들의 피부는 얇고 더 빠르게 손상을 받을 수 있다. 핫 팩 밑에 여러 장의 수건을 놓아서 화상을 입지 않도록 주의한다. 아동에게 핫 팩이 피부에 어떤 느낌을 주는 지 항시 물어보고, 가끔 식 핫 팩을 들어 올려서 확인해야 한다. 필요하다면 피부에 더 많은 수건을 데어 준다.
3. 비록 아동의 피부에 자극이 없다하여도 냉 치료로부터 손상을 받을 수 있다. 냉 치료를 적용할 때 시간을 확인한다 — 필요한 시간 보다 더 오래 냉을 적용하는 것을 피한다.
4. 소아 환자에 대한 각별한 관심을 줘야 한다. 만약 당신이 이상한 반응을 보인다면, 즉시 그것에 대해 물어봐야 한다. 만약 아동이 불편하게 느낀다면 즉시 치료를 종료한다.
5. 항시 온도계와 손으로 물의 온도를 확인해야 한다.
6. 핫 팩을 다룰 때 주의해서 화상을 입지 않도록 한다. 뜨거운 것을 다룰 때는 금속 집게나 고무나 가죽 장갑을 사용한다.

이장에서 모든 아동에게 적용 가능한 전신 스웨덴 마사지를 하는 방법을 배웠다. 고전적인 수동적 접촉, 쓰다듬기, 주무르기, 두드리기, 비벼 문지르기, 관절 가동 범위 운동의 고전적 스웨덴 마사지를 접목한다. 감각 자극과 이완 기법을 포함한다. 만약 당신이 이들 기술을 전체적

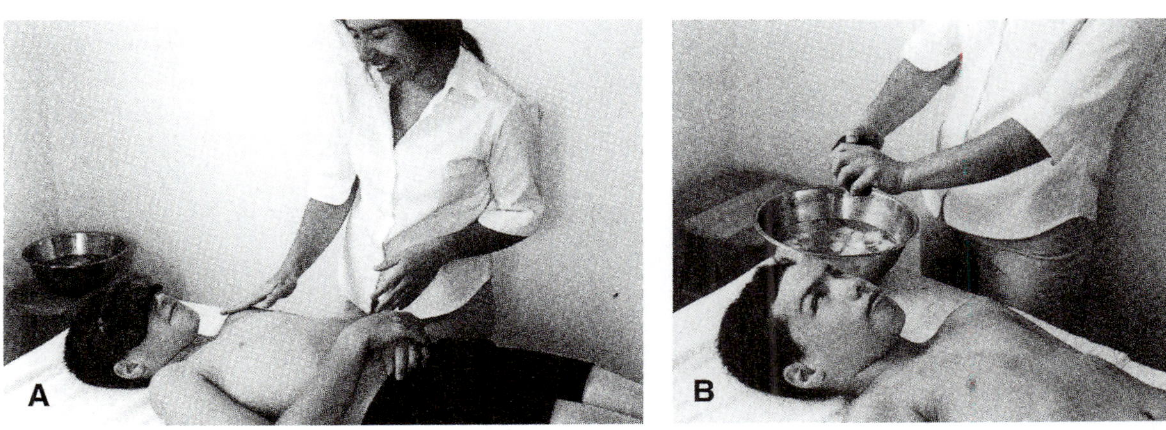

그림 3-56 ■ 눈의 교대 치료. A. 남자 아이는 눈 위에 뜨거운 천을 적용 B. 천을 차가운 물에 담근 후에 눈 위에 냉을 적용.

으로 배운다면, 당신은 그것들을 다른 형태로서 기법을 접목해서 더 효율적인 치료를 할 수 있을 것이다. 4,5,6장에서는 특수한 상황에서 기본 기법의 적용을 배울 수 있다. 이는 손상, 작은 불편, 특수한 필요, 만성적인 상태의 아동의 치료를 가능하게 할 것이다.

복습 문제

1. 스웨덴 마사지, 수동적 관절 범위 운동, 피부 자극 기법, 볼 마사지, 압력 지점 마사지를 사용 할 때의 이점을 설명하라.
2. 마자시 전이나 하는 동안에 이완 기법을 사용하는 이유를 설명하라.
3. 치료사들이 아동의 개별성을 반영하는 반사에 대하여 어떻게 손으로 마사지 단계 구조와 기법을 대체하는 세 가지 예를 제시하라.
4. 3장에서 배운 마사지 기법으로 이들 개인 아동들에게 어떻게 치료 할 지 설명하라.
   a. 낯선 사람에게 두려움을 가진 3살 된 아동
   b. 신체에 많은 타박상과 여러 회복기를 가지고 있는 활동적인 중학교 학생
   c. 정상적인 몸무게 이지만 체중에 심한 관심을 가진 10대 운동 소녀
   d. 많은 스트레스를 가지고 있는 10대 소년. 그는 심한 투통으로 치료를 받고 있고 어머니 앞이나, 낯선 치료사 앞에서 옷을 벗기를 죽기보다 싫어 한다.
5. 국소 열적용에 대한 신체의 반응을 설명하라. 그리고 신체에 열적용이 어떠한 방법으로 영향을 미치는가? 국소 부위 열적용을 하는 세 가지 사례를 적어 보아라.
6. 국소 냉 적용으로 인한 신체의 반응을 설명하라. 그리고 냉 적용이 어떠한 방법으로 영향을 미치는가? 국소 냉 적용이 적용 될 때 세 가지 사례를 적어 보아라.

참고문헌

1. Boone DC, Azen SP: Normal range of motion in male subjects. *Journal of Bone and Joint Surgery*, 61-A:756, 1979
2. Upledger J: Mighty Joe Defies the Odds. *Massage Today*, June 2002, p 10
3. Kozier B, Erb G, Berman A, Snyder S: *Fundamentals of Nursing*. Upper Saddle River, NJ: Prentice-Hall, 2000, p 1003-1007
4. McBrien R: Using relaxation with first grade boys. *Elementary School Guidance and Counseling*, February 1978, p 146-152
5. Richter I, et al: Cognitive and relaxation treatment of pediatric migraine. *Pain*, 25:195-203, 1986
6. Bernstein D: *Progressive Relaxation Training: A Manual for the Helping Professions*. Champaign, IL: Research Press, 1973, p 8
7. Olness K: *Hypnosis and Hypnotherapy with Children*. New York: Guilford Press, 1996
8. Cautela J, Groden J: *Relaxation: A Comprehensive Manual for Adults, Children, and Children With Special Needs*. Champaign, IL: Research Press, 1978
9. Jacobson E: *You Must Relax*. New York: McGraw-Hill, 1934
10. Jacobson E: *Progressive Relaxation*. Chicago: University of Chicago Press, 1938
11. Platania A, et al: Relaxation therapy reduces anxiety in child/adolescent psychiatry patients. *Acta Paedopsychiatrica*, 55:115-120, 1992
12. Simons D, Travell J: *Myofascial Pain and Dysfunction: The Triggerpoint Manual*, vol. 1, ed. 2. Baltimore, MD: Lippincott Williams & Wilkins, 1999, p 430
13. Thrash A: *Home Remedies: Hydrotherapy, Massage, Charcoal and Other Simple Treatments*. Seale, AL: Thrash Publications, 1981, p 34-38
14. Packman H: *Ice Therapy: Understanding Its Application*, ed. 4. Whitestone, NY: self-published booklet, 1998

소아 상해를 위한 마사지와 수치료

4

요점 정리

이장을 마치면 다음을 할 수 있다.

1. 가장 흔한 아동 상해의 원인을 설명하고 이들 상해를 예방하기 위한 전략을 세울 수 있다.
2. 성인보다 빈번히 발생하는 아동 상해의 특수한 예를 제시하고 그 이유를 설명할 수 있다.
3. 탈구, 골절, 연부 조직의 염좌 등과 이와 유사한 상해들에 대한 자세한 설명을 할 수 있다.
4. 급성 장해와 그로 인한 장기간 신체에 미치는 영향을 이해하고, 예를 제시 할 수 있다.
5. 이 장에서 각 상해 치료를 위한 수치료와 마사지를 적용하는 이유를 설명할 수 있다.

아동은 성인보다 더 많은 상처를 입으면서 성장한다. 발달학적으로 아동은 아직 완전히 성숙한 것이 아니기 때문에, 위험에 노출 되어 있고, 행동의 결과 잘 이해하지 못하기 때문에, 성인보다 상해의 위험이 더 높다. 위험한 높이에서 뛰어내리거나, 불안전하게 자전거를 타거나, 불을 가지고 놀거나 사람들에게 돌을 던지는 놀이 등으로 인해 아동은 위험에 노출되어 있다. 미국에서 상해는 소아의 주된 사망의 원인이고 이차적으로 입원하는 주된 원인이다.[1] 1999년에 미국 아동의 25%는 의학적 관리가 필요한 상해를 경험한 적이 있다고 한다. 이들 120,000명은 영구적인 장애를 유발하는 치명적인 상해가 발생하였다. 25명 명 당 한명은 두부 상해로 인해 의학적 관리를 받았다(이 통계는 사고가 아닌 의도적으로 고려되는 폭력 또는 자실 시도로 인한 상해 아동은 포함되지 않았다). 아동을 치료하는 마사지 치료사들은 급성과 만성 상해 둘 다를 치료할 수 있어야 한다.

소아 상해 (PEDIATRIC INJURIES)

소아 상해의 패턴들
(PATTERNS OF PEDIATRIC INJURIES)

소아 상해의 원인에 대한 지식은 치료사에게 아동이 언제 가장 위험한 상해를 입는지 그리고 그러한 상해를 어떻게 예방할 수 있는지를 이해하는데 도움을 준다.

- 낙상과 교통사고가 가장 흔하고 그 다음이 익사와 화재이다. 낙상으로 인한 외상이 입원하는 가장 큰 이유이다; 또한 낙상은 다른 신체 부위의 심각한 상해를 유발한다. 교통사고는 여러 복합적인 상해를 유발하고 정형 의상인 John Ogden은 자동차를 "the principal crippler of children"이라고 불렀다.
- 취학 전 아동의 10~25% 정도가 아동학대로 인해 상해가 발생한다.[2]
- 긴급 구호 시설을 방문하는 환자의 40%는 아동이 어른의 감독 없이 밖에는 노는 5월과 8월에 주로 발생한다.[3]
- 가벼운 상해의 50%는 집 주위에서 발생한다. 자전거 충돌은 보통 집의 1마일 안에서 일어난다.
- 남자 아이가 여자 아이보다 거친 놀이와 위험한 행동을 좀 더 자주 하기 때문에 상해의 위험이 더 높다.
- 가난한 아동은 가볍거나 치명적인 상해의 위험 수준이 더 높다.

소아 상해 감소
(REDUCING PEDIATRIC INJURIES)

소아 상해는 공공 건강 문제에서 큰 부분을 담당하기 때문에 예방 방법은 일반적으로 알고 있어야 한다. 의도하지 않은 아동 상해는 다음 예방 방법을 통해 줄일 수 있을 것이다.

- 자전거 타기, 말 타기, 스케이트 보드, 스쿠터 등을 탈 때 보호 장비를 착용하라. 만약 아동이 머리를 이들 활동 동안 부딪친다면, 헬멧은 88% 정도 뇌 상해의 위험을 줄여 줄 수 있다. 그러나 자전거 탈 때, 15~25% 아동만이 헬멧을 착용한다. 국제 연구에 따르면, 자전거와 관련한 상해로 인해 입원한 아동의 56%는 외상성 뇌손상을 가지고 있었다; 거의 모든 아동은 자전거 전복으로 상처를 입는다.[3] 보호적 장비의 다른 예는 무릎과 팔꿈치와 운동 시 입 보호 장치 가 있다.
- 안전벨트를 착용해라.
- 스포츠 동안과 집에서 적절한 감독을 제공해라. 교통안전에 대한 책임감을 아동에게 전적으로 모두 다 주어서는 안 된다. 11~12살보다 더 어린 아동은 발달학적으로 거리와 속도를 판단하는데 충분하지 않고, 교통안전을 잘 준수하지 못한다.[4]
- 아동에게 화재 안전 교육을 해라.
- 아동에게 집과 공공장소에서 안전하게 활동하는 방법을 가르쳐라. 심각한 아동 상해의 대부분은 교통사고로 발생하기 때문에 교통안전을 우선 시 하도록 해라.

소아 상해에 대한 일반적인 접근
(GENERAL APPROACHES TO PEDIATRIC INJURIES)

의학적 적응증/금기증에 맞게 적용 한 마사지와 수치료는 불편함을 감소시키고 치료를 촉진하고 장시간의 연부조직 장애와 통증을 예방하고 척수나 외상성 뇌손상으로 인한 장기간의 증상에 도움을 준다.

절단(AMPUTATION)

"절단이나 다른 변형이 있는 환자를 마사지 할 때, 순수한 사랑, 존경, 안녕으로 접근하는 것은 필수적이다. 자

관심 포인트 상자 4-1
소아 스포츠 상해

아동의 가장 위험한 상해를 유발하는 스포츠는 축구, 농구, 체조, 미식축구, 야구 등이 있다. 상해는 신체접촉을 하는 스포츠에서 주로 발생한다. 예를 들어, 고등학교 풋볼 선수의 20~40% 정도가 상해를 입는다. 더 나이가 많은 아동은 신체 접촉을 하는 스포츠 동안에 더 많은 상처를 입는다. 그것은 스포츠는 나이가 들어 갈수록 더욱 더 격한 스포츠를 하기 때문이다. 젊은 운동선수의 경우에 상해는 뼈와 연부조직에게 넓은 범위의 손상을 유발한다; 상해의 심각성은 아동의 골격과 신체 나이, 스포츠 종류 외상의 심각성에 따라 다르다. 10대는 무릎에 가장 흔하게 하지 외상이 있고, 더 어린 운동선수는 많은 좌상, 염좌 등의 단순한 상지의 골절을 가지고 있다. 발목이 염좌의 발생 위험이 가장 높다. 조직화된 스포츠는 단지 스포츠 상해의 1/3만 관여하고 있다. 그리고 나머지는 신체 교육 교실과 케이트 보드와 같은 비조직화된데서 일어난다. 스포츠 상해의 예방은 다음과 같은 것들을 포함한다.

1. 각 스포츠 동안에 헬멧, 얼굴, 안면 보호대, 적절한 발목 보호, 패팅, 다른 몸 보호대 등과 같은 적절한 안전 보호 도구를 착용해라.
2. 노는 동안 아동의 주의 깊은 감독을 해라.
3. 다음의 적절한 규칙을 준수해라.
4. 위밍업, 스트레칭, 조깅, 웨이트 훈련, 기술 발달과 같은 시즌 전 컨디셔닝 프로그램. 이러한 프로그램의 형태는 충돌이나 신체 접촉에 따른 스포츠 상해를 예방 할 수 있다.[1]
5. 적절한 상해의 재활. 부적절한 재활은 아마 상해 전에서 나머지 문제로 인해, 스포츠 관련 상해의 1/4을 포함한다.

신감과 함께 접근하기. 그것은 생존이다!

– Dianne Percoraro

절단은 신체의 한 부분을 잃는 것을 의미한다. 외상이 아동 절단의 큰 원인이다. 잔디 깎는 기계는 절단을 유발하는 외상의 주된 원인이고 그 다음이 교통사고, 농장 상해, 총상 등이 있다. 전쟁으로 파괴된 나라에서, 땅 속의 지뢰는 절단의 주된 원인이다. 하지보다는 상지의 절단이

더 흔하고, 그것은 기계로 인해 주로 발생한다. 절단은 또한 종양, 화상, 괴저로 인해 발생할 수도 있다. 남자아이는 여자 아이보다 절단의 위험이 두 배 정도 더 높다.[2]

접근과 목표
(APPROACH AND GOALS)

외상성 절단은 통증, 스트레스성 의학 관리, 아동의 신체 이미지의 중요한 변화를 유발하기 때문에 고통스럽게 다가온다. 절단 손상 후에 보조기의 사용, 운동성 변화, 외양 등은 아동에게 지속적으로 큰 스트레스를 준다. 그러나 아동에 따라 상황은 다르다. 장기간의 절단의 심리적 영향은 절단의 위치와 정상 아동이 자신을 어떻게 바라보는지와 감정적 지지를 얼마만큼 받느냐에 따라 아동마다 상황은 다르게 다가온다.

절단 아동에 대한 초기 물리치료 목적은 관절 가동 범위와 근력의 유지이다. 마사지는 관절 가동 범위를 유지하는데 도움을 주거나 다른 여러 방법으로 이득을 줄 수 있다. 국소적으로 의족 유착을 부드럽게 하고, 의족 주위의 부종 제거, 관절 의족 근위 쪽에 관절 가동범위를 증가시킬 수 있다. 손실된 신체의 부분을 대신해서 다른 부위의 근육들이 과 사용되어서 긴장을 유발하고 통증을 느낄 수 있다. 예를 들어, 무릎 위 절단이 되어 있을 때, 무릎 위에 직접적으로 고관절, 다른 쪽 다리, 등 쪽에서 보상작용과 불편을 유발한다. 마사지는 보상된 근육의 긴장과 불편을 줄여주고 증가된 구축을 예방한다. 마사지는 아동이 의족을 수용하고, 전체적인 이미지를 긍정적으로 생각하도록 도움을 준다.

3장에서 보여준 기본 마사지 기술을 아동이 견디는 범위와 통증이 없는 범위에서 적용한다. 근 골격계 보상은 신체 전체에서 일어나기 때문에 전신 마사지는 절단을 가진 아동에게 이상적일 수도 있다. 목발을 사용하는 아동은 상지의 염좌와 긴장이 증가가 있을 수도 있고, 마사지 기술은 국소 부위의 불편과 근긴장을 감소에 효율적이다.

- 보조기를 착용하기 전이나 밤에 그것을 제거 한 후에 10분 정도 마사지는 의족 치료에 이상적이다.
- 매일 치료를 하기에 부모와 다른 가족 구성원들이 적합하다.
- 통증이 있는 부위에 접촉하지 마라. 촉각 자극에 고통을 받는 아동에게 수치료는 놀라운 방법으로 의족 주위의 순환을 증가시키고, 마사지를 시작하기 전에 적용하기 좋은 방법이다.

관심 포인트 상자 4-2
절단을 가진 아동에게 타이랜드(Thailand)에서 마사지

간호사이자 마사지 치료사인 Pamela Yeaton은 타이랜드 방콕(Thailand Bangkok)에서 평화군(Peace Corps)으로 3년을 포함해서, 제3세계 나라의 구성원들에게 건강관리와 건강 교육으로 자원 봉사에 참여하였다. Bangkok에서 그녀는 아동을 치료하면서 물리치료 보조사를 교육하고, 200명 이상의 아동들에게 치료를 하면서 장애 복지에 대한 재단(Foundation)에서 일하였다. 소아마비, 사고로 인한 장애를 가진 아동은 나라 전체에 걸쳐 도처에 분포해 있었다. 주로 절단을 가진 아동은 지뢰로 인해 다리 손상을 흔하게 입었고 수술 후 6개월 동안 재단(Foundation)에서 치료를 받았다. 5세 보다 어린 아동에게는 자가-마사지, 그들의 환부를 자극하기, 서로 관절 가동 운동을 해주는 방법을 가르쳤다. 이 장에서의 대부분의 정보는 Ms. Yeaton의 경험을 바탕으로 하였다(Yeaton. P, personal communicating, 1992년 4월).

절단에 대한 마사지와 수치료
(MASSAGE AND HYDROTHERAPY FOR AMPUTATIONS)

환부(stump)의 교대 치료

교대 치료 시, 따뜻한 물과 차가운 물의 온도에 주의해야 한다. 환부가 민감하면 뜨거운 물을 적용할 때, 약간 더 차갑게 해서 적용한다. 그리고 아동에게 어떤 느낌이 나는지 물어봐야 한다. 교대 치료는 큰 핫 팩이나 여러 장의 핫 팩을 사용하여 전체 사지에 적용할 수 있다.

단계1. 3분 동안 절단 환부에 습열 패드나 팩을 적용한다.
단계2. 차가운 물에서 수건을 담근 후에 꺼내서 짠다. 그리고 환부에다 30초 정도 문지르거나 1분 동안 얼음마사지를 한다.
단계3. 두 번 정도 냉과 온을 반복해서 한다(총 3번).

절단 환자에 대한 마사지 순서

단계1. 기본 이완 순서에 따라 시작하고 그 다음에 시각화를 시도한다. 아동에게 사라진 환부를 보여준 후에 그 곳에 입으로 불도록 한다. 예를 들어, 만약 한 손이 절단 되었다면, 숨을 들이 마시는 동안 손을 보여주고, 숨을 내쉬면서 손가락 끝으로 환부를 가리키면서 입으로 불도록 한다.

단계2. 전신에다 로션이나 오일을 바르지만, 환부는 바르지 않는다. 코코아 버터나 비타민 오일 등은 치유 중인 상처 조직의 건조나 cracking을 예방하고, 가려움을 감소 시켜 준다. 팔, 다리 쓰다듬기를 3장처럼 적용하고 환부와 전신에 따듯한 표면 쓰다듬기를 2~3분 적용한다.

단계4. 절단 환부에 특수한 마사지를 한다.

- 강하지 않게 부드러운 압력으로 환부 부위를 시작한다; 이 압력을 10을 셀 동안 유지한다. 아동이 이 압력을 참을 수 있다면, 치료사는 천천히 부드러운 마사지 기법으로 마사지 한다. 통증이 있다면 아동의 물리치료사, 보조기사와 상담해야 한다.
- 부드러운 무지 주무르기를 약 2분 정도 환부에 마사지 한다.

단계 5. 수동 관절 가동 범위 운동. 사지의 모든 관절에 수동 관절 가동 범위 운동을 적용한다. 예를 들어, 아동의 손이 절단되었다면, 손목, 팔꿈치, 어깨 관절에 운동을 적용한다. 운동은 항상 반대쪽에도 적용해야 한다. 수동 관절 가동 범위 운동이 도움이 된다면, 관절이 전체 가동 범위가 가능할 때 능동 관절 가동 범위 운동을 수행하도록 가르친다.

! 절단 아동의 환부에서 마사지를 하기 전에 아동의 물리치료사와 상담해야 한다.

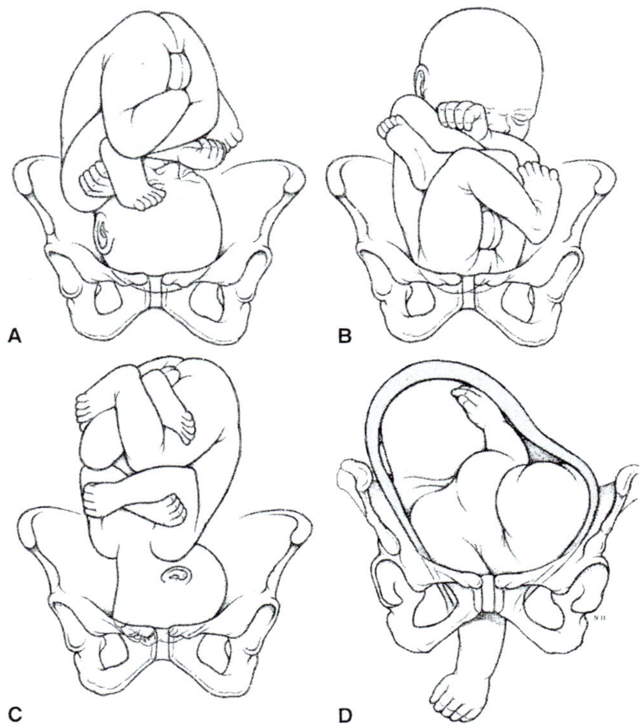

그림 4-1 ■ 출산시 다양한 아동의 자세 Reprinted with permission from *Stedman's Medical Dictionary*. Ed. 27. Baltimore, MD: Lippincott Williams & Wilkins, 2000, p 1441.

출생 시 외상 (BIRTH TRAUMA)

산통이 시작되면서, 태아의 머리는 거의 반 정도가 나와 있고, 그 과정은 출생 시 가장 힘든 부분이다. 하지 턱이 비교적 덜 발달해 있고 — 뼈가 돌출 된 턱은 출생을 더 힘들게 만든다. 정상적인 출생 동안 태아의 머리와 몸에 비해 산모의 골반은 가능한 넓어야 되고, 태아의 머리는 가능한 좁아야 된다(출생을 준비할 때, 산모의 골반 인대는 전보다 더 부드러워 지기 시작한다). 산통이 시작되면서, 질 벽 근육은 신장되고 자궁경부는 더 넓어진다. 산모의 자궁 근육들은 태아를 밖으로 밀어내고 그 머리는 압박을 받게 되고 두개골은 두개골이 겹쳐지면서 더 길어지면서 좁아진다. 모든 출생의 95%에서 아동의 산모의 치골뼈 안쪽 방향을 한 아기의 후두면은 광대뼈와 함께 산모의 꼬리뼈 쪽으로 회전한다. 가장 좁은 부분인 아동의 머리 윗부분은 그림 4-1처럼 출생관을 맨 처음 나오게 된다. 후두는 여전히 네 개의 부분으로 나누어져 있고 출생관을 나오면서 큰 압력을 받게 된다. 정상적으로 위쪽 각은 두정골 밑으로 미끄러져 나온다. 양쪽 후두의 과는 압축력을 받을 수 있거나 한쪽이 앞쪽으로 이동하거나 뒤쪽으로 이동 할 수도 있다.[1]

위에서 설명한 정상적인 출생은 모든 태아에게 큰 스트레스를 유발하지만 실제적인 물리적 상해는 유발하지 않는다. 출생 외상이나 상해를 유발 할 수 있는 합병증은 다음과 같다.

1. 제왕 절개술. 이 수술이 이루어지기 전에, 산통은 몇 가지 이유, 즉 산모의 골반이 태아의 머리가 나올 정도로 충분히 넓지 않아서 산통이 지속 될 때 적용될 수 있다. 두개골의 함몰은 전두골(frontal bone)이 두정골(parietal bone)과 겹쳐질 때 더 악화 될 수 있다.[1]
2. High 겸자 분만. 태아의 머리를 빼내기 위해서 겸자의 사용은 측두뼈와 날개뼈의 날개, 턱뼈에 압력을 가할 수 있다. 안면 마비는 안명 신경이 지나가는 머리의 측면에 압력이 가해질 때 발생할 수 있다. 이 상태는 종종 몇 주 뒤에 자연스럽게 사라지기도 한다; 그러나, 그 압력은 태아의 연부 조직에 장시간 영향을 줄 수 있다.

3. 출산 유도와 장기간이나 갑작스러운 출산은 태아의 머리에 외상의 원인이 될 수 있다. 일부 태아는 분만동안 두개골에서 혈관에 외상으로 유발되는 머리 혈종(cephalohematomas ; 두개골의 피부 아래나 머리의 뒤나 옆에 피가 모이는)가 일어나기도 한다. 드물게 이 출혈은 뇌에 손상을 유발한다. 과도하게 격렬하거나 장기간의 자궁 수축은 경막하 출혈이나 후두하 좌상(suboccipital strain)을 유발할 수도 있다.
4. 태아의 약 3% 정도 엉덩이가 먼저 나오는 경우도 있다. 태아의 머리를 돌리면서 근육 사경을 유발할 수도 있다; 쇄골의 골절이나 탈구, 고관절과 견관절, 그리고 상완신경총 출생 마비. 엉덩이가 먼저 나올 때 체간에 견인을 적용해서 머리가 앞으로 나오게 도수적으로 접촉 할 때 척수 손상이 일어날 수 있다. 자궁에서 엉덩이 자세는 최근 제왕절개가 적용될 수 있기 때문에, 엉덩이 분만은 과거보다 위험이 적어졌다.
5. 골반 골절을 유발하는 교통사고와 같은 임신 중 산모의 심각한 외상
6. 자궁에 쌍둥이가 누워 있거나 얼굴부터 나오거나 횡으로 나오는 머리와 관련한 출산의 다른 문제들을 포함한다.

분만 시 태아의 두개골은 출생관을 통과하기 위해서 접어진다. 정상 출산인 경우에 그러한 접힘(molding)은 크게 울거나 능동적 빨기를 하면서 5~6일 안에 제자리로 돌아온다. 아동의 위차가 분만동안 비정상적이라면, 두개골의 위치는 영향을 받는다. 이것은 분만 동안 두개골의 밑면에 압박과 외측 장력이 작용 할 수 있다. 출생 외상은 다음과 같은 지속적인 영향을 줄 수 있다.

1. 출생 외상은 근막 제한, 뼈의 부정렬, 평생 영향을 주는 근막 통증점과 같은 패턴을 유발하게 할 수도 있다. 예를 들어, 출생 시 cephalohematoma와 머리와 목의 통증점의 존재 사이 관련성은 나이를 먹은 아동에게는 나타나지 않지만, 두개골에 있는 혈관의 외상을 유발하는데 필요한 힘의 양은 충분히 두개골의 근막에 통증점을 유발하기 충분하다. 나이-회귀 가설을 사용한 심리학자이자 소아치료사인 David Cheek는 50년 동안 편두통과 출생과의 관계를 발견하였다. 출생 시 머리에 압력이 가해지만, 한쪽 날(blade)는 한쪽 안와(eye orbit) 위로 눌려지고 다른 쪽은 후두에 압력을 가하게 된다.[4] 출생 시 이러한 외상은 측두부, 후두부, 후경추에 통증점이 발생하고 이것은 편두통을 유발한다고 알려져 있다.[5]
2. 팔의 근육의 마비를 유발하는 상완신경총 출생 마비는 출생 시 일어나는 상해이다. 400명 당 1명 정도가 발생하고, 덩치가 큰 아기의 경우에 좀 더 흔하다고 한다; 장기간이나 외상적 분만을 경험한 아동은 특별히 적출(extraction) 기법이 사용된 경우에,; 엉덩이 자세로 태어난 아동; 견관절이 먼저 나온 아동. 이러한 상황에서, 아등의 어깨는 쉽게 늘어나고 신경도 역시 신장되면서 찢어지고, 파열된다. 실제적인 상해 위치는 상완신경총의 위쪽줄기 또는 경추신경 C5와 C6(가장 흔함)의 뿌리(root) 손상이다. 신경 손상은 삼각근, 상완이두근, 회외근, 극상근, 극하근, 견갑하근의 근육 약화를 유발한다. 손상시 잘 치료되는 않으면 상지의 영구적인 약화, 변형, 구축을 유발한다. 마사지는 보통 이러한 상태의 증상에 효과적인 치료이다. 저자의 환자는 상완 신경총 출생 마비로 1930년에 독일에서 태어났다. 어릴 때, 그는 매주 팔을 물리치료사에게 팔을 마사지 받고 이완 시켰다. 정상적이고 11살에 치료가 끝날 때 정상적으로 사용가능했다. 그 후, 그의 팔은 40살 때까지 점차 흉곽에 대해 굴곡되었고 그 자세에서 영구적으로 고정되었다(Ze ev O, 개인, 의사소통, 1991년 7월).
3. 소아의 마비의 10% 정도가 출생 시 손상으로부터 온다.[2]
4. 비록 통계 처리가 힘들지만, 일반적인 조사에서 장기간이나 어려운 산통, 겸자 분만경험이 있는 아동의 경우에 높은 발생률을 가지고 있다고 보고되고 있다.[7]
5. 치과의사이자 마자시 치료사인 Clint Nelson은 출생시 비정상적인 자세로 압력을 받은 두개골은 턱뼈들의 위치 변화시키고, 골화를 거쳐 부정교합을 하게 되면 결국 씹기에 문제를 유발한다고 믿고 있다.

접근과 목표
(APPROACH AND GOALS)

마사지 치료사는 특별한 훈련 없이 신생아를 치료하면 안 된다. 그러나 만약 당신이 아동을 치료하고 있다면, 그들은 어리지만 출생일로부터 오래 지속되는 근막과 골격계 제한을 가지고 있다는 것을 알아야 한다. 신생아 마사지는 아동에게 건강한 접촉을 수용하고 이완시키는데 도움을 주는 효과적 치료이다. 부드러운 이완, 얼굴 마사지, 쓰다듬기 등은 신생아에게 후두하 좌상에서 불편함을 제거할 수 있다.[8] 치과, 마사지치료사, 교사인 Barry Gillespie는 두개천골자극 치료 얼굴, 근육 치료를 포함하는 신생아 전신 마사지 순서를 가르쳤다. 처음에 아동의 occiput, 천골, 이마뼈를 두개천골 자극 치료를 사용하여 치료하였다. 그 후에, 전신은 근막 이완술로 치료하였다. 마지막에 다리에서 시작해서 머리에서 끝나는 스웨덴 마사지를 하였다. 평균 치료는 15~20분 정도였다. 아동이 출생 시 큰 문제가 없었다면, 걷기 시작하고 자주 넘어지는 1살 때까지 마사지를 할 필요는 없다.[9]

타박상 (BRUISES)

타박상은 상해로 인해 변색된 부위로 주로 검고 파란 색깔이 나타나는 조직이다(보통 충격으로 발생한다). 피부 아래 모세혈관이 터지고 조직 주위로 피가 새어나오게 된다. 타박상은 여러 크기로 올 수 있고, 발가락 부위의 작은 타박상도 전신으로 퍼져 갈 수도 있다. 타박상은 보통 적어도 손상 후 2일 동안 통증을 느낀다. 타박상은 아동에게 특히 활동적인 아동에게 많이 발생한다.

접근과 목표
(APPROACH AND GOALS)

마사지와 수치료는 타박상 부위를 완화시키고, 통증으로 일어난 근 타이트니스를 줄여주고 순환을 원활하게 한다. 아동의 타박상 부위가 크다면 좀 더 넓은 부위에 마사지는 근 긴장을 줄여주고 상처 치유를 촉진하게 된다. 아동이 자전거에서 넘어지거나 비틀린 무릎이나 등 근육이 아프다면, 마사지는 타박상 주위에 적용 한 후에 다른 통증 부위에 적용가능하다.

타박상을 위한 마사지와 수치료
(MASSAGE AND HYDROTHERAPY FOR BRUISES)

냉적용

냉은 손상 즉시 적용가능하다. 15분 정도 아이스 팩을 적용한 후 제거하고 15분 정도 안정을 취한다; 이 순서를 몇 번 반복한다. 손가락과 발가락 같은 국소 부위의 타박상은 얼음 물 속에 넣을 수 있다. 열은 처음 24시간 동안 사용하는 것을 피한다. 얼음 마사지는 타박상 주위에 적용할 수 있다; 민감한 부위나 통증 부위에 압력을 가하지 않으면서 사용해야 한다.

교대 치료

단계 1. 뜨거운 물에 작은 목욕 수건이나 수건을 담근 후 그 수건으로 3분 동안 타박상 부위에 올려놓는다. 습열 패드나 hydrocollator 팩이 사용 될 수 있다.

단계 2. 다른 수건이나 작은 목욕 수건으로 냉 적용을 대체한다. 그리고 차가운 물로 1분 동안 닦아 준다. 아이스 팩 또한 사용될 수 있고 두 번 정도 반복한다.

타박상 마사지 순서

단계 1. 기본 이완 순서

단계 2. 타박상 주위를 부드럽게 쓰다듬기를 한다. 아동이 통증을 느끼지 않게 하는 것이 중요하다. 상해로부터 오는 통증과 마사지로 인한 통증의 결합은 접촉에 대한 두려움과 근 방어를 유발할 수 있다. 부드러운 압력으로 시작하고 순환이 증가하고 그 부위가 이완되기 시작하면, 더 강한 압력으로 통증이 느끼지 않는 범위 내에서 사용 가능하다. 약 5분 동안 지속한다.

! 타박상의 원인을 모른다면 그 타박상이 일어난 부위에 마사지나 수치료를 적용해서는 안된다. 이것은 백혈병이나 혈관 응고 장애 등의 심각한 건강 문제의 징후일 수도 있기 때문에 원인이 명백하지 않다면, 아동의 주치의와 상담을 반드시 해야 한다.

화상 (BURNS)

나는 내가 접촉을 좋아하는 것처럼 다른 친구들도 좋아한다는 것을 알고 있다. 그것은 확신하지만, 내가 항상 나의 고통이 많은 상처를 다루는 내가 의미하는 것은 치료되어지고 관되어진 다는 것을 의미하다. 나는 매우 조심스럽게 접촉하지만 나는 마사지하는 것을 좋아하지는

않는다.[1]

—helen colton, 가족 치료사

화재는 미국에서 사망의 주된 원인 중 4번째에 해당되고 1~4살 사이의 아동 사망의 주된 원인이다. 대략 미국에서 매년 화상으로 인해서 5,000천명 이상이 사망한다. 그리고 가정 화재와 뜨거운 물체로 인한 두 가지가 소아 화상 원인의 중요 원인이다. 이는 아동이 가정에서 일어나는 화재와 뜨거운 것이 쏟아지거나 뜨거운 물속으로 들어갔을 때 벗어나는 능력이 성인에 비해 떨어지기 때문이다. 52도 이상의 뜨거운 물은 여린 피부에 심각한 화상은 유발한다. 슬프게도, 아동 화상의 10% 이상이 성인의 아동학대로 일어난다. 아동이 성장하면서, 그들은 보통 위험한 행동을 더 자주 하기 때문에 화재 상해의 위험이 증가한다. 남자 아이는 여자 아이에 비해 불을 가지고 노는 놀이를 더 좋아하기 때문에 화상의 위험이 훨씬 더 높다.[2]

심각한 화상은 진피와 표피를 파괴하기 때문에, 등의 피부 이식이 필요하다. 그리고 피부의 구축과 반흔(scarring)이 일어난다. 대부분 화상은 심한 통증을 유발하고 몹시 고통스럽게 때문에 때로는 장기간의 손상을 유발하게 된다.[2] 심각한 화상 아동은 기본 상해의 스트레스와 고통을 포함하는 여러 가지 도전과 직면하게 된다; 표면 절제술과 드레싱(dressing) 등의 고통스러운 의학적 과정; 고통스러운 상처; 수술 후 불편함; 신체적 장해. 아동은 통증만 경험하는 것뿐만 아니라 그들 관리를 스스로 하는 조절이 부족하다. 그들의 외모의 변화 기능의 능력의 변화는 심한 스트레스를 유발한다. 아동이 가능하면 학교를 다시 들어가는 것이 중요하지만, 자주 괴롭힘을 당하고 이름이 불리는 일을 당하게 된다. 불면증, 두려움, 우울증이 자주 발생한다.

접근과 목표
(APPROACH AND GOALS)

마사지는 심각한 화상 아동을 부드럽게 하고 치유를 촉진한다. 그것은 화상으로 인해 변화된 외모로 인해 고통 받는 아동에게 자가 이미지(self-image)를 증가시키는데 도움을 준다. 접촉에 대한 신뢰를 높여주고 통증을 이겨내는 방법을 배울 수도 있다. 점차 근육과 근막에 제한이 있는 상처 조직 섬유가 부드러워지고 관절 가동 범위가 증가되고 조직의 타이트한 느낌을 감소시켜준다. 아동의 부모가 아동에게 마사지를 해주면 변화된 몸을 더 편안하게 느끼는데 도움을 준다. 이완 기술을 강조하는 것은 아동이 통증에 반응하는 조절의 능력을 배우는데 도움을 준다. 소아치료사인 Karen Olness와 Dabid Cohen은 아동이 통증 반응을 조절하는 법을 배우고 상처의 치유를 촉진하는 방법에 도움을 주는 의학적 최면을 사용하였다.[4]

그들은 수술에서 마취 동안 의학적 최면을 사용하였다. 접촉연구학회(Touch Research Institute)에서 세 가지 연구는 성인과 소아 화상 생존자들에게 마사지 치료의 사용을 확대시키는 역할에 기여하였다. 첫 번째 연구는 표면 절제술 전에 성인에게 주어진 단순한 압력 마사지는 받지 않은 환자에 비해 환자의 우울과 화, 하지의 맥박, 코티솔 수준을 감소시켰다.[5] 두 번째 연구에서 성인 화상 환자는 반흔 형성 시기의 초기에 일반적 치료를 한 대조군과 마사지 치료 그룹을 무작위로 설정하였다. 마사지 그룹은 코코아 버터를 사용해서 5주 동안 하루에 2번씩 30분 동안 마사지를 받았다; 다른 그룹은 마사지를 받지 않았다. 마사지 그룹은 처음과 마지막 치료 기간 후에 두려움, 우울, 통증에 대한 긍정적인 자가-보고가 있었고 추적 조사에서 치료 후에도 향상의 효과가 지속되었다. 마지막으로 어린 화상 환자에게 마사지 치료를 받지 않은 아동보다 15분 마사지 후에 통증 스트레스 변화 동안 스트레스 감소를 보이는 것으로 나타났다.[7]

저자는 최근 화상으로 인해 심각한 고통을 받는 아동을 치료했다. 그들은 필요가 있다면 심각한 통증이 있는 관절의 가동 범위를 유지하기 위해서 물리치료를 받았다. 화상이 없는 부위에 적용한 스웨덴 마사지는 아동의 스트레스의 눈에 띄는 감소를 보이고 또한 재활에 대한 두려움과 스트레스도 감소하는 경향이 있었다. 화상 치료 중에 적용한 마사지는 긴장, 연부조직 반흔을 경감시켜서 아동이 신체에 대해 좀 더 정상적으로 느끼는데 도움을 준다. 전신 마사지는 화상 부위를 아동의 신체 이미지로 통합하는데 도움을 준다. 수동 관절 가동 범위 운동 중에 매일 마사지 치료를 같이 하는 것은 구축을 예방하고 아동에게 관절 주위의 장력을 줄여주는 것을 가르치는데 이익을 준다.

마사지는 심한 화상 환자의 손을 재활하는데 사용될 수 있다. 아동이 과민성(적정한 자극에도 통증을 느끼는 것)

이 있다면, 손의 경우에는 과민성이 약하기 때문에 점차 압력을 증가시키면서 마사지 할 수 있다. 만약 물갈퀴 공간 또는 손바닥에 반흔 조직 띠가 있다면, 손가락 끝 마사지는 반흔 띠를 감소시킨다. 또한 강한 압력을 사용하여 피부 표면을 증가를 위해 신장을 적용할 수도 있다.

화상을 위한 마사지 순서
(MASSAGE SEQUENCE FOR BURNS)

신체 부위의 마사지 순서, 10분 이상 지속해서는 안 된다.

단계 1. 기본 이완 순서
단계 2. 반흔 조직을 부드럽게 유지하는데 도움을 주기 위해서 코코가 버터나 비타민 E 오일을 바른다.
단계 3. 천천히 부드럽게 움직이면서 표면 쓰다듬기를 사용한다. 원위에서 근위부로(심장쪽으로) 움직인다. 이는 근육 조직이 없어서 순환이 부족한 부위에 흡수를 촉진 시켜 부종을 감소시킨다. 약 5분 동안 반복한다.
단계 4. 피부를 부드럽게 들어 올려서 엄지와 손가락 사이로 꼬집는 것처럼 천천히 굴리기를 한다. 결코 통증을 유발하게 해서는 안 된다! 만약 화상 부위에 치료 시간을 초과해서 마사지를 한다면, 압력에 대한 아동의 인내력은 증가할 수도 있다. 1~2분 정도 반복한다.
단계 5. 좀 더 높은 압력을 사용한다. 골을 가이드로 사용하면서 손가락 끝으로 압력을 가하면서 그 부위 위를 미끄러지듯이 마사지 한다. 만약 치료사가 전완으로 마사지하고 있다면, 엄지와 손가락은 요골과 척골 사이를 마사지 하면서 손목에서 팔꿈치 쪽으로 올라간다.
단계 6. 1분 동안 표면 마사지를 수행한다.
단계 7. 화상 부위가 사지(limb)라면 전신에 수동 관절 가동 범위 운동을 한다.

! 마시지는 화상이 일어난 후에 즉시 적용하는 것은 피한다. 아동의 주치의나 물리치료사에게 시작하는 것이 안전한지 상담해야 한다. 그러나 화상이 없는 부위의 마사지는 언제든지 아동에게 적용가능하고 환자에게 이완하는 방법을 가르치는데 도움이 된다.

탈구 (DISLOCATION)

탈구는 관절을 형성하는 뼈의 정상적인 정렬을 제한한다; 많은 힘이 뼈를 관절에서 분리시키는데 가해진다. 탈구는 관절 낭과 인대의 방해와 그것은 다른 관절낭의 찢어짐, 양측 인대의 신장과 파열, 골막의 박리 등을 포함하는 여러 범위의 다른 상해와 관련이 있다. 근육, 혈관, 신경은 또한 찢어질 수 있다. 아동의 연부 조직의 부착은 성인보다 더 느슨하고 관절 움직임은 더 크기 때문에 관절 부위에 외상이 일어날 때 더 적은 저항을 생산한다. 진성 과운동성과 다운 증후군 등에서는 탈구가 더 쉽게 일어나게 된다.

아동은 넘어 질 때 팔꿈치를 불완전하게 굴곡 시키면서 손을 내밀면서 넘어지기 때문에 팔꿈치를 다른 관절에 비해 탈구될 확률이 높다. 또 다른 흔한 소아 관절 탈구는 상완골 골두의 전방 탈구이다. 그리고 그것은 축구, 스키, 레슬링 등을 할 때 주로 일어난다. 전형적으로 힘은 오웨 돌기 아래 상완골의 골두의 부정렬을 유발과 견관절의 전방 관절낭을 찢어지고 견갑하근과 극상근을 신장시킨다.

탈구의 표준이 되는 의학적 치료는 손상의 신중한 평가로부터 시작한다. 탈구를 유발하는 큰 힘이 있었기 때문에, 골절이나 다른 연부 조직에 상해가 있을 수도 있다. 둘째, 탈구의 정복 — 정상 위치에서 뼈를 뒤로 민다 – 필수적이다. 탈구와 정복은 통증을 유발하기 때문에, 아동은 탈구 정복 시 통증을 줄이는 의학적 중재가 필요하다. 세 번째로 고정의 정도는 인대 치료 동안 대부분 항상 필요하다. 관절과 상해의 정도에 따라 침상 안정, 견인, 단순 스플린트나 캐스트가 결정된다. 장기간 불안정성의 경우에는 **성장인자자극주사요법**(prolotherapy)이 도움이 된다. 또는 수술이 신장된 인대를 치료하는데 사용될 수 있다.

앞서 언급한 두 가지 소아 탈구에 대한 치료는 다음과 같다: 팔꿈치 탈구의 경우, 종창이 즉시 시작되고, 약 15분 안에 관절 정복이 없다면, 더 심한 종창, 근경축, 통증이 일어나고 정복 동안 마취가 필요할 것이다(탈구된 팔꿈치 관절이 정복되지 않는다면, 몇 주 안에 연부 조직 구축의 일부 형태가 발생되고 팔꿈치가 신전된 상태로 고정되면 상완 삼두근에 발생할 것이다. 몇 달이 지나도 정복되지 않는다면, 원위 상완골, 근위 요골, 근위 척골 등이 점진적으로 변형이 일어 날 것이다). 따라서 주치의는 처음에 탈구를 정복하고 상해와 관련한 상황(주로 내측 상과의 골절)을 점검하고 그 후에 스플린트를 통해 얼마동안 고정을 한다. 이것은 인대가 관절을 제자리로 놓는데 도움을 줄 때까지 몇 주 동안 적용한다. 팔꿈치 관절가동범위 운동은 보통 2주 후에 시작하고, 구축의 위험을 최소화하고 경축을 제거한다. 관절낭과 인대 주의에 치명적인 손상이 있다면 인대는 관절을 지지하지 못하고 때때로 수술이 필요하다.

전방 견관절 탈구 또한 정복이 필요하고 침범된 팔은 대략 3주 동안 슬링으로 고정한다. 근육 강화 운동은 아동의 슬링으로 고정과 동시에 시작하고 관절 가동 범위 운동은 통증이 사라지는 동시에 시작해야 한다. 불행히도, 아동의 60~85%가 인대가 적절하게 관절을 지지하지 못하기 때문에 1년 안에 탈구가 재발된다.[2]

접근과 목표
(APPROACH AND GOALS)

마사지는 인대 또는 관절낭을 강화시키지 못하고 치료의 급성기에는 금기증이다. 그러나 교대 치료는 급성기 동안에 상해 윗부분(근위쪽)에 순환과 편안함을 증가시킬 수 있다. 반대쪽에 적용한 수치료는 반사 혈관 확장으로 인해 움직이지 못하는 쪽의 순환을 증가시킬 수 있다.[3] 부드러운 스웨덴 마사지는 환부 주위의 순환과 이완을 증가시킬 수 있지만 탈구된 관절은 절대 움직여서는 안 된다.

만약 부종이 제거된다면, 교대 치료는 탈구된 관절에 순환을 증가시키기 위해 직접적으로 적용될 수 있다. 또는 이와 동시에 적용된 마사지는 그 부위에 근 방어를 예방, 통증점을 치료, 근막 제한 감소, 장기간 고정으로 인한 구축을 예방하는데 사용된다. 이는 관절 주위의 연부 조직에 반흔 조직을 예방하고 혈류와 림프 순환을 극적으로 증가시킨다.

팔꿈치 탈구를 위한 마사지와 수치료

팔꿈치는 소아 탈구에서 가장 흔하기 때문에 기본 사례로 사용되어진다. 그러나 이들 치료는 모든 관절에 적용 가능하다.

교대 치료 - 급성기

상해를 입은 주관절 가까이나 직접적으로 수치료를 적용해서는 안 된다. 교대 치료는 팔꿈치의 근위 순환을 증가시키기 위해 같은 쪽에 사용될 수 있다. 열과 냉을 이용한 교대 치료는 반사 혈관확장을 유발한다.

자세: 아동은 앙와위로 누워서 베개로 상해를 입은 주관절은 완벽히 지지한다.

단계 1. 3분 동안 견관절에 습열을 적용한다.
단계 2. 아이스 팩이나 아이스 마사지를 어깨에 1분 동안 적용한다.
단계 3. 1, 2 단계를 반복한다.
단계 4. 1과 2 단계를 반복하고 총 3번을 한다.

교대 치료 - 급성기 다음에

자세: 아동은 앙와위로 누워서 베개로 주관절을 완전히 지지한 자세

단계 1. 3분 동안 습열을 주관절에 적용한다.
단계 2. 아이스 팩이나 아이스 마사지를 1분 동안 주관절에 적용한다.
단계 3. 1, 2 단계를 반복한다.
단계 4. 1, 2 단계를 3번 반복한다.

탈구를 위한 마사지 순서

단계 1. 기본 이완 순서와 탈구된 관절 위에 수동적 접촉
단계 2. 오일이나 로션을 바른다.
단계 3. 탈구된 관절 위아래에 쓰다듬기를 한다. 부드럽게 관절 위아래를 마사지를 시작한다. 손바닥(부위가 좁다면 손가락 끝)과 다른 손을 사용한다. 심장으로 향하면서 한다. 탈구된 주관절에 상완골의 상부에 팔 쪽 위로 마사지 하고 그 후에, 손가락 끝으로 손가락에서 손목 쪽으로 마사지 한다. 5분 동안 반복한다.
단계 4. 탈구된 관절에 무지 주무르기를 한다. 사지에 부드럽게 한다. 심장 쪽으로 짧은 쓰다듬기를 한다. 탈구된 부위와 그 근처 몇 인치 주위를 마사지 한다. 반흔 조직, 근 장력, 통증점을 느껴라. 만약 아동이 통증 없이 더 강한 압력을 견딜 수 있다면, 2-3분 후에 그 압력을 적용한다. 2~5분 동안 반복한다.
단계 5. 단계 3을 반복한다.

! 모든 관절 가동 범위 운동을 하기 전에 아동의 주치의와 상담해야 한다.

골절 (FRACTURES)

뼈는 일반적으로 단단하고 정적인 구조로 생각되어 진다; 하지만 실제로 뼈는 동적이고 반응적인 조직이다. 특별히 아동의 경우에 뼈는 나이, 영향, 일반적 건강, 활동의 수준에 따라 변한다(관심 포인트 상자 4-3의 참조). 1장에서 설명된 성장 방해를 가진 아동 경우처럼 감정 결핍은 심지어 뼈의 성장에 영향을 미칠 수 있다. 태아 일생 동안, 전체 골격은 연골과 330개의 분화된 뼈로 구성된다. 뼈의 **골화**는 실제적으로 자궁에서 시작되지만, 그 후 지속되면서 25살 정도에 절정에 도달한다. 뼈가 완전히 성장할 때 뼈는 여전히 동적인 조직으로 전체 혈류량의 5%를 신진대사에 사용한다.[1-3]

관심 포인트 상자 4-3
외력에 대한 뼈의 반응

뼈는 외부 자극에 대한 요구에 따라 성장한다. 예를 들어, 소아마비를 가진 아동은 항상 근육이 수축되면서 일정한 자극을 생산하고 이로 인해 뼈에 지속적인 자극을 주어 강한 뼈를 가지게 된다. 따라서 아동에게 운동은 필수적이다. 혈우병을 가진 아동은 관절에 혈액을 공급 시 일어나는 충혈은 뼈 성장을 자극이 일어나고 따라서 관절의 뼈 팽창처럼 다른 곳의 성장하는 뼈보다 더 큰 길이 차이가 나는 다리를 가지게 된다. 어린 류마토이드 관절염에서 관절 염증은 같은 이유로 뼈 성장을 유발한다. **뇌수종**(hydrocephalus)을 가진 아동은 뼈가 뇌 주위의 용액의 큰 부피를 맞추기 위해 성장하기 때문에 큰 두개골을 가질 수 있다.

근 약화(근 위축, 느슨한 소아마비, 또는 휠체어 생활)로 인한 사지의 능동 움직임이 없다면 부정적인 효과 — 약해진 뼈는 자극 부족으로 인한 — 를 유발하게 된다. 부서진 뼈를 가진 소아마비 아동의 한 그룹에서, 57 ~ 62명에서 골절은 심각한 마비를 가진 쪽에 일어났고 단지 5명만이 아동의 비마비측에 일어났다. 가장 흔한 골절의 원인은 구축을 바로 막기 위한 석고 캐스트로 인한 마비된 하지의 고정을 가지거나 하지를 쓰지 않는 동안 뼈 강도가 감소하기 때문이다. 하지 뼈에 캐스트를 하면 몇 주안에 30%의 탈칼슘화가 일어난다.

참고문헌

1. Anderson A, Hotzan T, Masley J: Physical Therapy in Bleeding Disorders. National Hemophilia Foundation booklet, 2000, p 9
2. Ogden J: Skeletal Injury in the Child. Philadelphia, PA: Lea and Febiger, 1982, p 183

신체의 긴 뼈는 팔, 손, 다리, 발 등을 포함한다. 아동기 동안, 그들은 몸통(골간)에서 끝(골단)으로 성장한다. 출생 시, 골간은 골단에서 분리된다. 성장은 골단에서 일어나고 새로운 뼈 세포가 증식 세포가 빠르게 증가하는 성장판에서 일어난다. 소아 뼈 성장은 성인과 비교에서 놀랍게 빠르다; 예를 들어, 출생 시와 4살 사이에, 대퇴골, 정강이 뼈 그리고 팔의 뼈, 손의 뼈는 거의 두 배로 자란다. 14와 20살 사이에, 아동은 거의 뼈 성장이 이루어지고, 성장판은 새로운 세포를 만드는 것을 멈춘다. 뼈는 이제 206개의 분화된 뼈로 구성된다.

골절은 뼈의 깨어짐의 형태이다. 이 용어는 뼈가 부서져서 작은 조각이나 전체가 부러지는 현상에 사용한다. 뼈와 그 주위 연부 손상이 시키는 방법은 골절을 유발하는 충격의 힘에 따라 다르다. 거칠게 뼈의 부서진 지점에 가해지는 힘은 뼈를 손상 시킨다; 더 큰 외력이 가해지면, 어떠한 방법으로든 모든 손상 받고, 그 뼈는 부서질 수 있다.

대부분의 아동은 성인이 되기 전에 한 번 이상 뼈가 부러진다. 아동은 완전히 골화되지 않았기 때문에 아동의 뼈는 성인의 뼈보다 더 투과성이 있다. 골절은 인대 손상과 탈구에 비해 아동에게 더 흔하고 성인에게도 마찬가지이다. 다행히 소아의 뼈는 성인의 뼈보다 더 빠르게 회복된다. 아동의 나이가 어릴수록 치료의 속도도 더 빠르다. 예를 들어, 대퇴골 골절은 태아는 3주면 치료되지만, 반면에 성인은 20주가 필요하다.

관심 포인트 상자 4-4는 가장 흔하게 아동에게 일어나는 골절을 분류하였다. 골간과 골단은 아직 붙지 않았기 때문에 성장판은 충격이 발생 할 때 쉽게 손상 받는다. 사실상 모든 소아 골절의 15%는 성장판을 포함하고 있다. 상해로 인해 성장판의 증식 세포가 손상을 받는다면 심각한 상황을 유발 할 수 있다. 즉, 뼈 성장이 영구적으로 멈춰서 변형이나 크기의 변화가 일어날 수 있다.

뼈의 비정상은 영구적인 결과를 유발한다. 예를 들어, 대퇴골 골절로 인한 성장판 손상은 정상적인 성장을 방해하기 때문에 다리 길이 차이가 일어나는 심각한 상태가 올 수 있다. 다른 쪽보다 짧아진 다리는 서 있는 동안 골반의 경사를 유발한다; 보상적인 측만증; 고관절, 상체, 목 근육에 통증점의 활동; 그리고 만성 등 통증.[3-5]

사춘기에 골격계 성장이 거의 이루저지면서 뼈는 더 치밀해지고(칼슘화) 골단과 골간은 서로 붙은 후에는 인대와 근육과 건 구조는 뼈에 비해 상해를 입기 쉽고 연부조직을 대신하여 전달되어 진다.

골절은 정도와 위치에 따라 치료 방법이 다르다. 손상 후 최대한 신속하게 스프린트를 하고 주위 혈관, 신경, 주변 연부조직을 예방하기 위해서 손상 후 즉시 적용한다. 뼈의 부서진 끝 부분에는 통증으로 인한 근 경축을 느낄 수 있다. 캐스트로 인해 뼈는 움직일 수 없다; 그러나 보조기(brace), 막대(rod), 판(plate), 핀(pin)이나 볼트(screw)는 뼈를 함께 유지하기 위해 필요할 수 있다. 잘 치료된 뼈

관심 포인트 상자 4-4
아동의 어느 쪽 뼈가 가장 부러지기 쉬운가?

당신이 아동을 마사지 한다면 다른 것들보다 골절의 몇 가지 형태를 치료해야 할 것이다. 예를 들어:

- 모든 연령대의 아동은 남자아이가 여자아이에 비해 위험한 동작이나 거친 동작을 더 하기 때문에 골절의 비율이 높다.
- 아동기 동안, 상지 골절은 하지 골절 보다 7배 정도 높다. 특히, 쇄골 골절이 가장 흔하다. 전완과 손목 골절은 30~50% 정도 차지한다. 전완 골절 비율은 중학교를 가는 나이까지 증가하다가 점차 감소하기 시작한다. 요골은 가장 흔한 골절되는 뼈이다. 전완 골절의 합병증은 재골절이 쉽게 일어난다. 감소된 전환 회전, 골유합, 요골과 척골 사이의 새로운 뼈 형성
- 손의 대부분 상해는 소아에서 충돌 상해나 사춘기 동안 스포츠 상해로 일어난다.
- 나이가 들수록 골반의 유연성이 감소하기 때문에 골반 골절은 성인의 경우에 더 흔하다.
- 척수, 대퇴골, 발목, 발 골절은 또한 드물어서 모든 아동의 골절에서 15%를 차지한다.
- 정강이 골절은 10~15%를 차지한다. 경골의 근위부 1/3에서 일어나는 사춘기의 대부분은 스트레스 골절은 오래 달리기와 관련이 있다.

참고문헌

1. Morrissy R: Lovell and Winter' s Pediatric Orthopaedics. Vol. 2. Baltimore, MD: Lippincott Williams & Wilkins, p 1355-1411, 2001

는 손상 전 보다 더 강하게 된다. 그리고 손상에 대한 반응으로 아동의 뼈는 손상 후 6~8개월 동안 급속히 성장하게 된다.

캐스트 제거 하면 손상 부위 주위 근육에는 위축이 발생한다. 근육이 손상 전의 근력을 얻기 위해서는 약 6주 정도의 활동이 필요하다. 그리고 부종으로 인한 낮은 순환이 일어날 수도 있다. 아동이 손상 부위를 다시 움직이기 시작 할 때 정상 범위 내에서 움직임이 일어나고 연부조직과 근육은 차츰 정상으로 돌아 올 것이다. 그러나 뼈에 손상을 유발한 외력으로 인한 연부 주위 손상은 지속적인 영향을 미칠 수도 있다(그림 4-2 참조). 이것은 다음을 포함한다.

1. 근육, 건, 근막 끝(fascial sheat)의 신장과 찢어짐
2. 뼈에서 골막의 박리
3. 뼈에서 인대가 완전히 찢어지거나 과신장
4. 연골의 찢어짐
5. 반흔 조직의 과잉으로 인한 영구적인 영향 예를 들어, 턱의 과두 골절(condylar neck)은 자전거 전복 등으로 인해 아동 골절에서 흔하고 일어난다. 치료 후에 과도한 반흔과 제한이 있다면 위 아래로 성장하는데 제한이 일어나고 한쪽이 다른 쪽에 비해 잘 자라지 못할 수도 있다.[6]
6. 근막, 근육, 인대, 심지어 골막 등에서 통증점의 활동이 일어난다. 골절 주위 근육에서 통증점은 신장, 찢어짐 타박상, 본능적인 근육의 수축골절의 통증에 대한 반응으로 유발된다. 골절 주위 부위의 짧은 기간의 통증점은 골절 부위의 낮은 영양 공급으로 인한 느린 치료와 부종 통증이 일어나게 한다.[7]

다음은 상해로 인한 통증점의 예이다: 근위 상완골의 골절은 견갑하근에서 통증점을 활성화 시킬 수 있다; 상지 늑골의 골절은 대흉근에 통증점; 발목 다리의 골절을 유발하는 사고는 가지미근, 요방현근에 통증점을 활성화 할 수 있다. 사춘기 시절 오래 달리기 할 때 주로 일어나는

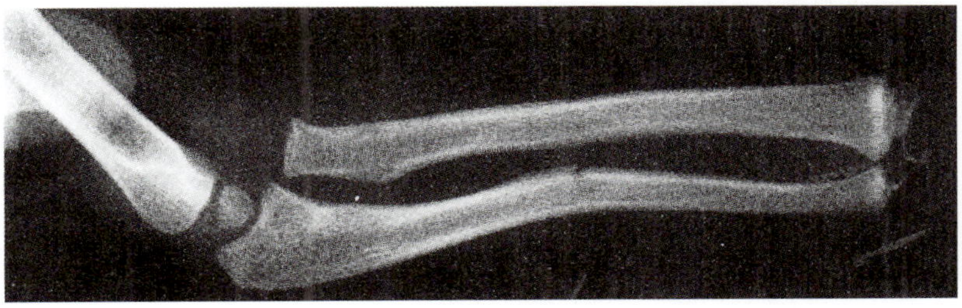

그림 4-2 ■ 아동의 요골 골절 유발하는 외력은 또한 척골두의 앞쪽 탈구를 일으킨다 Reprinted with permission from Morrissy R: *Lovell and Winter' s Pediatric Orthopaedics*. Vol. 2. Baltimore, MD: Lippincott Williams & Wilkins, 2001, p 1357

경골과 비골의 골절은 장지 신근, 장무지 신근, 심부 표부 내재 발 근육 그리고 발의 작은 뼈 골절은 내재근에 통증점을 유발 할 수 있다.[3,4]

골절로 인한 부종은 통증점의 활성에 영향을 미친다. 예를 들어, 슬링이나 캐스트로 인한 팔의 고정은 대흉근에 통증점이 일어날 수 있다.[3] 발목과 다리 골절에 사용되는 보행 케스트(walking cast)는 발목을 고정하고 움직이지 못하게 하여 가자미근을 디컨디셔닝하게 되어서 통증점의 발달을 촉진하게 된다. 경골과 비골의 스트레스 골절로 인한 고정은 장지신근과 장무지 신근의 통증점을 활성화시킬 수 있다.[4]

접근과 목표
(APPROACH AND GOALS)

골절된 뼈가 치료되고 캐스트가 제거된 후에 손상 주위 근육은 보통 경직되거나 약해져 있다. 캐스트로 몇 주 동안 고정되면, 손상 전에 근력을 회복하는데 보통 총 6주의 기간이 필요하다. 골절 주위에 부종이나 근육에 통증이 있을 수 있다. 마사지와 수치료는 근피로 없이 약화된 근육의 순환을 촉진하고 근육 경축을 줄이고 통증으로 인한 근 경축을 줄여준다. 마사지는 상처 부위를 이완시키고, 통증이나 외상으로 인한 만성 근방어를 예방하는데 도움을 준다. 이것은 아동에게 신체 부위에 대한 긍정적인 감각을 주는데 도움을 준다. 골절 부위의 위아래를 마사지는 하는 것과 양 쪽 모든 관절의 가동범위를 점검하는 것은 중요하다. 통증점과 근막 제한은 또한 다른 특수한 기법으로 치료하는 것이 필요하다.

골절을 위한 마사지와 수치료
(MASSAGE AND HYDROTHERAPY FOR FRACTURES)

마사지 전에 수치료 가운데 한 가지를 선택해서 적용한다.

교대 치료 - 고정 동안

상해를 입지 않은 부위의 수치료는 반사성 혈관 확장을 유발하고 캐스트를 하고 있는 동안에도 적용할 수 있다. 예를 들어, 왼쪽 발목에 캐스트를 했다면, 오른쪽 발목에 교대 치료를 적용한다. 3장에 설명된 일반적인 교대 치료를 사용한다. 냉과 열을 교대로 3번 정도한다.

교대 치료 - 골절이 치료된 후

캐스트가 제거 된 후에, 순환성 효과와 더불어 기계적인 자극을 주기 위해서 손으로 잡는 샤워기를 사용한다.

단계 1. 2분 동안 물로 그 부위를 뿌린다. 물은 아동이 견딜 수 있는 온도로 한다(약 40~43도).

단계 2. 아동이 30초 동안 견딜 수 있는 정도로 물을 그 부위에 뿌린다.

단계 3. 총 3번 동안 두 번 정도 반복한다. 이 치료는 매일 세 번 씩 할 수 있다.

습열 적용

단계 1. 뜨거운 물에 작은 목욕 수건이나 수건을 담근 후 짠다.

단계 2. 골절 부위 위에 수건을 접어서 올리고 3분 후에 적용하고 다시 3분 동안 한다.

단계 3. 9~12분 동안 수건을 대체한다. 습열 패드 또는 hydrocollator 팩 또한 사용가능하다.

단계 4. 차가운 물에 담근 후 수건을 짠 후에 짧게 그 부위를 문지르고 신체를 10초 동안 차가운 물에 넣는다.

물운동

쇄골, 견갑골, 늑골, 골반, 대퇴, 상지 골절의 경우에, 전신 월풀(whirlpool)을 사용해서 물 안에서 운동한다. 물의 온도는 약 34도나 더 견딜 수 있도록 따뜻한 물을 사용한다. 물은 아동이 운동하면서 신체의 열이 발생하기 때문에 뜨거운 온도가 필요하지는 않다.

고정 동안 마사지

마사지는 캐스트 위 아래에 사용할 수 있어서 순환 증가로 인해 통증이나 종창이 경감된다. 예를 들어, 경골의 골절의 경우, 대퇴의 위에서 무릎 위나, 발가락 끝에서 캐스트 아래까지 쓰다듬기와 주무르기를 사용한다. 이것은 캐스트가 제거 될 때까지 하루에 3번씩 적용가능하다. 반대측의 마사지는 골절의 부위에 반사성 혈관 확장을 유발한다.

골절의 마사지 순서 - 치료 후

아동의 캐스트가 제거된 후에, 마사지를 매일 세 번 정도 할 수 있다. 아동이 통증이나 불편함을 유발하지 않도록 해라!

단계 1. 기본 이완 순서(70쪽으로 보세요)

단계 2. 골절 부위 위에 수동적 접촉

단계 3. 오일이나 로션을 바른다.

단계 4. 골절 부위 주변을 부드럽게 쓰다듬기 한다.(좁은 부위는 손

사례 연구 4-1

배경 지식

Rosita는 11살 때 등산을 하던 중 손상을 입은 18살 소녀이다. 낙상으로 T10 척추와 5개의 갈비뼈에 골절이 일어났다. 등은 수술로 T10에서 L5까지 융합되었다. Rosita는 가정에서 생활하고 움직임을 위해 휠체어를 사용한다; 심한 욕창이 발생해서 치료하기 위해 입원하였다. 그녀는 누운 상태 휠체어를 병원에서 7달 동안 사용하였고 3일 전에 앉는 의자로 바꿨다. 척수 손상에 의해 전체 등에 항상 통증이 있고 흡기 시 골절된 갈비뼈에 통증이 있었다. 휠체어 사용 3일 후에, 팔과 등 쪽에 통증으로 고통을 받고 있었다.

반응

척수 골절, 갈비뼈 골절, 척수 손상으로 인한 이차적 통증, 척수 융합으로 인한 제한된 움직임에 대한 이차적 보상. 근육 궤양으로 인한 최근 통증. 스트레스 만성적으로 높음.

치료

Rosita는 휠체어에서 치료 테이블로 이동할 때 도움이 필요하다. 치료를 위해 셔츠와 브래지어를 위로 올릴 때 부끄러움을 많이 느낀다. 시트로 속옷을 가려주고 하부 등 쪽은 둔부 열(gluteal cleft)까지 벗겨서 등을 대부분 노출시킨다. 전체 등에 표면 쓰다듬기를 최초 조직을 평가하기 위해서 사용하였다. 등을 촉진 하였을 때, 심한 긴장이 척추 기립과 갈비뼈 사이 근육에서 느껴졌고 골절된 갈비뼈 주위의 연부조직에서도 마찬가지였다; 등 쪽에 실제로 일어나는 유연성은 없다. 마사지를 좋아하는 표정이었고, 자연스럽고 편안한 접촉을 원하는 것이 확실했다. 따라서 단순 표면 쓰다듬기는 아주 편안한 느낌을 가지게 해서 감정적으로나 신체적으로 긍정적인 영향을 주었다. 처음 30분 치료 동안은 등에만 마사지 하였다. 만족하는 표정을 보였기 때문에 다양한 기법을 사용하거나 좀 더 깊은 압력을 줄 필요가 없었다. Rosita는 2일 후에 다시 치료를 하러 왔고, 등 쪽의 통증은 경감되어 있었고 호흡 시 통증이 줄어들어 있었다. 다음 치료에서는 표면 쓰다듬기를 계속 하면서 더 깊은 압력을 사용하였다. 이것을 잘 견디는 것처럼 보여서 갈비뼈 사이 근육의 긴장을 줄이기 위해서 갈비뼈 사이에 raking과 반흔 주직 주위에 무지 주무르기를 적용하였다. 복부 쓰다듬기는 앙와위 자세에서 옷을 제거하고 복부를 노출 시킨 상태에서 하였다. 복부 쓰다듬기는 갈비뼈 밑 주위의 긴장을 제거하기 뒤해서 갈비대의 아래쪽에 있는 복부 근육에 주로 적용하였다.

Rosita가 2일 후에 세 번 재 치료를 위해 왔을 때 등과 갈비뼈에 통증이 많이 감소되어 있었다. 다음 세 번째 치료는 처음 과 두 번째와 비슷하였다. 다섯 번째 마지막에 그녀의 등과 갈비뼈의 통증은 계속 감소하고 있었고, 전보다 호흡 시 통증이 많이 줄었다. 손상의 심각성으로 인해 휠체어에서 많은 시간을 보냈고 자연스러움 접촉을 원하였기에 치료의 효과가 더 큰 것 같았다. 근육 긴장이 감소하고 제한된 반흔 조직이 브드러워 지면서, 신체 다른 부위의 근 긴장 감소와 관절 가동 범위 증가에 중점을 주었다. 그러나 처음 치료는 척수와 갈비뼈 골절의 영향을 받는 연부 조직 치료를 직접적으로 하였다.

토의를 위한 질문

1. Rosita가 척수 손상을 소산을 받은 조직은 어디인가?
2. 어떤 증상이 나타났는가?
3. 척수 손상으로 Rosita가 손상 받은 다른 부위는 어디인가?
4. 치료 동안 존중되어야 할 Rosiita의 개인적인 부위는 어떻게 해야 하는가?

가락 끝으로) 손바닥을 사용하거나 다른 부위를 사용한다. 심장 쪽으로 한다. 만약 골절이 민감하지 않다면 치료사는 부드럽게 쓰다듬기를 시작한다.. 1~2분 후에 치료사는 아동이 견딜 수 있는 더 강한 압력을 사용한다.

단계 5. 골절 주위의 무지 주무르기를 한다. 심장 쪽으로 한다. 골절 부위와 그 주위에 적용한다. 중간 정도의 압력으로 엄지 주무르기를 2분 정도 한다.

단계6. 골절 위아래 부위를 쓰다듬기를 한다. 손바닥을 사용하여 골절 부위에서 멀어지면서 마사지 한다. 예를 들어, 주관절에 골절이 있다면, 전완과 손으로 가거나 위쪽 상지 쪽으로 마사지 한다. 중간 정도의 압력을 사용해서 2~3분 정도 한다.

단계 7. 골절 부위 위아래에 관절 가동 운동을 한다.

단계 8. 기본 이완 순서

반흔 조직 (SCAR TISSUE)

반흔 조직은 손상된 조직을 대체하는 콜라겐 섬유들의 형성이다. 비록 반흔 조직은 외상이나 화상 후에 나타나는 문제 이지만, 신체 피부와 근막에서 일어나는 반흔 형성 과정은 복합적으로 일어난다. 상처 치료 기전은 섬유모세포의 증가와 치유에 필요한 효소가 증가를 포함한다. 상처와 수술 후에 약 7~10일 동안 일어난다.

다른 조직 보다 더 치밀한 구조를 가진 콜라겐은 상해 후에 1~6주 동안 형성된다; 콜라겐들은 상해 주위에 발생하고 함께 성장한다. 그리고 두껍고, 강한 반흔을 형성한다. 불행히도, 상해를 입은 부위를 가로 질러 콜라겐 성장은 무작위로 일어나고, 입자 없고, 지남역 결손.

1년 동안, 콜라겐 제거 효소는 반흔 주위의 여분의 콜라겐을 제거하고 반흔은 유화되기 시작하고 점차 사라진다.

반흔으로 인한 조직 문제는 다음과 같다:

- 섬유성 조직은 조직 아래에 많은 층을 형성하면서 조직으로부터 유착을 형성하면서 그 부위의 자유로운 움직임을 방해한다. 근막 층들은 조직이 가장 큰 범위의 운동 범위를 가지기 위해서 서로 서로 미끄러져야 한다.
- 반흔은 불편한 느낌, 타이트, 제한을 느낄 수 있다. 성장이 계속되는 동안, 주위 조직은 커지지만 반흔은 고정되어 있기 때문에 통증을 유발할 수 있다.
- 반흔 주위의 순환은 약하다.
- 반흔 조직에서의 통증점은 인접한 조직에 타는 듯한, 욱신거리는, 약하게 번개같이 찌르는 통증과 관련 될 수 있다.[1]
- 일부 반흔 조직은 두개천골 장애에 큰 영향을 줄 수 있다.[2]

접근과 목표
(APPROACH AND GOALS)

습열은 반흔 주위를 이완시킬 수 있고 일시적으로 반흔 조직을 부드럽게 만들어 마사지를 하기에 적당하게 만든다.

이장에 설명된 마사지 적용의 두 가지 방법은 다음과 같다. 첫 번째 반흔에 비타민 E 적용이다. 저자는 식이요법을 적용 했을 때 감소되는 반흔을 경험하였다. 비타민 E 적용은 6개월 이상 반복하기 위해서 필요할 수도 있다. 이 적용의 또 다른 이득은 아동이 오일을 적용 후에 반흔을 반복적으로 접촉하면 그것을 신체 일부처럼 편하게 느끼게 된다는 것이다. 이는 수술 후에 반흔은 보통 통증이나 저린 느낌을 주고 아동에게 이질감을 주기 때문에 중요하다.

두 번째는 반흔 조직의 유착을 깨고 제한된 섬유를 느슨하게 하게 해서 반흔 조직을 부드럽게 한다. 반흔 조직 마사지로 치료 할수록 더 쉽게 조직의 움직임 증가하게 된다. 마사지는 또한 긍정적인 영향으로 아동이 반흔 조직을 못 생기고 이질적으로 보는 것이 아니라 자신의 신체로 인정하게 되는데 도움을 준다.

반흔 조직 마사지는 아동에게 통증을 줄 수 도 있다. 반흔 주위나 유착을 치료하는데 필요한 것은 마사지에 대한 아동들이 부정적인 경험을 예방하기 위해서 필요에 대해 고찰해야만 한다. 반흔 조직과 유착에 대한 고전적인 기법인 가로 질러 비벼 문지르기(cross-fiber friction)는 일반적으로 반흔 방향에서 대각선이나 반대 방향으로 한다. 심부 마찰법은 강제적으로 조직을 넓혀서 섬유 사이 유착을 깨는데 도움을 줘서 더 평행한 섬유 배열을 만들어 낸다. 그러나 가로질러 비벼 문지르기는 심한 통증을 유발할 수 있기 때문에 압력을 가하는 것이 필요하면 아동, 부모, 치료사 모두 치료 여부에 대한 동의를 해야 한다.또한 마사지 후에 반흔에 통증이 일어날 수도 있다; 가능하다면 아동은 하루에 두 번이나 세 번 정도 치료할 수도 있다. 이상적인 해결책은 마사지 치료사는 아동이 일주일에 한 번 치료하고 부모들이 그 치료 간격 사이에 아동을 마사지 하는 것이다. 30~60분 동안, 치료사는 10분 동안 반흔을 마사지 하고 얼마동안 다른 부위를 마사지 한 후에 다시 10분 동안 반흔을 마사지 한다. 반흔 주위의 마사지는 아동의 인내력에 따라 달라진다.

반흔 조직을 위한 마시지와 수치료
(MASSAGE AND HYDROTHERAPY FOR SCAR TISSUE)

습열 적용

반흔 조직을 부드럽게 하기 위해 마시지 전에 열을 사용한다.

단계 1. 뜨거운 물병, 습열 패드, 팩을 10분 동안 그 부위에 적용해라.

단계 2. 마사지를 한다.

비타민 E 오일 마사지

아동이나 부모는 수술 후 2주 뒤에 이 기법을 할 수 있다. 이것은 진정한 마사지 기법이 아니라 비타민 E 오일을 적용하는 것이다.

단계 1. 반흔에 비타민 E 오일을 적용한다.
단계 2. 1분 동안 반흔에 오일을 부드럽게 문지른다. 하루에 두 번. 거의 압력을 가하지 않는다.
단계 3. 손가락 끝으로 부드럽게 압력을 가하고 반흔 위에 손가락으로 작은 원을 그리면서 움직인다.

반흔 조직을 위한 마사지 순서

이 기법은 부분적으로 아동이 일주일 이상 하루에 몇 분 동안 마사지하는 것이 필요 할 때 부모들에게 가르치기에 적절하다.
마사지는 10~15분 정도 매일 적용한다. 비록 곧 마사지를 시작하겠지만 상해 6주 보다 일찍 시작해서는 안 된다.

단계 1. 기본 이완 순서
단계 2. 오일이나 로션 적용
단계 3. 부드럽게 반흔 조직을 움직여 준다. 손가락 끝으로 조직 아래에 대해 앞이나 뒤로 움직여 준다. 이것은 당신이 피부와 아래 조직 사이의 제한과 섬유성 유착의 정도를 느끼게 해준다.
단계 4. 반흔 위나 그 주위를 손바닥(작은 부위는 손가락)으로 쓰다듬기를 한다. 반흔이 가는 방향과 오른쪽 각도로 마사지 하고 2분 동안 한다.
단계 5. 반흔 조직에 아동이 견딜 수 있는 강한 압력을 사용하면서 무지 주무르기를 한다. 반흔 조직이 가는 방향이나 대각선 오른쪽으로 한다. 엄지 사이로 조직을 늘리려고 한다. 2분 동안 반복한다.
단계 6. 반흔 조직 주위나 위에 쓰다듬기를 한다. 2분 동안 반복한다.
단계 7. 반흔 조직 바로 위를 2분 동안 엄지 주무르기를 반복한다.
단계 8. 부드럽게 표재 조직을 다시 움직이고 피부를 더 깊은 조직위로 뒤와 앞으로 움직인다. 아동에게 마찬가지로 반흔을 움직이는 방법을 가르친다. 반흔이나 그 아래 조직을 느낌으로써 아동은 신체의 한 부분으로 인정하는데 도움을 줄 수 있다.
단계 9. 손가락 끝으로 매우 가볍게 그 부위를 마사지 한다.
단계 10. 기본 이완 순서

! 반흔이 당신이 볼 수 없는 층에 있을 수도 있다. 치료사가 상처 이전의 전 과정을 확인하기 불가능하기 때문이다. 반흔 치료 시 의문점이 생기면 아동의 치료사와 반드시 상담해야 한다.

척수 손상 (SPINAL CORD INJURIES)

거의 모든 척수 손상은 교통사고, 낙상, 폭행에 의해 주

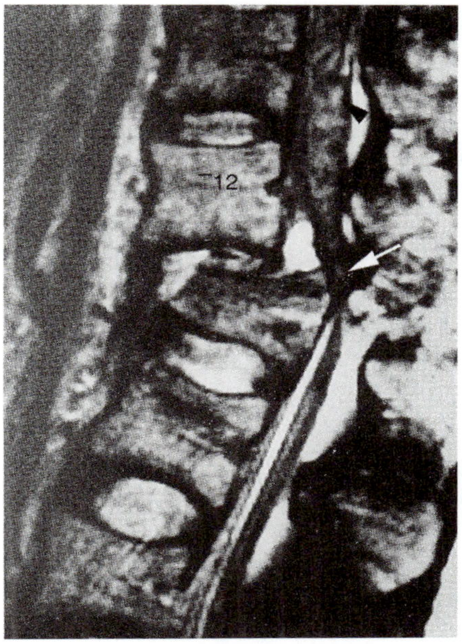

그림 4-3 ■ 척추 손상의 방사선 사진. 이들 손상이 유발한 강한 타격. 첫 번째 요추의 후방 전위로 인한 척수의 압박을 주의한다.

로 유발된다(그림 4-3 참조). 이들 손상의 82%는 16~30 연령 사이의 남성에게 주로 발생한다.[1] 더 어린 아동에서 SCIs는 또한 운동 손상, 학대, 엉덩이 분만에 의해서 유발된다.[2] 아동의 척수는 더 유연하기 때문에 골절이 없이 변형이 잘 일어나고, 충격을 완화하기 때문에 성인에 비해 골절이 잘 일어나지 않는다. 아동이 큰 외력에 노출된다면, 그들의 불균형적인 머리 크기와 다른 구조적 특징은 경추와 위쪽 척추에 SCIs 가장 큰 위험을 유발할 것이다.[1,2] 외상이 일어날 때, 척수는 찢어지고 충격을 받는다. 척수가 손상 될 때, 감각과 조절된 움직임은 부분적으로 완벽하게 손상 아래 부분을 잃게 된다. SCIs의 35% 또한 뇌 손상의 일부를 포함하고 다른 연부 조직 손상도 포함한다; 교통사고로 인한 척수 골절 아동 50%는 다른 관련된 질환을 가지고 있다.[3]

SCIs와 관련된 흔한 문제는 다음을 포함한다:

- 통증: 통증은 SCIs를 가진 40% 이상이 일상생활에 지장을 받는다.[3]
- 강직으로 인한 휠체어에서 아동의 자세로 인한 구축과 척수 만곡의 변화
- 압력성 궤양은 감각을 잃은 어느 부위에서도 일어 날 수 있다(6장 207쪽 참조).
- 운동의 소실로 인해 다리뼈이 탈 칼슘화가 일어난다.

- 뜨거운 날씨에 신체의 온도를 조절하는데 제한이 있다.

접근과 목표
(APPROACH AND GOALS)

수치료는 아동의 조직이 마사지를 준비하는데 도움을 준다; 습열의 적용은 근육을 이완시키고 국소 순환을 증가시킨다. 일시적으로 수치료로인해 자극을 받고 이것은 아동의 근력 운동의 효과를 증가시킨다(153쪽 근 위축 부분을 참조).

스웨덴 마사지는 척수 손상 아동에게 다음과 같은 이득을 준다.

- 전신의 감각
- 심호흡
- 위축을 예방하는데 도움을 주는 마비측 순환의 증가와 자극
- 부종의 예방
- 척수 손상 부위나 halo 보조기를 착용감 향상
- 근 피로 경감이나 거친 물리치료로 인한 염좌 감소
- 장기간 휠체어에 앉아서 유발되는 통증과, 휠체어에서 침대로 이동하는 동안 상지 근육의 사용으로 인한 통증의 감소
- 구축을 예방하는데 도움을 주는 유연한 근육과 결합조직
- 다리에 근 경축의 감소
- 관절 가동 범위의 유지
- 변비의 감소

접촉연구학회(Touch Research Institute)는 C5~C7 수준에 SCIs 성인에게 마사지와 운동의 효과를 비교하였다. 참가자는 5주 동안 일주일에 두 번 40여분의 스웨덴 마사지를 받았고 다른 그룹은 5주 동안 일주일에 두 번 정해진 운동을 수행하였다. 연구의 마지막에 마사지 그룹은 운동 그룹 보다 관절 가동 범위나 근력이 더 크게 나타났고 두려움과 우울 실험에서 낮은 점수를 기록하였다.[4] 비록 스웨덴 마사지는 SCIs 환자에게 더 높은 이득을 보였지만 근막 이완술, 두개천골 자극 치료 등의 다른 모달리티(modality) 또한 동시에 사용가능하다.[5] 마사지 치료사인 Patty Tipton-Sproul(seattle seahawks 풋볼 팀의 치료사)과 Meir Schneider는 치료가 물리치료 접근과 함께 손상 후 곧—심지어 다음날—적용될 때 SCIs를 가진 성인에게 좋은 성공을 가져왔다고 하였다(TiptonSpradilin P, 인터뷰: Seattle WA, May 2000).

장애를 위한 마사지를 특수화 시킨 마사지 치료사인 Larry Burns-Vidlak은 두 살의 어린 SCIs 아동에게 마사지 하였다. 그는 아동의 근육, 건, 인대, 결합 조직은 심부 마사지가 필요하다고 믿었다; 그러나 그는 마사지가 단지 아동의 인내력 안에서 해야 한다고 주의하였다. 만약 통증이 있는 범위가 있다면 처음에 가벼운 압력을 사용한다. 점차적으로 치료의 횟수가 많아지면서 더 강한 압력의 마사지를 견딜 수 있을 것이다(Burn-Vidlak L, persoanl communication, 1992년 10월).[6]

3장에서 설명한 스웨덴 마사지를 매일 전신에 적용하는 것인 환자에게 이상적이다. SCIs로 인한 직접적인 침범이 없는 부위는 보상작용으로 인해 과도한 일을 하게 되고 긴장, 딱딱함, 통증이나 불편함이 있을 수 있다. 부모들에게 아동을 마사지 하는 방법을 가르치는 것은 중요하다. 아동이 구르거나 움직이고 난후에 압력을 받은 부위에는 항상 마사지를 해야 한다. 그러나 종창, darkness, 홍조, 개방성 피부 등의 압력성 궤양의 초기 징후에는 절대 적용해서는 안 된다.

유사한 손상을 가졌어도 SCIs 아동의 상태에 따라 치료는 다르다. 그리고 아동의 의학적 병력이 가졌을 때 가장 큰 신체적 불편함과 고려사항을 체크해야 한다.

SCIS 환자를 위한 수치료와 마사지
(MASSAGE AND HYDROTHERAPY FOR SCIC)

습열 적용

손상 부위를 마사지하기 전에 10분 동안 습열 팩이나 hydrocollator 팩을 적용한다. 그 후, 그 부위가 마사지하는 동안 그것을 마사지 할 다음 부위에 적용한다. 만약 부위가 감각이 없다면, 주의를 해야 한다. 열을 적용한 부위를 주의 깊게 관찰해서 아동의 피부가 화상을 입지 않도록 한다.

차가운 물 침수와 운동

152쪽, 5장에 있는 근위축 부분을 참조하라.

사례 연구 4-2

배경

Alejandro는 T6 레벨에 SCIs가 발생한 13살 소년이다. 장애를 가진 아동을 위한 Mexican 병원에서 치료를 받는 SCIs 환자 어린 성인과 10대 17명 중의 하나이다. 이들 17명 중 15명은 등 쪽 통증과 휠체어에 앉을 때 불편함을 느낀다. 압력성 궤양의 치료를 기다리는 동안 누운 상태로 휠체어를 사용하는 두 명의 환자는 장기간 누워있음으로 인해 심한 등 불편함과 여러 관절에 구축이 있다. SCIs와 관련한 다른 질환을 가진 환자는 9명으로 골절과 총상과 같은 관련된 질환을 가지고 있다. 이들 모두는 제3세계의 나라에서 부족과 장애처럼 그들이 정상적이었던 시기에 비해 현재의 상태로 인해 심한 스트레스를 가지고 있었다. 마사지는 SCIs의 영향을 치료하는데 사용되고 관련한 질환으로부터 통증을 경감시키는데 도움을 주었다.; 그러나 접촉의 결손과 높은 스트레스 수준을 보여주고 있었다.

Alejandro는 12세이고, 그는 척추에 총상을 입었다. 총알은 오른쪽 방형근 부위를 들어가서 그의 왼쪽 겨드랑를 뚫고 들어갔고 곧바로 수술을 해서 가슴에서 관류를 하였다. 그는 처음 병원에 있는 동안 깊은 압력 궤양(지금은 치료)이 발생한 적이 있었다. 그는 수동 휠체어를 사용하고 학교에 등교한다. 어깨와 중간 등에 심각한 통증은 자는 것을 힘들게 하는데 이는 도시의 거친 도로와 모래를 이동하기 위해서 휠체어를 추진하는데 사용한 팔로 인한 통증으로 보인다. 또한 다리는 그에게는 딱딱한 느낌을 준다고 한다.

Impression

다른 조직 손상과 근육 염좌로 인한 SCI의 이차적 손상은 극단적인 스트레스를 주고 있었다.

치료

Alejandro는 휠체어로 치료 테이블까지 이동한다. 그는 복와위 자세에서 시작하기 전에 셔츠만 제거한다. 마사지는 그의 조직을 평가하기 위해 등 전체에 가벼운 쓰다듬기를 시작한다. 그는 등, 특히 방현근 부위가 과민하고 접촉에 민감하기 때문에 표면 쓰다듬기가 처음 두 번 치료 동안 시도되었다. 세 번째 치료에서 전신 등의 표면 쓰다듬기가 처음 적용하였고 견딜 수 있는 범위 내에서 다음에는 더 강한 쓰다듬기를 적용하였다. 방형근 부위가 너무 과민하기 때문에 심부 쓰다듬기는 상지 등 양쪽을 따라 쓰다듬기를 시작하였다. 어깨의 관절 가동 범위와 방형근을 신장시키기 위해서 견갑골을 밖으로 당기는 동작을 방형근 부위의 이완을 촉진하기 위해서 적용하였다. 이것을 한 후에는 표면 쓰다듬기는 주의깊게 다시 적용하였다.

저자는 금방 따뜻해진 표면 조직의 층 아래를 촉진하였을 때 아래에 결절이 느꼈다. 총상 주위의 조직에 눈에 띄는 부종과 큰 반흔 조직이 있었고 이것은 또한 극단적으로 민감하였다. 부드럽지만 지속적인 접근이 시도되었다. 주무르기와 쓰다듬기와 같은 다양한 스웨덴 마시지가 방형근 주위에 처음에 시도되었다. 각 기법은 표면 압력으로 시작하였지만 만약 견딜 수 없다면 즉시 그만두었다. 실제로 Alehandro는 일부 속력, 방향(반흔에서 대각선)에서 부드러운 쓰다듬기를 견딜 수 있었다. 이것이 이루어졌을 때 이 단계 동안 그것을 넘은 시도를 할 수 없었다. 후에 유사한 치료가 이어졌고 차음 견딜 수 있는 압력이 증가하였다. 여러 스웨덴 마시지 기법이 등에 사용되었고 후에 흉곽에 적용하였다. Alejandro는 8일 동안 매일 치료하였다.

반응

세 번째 치료 후에, Alejandro는 그가 일반적으로 밤에 통증이 감소해서 편안하게 잘 수 있었다고 하였다. 방형근 주위의 과민성은 크게 감소되었다. 그는 치료 동안 매일 왔고 마사지 치료를 위한 노력을 지속적으로 하였다. 그는 8번 단계를 했고 매번 그의 일반적인 복리(well-being)와 통증의 감소, 상체를 느끼는 능력이 더 커졌다고 좋아하였다. 시간이 지날수록, Alejandro는 움직이지 못하기 때문에 일어나는 경직이나 낮은 순환다리에 일반적인 스웨덴식 마사지로부터 이득을 얻었다. 그는 근육 장력의 심부 수준을 다루고 상체의 관절 가동 범위가 증가하였다. 단지 8번의 치료 만이 적용되었다.

토의를 위한 질문

1. Alejandro의 척수 손상으로 인해 조직에 어떠한 영향을 있었는가?
2. 나타난 증상은 무엇인가?
3. 척수 손상으로 인한 손상 부위는 어디인가?
4. Alejandro의 치료 동안 나타난 개인적인 장벽은 무엇인가?

SCI 아동의 특수한 신체 부위를 위한 마사지

처음에 언급한 것처럼, 3장에서 언급한 스웨덴 식 마사지 기법을 사용하여 매일 전신을 마사지하는 것이 이상적이다. 기본 이완 순서를 심호흡을 장려하면서 사용해라. 그 후에 아동에게 숨을 들이마시면서 마사지하는 부위가 신장된다고 상상하도록 하고 숨을 내쉬면서 정상적인 크기로 돌아간다고 상상하도록 해라. 이것은 아동이 편한하고 노력 없이 숨을 쉴 수 있도록 한다. 수동적 관절 가동범위 운동 또한 중요하다.

목 마사지

만약 손상이 아동의 경추에 있다면 그의 목은 strained, 딱딱함 불편함을 느낄 수도 있다. 특히 만약 척수가 수술로 유합되었다면, 3장에서 언급한 기법과 목과 어깨 장력의 부분인 5장을 사용하여 척추 양쪽에 있는 목 근육을 마사지 한다. 만약 halo 보조기를 찬 곳이 민감하거나 불편하다면 그 느낌이 사라질 때까지 부드럽게 손가락 끝으로 압력을 사용한다.

손과 전완 마사지

손과 전완의 과도한 장력으로 인해 심부 주무르기 쓰다듬기, 관절 가동 범위 운동을 적용한다. 일부 아동은 SCI로 인한 직접적인 요소보다 휠체어를 사용하는 상지의 과사용으로 통증이 올 수도 있다.

다리 마사지

다리의 근육 경직을 줄여주기 위해 3장에서 언급한 기본 다리 마사지를 사용하지만 대퇴와 엉덩이의 앞쪽에 추가적인 마사지 시간을 하지 않는다. 심부 주무르기나 쓰다듬기는 조직이 타이트와 치밀한 것처럼 심부 주무르기나 쓰다듬기를 사용한다. 스웨덴 마사지는 이들 문제에 대한 일시적인 영향을 줄 수 있을 것이다.; 근막 이완술과 같은 심부 기법이나 두개천골 자극 치료를 사용하는 것은 더 적절할 수도 있다.

등 마사지

휠체어에 장시간 앉아서 발생하는 통증이 있다면 등 마사지가 필요하다. 3장에 언급한 기법은 휠체어에서 마사지를 적용할 수 있다. 목, 어깨, 등은 아동의 뒤에서 마사지 할 수 있다. 아동을 휠체어에서 치료 테이블로 옮긴 다음 머리와 팔을 베개로 지지한 후에 치료하는 것이 가능하다.

! 이완성 마비 아동은 만약 관절이 움직이거나 관절 범위에 존재를 넘어 외력이 있다면 손상을 입을 수 있다. 아동의 느낌없이 근육이 신장되고 관절의 탈구가 일어날 수도 있다. 근육 강직은 수동 관절 가동 범위 운동 동안 일어나면 움직임은 일시적으로 멈추지만 지속적으로 천천히 부드러운 압력을 근육이 이완될 때까지 신체 부위에 적용한다; 그 후에 그 동작을 적용한다.

염좌(SPRAINS)

염좌는 정상 관절 가동 범위를 넘어 관절이 비틀리거나 회전 될 때 발생한다. 연부 조직이 정상 길이를 지나면서, 관절을 안정화 시키는 인대의 찢어짐이 발생하고 주위 조직 속으로 혈류가 흘러들어오게 된다. 통증점이 즉시 인대와 관절낭에 활성화 된다.[1] 염좌는 찢어진 인대 섬유의 수로 분류된다. 단지 일부 인대만 포함하는 1도 염좌는 약간의 종창, 통증, 기능의 손실을 포함한다. 많은 수의 인대 섬유를 포함하는 2도 염좌는 중간 정도의 종창, 압통점의 확산, 기능의 소실된 경우이다. 3도 염좌는 인대가 실제적으로 파열되어 뼈에 더 이상 붙어 있는 않는 경우로 과도한 혈액으로 인해 통증이 증가하고 더 큰 불안정성을 유발한 경우이다.[2]

아동은 뼈가 골화가 완벽하지 않기 때문에 발목 염좌보다 골절이 더 많다. 그러나 사춘기 때 뼈가 성숙하면서, 인대와 근육과 건 구조는 손상을 받기 더 쉬워 진다. 골화가 거의 완벽해지고 골간과 골극의 결합으로 인해 뼈는 외력에 잘 저항할 수 있고 연부 조직을 통해 이동 대신에 외상이 생긴다.[3]

발목 염좌는 소아 스포츠 손상 중 가장 흔하게 모든 고등학교 스포츠 참여자 중에 약 6% 정도 발생한다. 이들 발목 염좌의 3%정도가 내측 인대 손상이다; 발의 내반과 회외로 인한 전방 거비골 인대에 염좌가 주로 일어난다(그림 4-4). 또 다른 흔한 소아 스포츠 손상은 엄지의 척골 양측 인대의 염좌이다. 외전력(축구, 스키, 하키, 레슬링, 야구)은 근위 손가락에 붙어 있는 양측성 인대(collateral ligament)를 찢어지게 한다. 특수한 인대의 손상과 함께, 전체 관절낭이 찢어지고 근육이 신장되고 심하면 골절이 일어나기도 한다.[4]

염좌의 전형적인 치료는 정도에 따라 다르다. 모든 염좌의 정도는 통증, 종창, 안전성의 소실이 일어날 것이다. 이는 늘 손상을 입은 관절 주위의 근 경축을 유발하고 보조기사들은 만일 아동 골절 여부를 검사해야 할 것이다. 성장판은 특히 주의를 기울여야 한다. 이는 성장판의 손상은 성장에 영향을 미쳐 경골의 길이에 영향을 준다. 비록 적절한 양의 힘으로 인한 손상과 함께 다른 손상은 관절 주위 연부 조직이나 뼈에 일어날 수 있다.[2]

1도 염좌는 냉으로 치료한다; 보조기나 테이핑 같은 추

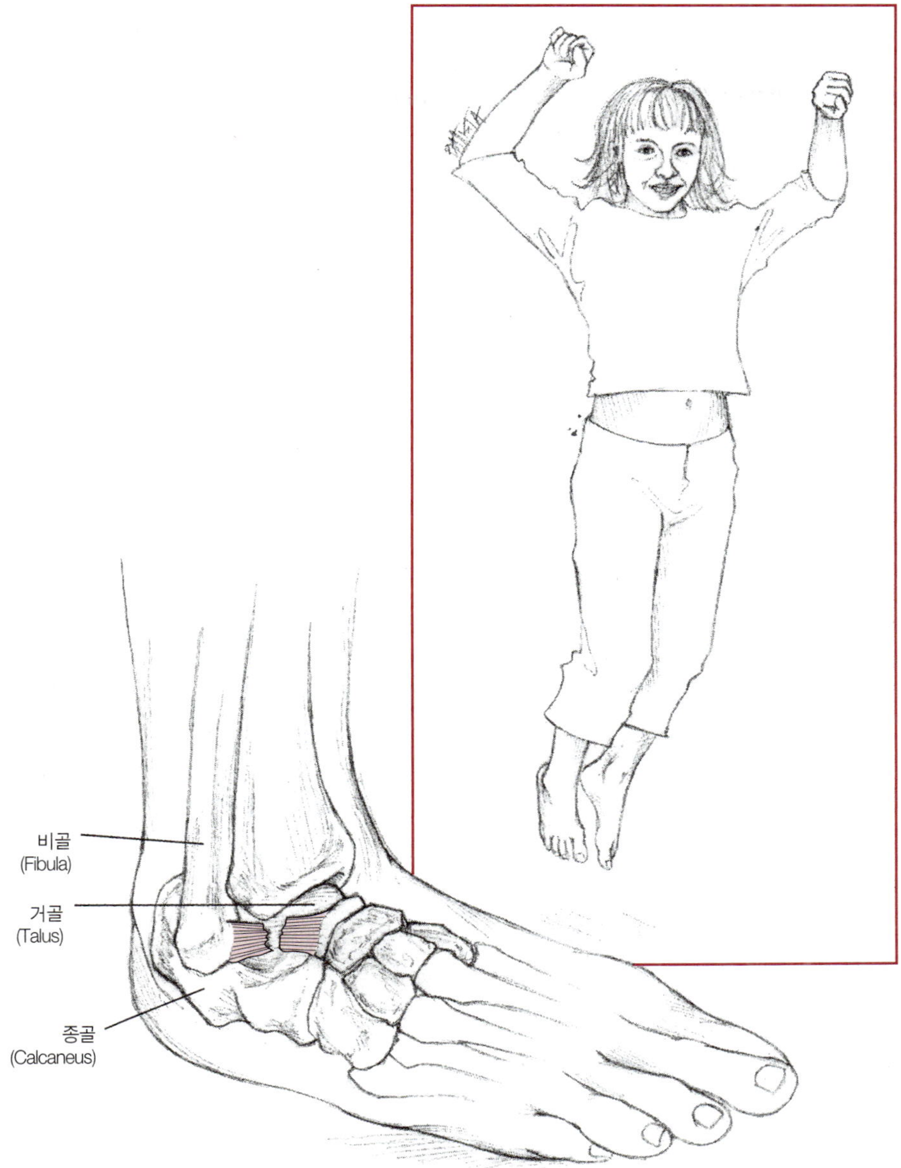

그림 4-4 ▪ 저축굴곡과 내반력으로 인한 전 거비 인대의 염좌

가적 치료; 압박 시키고 거상. 2도 염좌는 냉, 목발, 등척성 운동으로 치료한다. 3도 염좌는 딱딱한 캐스트로 치료하고 가능하면 적절한 위치에 인대를 다시 부치는 수술을 하고 그 후 캐스트가 제거 될 때 강화나 신장 운동을 한다. 만성적으로 느슨해진 관절은 재발의 위험이 때문에 아동의 관절이 안정성을 얻는 것은 매우 중요하다. 예를 들어, 젊은 운동선수의 반복적이고 보호되지 않는 발목 염좌는 완벽한 인대 방해로 인한 심각한 손상을 유발하고 적적한 수술적 재건이 필요하게 된다.[5] 아동은 또한 성인처럼 골관절염으로 발전할 수 있다.

손상된 인대를 치료하기 위해 개인의 면역 체계를 자극하는 손상 직접 부위에 자연 물질을 주사하는 증식요법은 성인처럼 인대의 크기, 굵기, 강화가 눈에 띄게 나타난다.[6]

접근과 목표
(APPROACH AND GOALS)

냉 적용과 교대 치료는 종창과 통증을 감소시켜줄 수 있고 냉적용은 근육 경축을 경감시켜 준다. 마사지는 또한 통증과 종창을 줄여 치류를 촉진하고 근 타이트니스와 경축을 줄여주고 움직임을 방해한다. 손상 부위의 초기 마사지는 유착을 예방하거나 줄여준다. 마사지는 아동이 이완하거나 외상으로 인한 만성적 근 방호를 통증을 줄여줄 것이다. 염좌의 급성기(초기 48시간) 동안, 마사지는 종창을 줄이고 순환을 증가시키고 근경축 통증을 줄이기 위해서 손상된 관절 위아래에 적용한다. 처음 48시간 후에는 마사지는 매일 3번 이상 적용하고 최대한 불편함이나 통증을 주지 않아야 한다. 근육 치료사인 Bonnie Prudden은 손상 후 즉지 염좌를 치료하는 운동과 결합하여 통증점 치료를 권유하였다; 그러나 이것은 단지 특수한 훈련을 받은 사람만이 해야 한다.[7]

염좌를 위한 수치료와 마사지
(MASSAGE AND HYDROTHERAPY FOR SPRAINS)

냉적용

냉(아이스 팩의 형태로)은 일반적으로 처음 24시간 안에 염좌를 치료하는데 사용한다. 아이스 컵은 통증 부위나 그 부근 약 4인치 정도를 마사지 한다. 약 8분 동안 냉 마사지를 적용한다.

교대 치료

이 치료는 모든 관절에 사용할 수 있다.; 그러나 발목 교대 치료는 발목 염좌는 소아 염좌에서 가장 흔하기 때문에 토론되었다. 교대 치료는 매일 세 번이나 그 이상 해도 된다.

단계 1. 43도와 10도의 두 개의 물통을 준비한다.
단계 2. 아동의 발을 3분 동안 뜨거운 물에 담근다.
단계 3. 아동의 팔을 차가운 물에 30초 동안 담근다.
단계 4. 단계 2, 3을 반복
단계 5. 단계 2, 3을 반복
단계 6. 단계 2, 3을 반복
단계 7. 아동의 발을 물에서 빼서 건조시킨다.

염좌를 위한 마사지 순서

단계 1. 기본 이완 순서(70쪽 참조)
단계 2. 오일이나 로션을 바른다.
단계 3. 염좌 위아래로 부드러운 쓰다듬기를 시작한다. 손바닥(부위가 작으면 손가락 끝으로)과 대체 손을 사용한다. 심장 쪽으로 한다. 손상된 발목을 위해 정강이에서 무릎, 대퇴 순으로 위쪽으로 올라가면서 쓰다듬기를 하고 그 다음 손가락 끝으로 발가락에서 발목 까지 쓰다듬기를 한다. 손상된 손목의 경우에는 전완과 상지 위까지 마사지 하고 그 후에 손가락 끝으로 손가락에서 손목까지 쓰다듬기를 한다. 5분 동안 반복한다.
단계 4. 염좌 부위를 엄지 주무르기를 한다. 아주 부드럽게 한다. 심장 쪽으로 짧은 쓰다듬기를 한다. 염좌 부위를 다하고 주위 몇 인치를 한다. 1분에서 2분 정도 반복한다.
단계 5. 단계 3을 반복한다.

관절을 움직이는 것을 피하고 손상된 인대와 통증을 유발하는 스트레스를 제거한다.

외상성 뇌 손상 (TRAUMATIC BRAIN INJURY)

아동이 장애를 가지게 되는 가장 흔한 방법은 뇌 손상으로 인해 일어난다. 아동의 가장 높은 퍼센트 — 500명 당 1명 — 이 매년 뇌에 외상성 손상이 일어난다. 낙상, 자동차 사고, 폭행, 아동 학대, 스포츠와 레크레이션 손상이 주된 TBI의 원인이다.[1] 1999년에 TBI로 사망한 아동의 대부분은 자건거를 타고 가다가 자동차와 부딪히는 사고였다.[2] 헬멧 사용은 이들 손상을 예방하는데 큰 역할을 한다.[3]

두개골 골절의 포함하는 특수한 손상(파편이 뇌를 다치게 할 수도 있다). 뇌의 신경 섬유의 손상이나 찢어짐 그리고 찢어진 혈관으로 부터의 출혈(두개골과 경막 사이, 경막 아래, 뇌 내부)

손상의 정도에 따라 아동 관리는 손상 후에 여러 방법으로 치료를 받게 된다.

1. 경직, 진전, 실조증(수의적 활동 동안 수의적 근육 활동의 비협조성)와 같은 운동 손상은 구축, 탈구, 측만증을 유발할 수 있다.
2. 구강 운동 기술의 소실
3. **안구 진탕증**(nystagmus), 눈 근육 마비와 같은 감각 손상
4. 말하기와 언어 손상
5. 관심, 학습, 판단 정보 처리 속도와 같은 문제를 가진 인지 손상
6. 과민성, 공격성, 낮은 인내력 낮은 감정 조절, 무감각과 같은 인격이나 행동의 변화. 아동은 또한 능력의 소실로 인해 쉽게 우울해지고 손상에 대해 지속적 노력

외상성 뇌 손상은 개개인의 기능에 평생 영향을 줄 수 있다. 취학 전 TBI 사고를 당한 성인의 추적 연구에서 비록 학교에서 절반 정도만이 졸업하고 단지 1/4만이 풀타

임의 일을 할 수 있는 것으로 조사되었다.[1]

접근과 목표
(APPROACH AND GOALS)

외상성 뇌손상으로 인한 급성 재활 치료는 아동이 압력성 궤양, 수동 관절 가동 범위 운동, 주의 깊은 자세 고정하지 스프린트로 구축을 예방하는 방법들을 포함한다. 급성기에 아동의 치료와 함께 점검한 후에, 마사지는 긴장 제거, 순환 자극, 근 위축과 구축 예방, 관절 가동범위 유지를 위해 사용한다.

장기간의 재활은 고정, 손상, 통증을 합함, 강직, 구축으로부터 오는 근골격계 합병증을 다루는 것을 포함한다. 이들 손상을 유발하는 큰 기계적인 외력은 뇌뿐만 아니라 연부조직과 머리 척추 다른 부위의 뼈에도 영향을 준다. 결론적으로 아동은 두통, 목 통증; 두피, 씹기, 얼굴의 근육에 긴장; 상지와 어깨의 경직; 얕은 호흡, 등 통증; 만성적 근막 통증의 다른 형태.[4] 외상성 뇌손상 성인 환자를 치료하는 마시지 치료사인 Dianne Keannfe은 손상·환자들은 주로 반흔 조직이 있고 척추의 뼈 주위의 다른 연부 조직 장애를 가진다고 하였다(Keanne D, personal communication, september, 2002). 접골사인 John Upledger는 머리 외상이 서로 서로 외력을 가하면서 두개골의 부정렬을 유발한다고 하였다. Upledger는 두개골의 외측 염좌(strain), 코 와 광대뼈 장애, 두개골 밑의 울퉁불퉁한 흔한 부정렬 패턴을 발견했다.[5]

의사인 Gail DEnton은 심리 치료사이자 마사지 치료사이면서 동시에 뇌손상을 경험하였다. 그녀의 책인 Brainlash: Macimize your REcovery From Mild brain injury(Attention Span Books, 1996)에서 그녀는 스웨덴식 마사지, 두개천골 자극 치료, Astonppattering 등의 많은 수의 전신 모달리티(modality)가 회복에 영향을 주는지를 언급하였다.[4]

TBI 아동은 스트레스에 대한 만성적으로 높은 수준을 가지고 있기 때문에 그들이 가진 신체적 불만을 다루기 위해서 이완시키고 접촉하고 이완을 제공해야 한다. 마사지는 거칠거나 통증이 있는 물리치료 후에 이완치료로써 사용되어 질 수 있다. 특수한 불만과 관련하여 이 책을 통해 언급되어 있다. 어떤 구축은 아동의 물리치료사와 토론 후에 마사지로 치료되어 질 수 있다(6장 구축 참조). 수동적 관절 가동 범위 운동은 치료에 중요하고 구축을 예방하고 신체 인지와 이완을 증가시키는데 중요하다.

TBI 아동을 위한 마사지 순서
(MASSAGE SEQUENCE FOR CHILDREN WITH TBIS)

마사지

3장에서 설명한 전신 마사지 순서를 사용한다. 그리고 4,5장에서 특수한 마사지를 소개하였다. 그리고 모든 수동적 관절 가동 범위 운동을 수행하는 것을 확실히 해야 한다.

! 이완성 마비를 가진 아동은 관절이 움직이거나 가동 범위를 넘어 외력이 작용하다면 손상될 수도 있다. 아동의 인지 없이 근육들은 신장되고 관절은 탈구 될 수도 있다. 근육 강직이 수동 관절 가동 범위 운동 동안 발생한다면 움직임을 멈추고 근육 이완이 일어날 때까지 신체에 천천히 부드러운 압력을 지속적으로 적용한다. 그 후에 움직임을 다시 시작한다(keanne D, personal communication, September, 2002).

복습을 위한 질문

1. 절단, 화상, 골절, 외상성 뇌손상에서 아동이 성인보다 복와위에서 하는 이유를 설명해라.
2. 급성 손상을 세 가지 선택해서 수치료와 마사지를 사용한 특수한 치료를 설명하라.
3. 장기간의 영향을 주는 세 가지 손상을 선택해서 수치료와 마사지를 이용한 특수한 치료를 설명하라.
4. 탈구, 골절, 염좌와 같은 근골격계 손상이 아동의 연부조직에 어떻게 지속적인 영향을 미치는지 설명하라. 이러한 지속적인 영향은 성인처럼 아동에게 어떤 영향을 미치는가?

참고문헌

1. Childhood Injury Fact Sheet. National SafeKids. Available at: www.Safekids.org. Accessed July 2001
2. Ogden J: *Skeletal Injury in the Child*. Philadelphia, PA: Lea and Febiger, 1982, p 4, 198
3. Cody BE, O'Toole ML, Mickalide AD, Paul HP: A National Study of Traumatic Brain Injury and Wheel-Related Sports. Washington, DC: National SafeKids Campaign, 2002, p 3, 5
4. Rivara FP: Epidemiology and prevention of pediatric traumatic head injury. *Pediatric Annals*, 23:12-17, 1994

절단

1. Percoraro D: Applications of massage for chronic health conditions. *Massage Therapy Journal*, Spring:52, 1986
2. Morrissy R: *Lovell and Winter's Pediatric Orthopaedics*. Vol. 2. Baltimore, MD: Lippincott Williams & Wilkins, 2001, p 1255

출생 시 외상

1. Dodson J: *Baby Beautiful: A Handbook of Baby Head Shaping*. Eugene, OR: Heirs Press, 1994, p 133, 137, 147, 250
2. Batshaw M: *Children With Disabilities*. Baltimore, MD: Paul Brookes Publishing, 1997, p 101
3. Ogden J: *Skeletal Injury in the Child*. Philadelphia, PA: Lea and Febiger, 1982, p 186
4. Cheek D: Maladjustment patterns apparently related to imprinting at birth. *American Journal of Clinical Hypnosis*, 18:390, 1975
5. Simons D, Travell JG: *Myofascial Pain and Dysfunction: The Triggerpoint Manual*. Vol. 1, Ed. 2. Baltimore, MD: Lippincott Williams & Wilkins, 1999, p 117
6. Morrissy R: *Lovell and Winter's Pediatric Orthopaedics*. Vol. 2. Baltimore, MD: Lippincott Williams & Wilkins, 2001, p 847
7. Hartsough CS, et al: Medical factors in hyperactive and normal children: prenatal developmental, and health history findings. *American Journal of Orthopsychiatry*, 55:190-210, 1985
8. Rockwell J, D.C., quoted in *Fibromyalgia and Chronic Pain Syndrome, A Survival Manual*. Berkeley, CA: New Harbringer Publications, 1996 p 151
9. Gillespie B: *Brain Therapy for Children and Adults: Natural Care for People With Craniosacral, Dental, and Facial Trauma*. King of Prussia, PA: Productions for Children's Healing, 2000, p 103

화상

1. Colton H: *The Gift of Touch*. New York: Seaview/Putnam, 1983, p 109
2. Munster A: *Severe Burns: A Family Guide to Medical and Emotional Recovery*. Baltimore, MD: Johns Hopkins University Press, 1993, p xviii, xix, 11
3. Long T, Toscano K: *Handbook of Pediatric Physical Therapy*. Philadelphia, PA: Lippincott Williams & Wilkins, 2002, p 75
4. Olness K, Kohen D: *Hypnosis and Hypnotherapy With Children*. New York, NY: Guilford Press, 1996, p 273-279
5. Field T, et al: Burn injured benefit from massage therapy. *Journal of Burn Care and Rehabilitation*, 19:241-244, 1997
6. Field T: *Touch Therapy*. Edinburgh: Churchill Livingstone, 2000, p 58
7. Hernandez-Reif M, et al: Children's distress during burn treatment is reduced by massage therapy. *Journal of Burn Care and Rehabilitation*, 22:191-195, 2001

탈구(Dislocation)

1. Ogden J: *Skeletal Injury in the Child*. Philadelphia, PA: Lea and Febiger, 1982, p 288, 290
2. Morrissy R: *Lovell and Winter's Pediatric Orthopaedics*. Vol. 2. Baltimore, MD: Lippincott Williams & Wilkins, 2001, p 1255
3. Thrash A: *Home Remedies: Hydrotherapy, Massage, Charcoal and Other Simple Treatments*. Seale, AL: Thrash Publications, 1981, p 45

골절

1. Morrissy R: *Lovell and Winter's Pediatric Orthopaedics*. Vol. 2. Baltimore, MD: Lippincott Williams & Wilkins, 2001
2. Ogden J: *Skeletal Injury in the Child*. Philadelphia, PA: Lea and Febiger, 1982
3. Simons D, Travell JG: *Myofascial Pain and Dysfunction: The Triggerpoint Manual*. Vol. 1, ed. 2. Baltimore, MD: Lippincott Williams & Wilkins, 1999, p 600, 828, 847
4. Simons D, Travell JG: *Myofascial Pain and Dysfunction: The Triggerpoint Manual*. Vol. 2, ed. 2. Baltimore, MD: Lippincott Williams & Wilkins, 1999, p 41, 410, 411, 481, 511, 533
5. Klein KK, et al: Asymmetries in the growth of the pelvis and legs of children: A clinical and statistical study 1964-1967. *Journal of the American Osteopathic Association*, 68:153-156, 1968
6. Proffit W, Fields H: *Contemporary Orthodontics*. St. Louis, MO: Mosby, 2000, p 117
7. Prudden B: *Fitness from Six to Twelve*. New York: Ballantine, 1987, p 416

반흔 조직

1. Simons D, Travell JG: *Myofascial Pain and Dysfunction: The Triggerpoint Manual*. Vol. 1, ed. 2. Baltimore, MD: Lippincott Williams &Wilkins, 1999, p 43
2. Upledger J, Vredevoogd J: *Craniosacral Therapy*. Seattle, WA: Eastland Press, 1983, p 240

척수 손상

1. Ogden J: *Skeletal Injury in the Child*. Philadelphia, PA: Lea and Febiger, 1982, p 186, 391
2. Morrissy R: *Lovell and Winter's Pediatric Orthopaedics*. Vol. 2. Baltimore, MD: Lippincott Williams & Wilkins, 2001, p 1367
3. Senelick R: *The Spinal Cord Injury Handbook for Patients and Their Families*. Birmingham, AL: HealthSouth Press, 1998, p 111
4. Diego M: Spinal cord patients benefit from massage therapy. *International Journal of Neuroscience*, 112:133-142, 2002
5. Brunie E: The road back—How bodywork and determination helped me recover from paralysis. *Massage Magazine*, January/February:73-83, 2001
6. Schneider D: Waking up from paralysis. School for Self-Healing Newsletter. Self-Healing Research Foundation, January 2000, p 847
7. Kozier B, Erb G, Bufalino, P: *Introduction to Nursing*. Redwood City, CA: Addison-Wesley Health Sciences, 1989, p 546

염좌(Sprains)

1. Simons D, Travell JG: *Myofascial Pain and Dysfunction: The Triggerpoint Manual*. Vol. 1, ed. 2. Baltimore, MD: Lippincott Williams & Wilkins, 1999, p 43
2. Morrissy R: *Lovell and Winter's Pediatric Orthopaedics*. Vol. 2. Baltimore, MD: Lippincott Williams & Wilkins, 2001, p 1290, 1292
3. Waters P, Millis M: Hip and pelvic injuries in the young athlete. *Clinics in Sports Medicine*, 7, 1988, p 525
4. Birrer R, Brecher D: *Common Sports Injuries in Youngsters*. Oradell, NJ: Medical Economics, 1987, p 85
5. Ogden J: *Skeletal Injury in the Child*. Philadelphia, PA: Lea and Febiger, 1982, p 192
6. Hauser R: *Prolo Your Pain Away*. Chicago, IL: Beulahland Publications, 1992, p 39
7. Prudden B: *Fitness from Six to Twelve*. New York, NY: Ballantine, 1987, p 433

외상성 뇌 손상

1. Batshaw M: *Children With Disabilities*. Baltimore, MD: Paul Brookes Publishing, 1997, p 596, 609
2. Cody BE, O'Toole ML, Mickalide AD, Paul HP: A National Study of Traumatic Brain Injury and Wheel-Related Sports. Washington, DC: National SafeKids Campaign, May 2002, p 3
3. Sinclair M: Going out to play? Don't forget the helmets! *Corvallis Gazette-Times*, April 2000, p 4
4. Denton G: *Brainlash: Maximize Your Recovery From Mild Brain Injury*. Niwot, CO: Attention Span Books, 1996, p 245-249, 255
5. Upledger J, Vredevoogd J: *Craniosacral Therapy*. Seattle, WA: Eastland Press, 1983, p 115, 199
6. Kozier B, Erb G, Bufalino P: *Introduction to Nursing*. Redwood City, CA: Addison-Wesley Health Sciences, 1989, p 546

아동기의 일반적인 불쾌감에 대한 마사지와 수치료법

5

요점 정리

이장을 마치면 다음을 할 수 있다.

1. 아동기에 가장 일반적으로 나타나는 불쾌감의 이해와 그 원인들을 설명할 수 있다.
2. 가장 일반적으로 아동기의 불쾌감에 영향을 미치는 감정적인 스트레스 의 효과를 이해할 수 있다.
3. 두통의 5가지 섬세한 유형을 보이는 증상과 징후를 설명할 수 있다.
4. 치료를 위해 마사지와 수치료를 이용한 기법을 설명할 수 있다.
5. 아동들의 불쾌감을 비약물요법과 인체에 유해하지 않은 접근 방법으로 어떻게 치료할 것인가에 대한 중요성을 설명할 수 있다.

이 장에서 학생들은 다수의 일반적인 아동기 통증에 대한 배경지식과 그것을 감소시키기 위해서 마사지와 수치료를 어떻게 적용할 것인가에 대해 배우게 될 것이다. 비록 이러한 상황들이 장기적인 관점에서 볼 때 아동의 건강에 위해한 것은 아니지만, 그것들은 여전히 아동들을 괴롭게 한다. 불행히도 육체적 통증은 성장의 한 부분이다. 부상은 소아기 통증의 중대한 원인이다. 부상 후, 두통은 복통과 하지통보다 흔한 소아기 비병변성 통증의 가장 일반적인 원인이다.[1] 놀랍게도 아동들 중 높은 비율은 그들의 기분과 행동에 직접적으로 영향을 받는 근골격계 통증을 또한 가지고 있었다. 아이들은 자신의 신체감각에 대해 말로써 잘 표현하지 못한다. 그 결과로 어른들은 종종 아이들이 얼마나 아픈지 잘 알지 못하고, 그 통증의 치료에 대해 알아보지 않을 수도 있다. 이따금 아이들이 통증에 관한 설문에 응답하거나 통증이 있는지에 대해 구체적으로 질문을 받은 연구에 의해서만 그 통증의 유무가 밝혀지기도 한다.[2] 아동기를 지나는 동안 대부분의 아이들은 이통, 변비, 혹은 성장통에 의한 한 차례의 통증을 경험한다. 비록 다른 조건들이 통증을 유발하지 않는다 해도 그런 조건들은 여전히 다른 방식으로 불쾌감을 주고 있다. 그것은 보통 아이는 매년 일곱 번 정도 감기를 앓는데 보통 감기는 아이를 매우 고통스럽게 한다는 것이다. 불면증은 통증을 수반하지 않지만, 아이에게는 불편한 또 다른 주된 증상이다. 이 장에서는 우울증에 대한 논의도 이루어질 것인데 그 이유는 아이들에게 매우 흔하고 그것이 육체적인 고통의 원인은 아닐지라도 매우 불편한 것이기 때문이다.

이 장에서 다루어질 마사지와 수치료 방법들은 일반적인 불쾌감을 단지 감소시켜줄 뿐 아니라 아이들을 통합적이고 비약물적으로 돌보는 방법에 대한 긍정적인 모델을 제시해줄 것이다.

이 장에서 다루어질 많은 치료법들은 수치료, 전신 스웨덴 마사지 기법 그리고 압력점 마사지 기법과 결합되어질 수 있다. 필요하다면 3장에서 언급된 기본 테크닉에 대해 참조하라. 여기서 언급된 기본 테크닉에 대해 배우고 나면 이완을 촉진시키는 다른 형태의 마사지와 치료기법들과도 결합시켜 사용할 수 있다. 이 장에서 다루어질 많은 불쾌감들이 감정적 스트레스에 의해 발생되지 않을 수도 있지만, 아마도 스트레스는 증상을 악화시킬 것이다. 아이들의 긴장을 풀게 만들고 이완하는 법을 배우게 하는 테크닉은 치유과정을 촉진시킬 것이다.

감기 (THE COMMON COLD)

대부분의 건강한 아동들은 일년에 7번 정도 감기를 앓는다. 감기는 비루(콧물), 인후통, 마른 기침, 쉰 목소리, 전신 권태감 그리고 미열의 증상을 나타낸다. 통상적으로 아이는 첫 3~4일은 매우 아픈 증상을 나타내고 이후 점차적으로 증상의 호전을 보이다가 1~2주 후에는 정상 상태로 돌아오게 된다. 아동의 약 20%가 감기의 마지막 단계에서 세균성 감염으로 발전된다. 인체의 부비동이나 귀에서의 감염은 종창성의 비강 내 통로로 점액 배농이 적절하게 이루어지지 않았을 경우 세균이 증식하기 좋은 환경이 만들어지면서 발생한다. 흉부 감염은 폐로 흡인된 점액에 바이러스 입자가 포함되었을 경우 발생한다. 아동이 감기에 걸리기 쉬운 예는 관심 포인트 상자 5-1에 기술되어 있다.

다음은 감기의 전염을 예방할 수 있는 간단한 예방법들이다.

- 기침이나 재채기를 할 때는 다른 사람에게 바이러스가 퍼지지 않도록 입과 코를 가린다. 손에는 바이러스 입자가 묻어있기 때문에 즉시 손을 씻는다.
- 일상생활 중 물건이나 다른 사람에게서 옮겼을지 모르는 바이러스를 예방하기 위해 손을 자주 씻는다.
- 아이들의 장난감이나 수도꼭지, 형광등 스위치, 문손잡이, 전화기 같은 집안 물건들을 살균력이 있는 비누로 깨끗하게 한다.
- 일회용 티슈와 종이 수건을 사용한다.
- 수건이나 컵, 그릇, 접시, 칫솔을 타인과 함께 사용하지 않는다. 이러한 개인 물품들은 독감바이러스를 없애기 위해 뜨거운 물로 씻어야 한다.

접근과 목표 (APPROACH AND GOALS)

감기 초기 단계에 대한 고전적인 수치료법은 전신 사우나, 온수욕, 온족욕으로 체온을 상승시키는 것이다. 체온을 상승시키면 신체의 면역능력과 독감 바이러스 사멸능력이 향상된다. 그러나 특별한 훈련과 의사의 허락 없이 이 치료를 행하여서는 안 되는데, 왜냐하면 미열을 발생시킬 정도로 체온을 상승시킬 수도 있기 때문이다. 하지만 감기의 아급성기 단계에서는 코나 흉부의 답답함을 감소시키고 컨디션이 좋지 않은 아이들 달래고 진정시키는 마사지와 수치료법이 여러 가지가 있다. 점액을 잘 배농시키고 독감 바이러스가 체외로 배출되게 하고 면역체계를 강화시키기 위해 다량의 수분을 섭취하는 것이 중요하다. 만약 아이의 체온이 39.4도보다 높거나, 경부가 굳어

관심 포인트 상자 5-1

언제 아이들이 감기에 걸리기 쉬운가?

- 보통 감기는 코에서 시작되는데 이유는 감기 바이러스가 33도에서 가장 번식하기 좋기 때문이고 코 내부의 온도는 인체 심부 온도보다 낮은 편이다. 이 때문에 노인들은 오한감이 들면 감기에 걸린다고 믿기도 한다.
- 독감 바이러스는 장마철에 잘 번식하는데 왜냐하면 습기가 높은 시기에 인체 밖에서 생존할 수 있기 때문이다. 환경이 적합하다면 3시간까지 생존할 수 있다.
- 아이들은 겨울에 실내에서 더 오래 생활하게 되는데 실내에서는 바이러스가 쉽게 전파될 수 있어서 감기에 걸리기 쉽다. 아이들이 재채기를 할 때 입을 가린다거나 재채기 후에는 손을 씻는 것 같은 예방법을 잘 알지 못한다는 것은 주지의 사실이다.
- 독감 바이러스에 노출되면 증상이 나타나면서 스트레스는 거의 두 배 가까이 증가한다.
- 의사이자 The Joy of Stress의 저자인 Peter Hanson은, "어린 아이들은 보통 주간 탁아소나 학교에 들어간 후 초기 5~6년 동안은 한 가지 감염을 가지고 의사들에게 데려와진다. 이것은 부분적으로는 다른 아이들에게서 전염된 접촉성 질병이지만, 대부분의 경우는 엄마의 뱃속과 같이 편안한 집을 떠나는 것에서 오는 스트레스로 인한 면역력 감소 때문이다."이라고 한다.[3]

참고문헌

1. Thrash A: *Home Remedies*, AL: Thrash Publications, 1981, p 108
2. Roghman KJ: Daily stress, illness, and use of health services in young families. *Pediatric Research*, 7:520-526, 1973
3. Hanson P: *The Joy of Stress*. Kansas City, MO: Andrews, McNeel and Parker, 1986, p 22

지거나 호흡 곤란, 혹은 너무 아파서 음식을 먹지 못하거나 감기 증상이 7~10일 이상 지속될 경우 반드시 의사에게 진료를 받아보아야 한다.

부비동 울혈을 위한 마사지와 수치료법
(MASSAGE AND HYDROTHERAPY FOR SINUS CONGESTION)

의사의 처방으로만 구입 가능한 비강충혈완화제로 증상을 완화시킬 수 있지만 아이에게 과활동성과 수면방해를 야기할 수 있다. 반면 소개하는 수치료법들은 매우 효과적이지만 부작용은 없다. 여러 기법 중 부비동 충혈에 대한 기법이 선택될 수 있다.

식염수를 이용한 부비동 세척

식염수는 부풀어 오른 막을 줄어들게 하고 일시적으로 점막의 부비동을 씻어내는 효과가 있다.

단계 1. 티스푼 1/4 정도의 소금을 1컵의 온수에 녹인다.
단계 2. 약간 나이가 있는 어린이에게는 따뜻한 식염수를 손바닥에 부어서 콧구멍으로 넣은 다음 목구멍 뒤에서 삼키지 말고 다시 뱉어내는 것을 가르친다(너무 어린 아이들은 대부분 식염수를 삼켜버리기 때문에 이렇게 가르치는 것이 어렵다).
단계 3. 좌우측 콧구멍에 5번씩 반복한다. 하루에 3~5번 정도 세척한다.

부비동 세척은 전자 전동 칫솔 끝에 부착된 세척기(Water Pik)나 건강보조식품점에서 파는 neti pot과 같은 것으로도 가능하다.

대조욕법

이것은 배농을 촉진시키고 적용부위의 혈류량을 증진시킨다.

단계 1. 수건을 43도 물에 살짝 담궜다가 꺼내어 짠다. 콧구멍은 노출시킨 채로 수건을 코 위에 얹는다. 수건의 끝부분을 90로 접어서 가장자리 부분이 코를 따라 놓이도록 한다. 2분간 유지한다.
단계 2. 첫 수건을 얼음물에 담궜다가 꺼내어 짠 수건과 교체한다. 1분간 유지한다.
단계 3. 열치료와 냉치료(1/2단계)를 2번 더 반복한다.

증기 흡입법

증기 흡입은 비강과 부비동의 울혈을 완화시키고 호흡 통로를 부드럽게 하고 분비물을 유동성 있게 만들어서 쉽게 배출될 수 있도록 도와준다. 증기 흡입의 아래 두 가지 방법은 부모들이 시범을 보일 수 있다.

- 넓은 대접에 6컵의 끓는 물을 붓고 넘치지 않게 한다. 아이를 테이블에 앉히고 머리 위에 수건을 두른 다음 증기를 쐬게 한다. 가능하다면 코로 들이마시게 한다. 5~10분 정도 계속 한다. 한, 두방울의 유칼립투스나 페퍼민트 오일을 첨가하면 부비동을 확장하는데 도움이 될 수 있다.
- 아이들이 증기를 흡입하는 또 다른 방법은 가능한 오랫동안 온수 샤워를 하는 것이다. 아이가 몸이 약하다면 작은 의자를 샤워실에 놓고 앉을 수도 있다. 어린 아이들은 부모가 앉고 샤워실에 들어가면 된다.

얼음 양말

단계 1. 아이의 부모들에게 한쌍의 양말을 매우 차가운 물에 넣었다 빼내어서 짠 다음 아이의 발에 신기도록 교육시킨다.
단계 2. 바깥에는 마른 면 양말을 신기운다.
단계 3. 하룻밤 내내 양말을 신기고 지낸다. 처음에는 발의 혈관이 수축되어서 발이 차갑겠지만, 시간이 조금씩 지날수록 양말이 아이의 체온을 붙잡고 있는 효과로 인해 발은 점점 따뜻해 질 것이다. 그러면 발의 혈관이 확장했다가 결국에는 온수 족욕과 비슷한 유도효과를 나타낼 것이다. 이것은 비강 울혈을 완화시키고 아이가 숙면을 취할 수 있도록 도와줄 것이다.

비강 울혈을 위한 마사지 절차

자세 : 머리 마사지를 위한 자세로 앉는다.
단계 1. 기본 이완 절차(77페이지)
단계 2. 오일 몇 방울이나 로션을 얼굴에 바른다.
단계 3. 이마와 눈 주위(그림 3-30, 31). 10회 반복.
단계 4. 엄지를 코의 한쪽 눈높이에 둔다; 코의 아래쪽으로 천천히 쓸어내리면서 압력을 가한다. 10회 반복.
단계 5. 눈 주위 포인트에 압력을 가한다(그림 5-1, 2를 보라).
단계 6. 코의 측면 포인트에 압력을 가한다(그림 5-3을 보라). 안와부 하단부터 시작한다. 마치 엄지끼리 맞닿을 것처럼 엄지로 코의 한쪽면을 누른다. 아이가 견딜 수 있을 정도로 부드럽고 적절한 압력을 이용한다. 코의 중간 부위 두 번째 포인트와 아래 부위 세 번째 포인트에도 적용한다.
단계 7. 이마와 눈 주위. 10회 반복
단계 8. 기본 이완 절차

흉부 울혈을 위한 마사지와 수치료법
(MASSAGE AND HYDROTHERAPY FOR CHEST CONGESTION)

흉부의 열 적용은 국소 순환을 증진시킨다. 분비물을 유동성 있게 만들어서 기침으로 쉽게 뱉을 수 있게 한다. 마사지는 또한 아픈 아이를 진정시키고 흉곽의 근육들을 이완시킨다. 흉근, 늑간근, 횡격막, 그리고 상부 배부 근육의

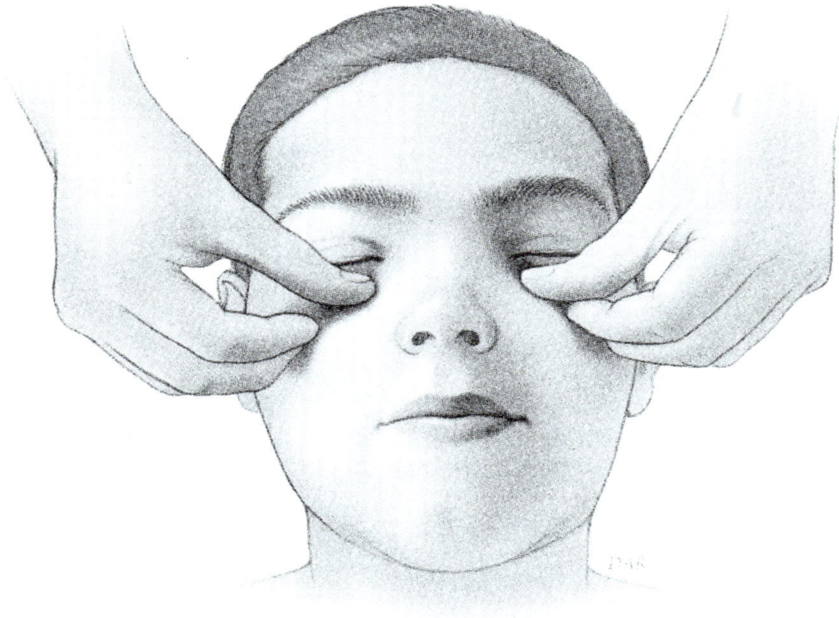

그림 5-1 ■ 눈 주위의 포인트에 압력을 가한다

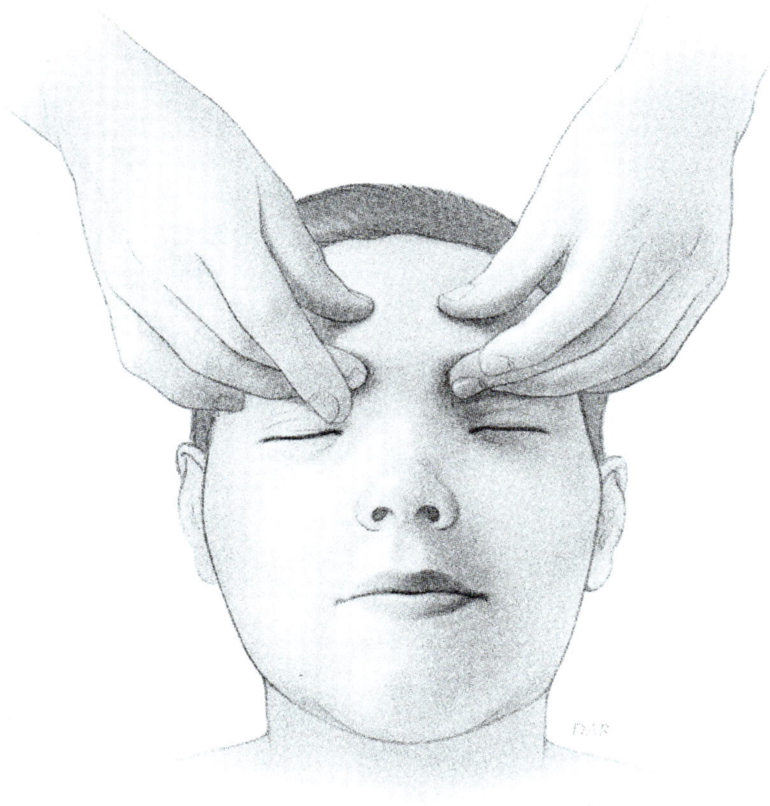

그림 5-2 ■ 눈 주위의 포인트에 압력을 가한다

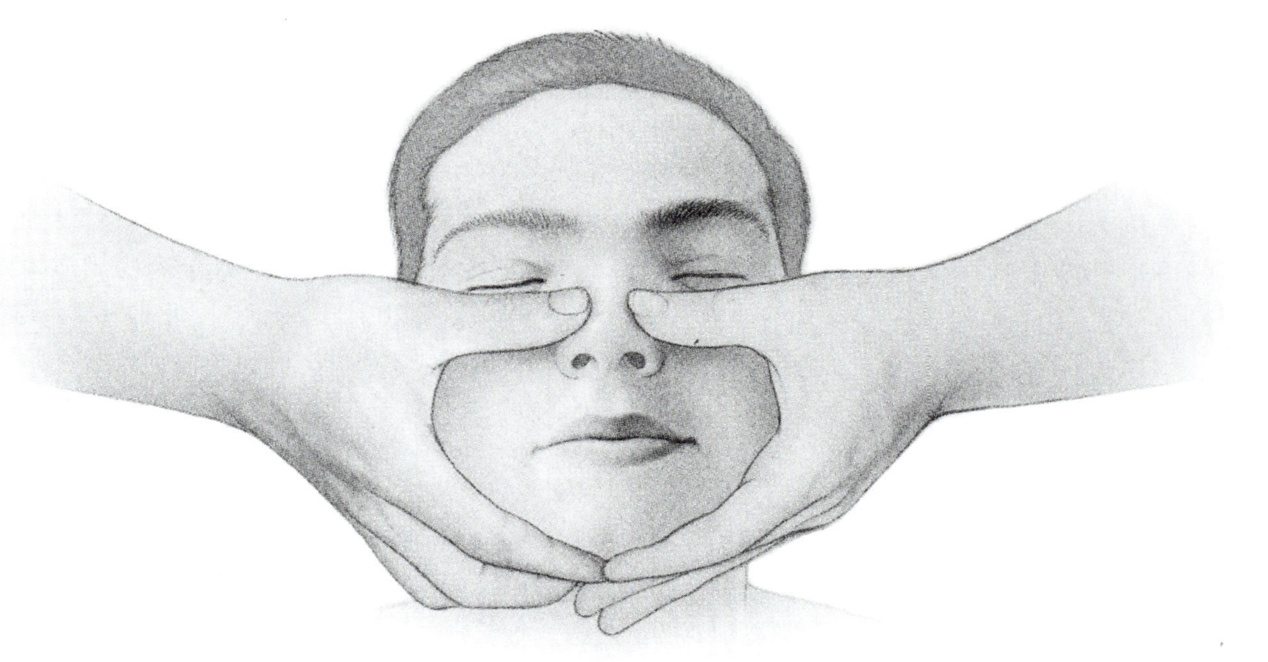

그림 5-3 ■ 코의 측면 포인트에 압력을 가한다. 이 포인트는 부비동 배담을 증진시킨다.

이완은 아이가 더 쉽게, 더 깊게 호흡할 수 있도록 도와준다. 흉부 타진 역시 분비물을 유동적으로 만들어 준다.

흉부 대조요법

장비

1. 리넨 : 비닐 한 장, 얇은 천 두 장, 수건 한 장, 베개피 최소한 2장, 행주, 테리천
2. 1/4 갤런 사이즈의 얼음물이 담긴 대접
3. 아이가 누울 온습 패드 한 장, 가슴에 덮을 매트 한 장, 온열팩 두 개, 작은 아이의 흉부에 맞는 적절한 사이즈의 수건을 깐 온수 대야
4. 치료용 테이블 혹은 마사지를 할 수 있는 바닥면

절차(그림 3-55)

단계 1. 모포를 치료용 테이블에 깔고, 모포 위에 비닐을 깐 다음 그 비닐 위에 얇은 천을 깐다.

단계 2. 아이의 등이 닿을 천 위에 온습 패드를 깔고 그 위에 베개피나 타올을 덮는다. 온습 패드는 아이의 등 상부가 완전히 접촉할 수 있도록 위치시킨다. 팩 위에 아이를 눕게 한다. 아이가 너무 뜨거워하면 천이나 타올을 더 깔도록 한다. 화상을 입지 않도록 주의 깊게 살펴본다.

단계 3. 아이의 흉부에 베개피 1~2장을 덮고 온습 패드나 얼음 주머니를 놓은 다음, 그 위에 수건을 한 장 더 깐다. 아이에게 과도한 열이 가해지고 있지는 않은지 다시 한번 확인한다. 얇은 담요로 아이를 덮어준다.

단계 4. 3분 후, 얼음물에 적셨다가 짜낸 행주나 보풀이 있는 천으로 아이의 흉부 전체를 문질러 준다. 먼저 아이에게 무엇을 할 것인지에 대해 얘기해준다. "숨을 크게 들이 마셔라. 내가 이 천으로 재빨리 네 가슴을 닦아 줄게." 보통 아이의 가슴이 뜨겁기 때문에 냉기는 아이의 기분을 상쾌하게 한다.

단계 5. 차가운 수건으로 가슴을 문지른 후, 재빨리 온열 패드나 온습포를 가슴에 대고 수건을 덮은 다음, 천으로 아이를 덮어준다. 3분 후, 얼음물로 아이의 가슴을 문질러주고 다시 열을 적용한다.

단계 6. 3분 후, 아이 흉부의 열을 제거하고 차가운 천으로 가슴을 문질러 준다. 그리고 가슴 부위를 건조시킨다. 아이에게 일어나라고 한다. 아이 등에 있던 열을 제거하고 얼음물에서 짜낸 천으로 등을 문질러 준다. 등도 건조시킨다. 아이가 떨게 해서는 안 된다. 젖은 리넨을 마른 리넨과 바꿔준다.

단계 7. 아이를 바로 눕히고 가슴과 등 상부에 마사지를 시작한다.

흉부/등 상부의 마사지 절차

단계 1. 기본 이완 절차

단계 2. 1분간 흉부/복부 경찰법(그림 3-34)

단계 3. 1분간 흉부 마찰법(그림 3-35)

단계 4. 흉부 타찰법(그림 3-9). 커핑은 기침으로 몸에서 점액을 배출시킬 수 있는 폐포에서 기관으로의 이동을 돕기 위해 흉부와 등의 상부에 사용된다. 커핑을 할 때, 아이에게 큰 소리를 내라고 하면 아이는 그 '재밌는 소리'를 즐기게 될 것이다. 먼저, 1분간 흉부에 커핑을 적용한다. 손을 풀고 약간 느슨하게 컵모양을 만든 후, 부드럽게 아이의 가슴을 교대로 손목의 굴곡과 신전을 이용해서 두드린다. 이것이 아프면 안 되

며, 부드럽지만 확실하게 실시한다. 여아의 가슴에는 적용하지 않는다.

단계 5. 기침을 하도록 장려한다.

단계 6. 1분간 흉부 마찰법 반복한다.

단계 7. 1분간 커핑 반복한다.

단계 8. 기침을 다시 하도록 장려한다.

단계 9. 아이에게 엎드려 누으라고 한 후, 등에 1분간 경찰법을 실시한다(그림 3-2).

단계 10. 1분간 등의 상부에 커핑. 아이 흉부 심부에 점액이 있을 수 있다(치료 테이블 끝에서 머리를 들어 올리고 커핑을 하는 동안). 그리고 베개로 체간을 받친다.

단계 11. 기침을 장려한다.

단계 12. 1분간 등에 경찰법 반복한다.

단계 13. 10단계와 같이 점액 배농이 잘되는 자세를 취하여 눕게 한다. 또 다른 효과적인 자세는 흉곽이 테이블에 닿는 부분을 베개로 받친 옆으로 누운 자세이다. 이 자세에서는 입보다 가슴이 높이 있고, 점액은 하흉부로부터 배농될 수 있고 기침이 더 잘 일어날 수 있다.

변비 (CONSTIPATION)

보통 아이가 2~3일간 배변이 없거나 배변 중 어려움을 겪는 경우 변비가 있다고 본다. 만약 4일간 변을 보지 못한다면 어떤 심각한 문제가 있는지 알아보기 위해 의사에게 진료를 받아보아야 한다. 섬유질이 풍부한 식사는 변비 예방에 가장 좋은 방법이다. 대부분의 곡물은 고섬유질이다. 씨리얼이나 머핀 같이 겨로 만들어진 음식, 콩, 팝콘, 신선한 과일, 야채, 자두나 무화과 같은 건과류, 자두, 살구 그리고 파파야 주스는 부드러운 변비완화제이다. 수분을 충분히 섭취하는 것 또한 중요하다. 변비를 해소시키기 위해서는 종종 수분섭취량을 평상시의 두 배로 늘린다. 이뇨제, 섬유질 식품, 메틸페니데이트 하이드로 클로라이드(리탈린), 그리고 특정 간질 치료약물과 장연동에 영향을 미치는 약물들은 수분을 더 필요로 하게 할 수 있고, 변비를 유발할 수도 있다.[1]

접근과 목표
(APPROACH AND GOALS)

아이의 부모는 변비를 위한 간단한 수치료를 적용할 수도 있다. 적어도 아침 식사 한시간 전에 먼저 미온수 한두 컵을 마시게 한다. 이런 방법은 장운동을 촉진시킨다. 만약 치료사가 복부 마사지를 교육한다면 즉시 행해질 수 있다. 마사지는 복부근들을 이완시키고 장운동을 자극함으로써 변비를 완화시킬 수 있다. 만약 아이가 만성적인 변비 증세를 보인다면, 마사지는 변비 해소 프로그램의 중요한 부분이 될 수 있다. 몇몇 아이들의 경우, 둔근의 지속적인 긴장은 항문괄약근의 이완을 방해하고 장문제를 일으킬 수 있는 요인이 되기도 한다. 유아 마사지 강사인 Sandra Wheeler는 만성적 변비 증세를 보이는 생후 6개월의 유아를 가진 엄마들에게 마사지를 교육시킨다. 소아전문의는 아이의 변비가 너무 협소한 항문 괄약근과 유아용으로 처방된 좌약을 원인으로 발생할 수 있다고 한다. 그러나 유아 마사지 교육 동안 Wheeler여사는 유아들의 둔근이 극도로 타이트하다는 것을 알게 되었다. 유아들의 복부 마사지와 단순 둔부 Swedish 마사지로 유아 변비를 완전히 해소시킬 수 있다(Wheeler Sandra,). 비록 이 책에서 유아 마사지가 거론되지는 않지만, 이 장에서는 만성적 둔근의 긴장을 가진 아동들(심지어 신생아까지)이 변비가 해결되기 전에 치료가 필요하다는 것을 설명하고 있다.

변비의 마사지/수치료
(MASSAGE AND HYDROTHERAPY FOR CONSTIPATION)

온수병 혹은 온찜질 적용

10분간 온수병이나 찜질을 복부에 댄다. 이것이 변비 치료에 영향을 주지는 않지만, 마사지를 위한 준비 단계로 복부의 불편감을 해소시키고 복부를 이완 시켜줄 것이다.

변비를 위한 마사지 절차

단계 1. 기본 이완 절차

단계 2. 오일이나 로션을 바른다.

단계 3. 복부 경찰법 적용. 20번 반복

단계 4. 복부 엄지로 쓰다듬기(그림 5-4 참조). 아이의 우측에 앉는다. 우측 골반뼈 바로 내측에서 시작하여 흉곽으로 엄지로 쓰다듬어 올라가서, 복부 위쪽 끝에서 가로지른 다음 좌측으로 다시 내려온다. 좌측 골반뼈 바로 상부에서 멈춘다. 쓰다듬기의 모든 과정은 천천히 그리고 철저히 시행하고 한 과정을 2분에 걸쳐서 실시한다. 중간 정도의 압력을 적용한다. 이 쓰다듬기는 변비에 매우 효과적이다. 가끔 유아나 어린아이들은 복부 마사지 도중 장운동이 일어날 수 있다. 약간 나이가 있는 아이들은 즉시 일어나서 화장실로 가야할 수도 있다.

단계 5. 복부 경찰법 적용. 20번 반복
단계 6. 기본 이완 절차

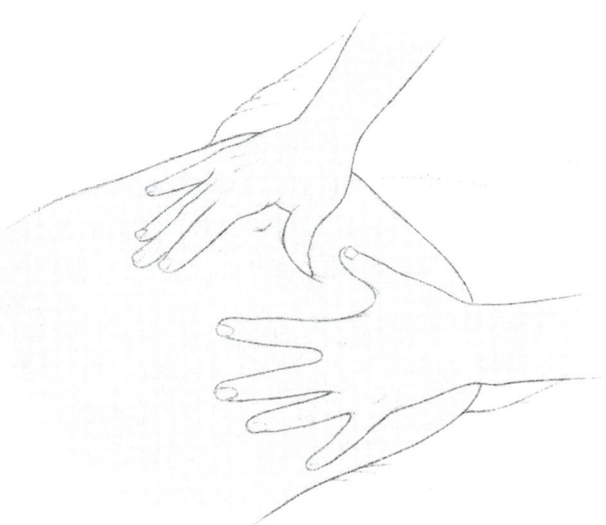

그림 5-4 ■ 엄지로 복부 쓰다듬기. 대장은 강한 경찰법을 사용한다.

우울증 (DEPRESSION)

나는 20세 여인에게 처음 마사지를 해주었다. 그녀가 14세였을 때, 그녀는 부모님의 이혼으로 매우 심한 우울증에 빠져 있었다. 그녀는 가출해서 길거리에서 지내다가, 마약에 빠지게 되었고 해독 프로그램에 참가하게 되었다. 6년이 지난 지금은 비록 마약은 끊게 되었지만, 여전히 우울증을 겪고 있다. 나는 그녀의 근 경축이 심한 것과 요통이 있음을 알게 되었다. 내가 그녀의 등에 마사지를 적용하자마자 그녀는 뒤를 돌아 나를 보더니, '이게 어떤 약보다 더 좋네요!' 라고 말했다. 그 전에 그녀는 도덕적으로나 육체적으로 그녀에게 해로운 것들만이 그녀를 기분 좋게 만들어 준다고 생각했었다. 불행히도, 해독 프로그램에 참가하게 되었을 때 그녀는 앞으로 다시는 쾌락을 맛볼 수 없을 것이라고 생각했었다.

– Annie Siemens, massage therapist
(personal communication, June 1999)

약 2%의 미국 어린이들과 8%(300만 명)의 청소년이 우울증을 겪는 것으로 추정된다.[1] 우울증이란 절망감, 슬픔, 외로움, 낙담, 낮은 자존감, 사회적 고립 등으로 설명되어지는 감정 장애를 말한다. 우울증은 종종 친한 친구가 멀리 이사를 가거나 가족의 죽음, 혹은 학교나 이웃의 변화와 같은 중대한 사건을 경험한 아이들에게서 볼 수 있다. 재발적이거나 상황에 따른 이런 우울증은 상실감에 대한 정상적 반응이다.

아이가 너무 오랜 기간 동안 매우 심한 우울증을 겪을 경우에는 이것이 정상 범위를 벗어나 좀 더 심각한 정신적 반응을 보일 수 있다. 아이가 단순히 슬프기만 한 것이 아니라 수면 방해나 식욕이 사라진다면, 혹은 무가치함, 죄의식, 절망감, 피로감, 집중력 저하와 같은 증상이 2주 또는 그 이상 지속된다면, 아이는 임상적으로 문제가 되는 우울증세를 나타내는 것이다.

유아나 갓난 아기들의 우울증 사인은 짜증 내는 것, 과도한 보채기, 수면 방해, 섭식 장애, 체중 감소, 흥미 감소, 사회적 관계에 무관심해지는 것 등이다. 좀 더 나이가 든 아이들은 저/과활동성, 슬픈 기색, 짜증내기, 초조함, 무관심함, 좌절을 극복하지 못하는 것과 같은 증상이 관찰될 수 있다. 아이들은 근긴장도 증가, 복통, 두통, 불면증, 설사, 피로와 같은 육체적인 증상들도 겪곤 할 것이다.[2] 혈액검사 시 코티솔과 같은 스트레스 호르몬의 증가 소견을 관찰할 수도 있을 것이다. 십대 청소년들의 우울증 사인 역시 아이들과 비슷할 수 있지만, 정신적인 고통으로부터 벗어나거나 그것을 완화시키기 위해 약물이나 알코올을 사용하기 시작했다면, 많은 아이들이 약물을 남용하는 것을 알 수 있다. 흡연하는 십대들은 그런 고통스러운 감정을 달래기 위해 니코틴의 힘을 빌려보지만, 비흡연 청소년에 비해 훨씬 더 우울증이 심해지는 경향을 보일 것이다. 이것은 항우울 제재가 성인의 금연을 보조할 수 있다는 논리적 근거가 될 수 있다.[3]

우울증은 유전적, 환경적 요인과 관계있다. 만약 형제나 친척 중 우울증 환자가 있다면 당신은 우울증에 대한 고위험 인자를 가지고 있는 것이다.[2] 아이가 평생 동안 받을 스트레스가 크면 클수록 우울증을 겪을 가능성 또한 높아진다. 사춘기 초기 4년 동안의 중대 정신적 외상은 청소년기 동안 고통적인 상황이 닥쳤을 때 우울증과 같은 정신과적 문제들로 변하여 나타날 수 있다.[4] 일생 스트레스 지수에 대한 스코어가 평균보다 높은 아이들은 우울증을 겪을 위험에 노출되어 있다.

우울증에 대한 표준적 치료로는 항우울 제재 처방이나 정신과적 상담 등이 있다. 최선의 치료와 같은 처방은 증상이 너무 심해서 정신과 치료로 예방이 가능하거나 만성

우울증세가 있는 아이들, 그리고 만성적이면서 재발 증상을 보이는 아이들에게 적용될 수 있다. 증세의 완화와 함께 처방과(혹은) 정신과 치료는 최소한 수개월간 지속된다. 매년 15만~100만 정도의 항우울제가 미국 어린이와 십대들에게 처방되고 있으며, 그 수치는 증가 추세이다.[5]

어린이 우울증 치료에 긍정적인 심신적 접근 방법은 이완훈련이다. 이것은 불안감과 공격적 행동을 감소시키고 상담치료보다 훨씬 효과적일 수 있다. 아이들의 **전환 장애**(conversion disorders)를 다루는 많은 최면요법 기술들이 최면 요법과 결합되어서 아이들이 장기간 치료 중 눈앞에 닥친 정신적 어려움에 대처할 수 있도록 도와준다. 아이들은 오랜 우울증과 다른 감정적 문제들을 다루기 위해 이완을 위한 자가 최면과 지속적 정신과 치료를 배울 수 있다. 한 연구에서는 정신병원에서 우울증을 겪고 있던 아이가 요가와 점진적 이완기법과 마사지 치료를 훈련 받았다. 연구 결과에서 아이는 불안감이 감소하고 훨씬 긍정적인 기분이었던 것이 간호사들에 의해 보고되었다. 비록 3가지 기법이 모두 아이들 스트레스를 줄이기 위해 사용되기는 하지만, 하나 이상의 기법이 사용되기 때문에 가장 효과가 좋은 기법을 찾아내기는 어렵다.[7]

접근과 목표
(APPROACH AND GOALS)

마사지는 우울증의 주된 치료는 아니지만 훌륭한 보조적 치료가 될 수 있다. Three Touch Research Institute는 우울증을 겪는 아이들에 대한 마사지 치료의 평가에 대해 연구했다. 첫 번째 연구에서는 7~18세 사이의 우울증이나 기타 정신질환으로 입원 경험이 있는 아이들에게 5일간 매일 30분씩 스웨덴 마사지를 적용했다. 치료 후 아이들은 불안감이 감소하고 숙면을 취할 수 있었고 스트레스 호르몬 수치도 감소되었다.[8] 두 번째 연구에서는 5~10세의 허리케인(1990년, Florida)을 겪고 난 후 외상성 스트레스 장애를 겪은 아이들에게 4주간 주당 2회 30분씩 스웨덴 배부 마사지를 적용했고, 결과적으로 우울증세는 감소했다.[9] 세 번째 연구에서는 최근 출산으로 인해 우울증세를 보이는 젊은 엄마들에게 연속 5주간 주 2회 30분씩 스웨덴 마사지를 적용했다. 치료 후 엄마들은 초조함과 우울증세가 감소했고, 스트레스 호르몬 수치도 낮아졌다.[10]

저자는 많은 십대와 젊은 성인 우울증 환자들을 치료했고, 마사지가 우울증의 주증상 및 신체적 긴장을 완화시킬뿐만 아니라, 다른 누군가에게 이야기를 함으로써 그들을 지원해주는 또 다른 하나의 도움이 된다는 것을 발견했다. 심한 우울증을 겪는 15세 여아가 마사지 치료사 Jane에게 왔다. 상담자는 그 아이가 자신을 다스리는 방법을 스스로 찾아내길 원했다. 2년에 걸친 정신과적 치료와 마사지의 조합적 처치는 그녀의 우울증을 감소시키는데 매우 효과적인 것으로 증명되었다(Megard J, personal communication, June 1999). 침자극 역시 아동의 우울증을 완화시키는 것으로 보고되었다.[11]

물리치료사 Martha Pauly의 딸은 복통과 피로감, 그리고 슬픈 기색을 보이기 시작하던 13세 전까지만 해도 매우 발랄하고 역동적인 아이였다. 그녀의 주치의는 불안과 스트레스로 인해 딸아이의 복통이 발생되었다고 진단했다. 하지만 딸아이의 복통증세가 완화되지 않자 Martha는 사회심리사와 정신과 담당에게 딸을 보였는데 둘다 매우 심각한 우울증이라고 진단하였다. 그 후 몇 개월 간, 그녀는 매우 강력한 정신과적 약물과 입원치료를 병행했지만 아이의 증상은 급격히 악화되었다. 딸아이는 결국 정신분열증과 피해망상의 증세를 보이고 자해를 시도하기에 이르렀다. 딸의 가족은 마침내 딸의 우울증 치료의 방법을 과감히 바꿔보기로 마음 먹었다. 먼저 약물을 점차적으로 줄여 나가도록 하였다. 새로 적용된 치료는 두개천골요법에 기반을 두면서 허브와 같은 향기치료 그리고 상담치료를 병행하였다. 치료 후 몇 개월이 지난 다음 딸은 조금씩 우울증에서 회복되기 시작하더니, 학교에 다시 들어 가게 되었고 현재는 이전의 수준으로 학습을 진행하고 있다. 그녀의 가족은 딸의 우울증이 완벽함을 추구하는 개인의 기질과 연계된 호르몬 불균형으로 인해 촉발되었다고 생각한다.[12] 정골의사 John Upledger는 수많은 성인 우울증 환자를 두개천골요법으로 치료했는데, 그는 심한 우울증을 가진 환자 중에서 두개 전후부 압력이 증가하지 않은 케이스는 거의 없었다고 말했다.[13]

우울증 아동을 위한 마사지 치료
(MASSAGE THERAPY FOR CHILDREN WITH DEPRESSION)

마사지 치료가 우울증에 도움을 주긴 하지만 치료법은 아니다. 아이들은 마사지 치료와 더불어 정기적인 정신과적 치료를 함께 받아야 한다. 책의 제3장에 기술된 기법들이 다른 형태의 마사지와 함께 사용될 수 있다. 점진적 이완 절차에 따른 마사지의 시작은 아이가 이완하면서 근긴장을 줄이는 것을 배워가는데 도움을 줄 수 있다. 특정 부위에 집중적으로 마사지를 적용하기 전에 신체 전반적으로 마사지를 적용하여서 아이가 자신의 온 몸에 대한 명확한 감각을 얻을 수 있도록 한다. 아이를 이완시키고 촉감을 제공하면서 조심스럽게 접촉하는 도수적 치료는 아이에게 유익할 수 있다. 중증의 우울증을 가진 아동에게는 최소한 몇 개월간의 정기적인 마사지 치료가 요구된다. 치료사는 아이가 마사지를 받는 만큼 누군가와 이야기 하고 싶은 욕구도 있다는 것을 인지하고 있어야 한다.

이통 (EARACHE)

이내 감염은 소아 이통의 가장 흔한 원인이다. 약 35%의 아이들이 생후 1년 내에 한번 또는 그 이상의 이내 감염을 경험하게 되는데, 이 감염으로 인해 아이들은 귀의 재발성 문제를 가지게 되고 아동기 내에 장기간 고통을 겪을 수도 있다.[1] 아동기 이내 감염의 위험 인자들이 관심 포인트 상자 5-2에 정리되어 있다. 이통 역시 독감이나 경미한 두부 외상과 같은 손상으로 인해 발생될 수 있다. 한 예로 저자의 아들은 7세 때 다이빙 보드에서 풀장으로 온 몸의 체중이 한쪽 귀에 집중되면서 떨어졌다. 결과적으로 아들은 날씨가 추워지거나 수영을 할 때 그 쪽 귀에 통증이 생기게 되었다.

접근과 목표
(APPROACH AND GOALS)

이통에 대한 마사지나 수치료는 의학적 치료법의 대체요법이 될 수 없다. 만약 아이의 귀에 통증이 있다면, 의사만이 현재 아이의 귀 안에 감염이 존재하는지, 그리고 그렇다면 그것을 어떻게 치료할 것인지를 결정할 수 있다.[2,3] 마사지와 수치료는 통증을 감소시키고 아이를 편안하게 하며, 아마도 치유를 촉진시킬 것이다. 마사지가 부드럽고 예민하게 적용된다면 통증 부위를 진정/이완시키고 혈류와 림프 순환을 촉진시킬 것이다. Childhood Ear Infections(North Atlantic Books, 1996)의 저자 Michael Schmidt 박사는 편도와 인두부위 기능을 향상시키고 유스타키오관 주위 환경을 양호하게 하고, 림프 배농을 촉

관심 포인트 상자 5-2
이내 감염의 위험요소

유아나 아동은 유스타키오관이 성인에 비해 넓고 짧고 수평에 가깝기 때문에 더 쉽게 감염된다. 결과적으로 아동의 중이는 성인에 비해 배농되기 어렵고 열린 유스타키오관은 점액이나 부스러기에 의해 쉽게 막혀버린다. 이런 환경으로 인해 박테리아 감염이 쉽게 일어날 수 있는데, 그 이유는 목구멍에 살던 박테리아가 막힌 유스타키오관과 같은 습한 환경으로 이동하기 때문이다. 이내 감염에 영향을 미치는 인자들은 다음과 같다.

- 감기, 천식, 비강울혈과 같은 상기도 문제들이 이내 감염의 50% 이상을 차지한다. 탁아소에 맡겨지는 유아나 아이들이 집에서 기르는 아이에 비해 3일 넘게 39도 이상의 고온으로 인해 10일 이상 지속되는 질환이나 의학적 처치를 요하는 질병에 걸릴 확률이 2배나 높다.
- 특정 독성 화합물에 대한 높은 수치
- 음식 알러지
- 비타민/미네랄 결핍
- 젖병을 물리는 아이. 모유 수유 아기들은 젖병 수유 아기들보다 덜 감염되는데, 그 이유는 유스타키오관 근육이 더 발달돼있고 관은 쉽게 차단되지 않기 때문이다.
- 집에 흡연하는 성인이 함께 거주하는 경우.
- 입에 젖병을 물리고 바닥에 누워서 먹거나 야간에 수면하는 내내 젖병을 물리는 경우. 누워서 삼키는 것은 우유가 유스타키오관으로 더 쉽게 들어가서 고이도록 한다.
- 태아 알코올 증후군
- 다운 증후군

참고문헌

1. Schmidt M: *Childhood Ear Infection: What Every Parent Should Know About Prevention, Home Care, and Alternative Treatment*. Berkeley, CA: North Atlantic Books, 1996, p 11, 179
2. Steingraber S: *Having Faith: An Ecologist's Journey to Motherhood*. Cambridge, MA: Perseus Publishing, 2001, p 271

진시키기 위해 목의 전면과 측면 마사지를 권장한다.[1]

비내 기법이라 불리는 유스타키오관의 울혈 증상에 효과적인 특수 마사지 기법은 종종 이내 울혈이 있는 아이의 부모에게 교육되곤 한다. 하지만 대부분의 주에서 활동하는 마사지 치료사들이 임상적으로 적용할 수 있는 분야가 아니기 때문에 이 책에서는 언급하지 않는다. 이 기법에 대해 더 알기 원하면 자연요법 의사에게 문의해보라.

이통을 위한 마사지와 수치료법
(MASSAGE AND HYDROTHERAPY FOR EARACHE)

마사지를 적용하기 전에 아래의 4가지 중 한가지 치료를 사용하라.

귀에 습열 적용

작은 습열 패드를 이용하여 30분간 귀에 열 적용. 표준 온수 족욕을 동시에 적용하면 울혈과 통증 감소에 도움이 될 것이다.

온수 가글

10분간 견딜 수 있을 정도의 온수로 가글한다. 이 방법은 성인들에게 적절한 치료법인데, 아이들은 대부분 가글 도중에 삼켜버리기 때문이다. 그러나 10대 정도이면 어려움 없이 가능할 것이다. 열은 비강과 부비동 울혈을 완화시킬 것이다.

스팀 흡입

감기 파트(131쪽) 설명 참조.

대조요법

단계 1. 수건을 온수에 담궜다가 짜낸다. 아이를 옆으로 눕힌 다음, 뜨거운 수건을 아픈 쪽 귀에 3분간 댄다. 수건의 열을 보존하기 위해 비닐이나 다른 수건으로 덮는다.

단계 2. 다른 수건을 얼음물에서 짜낸다. 아이 귀에 대고 30분간 놔둔다.

단계 3. 1/2단계 두 번 반복.

SCM 마사지

자세 : 아이 머리에 베개를 받치고 바로 눕힌다.

단계 1. 기본 이완 절차

단계 2. 부드럽게 오일이나 로션을 바른다.

단계 3. SCM에 유찰법을 실시한다. 손가락 끝을 쇄골 상부 1인치 위 SCM에 대고 시작한다. 근육을 쇄골쪽으로 마찰시킨다. 압력은 신장시키는 것과 같은 정도로 적용하고, 목쪽으로 압력이 가해지지 않도록 주의한다. 10번 반복한다. 상방으로 1인치 정도 올라가서 다시 쇄골쪽으로 쓸어내린다. 10번 반복한다. 다시 1인치 위로 올라가서 다시 쇄골쪽으로 10번 정도 쓸어내린다. 점진적으로 귀를 향해 마사지 해나간다. 1분간 마사지하고 반대쪽에도 동일하게 실시한다.

단계 4. 그림 5-5에 나와있는 SCM의 포인트에 압력을 가한다. 한번에 한쪽만 실시한다. 근육의 저부에서 시작하여 쇄골 부분과 반대 끝부분 4곳에 압력을 준다. 엄지와 중지로 부드럽게 근육을 잡아서 목으로부터 당긴다. 각 부분마다 10초씩 잡아 당긴다. 아이 목이나 후두부위를 눌러서는 안된다. 통증이 나타나려고 하기 직전까지만 눌린다. 아이에게 통증이 있는지 물어본다. "아프면 말해, 바로 멈출테니깐."이라고 말해도 된다. 아이가 견딜 수 있는 범위 내에서 치료하고 아이의 말을 귀담아 들을 때 아이와의 신뢰감이 형성된다. 왼쪽 SCM 모든 점에 치료한 후, 오른쪽에 동일하게 반복한다.

! 이통이 있는 아이의 부모는 이내 감염이 의심되면 의사에게 진찰을 받아보아야 한다. 만약 아이가 39도 이상의 고온이 있거나 음료수 섭취를 거부하는 경우, 경부 경화증이나 두통이 있다면 언제라도 의사에게 진찰을 받아보아야 한다.

눈의 안정 피로 (EYE FATIGUE AND STRAIN)

아이들은 성인과 동일한 시야 능력을 가지고 태어나지 않는다. 출생시 시각계는 너무 미숙(정확성 20:600, 정상 성인의 20:20보다 3배나 나쁜 수준)해서 모든 것이 흐릿해 보이고 성인의 시각적 능력은 거의 하나도 존재하지 않는다. 성인의 시각적 능력이란, 색채 구별, 머리 움직임과는 독립된 시야 이동, 양 시야 협응 이동, 공간 안에서 물체 인식하기, 명암 구별, 이동 중인 물체를 따라가며 응시하기, 깊이 파악 등을 의미한다. 이러한 능력들은 눈과 뇌 사이의 신경학적 연결이 발달되어야 나타난다. 20/20 시야는 3~5세가 되어서야 나타나고, 시각계는 보통 12세가 되어야 완전히 성숙된다.[1,2] 시각계의 발달은 아이의 신체적, 정신적 상태와 아이의 주위 환경에 의해 깊이 영향을 받는 진행중인 과정이다. 선천적 시각능력 발달을 교육시키는 Janet Goodrich는 아이의 시야란, 아이의 내부 정신세계를 반영하는 생기력 있고 끊임없이 변화하는 표현이라고 말했다.[3] 흐릿한 시각이나 눈의 정상 협응에 대한 장

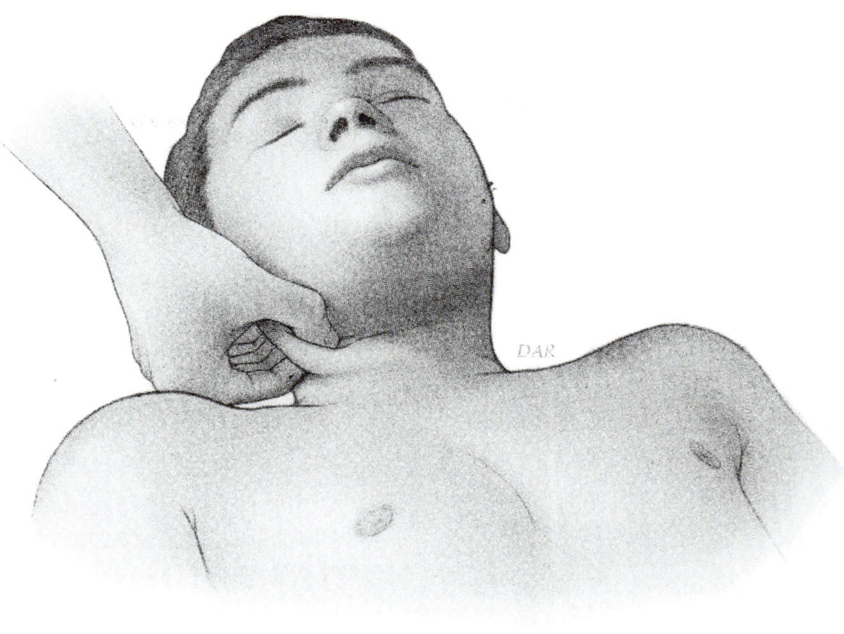

그림 5-5 ■ 흉쇄유돌근 포인트에 압력을 가한다.

애와 같은 문제들은 아이의 시각 발달에 영향을 미칠 수 있다.

눈의 안정 피로는 정상 시각계를 가졌거나 가지지 못한 어느 아이에게라도 나타날 수 있다. 그 증상으로는 눈의 피로감, 따가움, 건조함, 가려움; 흐릿한 시야; 두통; 복시; 신체 피로감; 혹은 안구와 관자놀이, 이마, 목, 어깨, 등 부위의 긴장과 같은 것들이 있다. 아이들은 컴퓨터 작업이나 독서와 같이 근거리 업무를 장시간 수행한 후 두통이나 안구의 통증을 호소할 수 있다. 혹은 특정 이유 없이 그저 단순하게 피곤해보일 수도 있다. 머리와 상체의 만성적인 근긴장은 만성적인 과다한 업무에 의한 사인이거나 시각계의 올바르지 못한 사용 때문일 수 있다.

눈의 안정 피로의 원인
(CAUSES OF EYE FATIGUE)

눈의 안정 피로의 원인은 무엇인가?

1. 불명확한 시야의 문제가 있을 때 눈을 사용해보라. 유아의 약 5%가 특정 시각 이상을 가지고 태어나거나 혹은 생후 몇 년 내에 그런 문제가 진행될 수 있다. 아동에게 있어서 흔한 시각적 문제는 **근시**, **원시**, **난시**, **사시** 등이다. 조금 나이가 있는 아이들은 그러한 문제들에서 벗어날 수 있을 수도 있고 그렇지 않을 수도 있다. 12~17세 7000명의 청소년을 대상으로 실시한 국가건강조사에서 12명 중 한명이 심각한 시각적 문제가 있었으며, 43%는 20/20 수준에서 책을 읽지 못했다.[4] 이러한 시각적 문제의 대부분은 원인불명이다. 다른 역학적인 안구의 문제나 영양학적 문제, 질병, 시각 발달 단계의 중대한 시기에 입은 외상, 심지어 두개골의 부정렬까지도 아이의 시각계에 영향를 미칠 수 있다.[5-7]
2. 정신적 스트레스. "내가 7살이던 어느 날, 나는 침실에서 혼자 놀고 있었다. 그러다 나는 간식을 먹기 위해 아래층으로 내려가기로 했다. 나는 계단을 내려와서 부엌의 문을 열었던 것까지도 기억한다. 내가 문을 열고 들어갔을 때, 나는 엄마와 아빠, 여동생이 부엌에 있다는 것을 알아차렸다. 나는 아빠가 여동생을 부엌 바닥으로 내던지는 것을 보았다. 여동생이 바닥에 떨어지자 아빠는 발로 걷어차기 시작했다. 아빠와 여동생을 비명을 질렀고 엄마와 나는 얼어 붙어버렸다. 이제와서 생각해보니 내가 그때 쇼크를 받았는지 의아하다. 나는 노크소리를 듣고 거실의 유리문 쪽을 쳐다보았다. 내 친구 Ann이 유리문 뒤에 있었고 나를 쳐다보려고 하였다. 그녀는 나를 볼 수 있었다. 나는 그녀가 부엌에서 일어나고 있

는 일을 볼까봐 두려웠다. 그때까지 나는 여전히 움직일 수 없었고 그제서야 나는 내 시야가 변하고 있다는 것을 깨달았다. 모든 것이 흐릿해졌고 물체들이 불분명하게 보였다. 그 날 이후로 나는 이전과 같은 정확한 시력을 다시는 회복하지 못하였다. 그 일이 있고난 이후 나는 첫 안경을 맞추었고 이후 40년간 안경이 필요한 인생이 되어버렸다." (저자의 고객, personal communication, October 2002)

정신적 스트레스는 안구 내부 근육(홍체의 모양을 조절하거나 동공의 크기를 조절하는 근육)이나 안구를 움직이고 눈꺼풀을 닫고 이마에 주름을 만들고 눈을 가늘게 뜨게 하는 외부 근육의 만성적 긴장으로 인해 나타날 수 있다. 예를 들면, 정신적 스트레스는 주위를 더 잘 볼 수 있고 야간에 시야를 확보하기 위해 동공 근육을 축소시킨다. 수많은 안과의사와 시각적 문제를 가지고 있는 개개인들, 자연 시력 향상을 가르치는 교사들, 그리고 심리학자들은 눈이 다양한 감정적 갈등과 스트레스를 표출하는 기관이라고 진술했다.[8,9] 가족의 죽음이나 부모의 이혼과 같은 극심한 스트레스의 시간, 새집으로의 이사, 혹은 학교에서의 쓸모없는 학습과 같은 사건들이 정상 시각 발달의 중요한 시기에 영향을 줄 수 있다.[2,5,10-13]

3. 지나치게 가까운 거리의 독서나 컴퓨터 작업, 혹은 그 외 다른 근거리 작업은 아직 미성숙한 시각계에 엄청난 스트레스를 가할 수 있다. Berkeley의 UC에서 253명의 아이들을 대상으로 실시한 한 연구 결과, 장시간의 컴퓨터 사용이 눈의 초점을 흐리게 하거나 근시나 원시를 유발할 수 있다고 나타났다. 아이들이 컴퓨터 앞에서 많은 시간을 보내기 전에 비슷한 패턴이 4학년 올라가기 전에 독서하는 아이들에게서 나타났다.[14] 초등학교 저학년생에게 주어지는 과다한 학업량이 아동의 시각 발달을 무너뜨리는 스트레스로 작용할 수도 있다는 것이다. 근거리의 작업을 수행하기 위해서 아이의 시각계는 집중하면서 읽고 인쇄된 다음줄을 연결해서 읽을 수 있고, 양쪽 눈을 동시에 사용할 수 있고 한점을 응시하거나 다른 모양에 대해 인식할 수 있을 만큼 충분히 성숙해야 한다.

근거리 작업을 실시할 때 눈의 피로감을 예방하기 위해서 아이는 책의 각 장 끝에서 잠시 쉬면서 창밖을 한번 바라보고 심호흡을 하면서 눈을 깜빡거리면서 휴식을 취해야 한다. 이렇게 하면 눈을 쉬게 할 수 있고 습기를 제공하게 된다. 큰 하품은 눈에 수분을 공급해준다. 눈은 글을 쓰거나 TV를 보거나 컴퓨터를 사용할 때는 적어도 매 20분마다 휴식을 취해주어야 한다. 아이가 쳐다보는데 만약 사물이 흐릿해 보인다면 일어나서 다시 책을 읽기 전에 잠시 쉬어야 한다.

시각적 문제와 정신적 스트레스 그리고 과중한 근거리 작업에 대한 근골격계 적응법 (MUSCULOSKELETAL ADAPTATIONS TO VISUAL PROBLEMS, EMOTIONAL STRESS, AND EXCESSIVE CLOSE WORK)

두부와 경부의 근골격계는 아이의 시각적 형성의 어떤 특정한 형식에 의해 영향을 받을 수 있다. 한 예로, 움직임을 가르치는 Moshe Feldenkrais는 우세 안구쪽의 머리를 회전시키는 근육이 편측 근육과는 매우 다른 것을 발견했다. "좌측 안구가 우세한 사람의 왼쪽 SCM 근육이 훨씬 유연했다. 머리를 오른쪽으로 회전시키는 오른쪽 SCM은 훨씬 강하고 딱딱했고 덜 민첩하게 움직였다."[15]

시각적 문제에 적응하기 위해 평소와는 다른 자세로 머리를 유지하는 것은 상부 등이나 경추부, 안면 부위에 만성적인 근긴장을 초래할 수 있다.[16] 예를 들면, 교정되지 않은 근시는 지속적으로 경부와 두부를 전방으로 굴곡한 자세를 유지한 결과로 후두하부 근육의 발통점을 활성화시킬 수 있다.[17] 만약 근시를 가진 아이가 무엇인가를 보기 위해 앞으로 수그린다면 그 아이는 턱과 경부, 어깨와 척추기립근에 심한 긴장을 가지고 있을 것이다. 한쪽 눈이 다른 쪽에 비해서 상방으로 전위된 수직형 사시로 인해 아이는 양쪽 눈높이를 맞추려고 고개를 한쪽으로 틀어야할 것이다.[18] 이러한 자세는 머리가 측방으로 지속적으로 굴곡되고 경부는 회전하면서 한쪽 방향으로 근육들이 과하게 수축하는 유형의 사경을 초래할 것이다.[16] 어떠한 이유때문이든지 시각적 정확성이 감소된 아이는 지속적인 이마와 두피의 근육들 수축으로 인해 후두부 근육의 발통점들이 활성화되기 쉽다.[16] 약간 민감성이 증가되거나 난시가 있는 아이들은 찡그리기 쉬운데, 이것은 안륜근의 발통점을 활성화시킬 것이다. 난시는 종종 경부 근육들 특히

상부 경추체 주위 근육의 근긴장을 증가시키곤 한다.[19]

시력 교정을 위해 안경을 착용하는 것 역시 상체의 근긴장을 증가시킬 수 있다. 머리 위 쪽의 빛을 피하기 위해 고개를 갸웃거리는 것은 SCM의 만성적 근긴장으로 초래할 수 있다.[16] 만약 렌즈의 초점 거리가 너무 짧다면 아이는 책을 읽거나 다른 근거리 작업을 하기 위해 고개를 기울인 채로 유지할 것이다. 혹은 안경테가 적절하지 못하게 맞춰졌다면(아이가 너무 거리가 가까워서 책을 읽을 수 없을 정도로 머리를 기울일만큼), 후두하부근, 두반극근, 경반극근, 다열근 등의 발통점을 활성화시킬 것이다.[16] 안경을 끼는 모든 아이들은 머리, 경부, 안면부 근육 긴장의 유무를 점검해보아야 한다.

접근과 목표
(APPROACH AND GOALS)

마사지와 수치료는 안구 내부와 주위 근육의 혈류순환을 촉진시키고 근긴장을 완화시킬 수 있다. 온열치료 또한 안구 주위 근육을 이완시키고 혈류순환을 촉진시키고 통증과 염증은 감소시킨다. 냉치료는 초기에는 혈관수축을 일으키지만 곧이어 확장의 효과를 가져온다. 냉치료는 안구 내부의 통증을 감소시키고 치유를 촉진시킨다.[20] 온냉 교대요법은 안와부의 혈류순환을 극적으로 증가시킨다. 마사지의 목표는 근긴장을 완화시키고 눈과 주위부의 혈류흐름을 원활하게 하는데 있다. 눈의 긴장이 안와부뿐만 아니라 신체 다른 부위 근육의 긴장까지 초래하기 때문에 눈의 피로를 위한 마사지는 특별히 눈 주위를 포함한 안면부와 경부와 상부 승모근까지를 포함한다. 아이들은 눈 주위의 근긴장을 감소시키기 위한 마사지를 배울 수도 있다.

많은 자연 시력 향상 교사들이 눈을 자극하고 이완시키는 운동과 눈의 근긴장과 상체에 대한 마사지를 이용해서 성공적으로 근시, 원시, 난시, 사시를 감소시키거나 완전히 사라지게 했다. 아이들에게 스트레스가 시각적 문제에 얼마나 영향을 미치는가를 이해시키는 것이 치료의 중요한 부분이 되었다.[3] 정골의사 John Upledger는 사시나 다른 시각적 정확도에 문제가 있는 환자들을 두개천골요법으로 효과적으로 치료했다. 그는 두개저부 측면의 과긴장이나 후두환추관절의 기능 이상과 같은 두개골의 부정합이 시각적 문제에 직접적으로 영향을 미친다고 믿고 있다.[7]

손으로 눈을 가리는 것 또한 눈을 이완시키는 방법이 될 수 있다. 아이는 자신의 손을 컵 모양으로 만들어서 눈 위를 가리고 이마 한 가운데에서 양손의 손가락을 서로 교차시킨다. 이때 눈이나 눈썹 위로 압력이 가해지지 않도록 주의하고, 손은 단지 바깥으로부터 들어오는 빛을 차단하기만 하면 된다. 그 후 아이는 심호흡을 하면서 눈을 편안하게 이완시킨다. 그리고 마지막으로 가장 중요한 것은, 아이는 자신의 얼굴 특히 눈 주위를 마사지하는 법을 배우는 것이다.

눈의 안정 피로를 위한 마사지와 수치료법
(MASSAGE AND HYDROTHERAPY FOR EYE FATIGUE AND STRAIN)

대조요법

단계 1. 아이를 바로 눕힌다. 수건을 좁게 접어서 온수 대접(43도)에 담군다. 수건을 짜내어서 아이의 눈 위에 올려놓는다. 눈 위의 피부가 매우 얇기 때문에 수건이 너무 뜨겁지 않은지 아이에게 물어보고 만약 그렇다면 다시 갖다대기 전에 잠시 식힐 수 있는 시간을 준다. 수건을 3분간 놓아둔다. 만약 수건이 너무 식어버렸다면 2분 후에 다른 천으로 교환하여 갖다댄다.

단계 2. 다른 수건을 접어서 얼음물 대접에 적셔둔다(가능한 차갑게 하기 위해 얼음조각을 물 안에 넣는다). 수건을 짜내어서 아이의 눈 위에 덮고 콧구멍은 노출되게 한 후, 1분간 대준다.

단계 3. 1/2단계를 두 번 반복한다. 3번 실시한다.

눈의 안정 피로를 위한 마사지 절차

자세 : 아이는 치료용 테이블이나 바닥에 바로 눕는다. 치료사는 아이의 머리 옆에 앉는다.

단계 1. 기본 이완 절차(76쪽 참조).

단계 2. 오일이나 로션을 얼굴에 바른다.

단계 3. 이마와 눈 주위에 실시한다(그림 3-30, 3-31). 10회 반복.

단계 4. 관자놀이 주위에 작은 원을 그리면서 통증을 유발하지 않을 정도의 압력을 천천히 적용한다. 1분 혹은 그 이상 반복한다.

단계 5. 눈썹 사이를 엄지로 쓸어내린다. 치료사가 있는 방향으로 쓸어내린다. 눈썹 사이에서 엄지를 하나씩 겹쳐가면서 이동한다. 한 엄지로 쓸어내리고 다른 엄지로 반복한다. 시작지점으로 엄지가 돌아오면 이번에는 위로 쓸어준다. 다른 엄지가 시작지점으로 돌아오면 똑같이 실시한다. 30초 혹은 그 이상 반복한다.

단계 6. 이마와 눈 주위에 실시한다. 10회 반복.

단계 7. 눈 주위 포인트에 압력을 가한다. 한번에 양쪽을 같이 실시한다(그림 5-1, 5-2). 각 눈 주위의 구석, 눈썹 바로 아래에서

부터 시작한다. 시지로 뼈의 아래 융선 부위를 말아 올려서 위쪽으로 압력을 가한다(안구를 압박하면 안된다). 아픈 부위가 아니라 약간 쓰라린 부위를 누른다. 살짝 손을 들었다가 다시 압력을 10초 정도 유지한다. 두 번째, 세 번째 포인트에도 실시하고 각 부위의 중간 부위에 균등하게 적용한다. 그리고 네 번째 포인트의 바깥쪽 끝에서 마무리한다. 각 포인트마다 10초씩 적용한다. 엄지를 사용하여 눈 아래 가운데 있는 5/6번째 포인트를 눌려준다. 그리고 안쪽 모서리 7번째 포인트에서 마무리 짓는다.

단계 8. 안면 유찰법(그림 3-32, 3-33)

단계 9. 두피 유날법(그림 3-29)

단계 10. 후두하부에 압력점이 존재한다(그림 5-6). 치료사가 두피 유날법을 실시하는 동안아이의 머리는 치료사의 손에 올려놓는다. 치료사의 손끝을 말아서 아이의 두개골 저부 융선을 받친다(모발선에 근접하여). 정중선의 한쪽면에 약간의 압력으로 시작한다. 한번에 양쪽을 같이 실시한다. 중지로 압력을 상부로 가한다. 통증점이 아닌 약간 쓰라린 부위에 압력을 가한 후, 살짝 손가락을 들었다가 15초간 유지한다. 2개 이상의 포인트에 실시하면서 귀를 향해 내려온다. 아이에게 단단하거나 쓰라린 포인트가 어디에 있는지 말하라고 한다. 각 포인트마다 15초씩 실시한다.

단계 11. SCM 근육의 포인트에 압력을 가한다(그림 5-5).

단계 12. 상부 승모근의 포인트에 압력을 가한다(그림 5-7). 어깨에서 목과 교차하는 지점에서 시작하여 양쪽을 동시에 적용한다. 엄지로 발쪽을 향하여 정확히 아래쪽으로 압력을 가하고, 통증점이 아닌 약간 쓰라린 부위에 압력을 가한 후, 살짝 손가락을 들었다가 10초간 유지한다. 어깨 상부를 따라서 3가지 혹은 그 이상의 포인트에 실시하고, 목으로부터 점점 멀어져 간다(마치 티셔츠의 어깨 재봉선을 따라 가듯이). 아이에게 단단하거나 쓰라린 포인트가 어디에 있는지 말하라고 한다. 각 포인트마다 10초씩 실시한다.

단계 13. 안면 유찰법. 6회 반복.

단계 14. 손을 컵모양으로 만들어서 손끝이 서로를 향하도록 한 후 아이의 눈 위에 부드럽게 올려놓는다. 안구를 압박하지 않도록 주의한다. 아이에게 눈을 이완시키라고 상기시킨다. 30초간 유지한 후 천천히 손을 뗀다.

단계 15. 기본 이완 절차.

가스 통증 (GAS PAIN)

몇 년 전, 나는 5년간 인공호흡기를 착용하고 살아온 9세의 사지마비 남자 아이를 돌보았다. 그 아이는 산소호흡기를 끼고 말을 하려다보니 과다한 공기를 흡입했고 그로 인해 심한 복통을 가지고 있었다. 그 아이의 복부 마사지는 통증과 가스를 줄여주었다. 나는 또 다리와 팔, 흉부도 마사지 해주었다. 그 아이는 마사지를 매우 좋아했다. 마사지는 아이에게 충분한 감각적인 자극과 함께 근이완을 제공해 주었다.

- Julie Fronzuto, RN
(ICU, personal communication, December 1991)

가스 통증은 위나 장에 과다한 가스가 축적됨으로 인해 발생한다. 그러한 복부의 심한 통증을 가진 아이의 부모들은 아이가 충수염이나 다른 중대한 질환의 문제일 것이라고 걱정을 하면서 주치의에게 가지만, 의사는 단지 가스가 차서 그런 것이라고 말할 뿐이다. 엎드려 지내는 아이는 심한 가스 통증을 가질 수 있기 때문에 부모들이 그

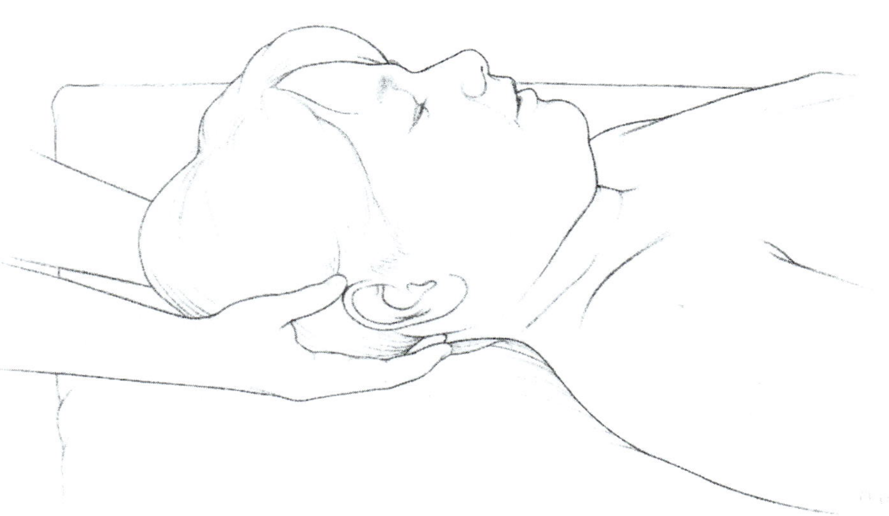

그림 5-6 ■ 후두골 기저부위 포인트에 압력을 가한다. 이 부위는 긴장성 두통이 있는 경우에 마사지를 적용한다.

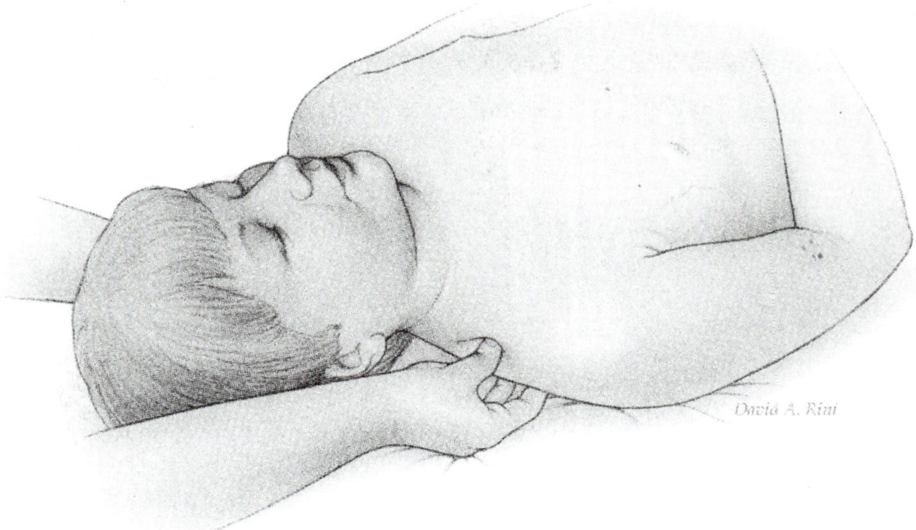

그림 5-7 ■ 상부 승모근의 포인트에 압력을 가한다.

것을 방지하기 위한 간단한 조언은 다음과 같다.

- 음식을 급하게 꿀꺽거리면서 삼키지 않고 천천히 먹도록 한다.
- 식후에는 가만히 앉아 있는 것이 아니라 가스가 잘 이동할 수 있도록 아이를 움직이게 한다.
- 특히 가스를 잘 유발한다고 알려진 음식들은 아이에게 되도록 먹이지 않는다.
- 페퍼민트 차와 같은 뜨거운 음료는 가스가 잘 이동할 수 있도록 도와준다.

접근과 목표
(APPROACH AND GOALS)

수치료는 마사지로 복부 근육조직을 이완시키기 전 단계로 적용될 수 있다. 복부 마사지는 복부의 근육조직과 주위 섬유들을 이완시키기 때문에 가스 통증의 치료에 효과적이고 장내의 가스 이동을 촉진시킨다.

가스 통증을 위한 마사지와 수치료
(MASSAGE AND HYDROTHERAPY FOR GAS PAIN)

습열 적용

단계 1. 뜨거운 물에서 짜낸 수건을 양모나 폴라 폴리스, 습열 패드나 온습포와 함께 허리 부위를 감싸고 10~15분 정도 놔둔다.

복부 마사지 절차

단계 1. 변비 치료에 적용하였던 쓸어내리기를 적용한다(p 124 참고).

단계 2. 만약 아이의 복부가 압력에 민감하다면 아이의 복부 근육이 이완하면서 배 속의 가스가 이동하기 시작할 때까지 조금 덜 예민한 부위에 마사지를 집중하여 실시한다. 압력은 아이가 견딜 수 있을 정도로 적용되어야 한다.

단계 3. 마사지 오일이나 로션에 한두 방울의 페퍼민트 오일을 첨가하여 사용할 수 있다.

하지 성장통 (GROWING PAINS IN THE LEGS)

성장통이란 대개 아이들의 하지에서 전형적으로 느껴지는 심부통이며 재발성 통증이다. 성장통의 원인은 알려지지 않았지만, 다른 특정 질환과 관계가 있다고 명확히 밝혀진 바도 없는 실정이다. 4~12세 어린이의 대략 15~30%가 성장통을 경험한다고 한다. 보통의 경우 성장통은 저녁이나 밤늦게 발생하는데, 가끔은 통증이 매우 심해서 아이가 잠에서 깨어나기도 한다. 혹은 아무런 통증 없이 몇 일이나 몇 주, 혹은 몇 달이 흘러갈 수도 있다.[1]

정확한 원인은 밝혀진 것이 없지만, 과도한 운동으로 인한 하지 근육의 염증이나 낮 동안의 활발한 활동으로 인한 하지 근육의 허혈이나 피로의 결과로 인해 발생하는 근경축이 영향을 미치는 것으로 알려져있다. 이러한 가설

중 하나는 왜 아이가 잠자리에 들기 전까지는 활동적이고 하지통 없이 잠을 자다가 한밤중에 통증으로 인해 깨는지를 설명해준다. 몇몇 의사들은 정신적 스트레스 역시 통증에 영향을 미친다고 믿고 있다.[2] 약물치료와 온수욕이 표준적인 치료법이다.

접근과 목표
(APPROACH AND GOALS)

하지 근육의 치료는 성장통의 효과적인 치료 방법이 된다. 소아과 전문의인 Talcott Bates와 Edward Grunwaldt는 종아리 근육에 극심한 통증이 있어서 낮 동안에서 낮잠을 거의 자지 못하고 한밤중에는 적어도 5번 이상을 통증 때문에 깨어나는 3세의 남아에 대해 이야기 한다. 양 하지의 외측광근과 중둔근 근육의 발통점을 이틀 간격으로 4번씩 염화에틸 스프레이와 스트레칭을 적용하여 치료하였다. 치료 후 아이는 낮잠도 잘 자고 밤에도 더 이상 통증 때문에 깨어나는 일이 없었다. 또 다른 근육의 치료법은 대퇴사두근과 장딴지 근육, 슬건근 등이 있다(그림 5-8). 한 연구에서는 5~14세의 아이 34명을 대상으로 근육 스트레칭으로 치료받은 아이들과 그렇지 않은 대조군으로 구별하여 실험하였다. 스트레칭 치료를 받은 아이들의 부모들은 하루에 두번 10분씩 아이의 다리 근육을 스트레칭 시켜주라고 교육받았다. 연구 결과 다리 근육을 스트레칭으로 치료한 그룹의 아이들은 대조군에 비해서 눈에 띄게 성장통이 감소되었다.[2]

마사지와 수치료법은 하지의 근긴장을 감소시키고 혈류순환을 촉진함으로써 성장통을 완화시킬 수 있다. 이러한 치료법은 대부분의 경우 한밤중에 통증이 아이들에게 발생할 때 부모들이 아이들에게 적용할 필요가 있기 때문에 특별히 아이들의 부모님들에게 교육되어야 한다.

성장통을 위한 마사지와 수치료법
(MASSAGE AND HYDROTHERAPY FOR GROWING PAINS)

온수욕

43도 가량의 온수욕을 20분간 적용하는 것은 많은 아이들의 성장통을 완화시켜줄 것이다. 그러나 이것은 대조욕만큼 혈류순환을 자극시켜 주지는 못한다.

대조요법

단계 1. 물통이나 양동이 둘 중 하나는 43도의 물을, 다른 하나는 15도의 물로 가득 채운다. 이 정도의 낮은 온도를 만들기 위해서는 얼음 조각을 물 속에 채워야 할 것이다.
단계 2. 2분간 뜨거운 물통에 아이의 발을 담그게 한다.
단계 3. 1분간 차가운 물통에 아이의 발을 담그게 한다.
단계 4. 2/3단계를 두번 반복한다. 총 3번 반복.
단계 5. 아이의 발을 건조시킨다.

하지의 마사지 절차와 스트레칭(그림 5-8)

단계 1. 기본 이완 절차
단계 2. 오일이나 로션을 바른다.
단계 3. 1분간 하지의 뒷부분에 유찰법을 실시한다(그림 3-21).
단계 4. 2분간 하지의 뒷부분을 긁어준다(그림 3-22).
단계 5. 1분간 하지 뒷부분에 엄지 마찰법을 실시한다(그림 3-23).
단계 6. 1분간 하지의 뒷부분에 유찰법을 실시한다.
단계 7. 대퇴사두근을 스트레칭 시킨다. 15~20초간 유지한 후 10번 반복한다.
단계 8. 아이를 엎드리게 한 다음 종아리 근육을 스트레칭 시킨다. 15~20초간 유지한 후 10번 반복한다.
단계 9. 아이를 바로 눕게 한 다음 종아리 근육을 스트레칭 시킨다. 15~20초간 유지한 후 10번 반복한다.
단계 10. 슬건근을 스트레칭 시킨다. 15~20초간 유지한 후 10번 반복한다.
단계 11. 기본 이완 절차

두통 (HEADACHE)

전체 아동의 약 2/3 정도가 아동기 동안 의학적인 도움을 받아야 할 정도로 극심한 두통을 호소한다.[1] 40% 이상의 아이들이 7세가 될 때까지 두통 증세가 있고, 약 20% 정도는 15세가 될 때까지 빈번한 두통을 경험한다.[2] 어린이의 두통은 다양한 원인이 있으며 그 중 몇가지는 매우 심각한 원인일 수도 있기 때문에 당신은 함부로 두통의 원인에 대해 진단하려고 해서는 안된다. 아이가 반복적으로 두통을 호소하거나 단 한번이라도 극심한 두통 증세를 보인다면 주치의와 상담해보아야 한다.

탈수 두통
(DEHYDRATION HEADACHE)

수분은 인체의 60%를 차지하고 있으며 신체의 기능에

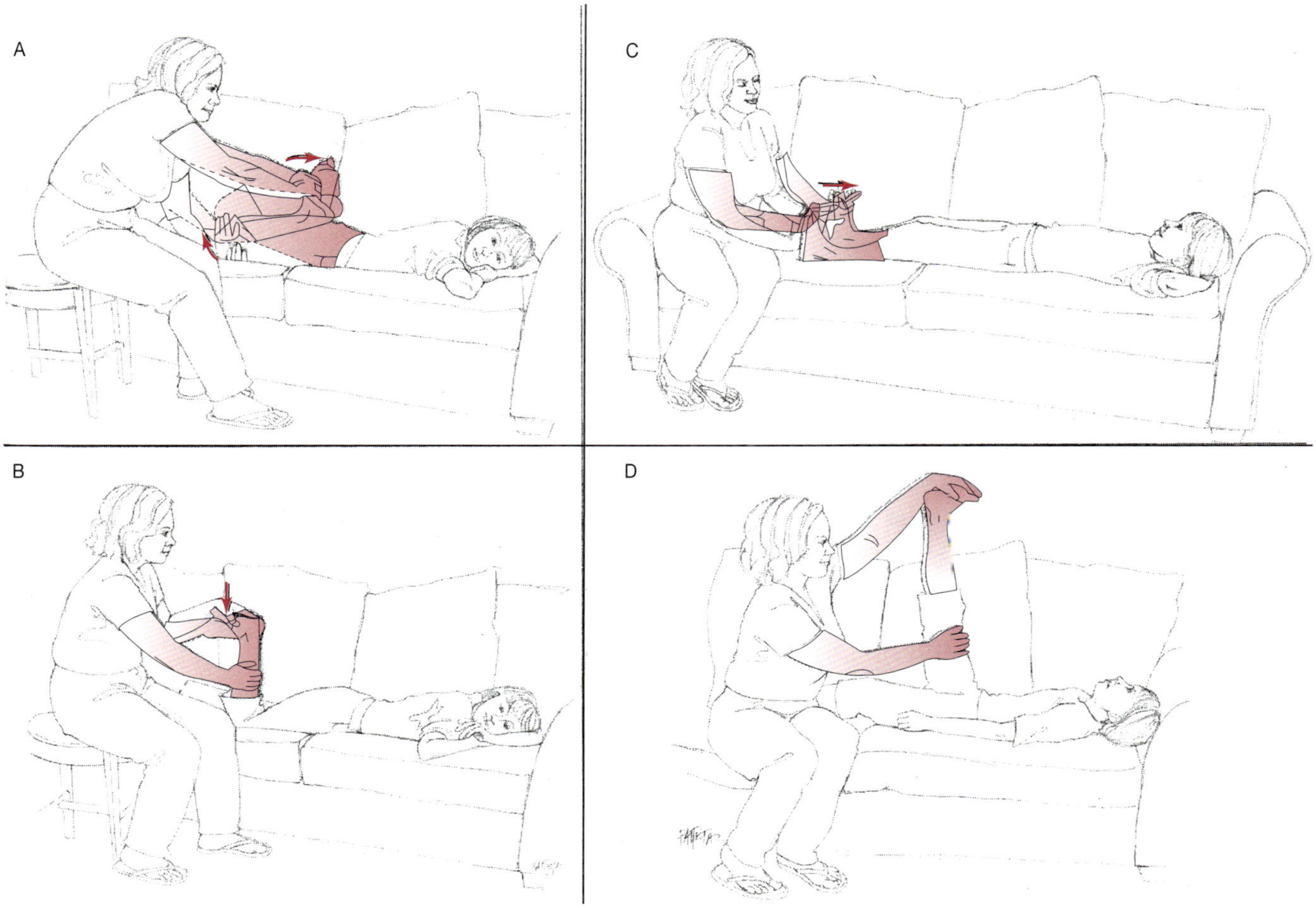

그림 5-8 ■ 성장통을 위한 스트레칭 프로그램.
A, 대퇴사두근의 스트레칭; B, 비복근과 가자미근의 스트레칭; C, 가자미근의 스트레칭; D, 슬괵근의 스트레칭

필수적이다. 수분은 음식의 영양분을 소화시키고 흡수시키는데 필요하며, 혈류를 순환시키고 분비물을 배출시키며 영양분을 세포까지 이동시키고 노폐물과 염분을 신장까지 전달하고, 조직을 생성시키고 체온을 유지시키고 관절의 충격을 흡수하고 눈과 습한 기도와 같은 인체 조직을 유지시키는데 필요하다. 혈액이나 림프액, 뇌척수액과 같은 인체 내 액체의 80%가 수분이다. 영양학자들은 수분을 탄수화물, 지방, 단백질, 비타민, 미네랄과 함께 6가지 중요 영양소라고 인식하고 있다.[1]

신체 조직에서 수분을 상실하는 탈수는 아이들에게서 흔히 발생하는 두통의 명확하지 않은 원인이고 또한 다른 형태의 두통에 영향을 미치는 인자가 될 수도 있다. 탈수는 또한 아이에게 무력감과 짜증을 유발할 수도 있으며 변비의 원인이 될 수도 있다. 인체 수분의 단 2%의 하락만으로도 각성수준이 저하될 수 있으며 단기 기억력의 혼란과 단순한 산수 능력의 어려움, 그리고 컴퓨터 스크린이나 출력되어 나온 용지에 집중하는 것이 어려워질 수도 있다. 조금 더 심한 탈수는 아이가 무더운 날 과하게 운동을 했다거나, 고열이나 설사, 잦은 구토의 증세를 보일 때 발생할 수 있다. 말초 관류의 감소를 포함한 탈수의 주요 임상 증세들은 어린 아이들에게서 3~4%의 탈수가 발생했을 때 나타날 수 있으며 수액요법을 동반한 입원치료가 필요하다.[2]

아이들이 탈수되었을 때에는 음료수 섭취에 대한 사인으로 침 생성이 감소되고 아이들의 입이 마르게 된다. 하지만 불행히도 대다수의 아이들은 탈수가 훨씬 더 진행될 때까지 갈증을 느끼지 못한다. 따라서 아이들은 어린 시절부터 수분을 충분히 섭취하는 습관을 기를 필요가 있다. 어린이가 하루에 섭취해야할 수분의 평균량은 다음과 같다.

- 3세의 경우 8온스 물컵 5잔(30파운드)
- 6세의 경우 보통 물컵 6잔(60파운드)
- 8세의 경우 보통 물컵 6.5잔(75파운드)
- 12세의 경우 보통 물컵 8잔(90파운드)

접근과 목표
(APPROACH AND GOALS)

만약 아이가 어떠한 이유 때문에 두통 증세가 있다면 마치 아이가 탈수로 인한 두통을 호소하는 것처럼 물이나 탈수방지용 음료를 마시게 한다. 그러면 수분이 충분하게 공급되어서 아이의 두통은 급격하게 감소될 것이다. 저자의 아들 체중이 90파운드이던 10세 때, 아이는 온수욕이나 무더운 날 운동을 하였던 것과 관계있을 법한 극심한 두통을 경험하였다. 만약 아이가 두잔의 물을 마시고 20분 뒤 다시 한잔의 물을 마셨더라면, 아이의 두통은 사라졌을 것이다.

탈수 두통을 위한 마사지와 수치료법
(MASSAGE AND HYDROTHERAPY FOR DEHYDRATION HEADACHES)

수분 섭취

가능한 빨리, 아이의 체중을 고려하여 1~2잔의 물을 마시게 한다. 20분 후 다시 물을 마시게 한다.

근수축으로 인한 두통을 위한 마사지

(149쪽 참조)

안구 수축으로 인한 두통
(EYESTRAIN HEADACHES)

안구 피로에 대한 전체적인 설명은 이 장 초반부에 기술되었다. 안구수축 두통을 치료하기 위해서는 안구 피로에 대한 마사지와 수치료법을 참고하라(142쪽 참조).

편두통
(MEGRAINE HEADCHES)

편두통이란 대개의 경우 머리의 한쪽에 극심한 두통이 나타나면서 구토, 오심, 빛에 과민 반응, 섬광현상 그 외 시각적 장애를 동반하는 것을 말한다. 편두통은 증상이 발현되는 쪽 뇌혈관의 급속한 수축으로 발생한다. 이 경고의 단계 동안, 아이들은 두려움을 느끼고 시야가 흐려지면서 기타 편두통의 전조 증상을 경험할 수 있다. 약 2~4시간이 경과하고나면 혈관수축의 단계가 끝나고 다음 단계로 진행된다. 이 단계는 급격한 혈관 확장의 시기이고, 이것이 편두통 실제 통증의 원인이 된다. 뇌는 두개골 안에 싸여져 있고 두개내 혈류량의 증가는 뇌 구조물에 대한 압박을 야기하게 된다. 이 압박력은 통증만이 아니라 전형적으로 서너시간 정도 지속되는 신경학적 증상까지 초래한다. 성인과 비교했을 때, 소아의 편두통은 시각적 문제를 동반할 가능성은 적은 편이지만, 오심이나 구토를 동반하는 경우는 많다.[1]

성인 편두통 환자의 대부분은 아동기 때 첫 편두통의 경험이 있다. 전체 아동의 4~11%가 편두통이 있으며,[1,2] 아이의 가족 중 편두통이 있는 경우 70~80%의 아이가 역시 편두통을 경험할 가능성이 존재한다.[3]

감수성이 예민한 아동의 경우 편두통을 유발할 수 있는 인자는 많은 편이다. 하지만 이러한 유발인자가 매번 편두통이 발생하기 전에 먼저 나타나야 하는 것은 아니지만, 증상이 나타나기 전에 여러 인자가 결합되어서 나타날 수도 있다. 예를 들어, 아이가 긴장하고 탈수된 상태에서 아이에게 유발 인자가 될 수 있는 음식을 먹는 경우, 이러한 유발 인자의 결합은 두통의 발생을 촉진시키게 될 것이다. 눈 앞에 닥친 스트레스나 걱정, 우울, 특히 억압된 분노와 같은 정신적 스트레스들이 잠재적인 유발 인자들이다. 편두통이 발생하기 쉬운 경우는 대개 그들의 혈관계에 영향을 미치는 정신적 스트레스에 예민한 사람들이다.[3,4]

그 외 아이들이 예민한 편두통 유발 인자는 탈수, 고도변화, 피로, 월경 주기와 관련있는 호르몬 수치의 변동, 음식(아마도 알러지 반응을 유발시키는), 불안, 저혈당, 작은 두부 외상 등이다.[3] Upledger는 두개골의 부정 유합 또한 편두통을 유발시킨다고 믿는다.[5] 측두근, 후두근, 후경부근의 발통점들 역시 편두통을 유발한다고 알려져 있다.[6,7] Talcott Bates는 현기증, 오심, 구토를 동반한 극심한 두통을 가진 9세 아이를 치료하였다. 아이의 두통은 오른쪽 SCM의 발통점을 치료하면서 사라지게 되었다.[8]

아동기의 편두통은 점진적 이완기법, 인지대처법, 자가최면법, 자발적 이완요법 등과 같이 다양한 비약물적 치료법으로 효과적으로 감소된다. 몇몇 치료법은 표준적인 치료법보다 효과적인 것으로 알려져 있고, 심신의 연계적 치료 역시 효과적인 치료법인 것으로 나타났다.[2,9] 일리노이주 시카고의 Diamond Clinic의 환자들은 시각적 상상화(예를 들면, 뜨거운 모래 해변에서 손을 햇볕에 쬐이는 것)로 손의 체온을 상승시키거나 다른 근육군의 긴장을 감소시키기 위해 EMG를 사용하는 것과 같은 편두통을 조절하기 위한 바이오 피드백의 다양한 형태들에 대해 배운다. 바이오 피드백은 또한 이갈기나 어깨근육 단축과 같은 일반적인 스트레스 사인들에 대해 규명할 수 있도록 도와준다. 클리닉의 원장인 Seymour Diamond는 다음과 같이 말한다. "편두통이 있는 아이들이야 말로 최적의 바이오 피드백 훈련 대상이다. 아이들은 새로운 치료기법들에 대해 훨씬 더 수용적이고 성인 두통 환자들에게서 흔히 보여지는 통증 유발적 행동을 학습하지 않는다."[3]

접근과 목표
(APPROACH AND GOALS)

비록 몇몇 치료사들은 심부조직마사지나 두개천골요법으로 편두통을 효과적으로 완화시켰다고 보고하고 있지만(Nelson C, personal communication, July 2002),[10] 편두통이 발생했을 때 마사지 치료가 항상 효과적인 것은 아니며, 편두통이 오래 지속될 수록 마사지의 효과는 덜한 것으로 보인다. 그러나 편두통 치료를 위해 전통적으로 시행 되어온 온족욕과 같은 수치료법은 두통의 초기 단계에서는 효과적일 수 있다. 뜨거운 물에 발을 담그게 되면, 혈관이 확장되면서 정체된 곳에서 혈류가 다시 순환할 수 있게 된다. 손을 동시에 뜨거운 물에 담글 수도 있다. 목 뒤쪽에 얼음팩을 대주게 되면 뇌로 가는 혈관을 수축시킬 것이다. 관심 포인트 상자 5-3은 편두통에 시달리던 한 여성이 효과적으로 수치료법을 적용한 것에 대한 설명이다.

비록 마사지가 편두통을 완화시키지 못할지라도 아이들에게는 여전히 마사지 이완요법을 적용하며, 특히 상체에 대한 마사지를 적용한다. 저자는 10세에 첫 편두통을 경험한 남자아이를 4년간 치료했다. 이 소년에게 효과적이었던 기법들은 다음과 같다.

1. 아이의 하반신만 담글 정도의 매우 뜨거운 온수욕.
2. 긴장성 두통을 위한 마사지와 병행하는 온족욕. 이

관심 포인트 상자 5-3
온수는 혈관확장을 통해 편두통을 완화시킬 수 있다.

인용문은 온수가 어떻게 효과적으로 작용하는지에 대한 방법을 설명하고 있다.

수년간 나는 재발성 편두통에 시달렸다. 나는 슈퍼나 약국에서 내가 구할 수 있는 모든 약과 비타민 종류를 이용하여 편두통을 완화시키고자 했지만, 비타민 B complex를 제외한 모든 것은 나에게 아무런 통증 감소를 주지 못하거나 원하지 않았던 불면증이나 위장관계 문제와 같은 부작용을 일으킬 뿐이었다. 비타민 B complex는 그나마 내가 침대에서 엉금엉금 기어갈 수 있도록 통증을 완화시켜 주기는 했지만, 나는 끝도 안 보이는 통증을 견디기 위해서 3~4일간 24시간 내내 매 시간마다 꼬박꼬박 비타민을 챙겨 먹어야 했다. 2살 배기 딸을 안아 들면서 나는 통증을 더 감소시켜야겠다고 마음 먹었다.

어디에선가 읽었던 책에서 나는 편두통이 발생할 때에는 머리의 혈관이 확장되고 부풀어 오르면서 바이오 피드백에 의해 손으로 과다한 피가 몰리고 그로 인해 머리 내의 혈관이 수축하면서 정상 상태로 돌아오면 편두통이 사라지게 된다는 것을 알게 되었다. 그래, 그 정도는 이해가 된다. 하지만 그 바이오 피드백에 대해선 어디에서 배울 수 있을까? 이 바이오 피드백 트레이닝 센터를 찾아 헤매는 동안 또 다시 편두통에 시달리게 되었다. 나는 아이를 먹이고 빨래와 설거지를 계속해서 하기를 결심했다. 아주 뜨거운 물에 그릇을 행구는 동안 나는 두통이 조금씩 감소되고 있는 것을 느꼈다. 나는 마치 해안가에 밀려온 파도가 다시 빠져나가는 것처럼 내 머리 속에서 피가 쓸려 내려가는 듯한 느낌을 받았다. 이런 경험이 스쳐지나간 이후 나는 내 스스로 손을 뜨거운 물에 담그면서 바이오 피드백을 연습했다. 내 손의 혈관들이 확장되면서 그 부분으로 피가 순환될 수 있게 했고 열을 전달했다. 이것을 통해 내 머리 속의 압력 또한 제거되었다. 그릇이 깨끗이 씻겨지면서 내 머리 속의 통증 또한 사라졌다.

JLT(California,) quoted in Bricklin M: Rodale's Encyclopedia of Natural Home Remedies. Emmaus, PA: Rodale Press, p 256

경우에 아이는 치료용 테이블에 누워서 마사지를 받는 동안 족욕을 실시할 수 있다.

3. 긴장성 두통을 위한 마찰법 마사지.

이러한 치료법들은 전형적으로 편두통을 치료하지는 못하지만, 아이가 느끼고 있는 통증의 상당 부분을 완화시킬 수 있으며, 아이는 이런 치료법들이 자신을 부드럽게 이완시켜 준다는 것을 알게 될 것이다

스트레스 감소 프로그램의 한 부분으로써 정기적인 마사지 치료는 또한 감수성이 예민한 아이들의 편두통을 유발시키는 근긴장도의 상승을 예방하는데 도움을 줄 수 있다. Touch Research Institute가 성인 편두통 환자를 대상으로 실시한 연구에서, 대상자들은 5주간 주당 2회씩 30분간 스웨덴 마사지를 받았다. 이 정기적인 마사지 치료로 대상자들의 편두통은 놀라울 만큼 감소되었다. 바라기는 이러한 연구가 아이들을 대상으로도 실시되었으면 하는 바램이다.[11]

편두통을 위한 마사지와 수치료법

족부 교대욕

단계 1. 아이에게 수분을 충분히 공급한다.

단계 2. 20분간 온족욕(43도)을 실시하면서, 이마와 목 뒷부분에는 얼음팩을 대준다(그림 3-52). 아이는 의자에 앉히거나, 충분히 작다면 싱크대 가장자리에 앉힐 수도 있다. 아니면 치료대 위에 누워서 무릎을 세우고 발은 세수대야 안에 넣을 수도 있다. 총 치료시간 내내 수온은 43도를 유지해야 하고, 물이 식어가면 온수를 더 부어서 온도를 유지한다. 온수를 더 부을 경우에는 직접 아이의 발에 뜨거운 물이 닿지 않도록 주의하며 아이스팩은 3분마다 교환해준다.

단계 3. 아이의 발에 얼음물을 붓고 건조시킨 다음, 적어도 20분간은 테이블이나 바닥에 누워서 쉴 수 있도록 해준다.

편두통을 위한 마사지 절차

근경축 두통과 동일(149쪽 참조).

근경축 두통
(MUSCLE CONTRACTION HEADACHES)

> 어린 아이들의 경우 두통은 종종 스트레스에 기인한다. 스트레스가 긴장은 심지어 5세의 어린 아이에게도 두통을 야기할 수 있고, 그것보다 조금 더 나이든 아이들의 두통은 대부분 스트레스 때문에 발생한다. 목과 두부 근육의 경축이 두통을 발생시키고 뇌 내의 혈관을 확장시킴으로써 두통을 악화시킬 수 있다. 긴장성 두통은 머리의 어느 곳에서나 발생할 수 있고 머리 내부의 둔하고 부풀어 오르는 듯한 느낌을 발생시키며 대개 천천히 발생한다. 두통은 종종 학교나 집, 그리고 친구 관계의 스트레스로 인한 문제의 첫 증상이다.[1]
>
> – R. Pantell

근경축 두통은 근육 수축, 경축, 안면이나 두부, 경부, 상배부의 발통점 자극으로 인해 발생한다. 목이나 어깨 근육의 긴장은 이 장의 초반부에 설명되었던 것과 같이 다양한 문제들을 야기할 수 있고, 정신적인 스트레스가 이러한 긴장과 결합된다면 두통이 발생할 수 있다.

접근방법 및 목표

수치료법은 경부나 두부 근육의 순환을 증가시킬 수 있다. 근긴장 이완을 위한 마사지도 근경축 두통의 완화에 대부분 효과적이다. 또한 신체 접촉으로 편안함을 제공할 수도 있다.

근경축 두통을 위한 마사지와 수치료법

아래의 기법들은 아이가 두통이 있을 때 대부분 부모님이 함께 있기 때문에 아이의 부모들에게 교육시키는 것이 바람직하다.

목이나 두피에 적용할 수 있는 냉치료법

한가지를 고른다.

1. 싱크대에 냉수를 틀어둔다. 아이를 싱크대 앞에 서게 한 다음, 필요하다면 의자 위에 올라서게 하고 아이의 머리를 싱크대 안에 위치시킨다. 3분간 흘러내리는 물에 아이의 두피를 갖다 댄다. 그리고 나서 아이의 머리를 건조시킨다. 대부분의 아이들은 물이 너무 차가워서 견디기 힘들기 때문에, 좀 더 쉬운 방법은 얼음팩을 대주는 것이다.
2. 10분간 얼음팩을 아이의 목 뒷부분에 대준다.

긴장성 두통을 위한 마사지 절차

자세:

당신은 아이의 머리 쪽에 양반다리를 하고 앉은 상태에서 아이는 치료용 테이블이나 바닥에 앉은 상태로 실시될 수 있다.

단계 1. 기본 이완 절차(76쪽 참조).

단계 2. 오일이나 로션을 바른다.

단계 3. 어깨와 경부에 유찰법을 10회 실시한다(그림 3-26, 3-27).

단계 4. 경부에 대각선으로 경찰법을 10회 실시한다(그림 3-28).

단계 5. 어깨와 경부에 유찰법을 10회 실시한다.
단계 6. 1분간 두피에 유날법을 실시한다(그림 3-29).
단계 7. 상부 승모근을 주무른다(그림 3-17). 좌우측에 각각 30초 혹은 그 이상 실시한다. 상부 승모근섬유의 근막통 발통점은 측면 두통, 긴장성 경부통, 그리고 경부 측면과 유양돌기, 측두골, 후두골, 안와 후부 연관통의 원인이 된다. 신체 모든 근육을 통틀어 볼 때 승모근은 가장 흔한 발통점 근원지 중 하나이다.[2]
단계 8. 경부에 대각선으로 경찰법을 10회 실시한다.
단계 9. 후두 하부 포인트에 압력을 가한다(그림 5-6).
단계 10. 어깨와 경부에 유찰법을 10회 실시한다.
단계 11. 기본 이완 절차

부비동 두통
(SINUS HEADACHES)

부비동 두통은 부비동 울혈로 발생할 수 있으며 급성이나 만성으로 나타날 수 있다. 또한 알러지로 인한 염증이나 감염으로 인해 나타날 수도 있으며, 종종 감기의 마지막 단계에서 발생하기도 한다.

접근방법 및 목표

마사지와 수치료법은 부비동 울혈을 감소시키고 안면과 부비동의 혈류 순환을 증가시키며 울혈로 인한 통증을 완화시킬 수 있다.

부비동 두통을 위한 마사지와 수치료법

부비동 울혈을 위한 수치료법

이 장 감기 파트에서 언급된 부비동 울혈에 관한 치료를 참조하라. 아이를 치료용 테이블에 앉게 한 뒤 마사지를 실시하면서 온족욕을 해줄 수 있다.

부비동 두통을 위한 마사지 절차

자세:

두부 마사지와 동일한 자세를 취한다.
단계 1. 기본 이완 절차.
단계 2. 오일이나 로션을 바른다.
단계 3. 경부에 대각선으로 경찰법을 20회 실시한다(그림 3-28).
단계 4. 상부 승모근 포인트에 압력을 가한다(그림 5-7).
단계 5. 두피에 유날법을 실시한다(그림 3-29).
단계 6. 이마와 안와 주위에 실시한다(그림 3-30, 3-31).
단계 7. 치료사는 엄지를 한쪽 코를 따라 눈높이에 놓고 코의 아래쪽으로 천천히 그리고 견고하게 경찰법을 실시하며 내려간다. 10회 반복한다.
단계 8. 눈 주위 포인트에 압력을 가한다(그림 5-1, 5-2).
단계 9. 코 주변 포인트에 압력을 가한다. 안와 바로 아래 부분에서부터 시작한다. 마치 엄지로 눈 아래를 누르듯이 눈 바로 아래 부분의 코 옆을 누른다. 부드럽고 적절한 압력을 가하고 아이가 견딜 수 있을 정도의 강도를 적용한다. 코 중간 부위의 두 번째 포인트와 맨 아래쪽의 세 번째 포인트를 누른다.
단계 10. 이마와 안와 주위에 실시한다. 10회 반복한다.
단계 11. 기본 이완 절차

! 만약 아이에게 단순한 부비동 염증이 아닌 부비동 감염이나 열이 있다면 마사지는 금기이다.

불면증 (INSOMNIA)

불면증은 아이들에게 흔히 나타나는 문제이며 스트레스나 불안, 우울증의 표시일 수 있다. 그러나 매우 활동적이면서 평소에 잠을 잘 자지 못하는 아이의 경우에는 스트레스의 사인이 아니라 단순한 신경계 연접의 이상일 수 있다. 이런 아이들이 과도하게 피로할 경우에는 수면을 취하는데 매우 어려움을 겪을 수 있고, 오랫동안 잠을 자지 못하고 뜬 눈으로 오랜 시간 버티는 것은 아이들이 긴장을 풀고 잠을 자는 것을 힘들게 할 수도 있다. 편안하게 잠들기 위해서 모든 아이들은 규칙적인 수면 습관을 길러야 하고, 조용하고 차분한 수면 환경이 조성되어 있어야 한다.

접근과 목표
(APPROACH AND GOALS)

수치료법과 마사지는 진정시키고 달래주며 이완시켜주고 수면 장애가 있는 아이들을 도와준다. 규칙적인 수면 습관은 아이가 단계적으로 몸을 이완시키는 것을 알게 해주며 부모에게 교육되었을 경우 마사지나 수치료법과 병행해서 사용될 수 있다. 정기적인 치료 또한 긴장, 초조, 우울증으로 인한 불면증을 가진 아이를 위한 스트레스 감소 프로그램의 한 부분이 될 수 있다.

불면증을 위한 마사지와 수치료법
(MASSAGE AND HYDROTHERAPY FOR INSOMNIA)

온수욕

20분간 아이에게 온수욕(38도)을 시킨다.

불면증을 위한 마사지 절차

자세:

엎드려 누운 자세에서 시작한다.

단계 1. 기본 이완 절차(76쪽 참조).
단계 2. 오일이나 로션을 바른다.
단계 3. 등에 유찰법을 실시한다(그림 3-2). 20회 반복한다.
단계 4. 아이를 바로 눕힌 다음, 오일이나 로션을 바른다.
단계 5. 어깨와 경부에 유찰법을 실시한다(그림 3-26, 3-27). 10회 반복한다.
단계 6. 경부에 대각선으로 경찰법을 10회 실시한다(그림 3-28).
단계 7. 안면에 유찰법을 10회 실시한다(그림 3-32, 3-33).
단계 8. 두피에 유날법을 실시한다(그림 3-29). 1분간 반복한다.
단계 9. 안와 주위부 포인트에 압력을 가한다(그림 5-1, 5-2).
단계 10. 어깨와 경부에 유찰법을 실시한다. 10회 반복한다.
단계 11. 기본 이완 절차

하지 경련 (LEG CRAMPS)

하지 경련은 통증이 심한 단기간의 근경축이다. 하지의 슬건근이나 종아리 근육, 발의 근육 경련은 통증이 심하다. 야간에 나타나는 하지 경련은 명백하게 비복근의 발통점과 연관있다. 한 연구에 의하면 성인의 50~75%와 건강한 아이의 16%가 이런 경련을 경험해 본 적이 있다고 한다. 이러한 통증성의 근경련을 겪는 사람의 대부분이 칼슘과/혹은 마그네슘이 부족한 경우가 있다고 한다. 또한 탈수와 전해질 불균형도 종아리 근육의 근경련에 기여한다고 한다.[1]

접근과 목표
(APPROACH AND GOALS)

근경련이 발생했을 때, 경련이 발생한 근육을 신장시키고 가능한 빨리 경련 부위를 마사지하는 것이 경련을 가라앉히는데 효과적인 응급처치법이다. 근경련을 예방하기 위해서는 하지 근육의 혈액 순환을 촉진시키고 근긴장은 감소시키는 마사지를 주기적으로 실시한다. 아이나 부모들에게는 "성장통"이 존재하는 부위를 매일 신장시켜주는 법을 교육한다. 아이의 연령에 따라 부모가 이러한 스트레칭을 옆에서 지켜봐주어야 할 수도 있다. 만약 마사지나 스트레칭이 효과가 없을 경우, 아이의 부모는 다른 대체요법에 대한 필요성을 재고해보아야 할 수도 있다.

하지 경련을 위한 마사지와 수치료법
(MASSAGE AND HYDROTHERAPY FOR LEG CRAMPS)

온수 족욕

아이에게 하지 경련이 발생했을 경우, 수치료법을 실시할 수 있는 충분한 시간적 여유가 없는 것이 사실이다. 하지만 경련 부위를 온수에 담그고 스트레칭 시켜주면, 추가적으로 발생할 수 있는 근경련을 예방할 수 있다.

하지 경련을 위한 마사지

단계 1. 아이의 얼굴이 침대나 바닥을 향하도록 엎드려 눕게 한다. 기본 이완 절차나 오일/로션을 적용할 시간은 없다.
단계 2. 슬건근, 종아리 근육, 발 근육에 경련이 발생했을 경우, 길항근을 수축시키면서 경련이 발생한 근육을 늘려준다. 예를 들어, 비복근 경련이 발생했다면 아이에게 전경골근을 수축시키라고 말한다.
단계 3. 경련이 가라 앉았다면 적절한 강도로 간단하게 근육에 유찰법과 유날법을 실시한다.
단계 4. 경련이 완전히 사라지고 나면 따뜻하게 경찰법을 조금 더 실시하고 압력을 점진적으로 줄여 나가면서 마무리 한다.

요통 (LOWER BACK PAIN)

아이들은 천장관절 이상이나 요통이 있을 수 있지만, 좀 더 어린아이들의 요통은 대개 미골 부위 낙상으로 인해 발생한다.[1] 요통은 청소년기 이전에는 그리 흔하지 않은 편이다.[2] 청소년기에 더 흔하게 발생하는 요통의 원인이 되는 인자들은 다음과 같다.

1. 근육의 보상 작용이나 척주에 손상을 가하는 근골격계 손상이 있다. 이런 손상은 종종 아이가 막 사춘기에 들어서면서 에너지를 분출할 때 나타나곤 한다. 디스크 분출이나 퇴화는 사춘기에 흔하다. 15세 소년의 통증과 디스크 퇴화의 정도를 MRI를 이용하여 평가했던 연구자들은 요통이 없는 소년의 16%에서 디스크 분출이 있고, 요통이 있는 소년은 26% 정도가 디스크 분출이 있다는 것을 발견했다. 4년 뒤, 사후 조사에서는 이제 19세가 된 소년들에게 동일한 연구가 진행되었는데, 디스크 분출과 퇴화 현상이 더욱 심해졌다는 것이 밝혀졌다.[3,4]
2. 근육 좌상이다. 역기를 들거나 낙상과 같은 허리 손상은 척주를 지지하는 근육들에 손상을 입힐 수 있고

그로 인해 근육에는 경축이 생기게 된다. 높은 곳에서 운동하는 어린 운동선수들은 허리 근육의 긴장이 매우 심할 수 있다. 저자는 아주 어렸을 때부터 운동을 시작하고 수년간 지속적으로 다른 아이들과 경쟁해온 요통이 있는 청소년 선수들을 많이 치료했다.

3. 정신적 스트레스이다. 허리 부위는 감정적인 갈등의 표현이 신체에 나타나는 표적 부위이다. 스트레스가 요통에 주는 영향은 과소 평가되어있다.[5] 성인과 마찬가지로 아이들도 정신적인 긴장이 허리 주위 근육으로 나타날 수 있다. 정신과 의사 David Williams는 매우 심한 요통이 있던 13세 소년을 감정에 기반을 둔 자가 최면요법으로 효과적으로 치료했다. 아이는 "구부정한 자세는 근긴장을 유발할 수 있어.", "몸을 이완시킴으로써 나는 근긴장과 통증을 완전히 제거할 수 있어."와 같은 구절을 반복하도록 교육받았다.[6] 아이에게 요통이 발생했다면 단순히 급성 손상에 의한 것이 아니라 스트레스가 그 원인이 될 수도 있다. 스트레스가 요통에 얼마나 영향을 미치는가에 대한 정보는 서로의 사생활을 침범하지 않는 범위 내에서 다른 아이들은 스트레스 때문에 요통이 발생하기도 하더라는 식으로 부모와 아이가 서로 공유해야 한다.
4. 구조적 혹은 자세적 문제이다. 예를 들면, 한쪽 다리가 다른쪽에 비해 짧다면 하지 근육의 발통점과 근긴장을 자극할 수도 있다.

접근과 목표
(APPROACH AND GOALS)

수치료는 근경축을 줄이고 허리주위 근육의 혈류순환을 증진시킬 수 있다. 이것으로 요통에 대한 마사지의 효과를 더욱 높일 수 있다. 예를 들어 얼음 마사지는 급성 요부 염좌에 효과적일 수 있다. 이 방법은 종종 다른 어떤 방법보다 근경축을 더 효과적으로 완화시키기도 한다. 대조요법은 허리의 순환을 증진시킨다. 급성 요부 손상에 있어서 온열만 적용하는 것은 금기사항이다.

해수 소금은 허리 근육의 순환을 증진시키고 요부 천층의 긴장도를 제거하여 주는데, 아이들에게는 이것이 신기하고 흥미로울 것이다. 이 방법은 손상 부위에 열을 가하지 않기 때문에 급성기에 실시된다. 마사지는 긴장을 이완시키고 허리 주위 순환을 좋게 할 것이다.

요통을 위한 마사지와 수치료법
(MASSAGE AND HYDROTHERAPY FOR LOWER BACK PAIN)

마사지를 실시하기 전에 한가지를 선택하여 시행한다.

얼음 마사지

얼음컵(98쪽 참조)을 사용하여 통증 부위와 주위 4인치 반경을 마사지한다. 8분간 지속한다.

대조요법

단계 1. 허리에 3분간 습열 패드나 온습포 팩을 적용한다.
단계 2. 허리에 1분간 얼음 팩이나 얼음 마사지를 실시한다.
단계 3. 온열과 냉을 2회 반복한다. 3회 반복한다.

요부에 적용하는 해수 소금(그림 3-53, 3-54)

자세:
아이의 장골능이 보이도록 옷의 등부분을 노출시킨다. 엉덩이는 가려준다. 소금이 옷 안으로 들어가는 것을 막기 위해 수건을 옷 사이에 끼워둔다. 국소부위 해수 소금 적용법(101쪽)을 시행한다.

요통을 위한 마사지 절차

단계 1. 기본 이완 절차(76쪽 참조).
단계 2. 오일이나 로션을 바른다.
단계 3. 확실한 압력을 사용하여 등에, 특히 요부에 유찰법(그림 3-2)을 실시한다. 전체 마사지를 20회 반복한다.
단계 4. 허리에 엄지 마찰법(그림 3-19)을 천천히, 아이가 불편해하지 않을 정도로 가능한 깊고 정확하게 실시한다. 2분간 실시한다.
단계 5. 속옷을 가운데 두고 적절한 압력을 이용하여 천골 끝에서 엉덩이까지의 근육에 유날법을 실시한다. 한쪽 엉덩이에 1분 정도 실시한다(그림 3-20).
단계 6. 후장골능 위의 포인트에 압력을 가한다(그림 5-9). 척주 바로 옆에서 시작하여 반대편 장골능까지 눌러 준다. 엄지를 사용하여 아래로(발쪽을 향하여) 눌러 준다. 이렇게 함으로써 후장골능에 부착돼있는데 엉덩이 근육과 큰 허리 근육들을 촉진할 수 있을 것이다. 척주로부터 더 멀리 떨어져 있는 골반뼈 위의 4개 포인트에 실시한다. 아이가 견딜 수 있는 최대의 압력을 알아낸다. 장골능의 첫 번째에 실시한 후 반대편으로 넘어가서 실시한다.
단계 7. 천골 위의 포인트를 눌러 준다(그림 5-10). 만약 바닥에서 실시한다면 아이의 허리 옆에 무릎을 꿇고 앉는다. 미골에서 시작하여 척추 주위를 따라 엄지 손가락을 평편하게 하여 눌러 준다. 경도의 압력에서 시작하여 점차 압력을 가하되 아이가 통증을 느끼면 안 된다. 잠시 떼었다가 10초간 유지한다. 미골에서 천골쪽으로 허리 부위까지 엄지 너비 정도씩 이동하여 올라간다.

단계 8. 엉덩이에 유날법을 실시한다.

단계 9. 등에 유찰법을 10회 실시한다.

단계 10. 기본 이완 절차

심한 요통이나 만성적 요통이 있는 아이의 경우 마사지의 금기증에 해당하는지 진단하기 위해 의사에게 진료를 받아보아야 한다.

생리통 (MENSTRUAL CRAMPS)

생리통은 가벼운 정도에서 매우 고통스럽기도 한 골반과 복부 통증이다. 생리통은 월경 시작 전이나 월경 시작 때부터 몇분에서 몇일까지 나타날 수 있다. 몇몇 소녀들은 통증이 일상 생활을 방해할 정도로 심하기 때문에 매달 몇일씩 정상 생활에 지장을 받기도 한다. 생리통이나 월경불순은 자궁 근육 경축이나 허혈, 사타구니와 하요추부 피부 분절의 연관통, 자궁 인대의 장력과 같은 복합적인 요인에 의해 발생한다. 유전적 요인, 스트레스, 식이습관, 변비, 그 외 다양한 인자들이 여기에 추가될 수 있다.

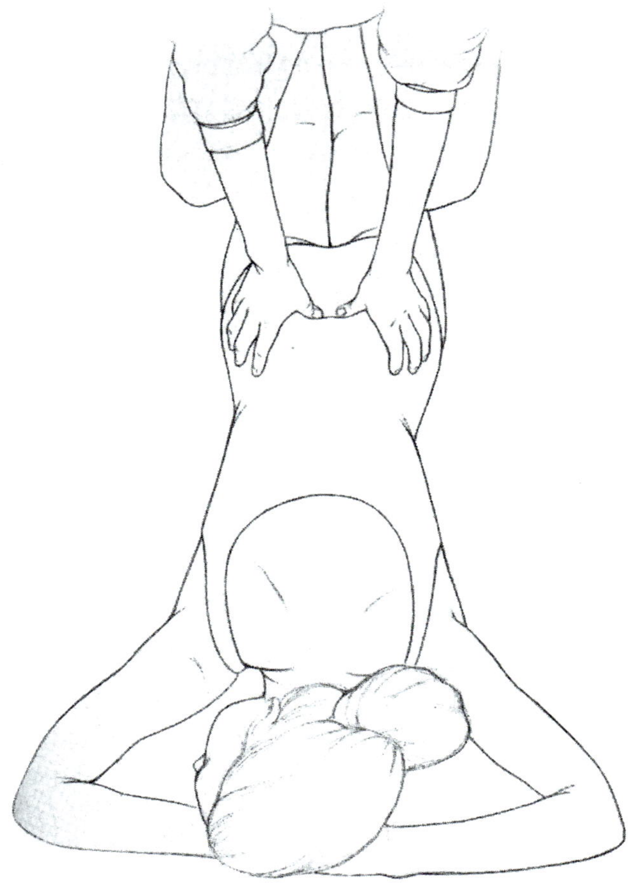

그림 5-10 ■ 천골 포인트에 압력을 가한다. 이 포인트는 요통과 생리통을 위한 마사지이다.

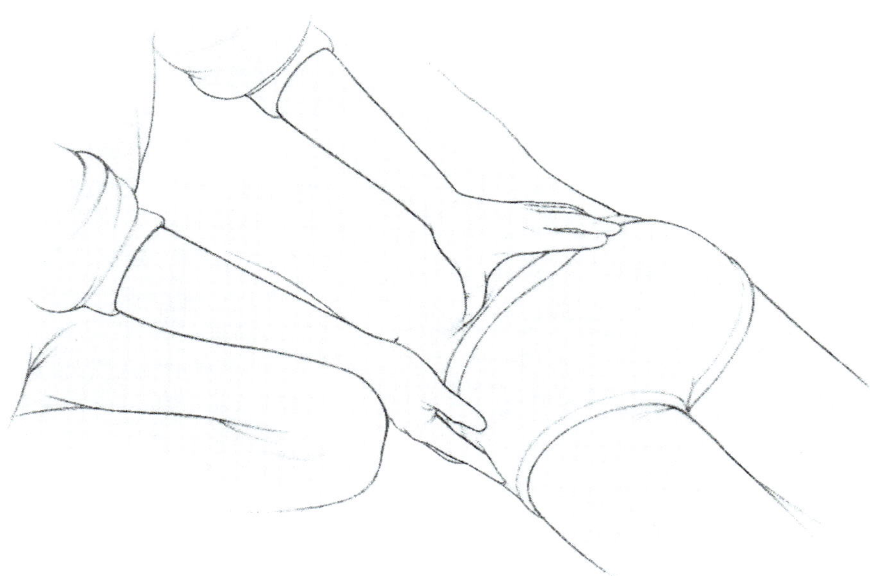

그림 5-9 ■ 장골능 후부의 포인트에 압력을 가한다. 이 부위는 요통마사지 방법이다.

접근과 목표
(APPROACH AND GOALS)

좌욕과 같은 수치료법은 골반부 근육의 혈류 순환을 증진시키고 근육을 이완시킴으로써 생리통을 완화시킬 수 있다. 좌욕은 골반 부위만을 포함하는 부분적인 수치료법이다. 전통적으로 좌욕은 골반 부위만 물과 접촉할 수 있도록 특별히 고안된 욕조에서만 행해졌지만, 소녀가 치료 중에 발을 욕조 바깥으로 뺄 수 있다면 평범한 욕조도 크게 상관은 없겠다. 좌욕은 온수나 냉수를 적용하거나 온수 다음에 냉수를 실시하는 교대욕과 같은 방법으로 적용할 수 있다. 온수 적용 후, 치료 부위의 얼음 마사지가 온수의 뜨거운 정도만큼 차갑지는 않다 하더라도 혈류 순환을 촉진시킬 것이다(그러나 어려울 수 있다. 만약 전혀 불가능하지 않다면 소녀를 설득해서 온욕 다음에 냉욕을 골반부에 적용하라고 설득해본다!). 골반부에 적용하는 교대욕 역시 혈류를 증가시키고 통증을 완화시킬 것이다.

마사지는 사춘기 소녀들의 생리통에 매우 훌륭한 응급 치료법이 될 수 있다. 이어서 소개되는 생리통을 위한 마사지 절차는 수분에서 수시간까지 아이의 생리통을 완화시켜 줄 것이다. 정기적인 마사지도 생리통을 줄이는데 효과적이다. Touch Research Institute의 연구에서, 성인 여성들이 5주간 1주에 두 번, 30분씩 스웨덴 마사지를 받은 결과, 생리통이 감소하고 수분 정체도 줄었으며 기분도 매우 좋아졌다고 한다.

생리통을 위한 마사지와 수치료법
(MASSAGE AND HYDROTHERAPY TREATMENTS FOR MENSTRUAL CRAMPS)

온수 좌욕과 얼음 마사지

온수 좌욕: 아이의 발은 물 바깥으로 나오게 해서 15분간 온욕을 하도록 한다. 수온은 개개인에 따라서 대략 40도 가량이 되도록 조절한다. 아이가 욕조에서 나오자마자 하복부 부위를 얼음물에서 짜낸 수건이나 천으로 재빨리 문질러준다. 이 치료법은 마사지를 받으러 치료실에 오기 전에 집에서나, 이용할 수 있는 욕조가 있는 치료실에서 여자 아이나 어머니에 의해 행해질 수 있다.

골반부 대조요법

단계 1. 3분간 온열패드나 온습포를 복부에 적용한다.
단계 2. 1분간 하복부에 얼음팩을 대거나, 얼음물에서 짜낸 수건이나 천으로 하복부를 재빠르게 문질러 준다.
단계 3. 온수욕과 냉수욕(1, 2단계)을 두 번 반복한다.

생리통을 위한 마사지 절차

단계 1. 기본 이완 절차.
단계 2. 오일이나 로션을 바른다.
단계 3. 복부에 유찰법을 실시한다(그림 3-36). 부드러운 정도의 압력으로 20회 반복한다.
단계 4. 치골부 포인트를 압박한다(그림 5-11). 치골부 정중앙에서 시작한다. 오른손 중지를 이용하여 정확히 뼈의 윗부분을 향해 압박한다. 쓰라린 부위(통증부가 아님)로 이동하여 잠시 손을 뗐다가 10초간 유지한다. 그리고나서 예민한 부위를 찾을 때까지 약 0.5인치 정도 바깥쪽으로 이동한 다음 다시 10초를 유지한다. 이런 부위들은 생리 중에는 매우 민감하기 때문에 부드러운 압력을 적용해야 한다. 다시 0.5인치 정도 바깥으로 이동한 다음, 다시 반복하고 총 4개의 점에 실시한다. 좌측으로 넘어와서 좌측 골반 옆에서 동일하게 실시하고 이번에는 왼쪽 손 중지를 사용한다.
단계 5. 복부 유찰법을 실시한다. 20회 반복한다.
단계 6. 천골의 포인트를 압박한다(그림 5-10).
단계 7. 기본 이완 절차

근 약화 (MUSCLE WEAKNESS)

근 약화는 피로, 가벼운 질병, 저혈당, 탈수증 혹은 정신적 스트레스로 인한 일시적인 현상일 수 있다. 또한 아이가 일상적인 생활을 하는 가운데 근력이나 근지구력이 약화되었을 때 만성적으로 나타날 수도 있다. 만성적 근 약화는 근이영양증, SCI, 소아마비, 뇌졸중 그리고 특정 뇌성마비 타입을 포함한 여러 가지 장애들을 특징으로 한다. 이번 파트에서는 이런 여러 장애들로 인해 나타나는 근 약화의 만성적 타입에 대해 논해본다. 근 약화로 인해 발생하는 한가지 문제점은 동작을 위해 지속적으로 수축하거나 약한 근육을 대신해 강한 근육을 사용할 때 아이들의 근육에서 만성적인 근긴장이 발생하는 것이다.

접근과 목표
(APPROACH AND GOALS)

근 약화가 있는 아이에게는 마사지와 수치료법 모두 유익할 수 있다. 예를 들어 냉기에 노출시키는 것은 신전 근육의 작용을 자극할 수 있다. 약해지거나 마비된 손이나

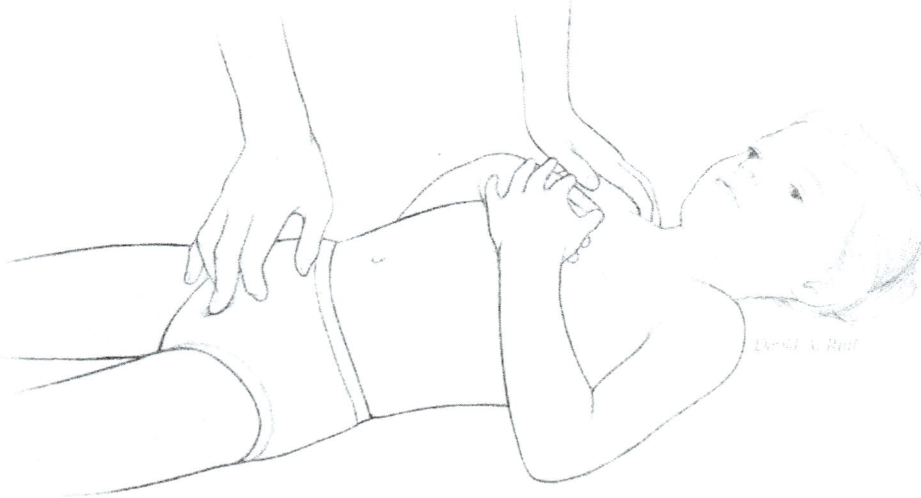

그림 5-11 ■ 치골 부위의 포인트에 압력을 가한다. 이 부위는 생리통을 위한 마사지이다.

발의 근력 얼음물에 담궈져서 운동는 동안 자극될 수 있다. 근육이 비록 약하거나 경직 때문에 뻣뻣할지라도 담그는 순간 수축이 일어나는 것을 느낄 수 있을 것이다. 첫 번째 수축이 가장 강할 것이고 연이어 담글 때마다 조금씩 약해질 것이다. 그러나 약 20분간의 치료 동안 신전근은 자극되고 굴곡근은 억제될 것이다.[1] 이때가 바로 아이들에게 운동으로 근력을 강화시킬 시간이다. 수치료에 연이은 마사지와 운동은 너무 강한 수축으로 인해 근육이 경직되지 않도록 확실히 도움을 줄 것이다. 물리치료사에 의해 제안되는 근력강화운동은 마사지 치료와 병행할 수 있고 또한 아이들에게 따분하지 않고 재미있는 시간이 될 것이다. 근력강화와 함께 교대 마사지와 시각적 방법은 아이들 이완시키고 재충전시키며 여러 다양함들로 인해 아이에게 흥미를 지속적으로 제공할 것이다. 치료 시간을 최대한 흥미롭게 하려고 노력하고 하나라도 발전된 모습이 있다면 비록 작은 것이라도 최대한 긍정적으로 받아들인다.

Meir Schneider 박사는 근긴장을 높이기 위해 특별한 마사지 기법을 개발했다(근이영양증 부분을 참고하라). 그는 아이의 근력을 증가시키는 한 방법으로 아이의 움직임을 시각화하라고 제안한다. 절대 아이들이 따라 할 수 없는 동작을 시켜서는 안 되지만, 가까스로 수행할 수 있는 동작은 한번쯤 시도해 보도록 하는 것이 중요하다. 아이들에게 움직임을 부드럽고 좀더 쉽게, 좀더 가볍게 그려보라고 한다.[2] 수중에서 운동을 하면 아이들이 중력에 대항해서 움직일 필요가 없을 뿐만 아니라 Watsu 마사지 기법을 함께 시행할 수도 있다.[3]

전신 마사지는 만성적 근 약화가 있는 아이들이 움직일 때 부족한 근력을 보상하기 위해 아이들이 발생시키는 만성적인 근 긴장을 줄이는데 권장된다.

냉수에 담그고 운동하기

단계 1. 물이 담긴 큰 대야나 양동이에서 시작한다(2~5도). 온도를 낮게 하기 위해 얼음 조각이 채워질 수 있다. 냉수에 담그기 전에 아이의 몸을 충분히 따뜻하게 유지한다.

단계 2. 3초간 적용부위를 물에 담근다.

단계 3. 냉수에서 꺼낸 다음 아이에게 30초간 등척성 수축이나 저항에 대항하여 수축하도록 한다. 아이의 근력이 약해지면 다음 물에 담그기 전까지 수축을 중지한다.

단계 4. 2~3단계를 5회 반복한다.

마사지

3장에 소개된 기법과 가볍게 두드리는 기법을 결합하여 근력을 좀 더 자극하는 스웨덴 마사지를 치료부위에 적용한다. 이때 아이의 근력이 아직 충분하다면 근력강화운동이 더 실시될 수 있다. 냉수에 의한 자극 효과는 10~20분 정도 지속된다.

경견부 긴장(NECK AND SHOULDER TENSION)

경견부 긴장은 아동은 물론이고 성인들에게도 흔한 증상이며, 마사지 치료를 원하는 성인들의 가장 주된 불편함일 것이다. 만성적 경견부 긴장은 매우 폭넓은 문제이기 때문에 이번 파트에서는 다른 많은 불편 증상보다 이것을 야기하는 원인에 대해서 구체적으로 다루어보려고 한다. 비록 마사지가 만성적 경견부 긴장의 단기간 치료 중에서는 효과적이지만, 최종적인 해결책은 아이를 상담자나 치과의사, 혹은 검안의사와 같은 적합한 전문가에게 보이는 것일 수 있다. 부모들은 아이를 불편하게 만드는 원인이 무엇인지를 매우 알고 싶어 할 것이다. 경견부 긴장의 흔한 원인은 다음과 같다.

- 자궁내 이상 자세. 이것은 경견부의 발통점을 활성화시키고, 그 결과 아이의 머리가 한쪽으로 굴곡되는 사경과 같은 문제를 초래할 수 있다(159쪽 사경 부분 참조).
- 출생시 외상. 이것은 목과 상위 척추 근육과 뼈에 손상을 일으킬 수 있다(4장 참조).
- 낙상과 교통사고. 이 두가지는 아이들에게 가장 흔한 손상이며, 이것으로 인해 경견부 긴장이 계속 유지될 수 있다. 예를 들어, 머리로 떨어진다든지 얕은 물가에 머리로 다이빙해 들어가는 것은 후경부 근육의 발통점을 활성화시킬 수 있다.[1]
- 치아와 턱 부정교합(윗니와 아랫니가 적절하게 맞지 않는 것). 미국의 경우, 8~11세 아동의 50% 정도만이 앞니의 적절한 교합이 되고 있으며, 나머지는 다양한 정도의 부정유합을 보이며 그 중 14% 정도는 매우 심한 편이다. 이 비율은 사춘기에서 성인기로 경과하는 사이 증가하는 편이며 성인기에 들어서는 약 34% 정도만 앞니의 적절한 교합이 이루어진다. 부정교합은 많은 문제들을 야기할 수 있다. 턱뼈나 치아 손상은 부정교합을 야기할 수 있으며, 아이들의 절반은 고등학교를 졸업할 때까지 유치나 영구치에 외상성 손상을 경험한다. 마사지 치료사이자 두개천골 치과의사인 Clint Nelson은 두개골의 부정렬이 부정교합의 많은 부분을 차지한다고 믿는다(Nelson C, personal communication, July 2002). 나쁘게 정렬된 치아로 인해 아이는 음식을 씹기 위해 더 많은 근력을 소비해야 하고 어쩌면 삼키는 방법을 바꿔야 할 수도 있다. 이것들로 인한 스트레스 때문에 아이는 이갈기를 할 수도 있다. 치아 부정교합은 익돌근, 측두근, 저작근과 같은 저작근육들에 과도한 일을 하게끔 만들고 발통점을 지속적으로 자극시킬 수 있다. 저작근이 만성적으로 과도하게 수축하면 근육이 피로해지면서 상승모근, SCM, 견갑거근, 사각근, 상흉근의 긴장을 일으키는 전방두부자세를 나타낼 수 있다. 씹기와 관련된 문제로 발생하는 경견부 긴장은 마사지로 단기간은 효과를 볼 수 있지만, 장기적인 해결책은 치과의사에 의한 부정교합의 치료일 것이다(Nelson C, personal communication, July 2002).
- 장시간의 독서, 컴퓨터 작업, 그 외 근거리 작업으로 인한 눈의 긴장, 혹은 시각적 문제로 인해 경견부 근육의 보상작용으로 나타나는 긴장. 영향을 받는 근육들은 SCM, 후두근육, 후두하근육, 척추기립근 등이다(139쪽 눈긴장 파트 참조).
- 컴퓨터 작업이나 비디오 게임 시 인간 공학적으로 양호하지 못한 자세. 보통의 아이들을 하루에도 최소한 몇시간씩을 컴퓨터 스크린 앞에 앉아서 보내고 있다. 머리가 전방으로 뻗쳐진 자세는 상승모근, 사각근, SCM, 후경부근, 흉근 등의 긴장을 일으킬 수 있다. 머리가 한쪽을 향해 있거나 전방으로 나온 자세는 경판상근의 발통점을 활성화시키고, 목을 키보드 쪽으로 향하고 타이핑을 치는 것은 견갑거근의 발통점을 활성화시킬 수 있다.[1]
- 신체 다른 부위의 자세 불균형에 대한 보상. 만성적 경견부 긴장은 구조적인 문제가 있는 경우 좋은 자세를 유지하기 위한 결과로 나타날 수 있다. 한 예로, 한쪽 하지가 다른쪽보다 짧다면 짧은 하지의 골반은 하방회전되고 어깨 역시 회전될 것이다. 그러면 아이는 양 시야를 동일 선상에 유지하기 위해서 고개를 틀어야 할 것이고 이것이 SCM, 사각근, 견갑거근, 상승모근의 발통점을 활성화시킬 수 있다.
- 정신적 스트레스. 상체의 전반적인 심부근 긴장은 특히 불안과 같은 정신적 스트레스로 인해 나타날 수 있다. 아이가 스트레스를 받고 있을 때는 위에서 언급했던 여러 다른 상황들보다 발통점이 더 악화될 수 있다.

접근과 목표
(APPROACH AND GOALS)

마사지와 수치료법은 두경부 근육을 이완시키고 국소 혈류 순환을 증진시키기 때문에 만성적 경견부 긴장에 훌륭한 단기적 치료가 될 수 있다. 또한 익숙하지 않은 운동과 같은 육체적 좌상으로 인한 급성 경견부 긴장에도 효과적이다.

경견부 긴장을 위한 마사지와 수치료법
(MASSAGE AND HYDROTHERAPY FOR NECK AND SHOULDER TENSION)

습열 적용

아이는 엎드려 눕게 한 다음, 온수 물통을 옆에 두고 습열패드나 온습포팩을 상부 등과 목 주변에 5~10분 정도 적용한다.

대조요법

단계 1. 아이를 엎드리게 한 다음, 온수 물통을 옆에 두고 습열패드나 온습포팩을 상부 등과 목 주변에 5~10분 정도 적용한다.
단계 2. 아이를 돌아눕게 한다. 1분간 얼음팩을 등과 목에 대준다. 신체 다른 곳은 따뜻하게 유지시키고, 얼음팩 때문에 오한을 느껴서는 안된다.

경견부 긴장을 위한 마사지 절차

단계 1. 기본 이완 절차.
단계 2. 오일이나 로션을 바른다.
단계 3. 경견부 유찰법(그림 3-26, 3-27). 20회 반복한다.
단계 4. 경부 대각선 마찰법(그림 3-28). 20회 반복한다.
단계 5. 경견부 유찰법. 3회 반복한다.
단계 6. 두피 유날법(그림 3-29).
단계 7. 경견부 유찰법. 3회 반복한다.
단계 8. 상승모근 유날법(그림 3-17). 1분간 실시한다.
단계 9. 상승모근 포인트를 압박한다(그림 5-7).
단계 10. 후두부 포인트를 압박한다(그림 5-6).
단계 11. 경견부 유찰법. 3회 반복한다.
단계 12. 기본 이완 절차

인후염 (SORE THROAT)

인후염은 아동기에 가장 흔한 증상 중 하나이다. 주기적이고 재발적인 인후염은 5~10세 사이에 특히 흔하다(편도선 제거가 인후염을 감소시킨다는 증거는 없다[1]). 인후염은 바이러스, 세균, 알러지, 구강 호흡, 극도로 건조한 공기, 목소리의 과사용 등과 같이 인후와 구강 뒤쪽의 예민한 점막벽을 자극하는 어떠한 인자들에 의해 발생될 수 있다. 90% 가까운 아동들의 인후염은 바이러스 때문이고 따라서 당연히 항생제로는 치료될 수 없으며 바이러스의 생리를 따르게 되어있다.

접근과 목표
(APPROACH AND GOALS)

어떤 세균 감염이나 바이러스로 인한 급성기 인후염에는 마사지가 금기증이다. 하지만 부모들은 아이가 포도상구균에 의한 인후염에서 회복되는 시기에 다음과 같은 치료들을 해주는 것을 원할 수 있다. 마사지와 수치료법은 혈류순환을 증진시키고 림프 배농을 촉진시킴으로써 바이러스나 세균성 감염 아급성기 인후염의 통증이나 여러 불편함들을 감소시켜줄 뿐 아니라 치유과정 또한 촉진시켜준다. 아이들은 종종 드라마틱하게 통증으로부터 벗어남을 경험하곤 한다. 마사지와 수치료는 또한 감염 때문이 아닌 단순하게 목이 따가운 증상에도 유용하게 사용되며 경부 전방 근육의 긴장과 스트레스에도 적용될 수 있다.

인후염을 위한 마사지와 수치료법
(MASSAGE AND HYDROTHERAPY FOR SORE THROATS)

마사지를 실시하기 전에 수치료법 중 한가지를 골라 적용한다.

수치료법

1. 식염수(온수 한 컵에 1/2 티스푼 소금)를 이용하여 하루에 네 번, 5~10분간 가글을 실시한다. 이 방법은 아이들에게 효과적이긴 하지만, 너무 어린 아이들은 가글 도중에 삼켜버릴 수 있다.
2. 인후 주위 습도를 유지하기 위해 충분한 수분을 섭취한다.
3. 대조요법을 실시한다.

단계 1. 아이를 바로 눕게 한다. 수건을 가느다랗게 접은 후, 43도 물에 담근다. 수건을 짜낸 후 3분간 아이의 목 부위에 대준다. 작은 습열 패드를 사용해도 좋다. 수건의 열기가 식으면 다른 천으로 교환하여 2분간 대준다.
단계 2. 수건을 가느다랗게 접어서 매우 차가운 물에 담근다(온도를 가능한 차갑게 유지하기 위해 얼음조각을 넣을 수도 있다). 짜낸 다음 목 주변에 1분간 대준다.
단계 3. 단계 1/2를 2번 반복한다.

인후염을 위한 마사지 절차

자세 : 아이를 바로 눕게 한 다음 머리 뒤에 베개를 고여준다.
단계 1. 기본 이완 절차.
단계 2. 어깨와 목 부위를 부드럽게 쓰다듬기.
단계 3. SCM 표면 유찰법.
단계 4. SCM 포인트 압박(그림 5-5).
단계 5. 기본 이완 절차.

! 만약 인후염이 심하고 2일 이상 지속되거나, 열이나 두통, 발진, 오심, 구토 등의 증세가 동반되는 경우, 즉시 의사에게 진찰을 받아보아야 한다. 이러한 증상들은 포도상구균에 의한 인후염의 특징이며 항생제가 주의 깊게 처방되어야 하는 중대한 세균성 질병이다. 포도상구균에 의한 인후염이 적절하게 치료되지 않고 방치된다면 류마티스 열과 같은 심각한 합병증으로 발전할 수 있다. 이것은 전염력 또한 매우 강하다.

운동 후 근통증(SORENESS AFTER EXERCISE)

강도 높은 운동 후 나타나는 근통증은 대부분 24~36시간 후에 느껴지기 시작한다. 매우 활동적으로 일했던 근육은 근섬유 가닥에 수많은 미세손상을 당하고 그로 인해 붓게 되고 통증은 근섬유의 신경을 통해 뇌로 전달되게 된다.

접근과 목표
(APPROACH AND GOALS)

아이가 심한 운동 후 조그마한 움직임에도 근통증을 겪을 때는 황산 마그네슘 목욕이나 마사지가 근육의 혈류량을 증진시키고 부종과 통증을 감소시키며 근섬유 회복에 도움을 줄 것이다. 근통증이 있는 부위를 마사지할 때는 마사지하는 것이 아이에게 통증을 증가시키지 않도록 하기 위해 주의를 기울여야 한다.

운동 후 근통증을 위한 마사지와 수치료법
(MASSAGE AND HYDROTHERAPY FOR SORENESS AFTER EXERCISE)

마사지를 실시하기 전에 수치료법 중 한가지를 골라 적용한다.

수치료법

1. 얼음 마사지. 얼음컵(p 91 참조)을 이용하여 근통증 부위 주변 4인치 정도를 마사지한다. 너무 압박을 가하지 않는다. 8분간 마사지를 계속한다.
2. 황산 마그네슘 목욕. 성인의 경우, 온수에 한 컵의 황산 마그네슘을 첨가한다. 아이는 성장한 정도에 따라 다르게 적용한다. 예를 들어, 체중이 150파운드 정도인 성인은 1컵을 사용하고 75파운드의 아이는 1/2컵을, 50파운드의 아이는 1/3컵을 사용한다. 수온은 100~105 범위 내에서 아이가 편안한 온도를 적용한다. 적어도 아이가 욕조에 20분 이상 머무르게 한다.

운동 후 근통증을 위한 마사지

유찰법과 엄지 마찰법으로 통증 부위를 10분간 마사지한다. 만약 부위에 압통이 있다면 가볍게 시작해서 아이가 견딜 수 있는 정도까지 압력을 증가시킨다.

위 경련(TENSION STOMACHACHE)

재발성 복통을 경험할 때, 우리는 반복되는 복통의 발현에 대해 특별한 원인을 설명할 수 없는 경우가 있다. 약 10~20%의 아동이 이런 재발적인 문제를 겪고 있다. 성인이나 아동의 가장 흔한 복통의 원인은 스트레스이다. 우리가 살고 있는 환경에 대해 반응하는 것은 자연스러운 일이다. 컨디션이 좋지 않은 날, 혹은 애완동물이 죽거나 친구와 언쟁이 있었다면 이러한 상황들은 우리에게 스트레스를 안겨줄 것이다. 아이들은 성인들이 느끼는 만큼 복잡하고 예민한 감정을 가지지 않을 것이라는 것은 많은 사람들이 잘못 생각하고 있는 부분이다. 아이들 역시 우리가 느끼는 것처럼 화를 내고 불안해하고 우울해지기도 한다.[1]

재발성 복통은 비록 특정 원인이 5~10%의 아동들에게서 발견될 뿐이지만 아이들이 표현하는 신체적 불편함의 가장 흔한 증상 중 하나이다.[2]

몇몇 아이들은 가정적인 요소와 관련 있을 수 있다. 예를 들면, 3년 전 두 가지 연구에서는 아이의 복통이 어머니의 우울증, 어머니의 건강상의 문제, 그리고 부모의 양육 문제와 관련이 있다는 것이 밝혀졌다. 짜증내는 기질이나 쉽게 두려워하는 성격 역시 재발성 복통과 연관있다.[3,4]

소아 위장 클리닉에서 실시된 한 연구에서는 6~16세 아동의 복통에 대해 평가를 했다. 아이들은 모두 3개월 이내에 일상 생활에 지장을 받을 정도로 극심한 복통을 경험했었다. 연구자들은 이 아이들이 다른 보통 아이들보다 감정의 문제에 대해 훨씬 더 염려하고 내면화하는 경향이 있다는 것을 발견했다. 게다가 아이들 중 높은 비율은 가족이나 친구의 죽음을 경험한지 얼마 지나지 않아 재발성 복통이 나타났다. 연구에 참여했던 아이들은 정신적인 스트레스와 복통과의 관계에 대해 이해했을 때 그 통증에 대해 더 잘 대처할 수 있었다.[2]

접근과 목표
(APPROACH AND GOALS)

위경련에는 마사지가 즉각적인 통증 완화를 줄 수 있고 정기적인 마사지 치료는 정신적 스트레스와 연관 있는 만성 통증을 경감시키고 아이에게 이완하는 법을 가르쳐 줄 수 있다. 약 1/3~1/2 정도의 아이는 성인이 되어서도 그런 통증을 경험하기 때문에 스트레스와 관련된 복통을 치료하는데 있어서 마사지 치료는 특히 중요하다. 스트레스를 복부에 잠시 넣어 두는 것과 같은 어떤 방법들을 제공해준다면 그 아이들의 삶의 질을 높여줄 수 있을 것이다.

위경련을 위한 마사지와 수치료법
(MASSAGE AND HYDROTHERAPY FOR TENSION STOMACHACHE)

습열 적용

온수병이나 습열 패드, 온습포 팩을 복부에 10분간 놓아둔다.

위경련을 위한 마사지 절차

단계 1. 기본 이완 절차(p 70 참조).
단계 2. 오일이나 로션을 바른다.
단계 3. 복부 유찰법을 실시한다(그림 3-36).
단계 4. 복부를 이완시킨다. 한쪽 손바닥을 사용하여 늑골 바로 아래 상복부에서부터 시작한다. 검상돌기를 압박하지 않는다. 손바닥의 압력이 복부 전체에 미치더라도 부드럽게 아래쪽으로 이동해 간다. 다른쪽 손으로 반복한다. 손을 교대로 사용하여 느리고 지속적인 리듬을 이어간다. 20분간 실시한다.
단계 5. 복부 유찰법을 실시한다. 20회 반복.
단계 6. 복부 이완법을 실시한다. 20회 반복.
단계 7. 복부 유찰법을 실시한다. 20회 반복.
단계 8. 기본 이완 절차.

! 복통에는 수많은 원인이 존재한다. 만약 아이가 재발적인 복통을 겪고 있다면 주치의를 통해 진단하고 병리에 대해 알아보아야 한다.

족부 피로 (TIRED FEET)

이번 파트에서는 부정렬이나 맞지 않는 신발 혹은 어떤 병적인 상태로 인한 것을 제외한 족부 근피로에 대한 간단한 치료법에 대해 알아 본다. 이것은 대부분 장시간 걷거나 장거리를 달리거나 농구나 축구 같이 많이 뛰어야 하는 운동을 경쟁해서 한 경우 아이들에게 나타난다.

접근과 목표
(APPROACH AND GOALS)

달리기 선수들은 근피로를 풀고 근육을 재생시키기 위해 종종 수치료법을 이용하곤 한다. 불행히도 아직까지 수치료가 족부 근육에 미치는 효과에 대한 연구는 행해지지 않고 있지만, 족부에 정지하는 근육에 대한 하지 근육의 연구는 많이 이루어졌다. 한 연구에서는 냉수욕이 하지 근력을 크게 향상시키는 것으로 밝혀졌다. 피실험자는 54 의 냉수에 30분간 수치료를 실시했다. 각 피실험자들은 30분 동안 11번의 근력 테스트를 실시했고, 치료 후 휴식하는 3시간 동안에도 매 20분마다 측정했다. 이들의 하지 근력은 냉수욕 후 크게 증가했으며 치료 후에도 약 6시간 지속되었다. 연구자들은 이런 근력 증가 현상이 차가운 온도로 인해 말초 혈관의 흐름이 정체되면서 심부 근육에 대한 혈류 공급이 원활해져서 나타났다고 판단했다.[1]

마사지는 족부 통증이나 활기찬 운동 후 피로함을 크게 해소시켜 줄 수 있다. 젊은 운동 선수가 휴식을 취한 후 다시 운동장으로 나갈 때, 마사지는 혈류 순환을 증진시키고 근육 긴장을 완화시킴으로써 근육 재생 효과를 줄 수 있다. Univ. of North Carolina의 연구에서는 격렬한 하지 역기 운동 후 그냥 조용히 앉아서 쉬는 것보다 10분간의 다리 마사지가 근피로를 감소시키는데 더 효과적인 것으로 밝혀졌다.[2] 족부 마사지는 근육을 이완시키고 순환을 증진시키며 특히 족궁과 연관 있는 긴장된 근육을 늘려준다. 하지 근육의 긴장과 피로가 발의 상태와 연관 있기 때문에 다리의 마사지는 족부 근육의 피로 또한 감소시켜준다. 하지 전방이나 후방에 대한 마사지는 족부 절차와 함께 쉽게 행해질 수 있다. 3장에 언급된 하지의 전방/후방 마사지 부분을 참조하라.

족부 피로를 위한 마사지와 수치료법 (MASSAGE AND HYDROTHERAPY FOR TIRED FEET)

대조요법

단계 1. 양동이나 대야 두 개에 물을 채워서 하나는 뜨겁게, 하나는 차갑게(얼음을 넣어서) 만든다.
단계 2. 3분간 아이의 발을 온수에 담그게 한다.
단계 3. 1분간 아이의 양발을 냉수에 담그게 한다.
단계 4. 2/3단계를 반복한다.
단계 5. 2/3단계를 반복한다.
단계 6. 아이의 발을 건조시킨다.

족부 피로를 위한 마사지 절차

자세:

마사지 할 다리 전방에 자리를 잡는다. 오른쪽 발부터 시작한다.
단계 1. 기본 이완 절차(76쪽 참조).
단계 2. 오일이나 로션을 바른다.
단계 3. 족부 마찰법(그림 3-47)을 실시한다. 30초 혹은 그 이상 반복한다.
단계 4. 족부 상부에 엄지 마찰법(그림 3-48)을 실시한다. 적어도 1분 이상 실시한다.
단계 5. 30초간 족부 마찰법을 실시한다.
단계 6. 족궁을 스트레칭 시킨다. 오른손으로 뒤꿈치를 잡고 왼손으로 발가락을 잡는다. 발을 부드럽고 완곡하게 반대로 구부린다. 10초간 유지한다.
단계 7. 주먹으로 족궁을 두드려준다. 오른손으로 헐거운 주먹 형태를 만든다. 왼손으로 발목 부분을 고정한다. 단단한 압력을 사용하여 엄지 발가락에서 뒤꿈치까지 빠르게 아래 위로 문질러 준다. 15초간 실시한다.
단계 8. 발목을 돌려준다(그림 3-13F). 왼손으로 발목을 고정한다. 뒤꿈치를 축으로 해서 오른손으로 크게 원을 그리면서 발목을 돌려준다. 아이에게 힘을 빼고 본인이 원을 그리는 동작을 하지 말라고 얘기한다. 10번 정도 원을 그린 후 반대 방향으로 다시 10번 정도 반복한다.
단계 9. 15초간 주먹으로 발바닥을 두드려준다.
단계 10. 30초간 족부 마찰법을 실시한다.
단계 11. 발가락을 하나씩 스트레칭 시키고 두드려준다(그림 3-49).
단계 12. 30초 혹은 그 이상 족부 마찰법을 실시한다.
단계 13. 기본 이완 절차.
단계 14. 왼쪽 발에도 반대편 손으로 똑같이 반복한다.

사경 (TORTICOLLIS)

사경이란 비틀어진 목을 의미한다. 이런 상태에서는 아이의 목이 한쪽으로 과도하게 측굴 되고 머리는 반대편으로 회전된다(그림 5-12). 사경의 가장 흔한 원인은 SCM 근섬유의 단축이고 이는 임신 말기에 자궁 내에서 한쪽으로 머리가 꺾여 있었거나 출생 시 외상, 머리를 기울여서 보게 하는 시각적인 문제들, 인두염이나 봉와직염 같은 경부 조직의 염증 상태, 그리고 매우 드물게는 후두나 경부 골조직의 이상 형태와 같은 수많은 관련 인자들로 인해 발생할 수 있다.[1]

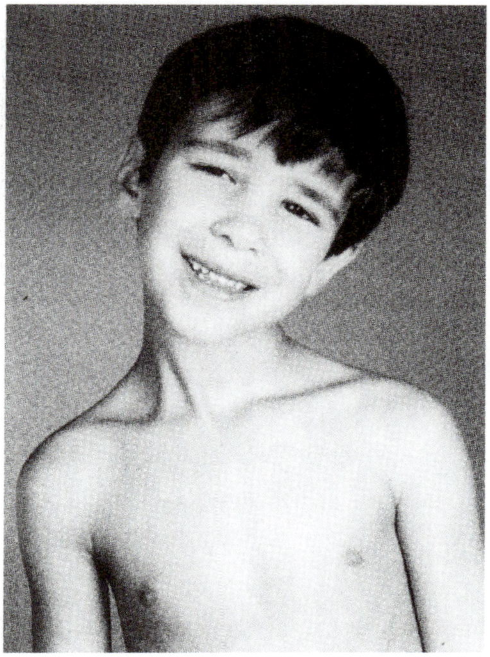

그림 5-12 ■ 사경이 있는 아동. 출처: Morrissy R: Lovell and Winter' s Pediatric Orthopadics. Vol. 2. Baltimore, MD: Lippincott Williams & Wilkins, 2001, p 810.

두 가지 측면에서 볼 때, 사경이 어린 시기에 치료되어야 하는 것은 매우 중요하다. 첫번째는, 아이의 정상 발달을 저해하는 것인데, 사경으로 인해 아이는 기기나 걷기와 같은 새로운 형태의 학습 속도에 영향을 받을 수 있다. 두 번째는, 아이가 느끼는 불편함과 근육의 발통점과 관련된 연관통인데 적절하게 치료되지 않을 경우 성인이 되어서도 지속적으로 아이를 힘들게 할 수 있다. 사각근이나 승모근, 견갑거근, 후경부 근육과 같은 다른 경부 근육의 발통점도 활성화 될 수 있다.[2] 치료되지 않은 사경이 있는 성인의 경우 경추의 움직임이 매우 제한될 수 있다.

아이가 사경을 가지고 태어난다면 단축된 SCM에 대한 신장 치료가 가정에서 부모에 의해 이루어질 수 있다. 치료는 근육을 늘려주기 위해 부드럽지만 완곡하게 목을 굴곡하고 회전시키는 것이다. 매일 3~4회씩 부모나 치료사는 한번에 10~20회 정도 반복하여 매번 최대 범위까지 가서 일시적으로 유지한다. 한쪽 측면으로 구른다든지 여러 다양한 자세에서 중심선 활동을 하는 것과 같이 근육을 스트레칭시키는 운동과 연관된 물리치료도 수반될 수 있다. 부모들은 아이가 머리와 목을 중심선에 위치하는 것을 이끌어내도록 교육받고 어떤 흥미로운 물건을 시야에 둠으로써 SCM을 스트레칭 시키도록 아기 침대의 방향을 바꾸어 줄 수도 있다.[3] 이런 스트레칭이 효과가 없을 경우, 사경이 있는 아이는 근육을 강제적으로 늘려주기 위해 수술을 받아야 하고, 수술 후 물리치료와 보조기 착용이 필요할 수 있다. 이러한 과정은 보통 1~4세 사이에 행해진다.[4,5]

접근과 목표 (APPROACH AND GOALS)

근 경축이나 발통점과 연관 있는 사경은 마사지로 치료될 수 있고 유아를 포함해서 아이가 사경을 위해 받는 치료에 훌륭한 부가적 수단이 될 수 있다. SCM의 근길이 변화는 주위 다른 근육의 영향 또한 받기 때문에 목과 어깨 전체에 대한 전반적인 마사지가 제공되어야 할 것이다.

사경을 위한 마사지 절차

단계 1. 이 장에서 기술된 목과 어깨 긴장에 대한 치료법을 사용한다.

단계 2. SCM 표면 유찰법을 실시한다(139쪽, SCM 마사지 3단계 참조).

단계 3. SCM 포인트를 압박한다.

단계 4. 목과 어깨에 유찰법을 실시하고 10회 반복한다.

단계 5. 기본 이완 절차.

단계 6. 주치의의 처방대로 SCM을 스트레칭 시킨다. 어린 아이에게 한번에 이 치료를 적용하는 것은 어렵기 때문에 부모를 교육하여 매일 마사지와 스트레칭 절차의 전부나 일부분을 아이에게 적용하도록 하며, 주마다 한번씩 마사지 치료를 받으러 오게끔 한다.

! 사경의 원인이 SCM의 단축 외에도 많이 존재하기 때문에 아이의 사경 치료에 대해서 주치의에게 상담하도록 한다.

복습을 위한 질문

1. 세 가지의 불쾌감을 선택하고 그 원인을 설명하라. 각 불쾌감의 치료법에 대해 학습하고 마사지와 수치료를 이용하여 자세한 치료방법을 설명하라.

2. 다섯 가지 상이한 두통 유형의 원인과 증상을 설명하라. 마사지와 수치료의 차별화된 치료법을 어떤 것인가?

3. 목과 어깨 긴장의 공통적인 원인들을 논의해 보자. 목과 어깨 긴장을 위한 치료로서 마사지를 적용하거나 그 원인들을 제거할 수 있는 방법들을 설명하라.

4. 이 장에서 논의된 세가지 불쾌감에 스트레스가 가장 큰 기여 요소이고 왜 그런지 설명하라. 스트레스가 있을 때 세 가지 불쾌감의 상태에 아무런 효과가 없는데 왜 그런지 설명하라.

5. 5장에서 논의된 세 가지 불쾌감의 신체적 · 감정적인 면을 치료하기 위해 아동이 일생동안 배울 수 있는 마사지와 수치료 기법을 논의하고 마사지와 수치료는 약물복용을 시도하기 전에 단순하고 전반적인 기술을 적용하라.

참고문헌

서론

1. Sanell L: *Fundamentals of Pediatric Orthopedics*. Philadelphia, PA: Lippincott, Raven, 1998, p 68
2. Mikkelson M, et al: Psychiatric symptoms in preadolescents with musculoskeletal pain and fibromyalgia. *Pediatrics*, 100:116, 1997

변비

1. Sinclair M, Weller A: Don't let the well run dry: The importance of water to the child's health. *Exceptional Parent Magazine*, May:4, 2001

우울증

1. Depression in Children and Adolescents. National Institute of Mental Health. Available at: http://www.nimh.nih.gov/publicat/depchildresfact.cfm. Accessed January 2003.
2. Fassler D: *Help Me, I'm Sad—Recognizing, Treating, and Preventing Childhood and Adolescent Depression*. New York: Viking, 1994, p 23, 44-49
3. Goodman E, Capitman J: Depressive symptoms and cigarette smoking among teens. *Pediatrics*, 106:748-755, 2000
4. Dumont L: *Surviving Adolescence*, p 6
5. Guthrie E: *The Trouble With Perfect: How Parents Can Avoid the Overachievement Trap and Still Raise Successful Children*. New York: Broadway Books, 2002, p 93
6. Olness K, Kohen D: *Hypnosis and Hypnotherapy With*

Children. New York, NY: Guilford, 1996, p. 256
7. Platania A, et al: Relaxation therapy reduces anxiety in child/adolescent psychiatry patients. *Acta Paedopsychiatrica*, 55:115-120, 1992
8. Field T, et al: Massage therapy reduces anxiety in child adolescent psychiatric patients. *Journal of the American Academy of Adolescent Psychiatry*, 131:125-131, 1992
9. Field T, et al: Alleviating posttraumatic stress in children following Hurricane Andrew. *Journal of Applied Developmental Psychology*, 17:37-50, 1996
10. Field T, et al: Massage and relaxation therapies' effects on depressed adolescent mothers. *Adolescence*, 31:903-911, 1996
11. Zibart R: Acupressure study may pinpoint kids' needs. *Sage Magazine*, September:11, 2000
12. Pauly M: A child's second chance. *Natural Health*, May-June, 1998, p 70
13. Upledger J, Vredevoogd J: *Craniospinal Therapy.* Seattle, WA: Eastland Press, 19083, p 120

이통

1. Schmidt M: *Childhood Ear Infections: What Every Parent Should Know About Prevention, Home Care, and Alternative Treatment*. Berkeley, CA: North Atlantic Books, 1996, p 11, 151
2. Thrash A: *Home Remedies—Massage, Hydrotherapy, Charcoal and Other Simple Treatments.* Seale, AL: Thrash Publications, 1981, p 110
3. Austin P, Thrash A: *More Natural Remedies*. Sunfield, MI: Family Health Publications, 1985, p 83

눈의 안정 피로

1. Eliot L: *What's Going On in There? How the Brain and the Mind Develop in the First Five Years of Life*. New York, NY: Bantam Books, 2001, p 212
2. Berne S: *Creating Your Personal Vision—A Mind-Body Guide for Better Eyesight*. Santa Fe, NM: Color Stone Press, 1994, p 42, 58, 137
3. Goodrich J: *Help Your Child to Perfect Eyesight Without Glasses*. Berkeley, CA: Celestial Arts, 1999, p 33, 158, 176
4. Neinstein L: *Adolescent Health Care: A Practical Guide*. Ed. 3. Baltimore, MD: Lippincott Williams & Wilkins, 1996, p 129
5. Kavener R: *Your Child's Vision: A Parent's Guide to Seeing, Growing, and Developing*. New York, NY: Simon and Schuster, 1985, p 102, 188, 202
6. Dobson J: *Baby Beautiful—The Handbook of Baby Head Shaping*. Carson City, NV: Heirs Press, 1994, p 137
7. Upledger J, Vredevoogd J: *Craniosacral Therapy*. Seattle, WA: Eastland Press, 1983, p 210, 269
8. Williams D, Singh M: Hypnosis as a facilitating therapeutic adjunct in child psychiatry. *Journal of the American Academy of Child Psychiatry*. 15:332, 1976
9. Rada R, et al: Visual Conversion Reaction in Children. I. Diagnosis. *Psychosomatics*, 10:23-28, 1969. II. (Follow-up) *Psychosomatics*, 14:271-276, 1973
10. Lieberman J: *Take Off Your Glasses and See*. New York, NY: Three Rivers Press, 1995, p 61
11. Lieberman J: *Light, Medicine of the Future*. Santa Fe, NM: Bear and Co, 1991, p 81-83, 145
12. Grossman M: *Greater Vision*. Los Angeles, CA: Keats Publishing, 2001
13. Hanson P: *The Joy of Stress*. Kansas City, MO: Andrews, McNeel and Parker, 1986, p 65
14. Moses A: Heavy Computer Use May Strain Eyes. *Reuters Health Newsletter*, March 18, 2002
15. Feldenkrais M: *The Master Moves*. Cupertino, CA: Meta Publications, 1984, p 93
16. Simons D, Travell J: *Myofascial Pain and Dysfunction: The Triggerpoint Manual*. Vol. 1, ed. 2. Baltimore, MD: Lippincott Williams & Wilkins, 1999, p 316, 421, 456, 476
17. Gallup C, Schneider M: That person in the wheelchair needs your touch. *Massage Magazine*, 64:36, 1996
18. Burg F, et al: *Gellis and Kagan's Current Pediatric Therapy*. Philadelphia, PA: W.B. Saunders, 1999, p 945.
19. Schneider M, Grossman M: National Association of Vision Improvement Instructors Conference, Forest Grove, OR, October 2001
20. Rodin F: Heat and cold in the therapy of the eyes. *Archives of Ophthalmology*, 32:296-300, 1944

성장통

1. Sanell L: *Fundamentals of Pediatric Orthopedics*. Philadelphia, PA: Lippincott, Raven, 1998, p 117
2. Baxter M, Dulberg C: Growing pains in childhood—A proposal for treatment. *Journal of Pediatric Orthopedics*, Philadelphia, PA: 8:402, 1988
3. Bates T, Grunwaldt E: Myofascial pain in childhood. *Journal of Pediatrics*, 53:198-209, 1958

두통의 서론

1. Pantell R: *Taking Care of Your Child: A Parent's Guide to Medical Care*. Reading, MA: Perseus, 2002, p 304
2. Stafstrom C, et al: The usefulness of children's drawings in the diagnosis of headache. *Pediatrics*, 109:460, 2002

탈수 두통

1. Sinclair M, Weller A: Don't let the well run dry: The importance of water to the child's health. *Exceptional Parent Magazine*, May 2001, p 66
2. Vellas B, Albarede J, Garry P: *Hydration in Aging*. New York, NY: Springer Publishing, 1998, p 50

편두통

1. Stafstrom C, et al: The usefulness of children's drawings in the diagnosis of headache. *Pediatrics*, 109:460-461, 2002
2. Richter I, et al: Cognitive and relaxation treatment of pediatric migraine. *Pain*, 25:195-203, 1986
3. Diamond S: *Conquering your Migraine—the Essential Guide for Understanding and Treating Migraines for All Sufferers and Their Families*. New York, NY: Fireside, 2001, p 55-56, 138
4. Lynch J: *The Language of the Heart: The Body's Response to Human Dialogue*. New York, NY: Basic Books, 1986, p

214-220
5. Upledger J, Vredevoogd J: *Craniospinal Therapy*. Seattle, WA: Eastland Press, 1983, p 110.
6. Cheek D: Maladjustment patterns apparently related to imprinting at birth. *American Journal of Clinical Hypnosis*, 18:390, 1975
7. Simons D, Travell JG: *Myofascial Pain and Dysfunction: The Triggerpoint Manual*. Vol. 1, ed. 2. Baltimore, MD: Lippincott Williams & Wilkins, 1999, p 117
8. Bates T, Grundwalt E: Myofascial pain in childhood. *Journal of Pediatrics*, 22, 1952
9. Olness K, Kohen D: *Hypnosis and Hypnotherapy in Children*. New York, NY: Guilford Press, 1996, p 243-245
10. Milne H: *The Heart of Listening*. Berkley, CA: North Atlantic Books, 1995, p 393
11. Hernandez-Rief M, et al: Migraine headaches are reduced by massage therapy. *International Journal of Neuroscience*, 96:1-11, 1998

근경축 두통

1. Pantell R: *Taking Care of Your Child: A Parent's Guide to Medical Care*. Reading, MA: Perseus, 2002, p 304
2. Simons D, Travell JG: *Myofascial Pain and Dysfunction: The Triggerpoint Manual*. Vol. 1, ed. 2. Baltimore, MD: Lippincott Williams & Wilkins, 1999, p 184

하지 경련

1. Simons D, Travell JG: *Myofascial Pain and Dysfunction: The Triggerpoint Manual*. Vol. 1, ed. 2. Baltimore, MD: Lippincott Williams & Wilkins, 1999, p 407

요통

1. Mierau DR, Cassidy JD: Sacroiliac joint dysfunction and low back pain in school aged children. *Journal of Manipulative and Physiological Therapeutics*, 7:81-84, 1984
2. Pantell R: *Taking Care of Your Child: A Parents Guide to Medical Care*. Reading, MA: Perseus, 2002, p 96
3. Tortii MO, et al: Low-back pain and disc degeneration in children: A case-control MR imaging study. Department of Diagnostic Radiology, University of Turku, Finland. *Radiology*, 180:503-507, 1991
4. Kintalo ER: Development of degenerative changes in the lumbar intervertebral disc: Results of a prospective MR imaging study in adolescents with and without low-back pain. Department of Diagnostic Radiology, University of Turku, Finland. *Radiology*, 196:529-533, 1995
5. Sarno J: *Healing Back Pain—The Mind-Body Connection*. New York, NY: Warner Books, 1991
6. Williams D, Singh M: Hypnosis as a therapeutic adjunct. In: Noshpitz JD, ed. *Basic Handbook of Child Psychiatry*. Vol. 3. New York, NY: Basic Books, 1979

생리통

1. Hernandez-Reif M, et al: Premenstrual syndrome symptoms are relieved by massage therapy. *Journal of Psychosomatic Obstetrics and Gynecology*, 21:9-15, 2000

근 약화

1. Thrash A: *Home Remedies—Massage, Hydrotherapy, Charcoal and Other Simple Treatments*. Seale, AL: Thrash Publications, 1981, p 32
2. Schneider M, Gallup C: That person in the wheelchair needs your touch. *Massage Magazine*, November/December:28, 1996
3. Campion M: *Hydrotherapy in Pediatrics*. Rockville, MD: Aspen Systems, 1985, p 200

경견부 긴장

1. Simons D, Travell JG: *Myofascial Pain and Dysfunction: The Triggerpoint Manual*. Vol. 1, ed. 2. Baltimore, MD: Lippincott Williams & Wilkins, 1999, p 179, 186, 315, 383, 436, 453, 494
2. Fields H: *Contemporary Orthodontics*. St. Louis, MO: Mosby, 2000, p 10

인후염

1. Pantell R: *Taking Care of Your Child: A Parent's Guide to Medical Care*. Reading, MA: Perseus, 2002, p 204

위 경련

1. Pantell R: *Taking Care of Your Child: A Parent's Guide to Medical Care*. Reading, MA: Perseus, 2002, p 356
2. Wasserman P, et al: Psychogenic basis for abdominal pain in children and adolescents. *Journal of the American Academy of Child and Adolescent Psychiatry*, 27:179, 183, 1988
3. Stevenson J, et al: Research note: Recurrent headaches and stomachaches in preschool children. *Journal of Child Psychology and Psychiatry*, 29, 1988, p 897-900
4. Zuckerman S, et al: Stomachaches and headaches in a community sample of preschool children. *Pediatrics*, 79:677-682, 1987

족부 피로

1. *Physical Therapy Review*, 39:598-599, 1959
2. The recuperative effects of sports massage as compared to passive rest. *Massage Therapy Journal*, 29:57-66, 1990

사경

1. Sanell L: *Fundamentals of Pediatric Orthopedics*. Philadelphia, PA: Lippincott, Raven, 1998, p 22
2. Simons D, Travell JG: *Myofascial Pain and Dysfunction: The Triggerpoint Manual*. Vol. 1, ed. 2. Baltimore, MD: Lippincott Williams & Wilkins, 1999, p 311
3. Long T, Toscano K: *Handbook of Pediatric Physical Therapy*. Baltimore, MD: Lippincott Williams & Wilkins,

2002, p 49
4. Burg F, et al: *Gellis and Kagan's Current Pediatric Therapy.* Philadelphia, PA: W.B. Saunders, 1999, p 945
5. Morrissy R: *Lovell and Winter's Pediatric Orthopaedics.* Vol. 2. Baltimore, MD: Lippincott Williams & Wilkins 2001, p 805

6 장애아동을 위한 마사지와 수중치료

나는 나를 만지는 또 다른 어떤 전문적인 치료에 싫증을 느꼈다. 나는 어린 시절부터 군의관, 치료사, 간호사들이 치료라는 미명아래 나를 괴롭혀 왔다. 넓은 의미에서 보면 그들 전문가들은 압박을 하고 통증을 일으켰다. 나를 괴롭혔다는 것을 나를 아프게 했다는 것이나 다른 말로는 상처를 냈다는 것을 의미한다. 나는 병원이나 진료실에서 나를 치료한 사람들이 냉담한 손으로 치료했던 것을 기억한다. 그들은 항상 어머니의 손길과 같은 따듯함이나 편안함이 부족하였다. 그들의 손길은 치료라기보다는 고통이었다. 내 목의 통증과 만성 다리의 경련이 있다는 소리를 듣고 나의 친구는 마사지를 받아볼 것을 권하였다. 마사지 치료사가 우리 집을 방문하였을 때 난 두려움이 느껴졌다. 난 마음을 굳게 먹고 치료사의 손길을 맞이하였다. 그 치료사는 자신의 손을 나의 등에 섬세하게 올려놓았을 때, 나의 눈에는 눈물로 가득했다. 치료사의 손길은 부드럽고, 고요하였으며 매우 섬세하였다. 각각의 움직임은 아주 좋았다. 나의 몸은 정신적인 균형과 경외로운 느낌 같은 것을 느낄 수가 없었다. 나의 몸은 더 이상 혼자이거나 버려진 몸이 아니었다. 그러한 것은 영양과 재생을 해주는 훈련이라는 것을 알았다. 그리고 그것이 손을 이용한 치료 예술이라는 것을 발견하였다.[1]

– Steve Mikita, Assistant Attorney General,
State of Utah, who has muscular dystrophy

요점 정리

이장을 마치면 다음을 할 수 있다.

1. 장애 아동을 위한 마사지의 일반적인 효과에 관하여 설명할 수 있어야 한다.
2. 선천적 장애와 후천적 장애를 구별할 수 있어야 한다.
3. 장애아동과 직면하는 일반적인 문제를 묘사할 수 있어야 한다.
4. 이장에서 논의 되었던 각 장애의 기원과 배경을 토론하시오.
5. 각 장애를 가지고 있는 어린이들에게 필요한 마사지의 특별한 효과가 어떤 것인지를 설명한다.
6. 수중치료가 적절한 시기를 설명한다.
7. 다양한 장애를 위한 서로 다른 신체 시스템에 대한 마사지의 효과를 설명한다.

미국 내에서 전체 아동의 9~15%가 여러가지 장애를 가지고 있다.[2] 장애에 관한 정의를 미리 내리는 것이 도움이 될 지도 모른다. 장애는 개개인의 주된 삶의 활동에 있어서 하나 혹은 그 이상을 대치하는 육체적, 정신적인 손상으로 정의한다. 이러한 정의에 의하면 정형 외과적, 언어, 시각, 청각장애와 정신지체, 뇌성마비, 근 위축, 학습장애, 척수손상과 같은 외상으로 인한 손상 그리고 HIV/AIDS와 같은 만성통증은 모두 장애이다. 장애는 선천적인 것과 후천적(관심 포인트 상자 6-1. 흥미로운 관점 참조)인 것으로 표현할 수 있다. 장애의 숫자는 그들의 비슷한 컨디션 때문만이 아니라, 아동의 개개인의 비슷한 제한이나 변화가 나타나는 것 때문에 이장에서는 함께 언급한다. 최소한의 제한을 가지고 있는 기능은 많은 장애를 가진 아동들이 특별한 요구의 보조가 요구된다. 예를 들면, 주의결손장애를 가진 아동은 학원에서 과외의 도움이 필요하고, 만성 통증의 결과로 보행에 장애를 가

관심 포인트 상자 6-1
선천적 장애와 후천적 장애

선천적 장애는 신체의 결손, 기형 그리고 기능이상이나 출생 시 가지고 있는 정상적인 어떤 것들의 부재를 말한다. 전체의 약 5% 정도의 아동이 선천적 장애를 가지고 있으며, 이들 중의 1/2 정도가 구개순열과 같은 선천적 기형을 가지고 있다.[1] 뇌기능에 있어서의 미묘한 변화와 경미한 발달 지연은 유아기 때 파악할 수 있거나 아동이 취학할 때 이러한 문제들의 근거가 나타나게 된다. 임신 중에 선천적 결손은 방사선과 같은 환경적 요소, 영양부족, 처방약품, 풍진과 같은 감염, 모계물질 과용, 당뇨와 같은 만성통증이나 어머니의 솔벤트나 살출제와 같은 독성물질의 노출 그리고 납과 수은과 같은 중금속의 노출로 나타난다.[2,3] 선전적 결손은 유전적 요소도 영향을 미친다. 선전적 결손아동의 1/2이상에서는 원인이 알려져 있지 않다.

후천적 결손은 출생 시에는 나타나지 않지만 나중에 손상이 원인이 되거나 전염성 약품의 노출 절단, 화상, 머리손상으로 인한 뇌손상, 유아 류마티스와 소아마비 등에 의해 발생한다. 어떤 장애는 유전적인 원인과 환경적인 것 모두가 원인이 되기도 한다. 결손장애의 특징은 많은 경우에 있어서 유전적이지만 납중독이나 외상성 뇌손상에 의해 발생하기도 한다. 우울은 유전적인 경향을 보이지만 스트레스의 양은 어린 시절 만성적으로 우울하게 되거나 그렇지 않더라도 영향을 미치는 동안에 경험하게 된다.

참고문헌

1. Bashaw M: Children with Disabilities. Baltimore, MD: Paul Brooks Pub., 1997, p11
2. Bashaw M: Children with Disabilities. Baltimore, MD: Paul Brooks Pub., 1997
3. Steingraber S: Having Faith: An Ecologist's Journey to Motherhood. Cambridge, MA: Perseus Publishing, 2001

진 아동은 엘리베이터와 통증약물의 도움이 필요하며, 다운증후군을 가진 아동은 시각적인 것과 듣는 것에 대한 도움이 필요할 것이다. 마사지는 이러한 보조의 본질적인 형태를 되돌릴 수는 없다. 아동들이 관절가동범위의 증가나 자극의 수준을 높이는 것에 도움을 주는 동안에, 비록 마사지가 마사지의 기능으로서 적절한 물리치료적인 요구에 도움을 줄 수 있지만 동시에 장애아동들을 가르치고 편안 하게 할 수 있도록 도움을 준다. 마사지는 아동의 삶의 질을 높여주는 중요하고도 독특한 차이점을 만들어 줄 수 있다.

장애아동의 일반적인 문제들 (COMMON PROBLEMS FOR CHILDREN WITH DISABILITIES)

토론되었던 많은 문제들은 장애를 가진 모든 아동들에게 일반적인 것이다. 그러나 이장에서 다루어지는 장애들은 모든 문제들이 모든 어린이들에게 적용될 수 있는 것은 아닌 각각 조금 다르다. 각 문제들을 위한 마사지 적용의 토론 요약이 정리되어 있다.

아래자극
(UNDERSTIMULATION)

아래자극(under-stimulation)은 많은 장애에 있어서 일반적이다. 예를 들어, 만일 아동들의 듣기 결손은 일생에 있어서 초기에 알 수 있고 듣기의 목적, 언어치료, 표시언어 훈련, 그리고 특수한 교육서비스를 통하여 적절하게 치료하고 그 아동들은 정상적으로 발달할 수 있게 된다. 만일 아동들이 그들이 필요로 하는 치료를 받지 않는다면 아동들은 발달이 늦어질 뿐만 아니라 사회적인 상호작용도 늦어지게 된다. 마사지는 감각자극의 또 다른 형태로 주어지는 아동이나 아동들에게 더욱 강한 신체인지를 높일 수 있도록 도움을 받도록 하거나, 들을 수 없는 아동들이 신체와의 연계를 더욱 강화하는데 도움을 준다. 시청각에 장애가 있는 17명의 아동을 대상으로 한 예비 프로그램에서 이들이 마사지를 받고 난 후 3개월 후 언어능력이 69%가 좋아졌다고 New York Education Department에서 발표하였다(Guyer E, personal communication, January 1990).

시각적 자극 부족은 어린 아동의 발달에 영향을 미친다. 예를 들어, 시각에 심한 장애를 가진 아동들은 잡거나 기는 동작 혹은 걷는 동작 등의 시각적 자극이 없기 때문에 신체적인 발달도 더디게 된다. 그 아동들은 완전한 아동들의 시각으로서 같은 정도의 발전에 도달하는 추가적인 자극(특히 터치와 소리)을 필요로 한다.[1] 시각 장애를 가진 아동들을 위한 여러 연구에서 촉각적인 자극은 시각

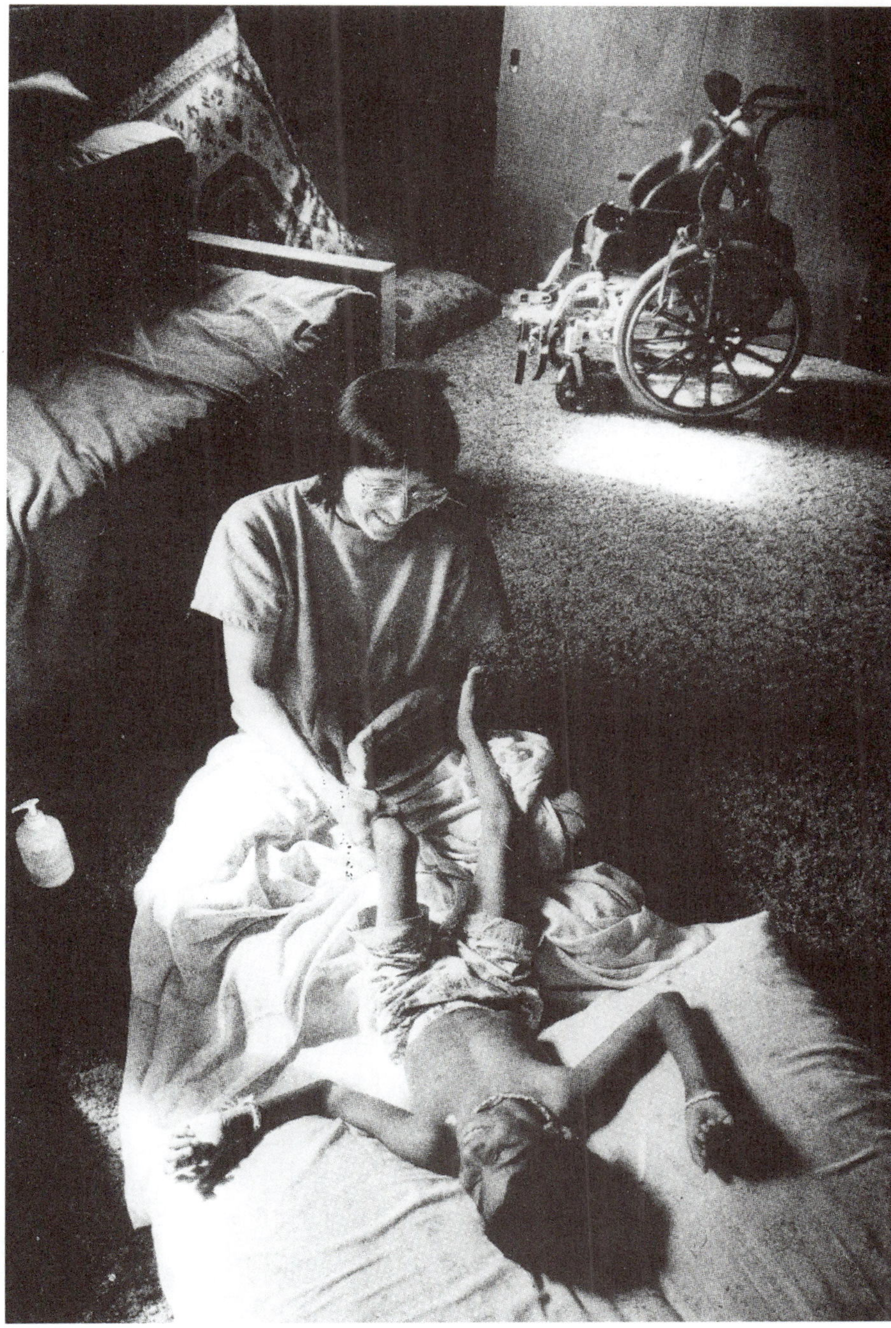

그림 6-1 ■ 뇌성마비아동의 마사지. Wind J: Massage Therapist Soothes Disabled. *Corvallis Gazette-Times*, Corvallis, OR, July 9, 1991.에 의해 발췌 재인용 허가.

적(부분적인 시각결손의 경우)으로나 촉각적으로 경험하는 것을 도와준다(Guyer E, personal communication, January 1990).

근육약화, 만성통증, 뇌성마비나 부전마비와 같은 운동성 제약과 관련한 문제를 지닌 아동들은 피부, 신경, 관절, 근육과 고유수용기의 자극이 줄어들게 되며, 그 결과 신체의 인식기능이 떨어지게 된다. 운동성의 결여는 일반적으로 순환의 문제 특히 하지에서 많이 나타난다. 운동을 하지 않게 되면 어떤 근육은 위축이 나타나게 되고, 또 다른 어떤 근육에서는 과도한 운동으로 보상하게 된다. 관절의 정상범위에서 움직이지 않으면, **구축**(contractures) 생기게 된다. 뼈는 오랫동안 체중부하를 하지 않으면 칼슘이 빠져나가게 되며, 더욱이 변비는 복부근육들의 저긴장을 가져오게 된다. 이러한 아동들은 더욱 딱딱하게 되고 자유로운 움직임을 하는데 더욱 제한적이 된다. 마사지는 아동들의 제한된 움직임이 있는 조직에 그들이 필요로 하는 외부적인 자극을 줄 수 있다. 마사지를 행하는 동안 아동들은 할 수는 있지만 잊고 있었던 위치능력을 회복할 수 있고, 스트레칭이나 조직을 자극하는 것은 오랫동안 변화가 없게 된다. 근육, 관절, 혈관, 신경 그리고 그 외의 조직들은 외부적인 정보와 많은 활동성을 제공받게 된다.

결국, 많은 사람들이 아동들이 터치에 대한 두려움과 장애를 이해하지 못하기 때문에 많은 어린아동들이 촉각 자극이 줄어들게 된다. 제한된 움직임을 지닌 아동들은 터치 감각의 다른 형태를 접할 기회가 적어지게 되고 그래서 그 아동들은 평균적인 정상아동들보다 더 많은 촉각 자극이 필요하게 된다.

사회적 격리
(SOCIAL ISOLATION)

몇몇 사람들은 청각 장애가 있는 아동들이 듣기에 장애가 있고 사람들은 이 아동들을 정신적으로도 느리다고 하는 것을 인식하지 못한다. 청각에 문제가 있는 아동들은 관련된 다른 것들을 익히는데도 느리고, 사회적 환경이나 학교에서도 어려움을 겪으며, 외로움을 느낀다. 청각 장애는 외롭고 오랜시간 동안 괴롭히는 장애이다.[2] 시각 장애를 가진 아기들이나 홀로된 아기들은 방송을 끊고 사람들을 무시하고 그들 주변에 소리를 낸다. 만일 아동들이 놀이를 하거나 다른 아동들과의 관계에서 어려움을 겪는다면, 아동들의 사회적 발달이 지연될 것이다. 종종 병원에서 입원한 기간 후, 시각장애 아동들은 불행하게 보인다. 만일 아동들이 이렇게 고립된 상황에 처하도록 방치된다면, 발달에 영향을 미칠 것이고 아동은 그 수준에 머물러 있게 될 것이다.[3] 만성 신체적 장애를 지닌 아동들은 비슷한 문제를 가지고 있을 것이다. 사회적 고립과 동료와 어울리기가 어려울 것이다.[4]

"아이가 앞을 못 보나요?(Can' t the Child see?) : 시각장애를 가진 어린 아동의 부모와 전문가를 위한 지침서"의 저자에 따르면 부모들은 그들의 시각장애 자녀들에게 잡아주고, 안아주고, 토닥여주고, 흔들어 주는 등 일반적인 활동 등의 사랑을 보여 줄 수 있다. "아이의 이름은 아이들에게 말을 배울 때 아이에 이름이 많이 불려져야 된다. 부모는 아이들을 똑바로 세우고 아이들이 호흡을 느낄 수 있도록 볼에 대고 이야기를 해야 한다. 부모는 너무 많은 사랑을 아이게 주는 게 아닌가 하는 걱정은 하지 않아야 한다. 아이들이 깨어 있을 때는 언제나 부모는 아이들이 자신들이 가족의 구성원임을 알도록 토닥여주고, 안아주고, 뽀뽀해주는 등의 가벼운 터치에 관하여 알려주고 매일 매일의 가족의 일상적인 것들에 관하여 알려주어야 한다. 아이들이 병원에서 입원을 한 후에 부모는 아이들을 안아주는 것이 절대적으로 필요하다.[3]

마사지는 사회적인 접촉과 장애를 가진 아동들에게 개인적 특성을 부여하는데 긍정적이고도 좋은 방법이다. 마사지 치료사이자 교육자인 Meir Schneider는 백내장을 가지고 태어났고 심각한 시각적 문제를 안고 태어났다. 어렸을 때 그의 할머니는 그에게 자주 마사지를 해주셨고 그는 마사지가 자신에게 강한 자신감과 자신의 존재감을 주었다고 기억한다(Schneider M, personal communication, May 1989).

사회적 구분
(SOCIAL DISCRIMINATION)

> 휠체어를 타고 있는 사람에 대한 다른 사람의 태도는 그 사람을 불쾌하게 느끼고, 사람을 혼란스럽게 느끼는 것 같다. 금요일의 쇼핑은 악몽이 될 수 있다. 사람들이 서서 나를 유심히 쳐다보거나 혹은 그들이 나에게 우스운 표정을 보내준다. 사람들은 절대 네게 말을 걸지 않을 것이고, 그 사람들은 너를 밀어주는 사람에게 말을 걸 것이다. 사람들은 당신이 걷지 못하기 때문에 말도 못할 것이라고 생각한다. 나는 왜 사람들이 그렇게 생각하는지 모르지만 그들의 생각이 나를 짜증나게 한다. 나는 어느 누구라도 정상적으로 대해주길 바란다. 이러한 나의 욕심 중의 하나는 내가 그를 다른 사람들이 나를 쳐다보지 않도록 하면서 길거리의 끝에서 다른 곳으로 갈 수 있도록 하는 것이다.[5]
>
> – Heather Jones, age 13

많은 장애아동들이 지속적으로 불편함에 직면하고 그들의 장애를 무서워하는 사람들과 함께 지내게 된다. 장애 아동의 더욱 참담한 현실은 많은 사람들은 장애아동들이 너무 장애에 상처를 입고, 추하고, 심지어 사망에 이른다고 생각하는 것이다. 아동들은 이러한 놀람과 위협을 안다. 또한, 장애를 가지지 않은 많은 사람들은 적절한 행동이 무엇인지를 잘 모른다. 장애를 가진 사람들에 대한 관심과 호감에 대한 강한 사회적 규범이 있다. 그러나 장애인이 모든 사람들처럼 겸손해야하는 사회적 규범도 있다. 심지어 무심코 라도 장애아동은 종종 그들이 불편하게 느낄 정도로 다른 대우를 받는다. 위에서 언급한 것처럼, 휠체어에 탄 장애아동들은 비장애인이 보여주는 불쾌함, 어색함, 긴장 등에 영향을 받는다. 스텐포드 대학의 연구에 따르면 만일 장애아동이 비장애인을 만날 때 자신의 장애를 인지한다면 비장애인은 좀 더 편안하고 당황스럽지 않게 느낄 것이라고 하였다. 휠체어에 탄 장애아동이 만일 대화의 서두에 휠체어라는 단어를 사용한다면 비장애인은 당황하거나 불편한 감이 조금 줄어들 것이고 좀 더 정상적인아동으로서 대하게 될 것이다.[6] 불행하게도 이러한 상황에서 장애아동은 이러한 당혹감을 대처하기를 어려워한다.

긍정적인 신체이미지의 결함
(LOSS OF A POSITIVE BODY IMAGE)

많은 질병과 장애의 또 다른 해로움은 건강과 신체이미지의 결손이다. 넓은 붕대나 통증성 혹은 침습성 의학적 과정이나, 억제나 깁스 등은 아동이 세밀한 신체영역을 사용하는 촉각, 운동감각 그리고 시각적 인지기능을 떨어뜨릴 수 있다. 만일 간호 중재가 없이 적절한 인지적 피드백을 장애아동에게 제공해 준다면 아동들은 그들의 신체 전반적이고 많은 감각을 잃게 될 수 있다.[7] 간호사인 Evy Mcdonald는 소아마비로 자신의 허약하고 약한 다리 때문에 어린 시절 이후로 자신의 몸을 싫어했다. 또한 자신의 몸무게로 "혹독한 망상"을 해 왔다. 성인이 된 후 Mcdonald는 자신의 몸에 대한 "습관적이고 뿌리 깊은 부정적 사고"를 가진 자신을 바꾸기로 마음을 먹었다. 그러나 그것은 그녀가 그러한 것을 몸이 있는 그대로 받아들이기 전에 수없이 반복을 하고 매일매일 집중적인 노력이 요구 되었다.[8]

마사지 치료는 관리와 적절한 터치를 위해 필요한 것을 해 줄 수 있다. 마사지는 또한 공간에서 주어진 환경에서 근 긴장도, 움직임 다른 사람이나 사물과의 관계와 같은 신체의 자세를 뇌가 이해하도록 필요한 많은 감각 자극을 제공한다. 이러한 부수적인 정보는 건강한 신체 이미지를 만드는데 도움을 준다. 장애를 가진 사람들은 종종 그들이 마사지 치료 후에 자신의 몸에 대하여 좀 더 좋은 느낌이라고 말한다. 다양한 장애아동을 다루어 왔던 유아 마사지 치료사인 Helen Rowe는 마사지가 더욱 긍정적인 신체 이미지를 구축하는데 도움이 된다는 것을 발견하였다. 그녀는 자신의 하지를 전혀 움직이지 못하는 척추 이분증을 앓고 있는 소녀를 치료 했으며 마사지는 그 소녀가 자신의 전반적인 신체 감각을 찾는데 도움을 주었다.[9] 또 다른 예로는 지압을 받고 난 후 신체 이미지가 향상된 소년의 사진을 참조하라(제1장).

육체적 혹은 성적 학대
(PHYSICAL OR SEXUAL ABUSE)

장애를 가진 아동은 다음과 같은 이유로 장애가 없는 아동보다 2~3배 정도 더욱 신체적 성적 학대를 받는다. (1) 의사소통에 장애가 있는 아동은 이해할 수 없거나 학대에 관한 말을 할 수 없다. (2) 외적 스트레스는 부모나 일반적인 아동보다 더 많은 보호를 필요로 하는 장애아동 케어 보조자에게서 받는다. (3) 아동의 집 환경처럼 보호가 되지 않는 특수학교나 보호시설에서 어린이들은 특별교육을 받지 않는 아동보다 성적 학대를 받는다. 종종 이상 어린이 성욕자들에게도 학대를 받는다. 이상 어린이 성욕자들은 선생님, 기숙사 상담가, 성직자, 학급보조자, 보모, 관리인 등이 포함된다.[10–13]

우울증
(DEPRESSION)

몇몇 혹은 모든 문제에 있어서 아동에게 있어서 만성 스트레스는 우울증을 유발할 수 있다고 앞에서 언급하였다. 부수적인 스트레스는 아이들이 다른 느낌이 드는 모든 것들, 불안감, 통증, 특수한 다이어트, 불쾌한 의학중재, 약물 그리고 대부분 아이들에게 그들의 삶에서 위협으로 작용할 때 등이 포함된다. 우울증에 더욱 많은 정보는 5장의 135쪽을 참조하시오.

만성탈구
(CHRONIC DEHYDRATION)

장애를 가진 아동들은 장애를 가지지 않은 아동에 비해 탈수 증세의 위험성이 더 크다. 그들은 물을 요구하거나 스스로 물을 공급할 수 없다. 그들은 삼키기나 배뇨장애로 물을 마시기를 원하지 않는다. 그들은 갈증에 대한 정보를 인식하지 못한다. 또한 그들은 변비로 더 많은 수분이나 약물을 필요로 한다. 용적을 넓히는 이뇨제, methylphenidate 염산염(Ritalin), 입술에 영향을 미치는 그리고 약물 경련치료는 탈수를 야기한다. 만성 탈수증 아동은 만성적으로 피곤하고 민감하다. 탈수증은 많은 건강을 해치는 요인이 된다. 마사지를 할 때 관찰할 수 있는 탈수증의 증산은 민감성, 무감각 그리고 눈물도 없이 운다든지 하는 것이다. 이 경우에 여러분이 알 수 있는 두 가지 행동은 마사지를 적용을 하기 전이나 하는 동안에 물을 공급한다든지 탈수증세가 보이는지를 부모에게 인지 시켜야 한다. 만일 부모가 그들의 아이에게 충분히 수분공급이 안되어 있다면 그들은 소아과 의사에게 상담을 받아야 한다.[14]

구 축
(CONTRACTURES)

신체장애를 지닌 아동의 약 50%에서 **구축**이 나타난다. 특히, 관절에 심한 통증이 있는 마비아동은 오랜 시간동안 침상 생활을 하고 심각한 경련을 가지고 있다.[15] 오랫동안 팔 다리가 구부려져 있을 때 관절 주변의 몇몇 연부조직은 짧아지고 사지는 완전하게 펼 수 없게 된다. 관절의 굴곡 상태의 지속을 "구축"이라고 한다. 만일 사지가 너무 오랫동안 편 상태로 있고 구부리지 않는다면 구부려지지 않을 것이다. 이러한 관절의 신전 상태도 관절의 "구축"이라고 한다. 어떤 관절이나 사지가 자신의 관절 가동범위 내에서 완전하게 움직이지 않으면 구축이 증가하게 된다. 만성적으로 타이트한 근육 섬유는 위축이 나타나고 딱딱하고 결합조직이 거칠어지게 된다.

장애아동을 위한 마사지의 일반적인 개요 (GENERAL PRINCIPLES OF MASSAGE FOR CHILDREN WITH DISABILITIES)

장애아동을 위한 마사지의 일반적인 개요는 다음과 같다.

1. 이장에서 각각의 조건에서 제시하는 원인과 증상 그리고 금기증에 대하여 알아두어라. 병인학적으로가 아닌 당신이 치료하는 아동에 대하여 기억하라. 아동은 그들이 보이는 독특한 변화와 장애에 의하여 규정지어 지지 않는다. 그것은 그들이 가지고 있는 하나의 부분일 뿐이다. 개별적으로 각각의 아동들을 살피는 것은 존재하고 보호받는 것의 일부 이다.모든 아동에게 있어서 몸과 마음의 관계는 당신이 마사지를 할 때 좀 더 신중하게 접근해야한다.
2. 일차적으로 마사지 치료가 효과가 없을지라도 치료사들은 이차적인 효과를 줄 수 있다. 예를 들어 뇌성마비는 뇌에 신각한 문제가 있다. 마사지가 뇌에 영향을 줄 수 있을 지라도 이 책의 마사지 기법은 뇌의 기능부전에 영향을 줄 수 는 없다. 뇌가 성장할 때 인생의 처음 2년간은 특별한 마사지가 인지 공간에서 발생한다. 이것은 마사지가 효과가 없다는 것을 의미하지는 않는다. 예를 들어 뇌성마비를 지닌 아동이 구축, 측만증, 동작 제한과 휠체어에 앉아 있어서 자극의 부족 등이 발생한다. 이러한 문제는 아동의 삶의 질적인 부분에서 중요하다. 아동은 신체 이미지, 다른 것과 연관된 습관, 스트레스를 해결하는 것을 배우는 형성기 동안에 마사지의 효과가 일시적 효과라는 것을 확실하다. 마사지를 가르치는 몇몇 교육은 아동들이 그들의 삶을 통하여 도움을 준다. 다음은 마사지가 주는 일차적 상태가 아닌 이차적 증상의 예이다. Eric Dalrmple은 3개월 반 먼저 출생한 미숙아이다. 그는 몸무게가 1파운드 12온스 밖에 되지 않았으며, 12인치 반의 신장을 가지고 태어났다. 병원에서 그는 폐 기능과 위장장애가 있을 것이라고 했다. 그의 오래 된 장애는 **뇌수종, 사지 경련성 뇌성마비** 그리고 시각 장애이다. Eric 이 마사지를 받기 시작한 것은 15세 때이다. 그의 어머니인 Denise는 마사지치료가 그의 아들의 삶에 지대한 영향을 미쳤다고 느끼고 있다. "Eric의 의학적 문제 때문에 아들의 어린 시절을 입에 인공호흡기를 달면서 보냈다. 인공호흡기는 Eric의 입의 왼쪽으로 들어가 있었기 때문에 Eric의 머리로 왼쪽으로 돌아가 있었다. 인공호흡기를 제거하고 스스로 호흡할 수 있으면서 Eric은 자신의 머리를 왼쪽에서 모든 방향으로 돌릴 수 있었다. 이러한 자세는 Eric의 호흡을 더욱 어렵게 만든다. 마사지 치료를 통하여 Eric의 목을 이완하는 것을 배울 수 있다. 처음에 Eric의 머리를 똑바로 혹은 오른쪽으로 돌리도록 하는 것을 의미한다. 이제 그는

자신이 원하는 것과 필요로 하는 것을 할 수 있다. 가족, 선생님, 학교 친구들과의 관계를 위한 대화가 가능하다. 그의 성격은 활발하다. 만일 그의 머리가 왼쪽으로 고정되어 있었다면 내가 행복할 수 있을지 모르겠다."[1]

3. 처음 장애 아동을 마사지하기 전 물리치료사나 의사가 아동과 대면하라. 이 두 사람들은 마사지를 위한 금기증뿐 만아니라 아이들의 특별한 필요성에 대한 이해를 위해 중요한 근원이 된다. 만일 가능하다면 아동 물리치료사와 아동들의 건강관리를 위한 팀의 일원으로서 물리치료사나 치료사가 함께 수행하라. 예를 들어 어떤 종류의 마사지효과는 만일 아동들이 의료적 수행을 많이 받는다면 감소 될 것이다. 그러나 약물은 아이의 의사에 의하여 검증되지 않는다면 결코 중단되지 않을 것이다.
4. 상태가 이 책에서 거론되지 않는다면 환자의 의사는 마사지보다 더 나은 것에 대하여 상담하는 것이 좋다. 공간 제한으로 인하여 어떤 일반적인 아동 장애는 마사지를 위한 긍정적인 반응은 포함되지 않았다.
5. 특히 아동들이 효과 없는 여러 가지 의학적 적용을 받은 아동들에게 강한 마사지는 금기이므로 처음에는 약한 마사지로부터 시작하고 언제라도 이완시킬 수 있는 약한 기법을 사용하면서 긍정적인 측면을 강조하라. 몇몇 아동들은 처음에 치료실에서 놀아주는 것이 필요할 수 도 있다. 아동이 편안함을 느끼기 전에 부모가 마사지 치료를 받을 때 지켜보는 것도 좋다. 추가 제안을 위한 촉각적인 방어 작용편을 참조하라. 다른 무엇보다도 더 여러분은 아동들의 발달수준에서 아동들을 만나기 위해 준비해야 한다. 그리고 그들의 반응을 치료에 적용한다. 점차적으로 시간을 할애 하면서 아동들이 마사지에 반응하고 적용할 수 있도록 가르친다. 자주 짧은 치료는 오랜 시간동안 가끔 하는 것보다 좋다.
6. 장애 아동에게 적용할 수 있는 기본적인 스웨덴 식 마사지 기법은 3장에서 기술하였고, 다른 효과적인 기법은 각 소단원에서 서술하였다. 그러나 손으로 치료를 할 때는 조심해서 적용하고 너무 강한 강도로 누르거나 움직임을 적용하여 통증을 유발하지 않도록 한다. 특별히 뼈 부분이나, 수술이나 통증 외상을 입은 부위와 같이 민감한 부분은 부드럽게 시행한다. 만일 아동에게 관절 가동술과 같은 운동을 처방한다면 아동들에게 마사지 치료 시간에 포함시켜야 한다. 관절 가동술은 종종 마사지 이후에 증가되는 경향이 있다.
7. 대부분의 아이들에 있어서 부모들에게 마사지 하는 법을 알려주는 것이 효과적이다(부록 A 참조). 스웨덴 식 마사지 기법(손으로 보조하는)은 3장에서 기술 하였다. 그러나 개별적인 훈련가들은 다른 신체의 적용법을 알기를 원한다. 아동 관리에 참여하는 형제나 보조자를 포함한 다른 사람들 역시 마사지 기법을 배우기를 원한다. 또한 부모들은 그들의 스트레스 뿐 만 아니라 그들이 자신의 아동에게 어떻게 마사지로 효율적인지를 이해하는데 엄청난 도움을 준다.
8. 정신적 요소로는 자신들의 치료에 대한 반응과 아이들의 상태를 이해하는데 탁월하다. 신체적 통증, 부모나 가족으로부터의 독립, 소홀, 과용 등을 포함하는 어떤 종류의 스트레스는 아동의 육체적 감성적 건강에 나쁜 영향을 줄 수도 있다. 많은 스트레스는 많은 조건들을 일으키거나 악화 시킨다. 의학적 최면이나 이완 훈련, 바이오피드백과 같은 스트레스를 감소시키는 치료에 대한 아동의 반응은 정신과 육체적 연결이 더욱 인지하는 것보다 더 영향을 미친다는 것을 보여준다. 이러한 치료의 예는 6장에 기술 되어 있다. 마사지는 종종 전기치료나 의학적 반복과 같은 물리치료보다도 정신과 육체적 영역에서 더욱 효과적이다. 터치를 통한 마사지 치료사는 증상을 치료하는 것에 의한 것 뿐 만 아니라 전체 사람을 치료하는 것에 의한 것 역시 아동들에게 도움을 준다.
9. 개별적으로 아동을 치료하라. 심지어 같은 문제로 고통 받고 있는 아이일 지라도 신중하게 서로 다른 방향에서 고려해야 한다. 예를 들어 척수손상을 받은 3명의 아동은 감각 자극에 관한 치료를 필요로 한다. 그러나 한명의 아이는 변비를 중요한 문제를 가지고 있고, 또 한명의 아이는 욕창을 나머지 한 아이는 통증이나 관절의 제한을 가지고 있을 수 있

다. 이것은 아동이나 부모에게 주의 깊게 청취하여야 한다.

10. 마사지는 한 번에 오래하는 것보다 주마다 짧고 부드럽게 자주하는 것이 더 효과적이다. 아동의 신경계가 피곤하지 않게 하는 것이 중요하다.
11. 많이 아픈 아동을 치료하는 치료사는 감성적인 요구가 있을 수 있다는 것을 인식해야 한다. 건강전문가, 모니터링, 자신의 스트레스를 치료하는 것을 연계하는 것이 중요하다.
12. 아동에게 도움을 줄 수 있는 비-의학적인 치료는 "대체치료"에서 기술 하였다. 모든 아동은 서로 다르기 때문에 이러한 치료는 특별한 문제를 지닌 아동들에게 효과적이지 않을 수 있다.

육체적 그리고 성적 학대 (PHYSICAL AND SEXUAL ABUSE)

> 나의 형제들과 나는 식사 중에 스프에서 리마콩을 빼내어 먹지 않고, 방청소도 하지 않고, 손도 씻지 않고, 교회에서도 떠드는 등 많은 죄를 지었다. 그것 때문에 나의 어머니는 나무주걱으로 맞았고 난 아파서 주저 앉아버렸지만 금방 가라 않았다. 아버지는 채찍자국과 타방상이 가라 금방 가라앉을 수 있는 좀 더 유연한 것으로 과거 여러 주 동안 얇은 벨트로 혼내 주었다. 부모님은 결코 그 어떤 방법으로는 나를 혼내지 않았다. 나는 뽀뽀해 주거나, 안아주거나, 엄마의 품에 안기는 등의 기억은 없다. 나는 모든 아이들이 이러한 식으로 커가는 것이 정상이라고 생각 했다.
>
> 나는 대학에서 나는 아동학대의 정의를 확실하게 알았다는 것을 깨닫게 해준 사회학을 공부할 때까지는 그것은 정상이 아니었다. 내 우울증과 자신감결여로부터 내 주변 사람들과의 관계, 자극으로 인한 불쾌감까지 많은 것들이 감각을 자극시킨다. 사춘기 동안 나는 책속에 묻혀 사느라 데이트도 못했다. 21세 정도에 자포자기식으로 "정상"이 되기를 바라면서 데이트를 시작했으나 오로지 인간관계였고 난 학대를 받았다. 키스를 하거나 나의 사랑에 대한 방식에 너무도 놀라서인지 모든 좋은 남자친구들을 나를 떠났고 지속적으로 친구들과 멀어졌다. 나는 평안을 되찾았고 나는 주당 50시간을 일하는 동안 통증을 느끼지 못했다. 사실 나는 편안하지는 않다. 내 스스로 편안하게 느끼질 못한다. 나는 내가 어릴 때 항상 다양한 회초리와 막대기로 인한 타박상을 뜨거운 물에 담그는 것 때문에 뜨거운 목욕은 싫어한다. 텔레비전에서는 내가 심리치료가 필요하다는 것을 알게 해 주는 리포트가 방송되었다(Anonymous, personal communication, April 2003).

나는 미국에서는 매해 적어도 백 만명 이상이 육체적이나 성적으로 학대를 받고 있다.[1] 신체적 아동학대는 18세 이하 사람보다 더 나이가 많거나 강한 사람으로부터 골절, 채찍질, 타박상, 멍과 같은 신체적 손상을 받는 처벌이나 체벌을 받는 어떤 행위로 정의하고 있다. 성적학대는 더 나이가 많거나 강한 사람으로부터 성적으로 강요받는 어떤 행위로 정의하고 있다.

2세 이하의 유아의 전체 손상의 10% 정도가 어른에 의해서 학대받고 있고, 3세 이하의 유아는 골절의 25%, 소아 화상의 10% 그리고 유아 뇌손상의 대부분이 이 시기에 경험한다. 학습장애를 지닌 아동의 대략 22%는 학대나 무관심으로 이러한 결과를 낳게 된다.[2-4] 이러한 형태로 아동을 다루는 결과는 손으로 치료하는 것을 신중히 고려해야 한다. 학대는 어린시기 동안에 고통 받는 것 뿐 만 아니라 성인기에 긴장이 촉각적 방어 기전을 나타내게 된다.

어린이들이 심한 외상을 받을 때 괴롭히거나 두드리는 등의 행동이 자연스럽게 나타나고 외상에 대한 어떤 특징적인 반응을 보이는 경향이 있다. 이러한 반응의 중요한 점은 위축감, 사회적 격리, 불행함, 과민하다는 것이다. 아동들은 또한 경계심이 많고 빛과 소리에 민감하며, 과잉행동을 보이고, 잘 놀라며, 악몽에 시달리고, 감정의 기복이 심하고, 스트레스를 잘 받으며, 불면증으로 시달린다.[4-6] 아동들은 이러한 반응에서 헤어 나오지 못하고, 스트레스는 일생동안 영향을 미친다. 이러한 외적 자극은 책에서는 자세히 찾아내기 어렵고 아동들에게 발생한다. 우리의 초점은 자극을 통해 발생하는 학대이다. 이 주제에 대한 더 많은 정보는 이장의 끝부분에서 참조하기 바란다.

아동들은 텔레비전이나 영화에서 싸우는 장면을 목격한다던지 폭력을 목격한다던지, 자연재해나 사고를 목격한다든지 하는 등의 자극을 포함하지 않더라도 충격을 받게 된다. 그러나 육체적 성적 학대는 자극의 요소에 의한 다른 형태의 외상과는 구별된다. 어른의 손에 의해 괴롭힘을 당했을 때 그 결과는 더욱 복잡하고 더욱 심하다. 특히 부정적인 효과는 아동들이 일반적 혹은 그들 신체의 특정부위에 대한 자극을 두려워 한다는 것이다.

통증 자극에 의한 촉각적 반응
(TACTILE DEFENSIVENESS CAUSED BY PAINFUL TOUCH)

통증이 있는 자극에 의한 촉각적 방어의 예는 다음과 같다.

- 혈액을 끌어당기기 위한 목적으로 지속적으로 발뒤꿈치 절개를 경험했던 10개월간의 완숙(full-term) 아동은 피부가 통증을 억제하는 것과 관련이 있다. 한 연구에서는 당뇨가 있는 유아의 어머니가 그들의 처음 24시간 안에 혈액을 검사하기위해 10개에 발뒤꿈치 절개 영향을 주었다. 각각의 시간은 그들의 발뒤꿈치는 알콜로 닦고 절개하였다. 이전에 닦거나 절개한 적이 없는 그들의 손등에서 혈액을 채취하기 전에 닦을 때 유아는 다른 어떤 행위를 하려하지 않더라도 얼굴을 찡그리고 몸을 이리저리 움직이고 울게 된다. 처음 24시간 이내에 그들은 통증을 느끼게 하는 어떤 자극을 이미 경험한다. 그들은 또한 발뒤꿈치 절개를 하지 않은 유아들보다 혈액 채취로 인한 통증으로 더욱 강한 반응을 보인다.[7] 또 다른 연구에서는 유아들이 출생 후 포경수술을 국소마취를 한 유아들과 국소마취를 하지 않은 유아들을 비교하였다. 국소마취를 하지않은 유아들에게 4개월간 백신을 주사한 유아들은 국소마취를 한 유아들보다 더욱 통증을 많이 느끼고 많이 울었다.[8]
- 심리학자인 Thom Hartmann은 New Hampshire에서 심각한 정서장애를 지닌 아동들을 위한 자택치료 시설에 근무 하였다. 어느 금요일오후 10세의 Sally는 주말에 응급실로 이송 되었다. 그 여자아이에 대한 병력이 없었기 때문에 부모에게 돌아갈 수 없었다. 빈 병실이 있는 Sally는 Linda라고 하는 아동 보호사에게 보내졌다. 금요일 밤에 Linda는 그 소녀를 침대로 옮기고 "여기가 네 침실이고, 이게 네 침대고, 여기 잠옷이 있어. 넌 잠을 청할 준비를 하고 내가 10분 후에 돌아오겠다."라고 말했다. Linda가 돌아 왔을 때 , Sally는 잠옷으로 갈아입고 얼굴을 침대에 파묻은 채 엎드려 누워있었다. Linda는 소녀 옆에서 침대를 정돈하였다. Linda는 Sally를 바로눕게하려고 팔을 뻗었고 용기를 줄 이야기를 하려고 Sally의 어깨를 만지는 순간 Sally는 Linda를 마치 죽일 듯 자신의 침대를 박차고 나와 비명을 지르고 물어뜯고 할퀴고 소리를 질렀으며 손톱으로 Linda의 얼굴을 할퀴었다. Linda는 Sally가 다치지 않도록 하기위해 Sally의 손목을 움켜쥐고 꼭 붙들었다. 하지만 Sally는 계속해서 침을 뱉고 비명을 지르면서 소리를 질렀다. Linda는 Sally에게 차분한 목소리로 "괜찮아 여기는 안전하단다. 다 좋아지게 될 거란다."라고 말했다. 4~5분 후, 믿을 수 없을 만큼, Sally는 그러한 행동을 멈추고 숨을 헐떡거리면서 침대로 올라갔다. 앉히기에 안전한 시간이라고 생각이 들 때 Linda는 Sally의 손을 놓아주고 서서히 일으켜 세웠다. 그녀는 소녀를 내려다보면서 Sally가 발버둥 치면서 잠옷이 허리 중간까지 말려 올라간 것을 보았고, 그때 소스라치게 놀랐다. Sally의 등에는 예전과 최근에 당한 것 같은 담배자국으로 등판 전체를 뒤덮고 있었다.[9]

어린 시절의 신체적 성적 학대와 성인기의 건강문제는 밀접한 관계가 있다. 어린 시절의 신체적 성적 학대를 받은 성인은 스트레스에 대한 과민반응, 신경질적이거나 우울증, 만성통증, 만성적인 골반통과 배뇨장애, 성적 기능장애와 물질남용을 하기 쉽게 되는 경향과 같은 경계심이 더욱 많은 것 같다.[10-15] 성적학대의 피해는 일생에서 성적활동이 더욱 빨라지는 경향이 있다. 아동의 성적학대에 대한 역사는 성 상대자가 여러 명이기 때문에 여성이 AIDS에 걸릴 확률의 2.5배 가량 증가한다.[16] 부적절하고 상해를 입히기 쉬운 자극은 아이들을 다른 학대로 이르게 한다.[4,17,18] 아동들이 학대받고 무관심속에 있는 것은 폭력사고로 이어져 38%나 증가한다.[4] 자극을 받아들일 수 있는 한계는 특히 다른 사람을 믿지 못하게 되어 친밀감과 같은 것을 포함하여 인간관계에 깊은 영향을 끼친다. 학대받은 아동들은 그들이 필요로 하는 건강한 자극을 받을 수 없을 것이다. 심리치료사는 그들이 정신 뿐 만아니라 신체적인 학대로 영향을 받았기 때문에 성인으로서 그들을 위한 가치에 제한이 있게 된다.

접근과 목표
(APPROACH AND GOALS)

성인 마사지과정에서 보이는 촉각적인 문제의 대부분은 아동기의 학대에 의한 것이다. 저자는 등에 타진법 마사지를 견디지 못하는 성인 환자를 치료했는데 그 성인은 자신의 등을 주먹으로 때렸던 형들에게서 신체적 학대를 받은 것을 떠올리던 것 같다. 또 다른 여성인 환자는 두피 마사지를 견디지 못했다. 그녀는 어린 시절에 할머니가 자신의 머리를 심하게 묶어주었고 그래서 울었던 기억을 떠올리는 것 같았다. 그래서 아주 가볍게 머리를 잡아 올리는 것도 견디질 못하였다. 또 다른 환자는 그의 겨드랑이 주변을 넓게 잡는 것을 경계하였다. 어릴 때 그가 숨을 쉴 수 없을 때까지 간지럼을 때웠었기 때문이다. Bodywork 수업을 받았던 Hakomi라는 저자의 친구는 옷을 입고 테이블에 누웠다. 강사는 자신의 복부로 그의 뺨을 가볍게 눌렀을 때 그녀가 30년 전보다 더 어린아이로서 대하는 듯 근친상간의 기억으로 느끼게 되었다. 치료사가 손을 어떻게 적용하던지 마사지를 받는 동안 완전한 촉각적인 방어나 기억을 떠올리게 할 수 있다. 마사지를 하는 동안 환자나 치료사에게 영향을 미치는 학대에 대한 인식은 마사지 치료사에게 "손상을 주는 자극"을 줄 수 있다는 특별한 훈련이 필요하다. 치료사는 마사지치료의 과정에 학대받은 희생자들에게 도움을 줄 수 있도록 인식시키는 것을 가르쳐야 한다. 그들은 편안하게 자극을 받아들일 수 있도록 도와주고 자극에 대한 환자의 거부감을 배려할 수 있도록 가르쳐야 한다.[19] 손으로 치료하는 치료사들은 학대받은 자극에 대한 영향을 치료하는 방법을 고안해야 한다(관심 포인트 상자 6-2의 관점 참조).

육체적 성적 학대를 받은 아동 마사지를 위한 일반적 양식 (GENERAL PRINCIPLES FOR MASSAGING PHYSICALLY OR SEXUALLY ABUSED CHILDREN)

학대 받은 아동을 대할 때, 목표는 마사지기법을 연습하는 것이 아니다. 치료받을 좀 더 안전한 환경과 안전한 자극을 제공하는 것이다. 기법은 이차적인 것이다.

1. 부모님들은 항상 아이들에게 아이들을 지지하고 치료사가 적절히 치료할 수 있게 도움을 줄 수 있도록 친절해야 한다.
2. 케어는 아이들의 주변상황을 존중하고 싫어하는 자극을 주지 않도록 그에게 이야기 하도록 해야 한다.
3. 다음과 같은 선택을 할 수 있도록 한다.
   a. 마사지보다 빗으로 빗질하는 것이 좋은가?
   b. 치료 데이블에 눕는 것이 좋은지 아니면 의자에 앉는 것이 좋은가?
   c. 마사지를 받는 것이 좋은지 아니면 목 뒤쪽이나 가슴에 온열 팩을 가지고 이불을 밑에 깔고 눕는 것이 좋은가?
4. 치료사는 학대와 관련한 어떤 것도 유발 시켜서는 안된다. 예를 들어, 머리위로 팔을 묶는 것과 같은 경험을 한 여성의 경우, 결과적으로 커튼을 달거나 머리를 빗는 등 팔을 머리 위로 올리는 동작을 피하고 마사지 동안 그녀의 머리위로 올리는 동작은 싫어하게 된다.[20]
5. 아이들이 자극을 원하지 부위는 피해라. 성적학대를 받은 아동은 신체의 어느 부위든지 특히 골반, 엉덩이, 대퇴부 혹은 복부부위를 만지는 것을 싫어한다. 아동들이 치료 동안 옷을 입을 때 까지 마사지를 하지마라.
6. 부드럽게 시행하고 통증을 유발하지 말라.
7. 피드백을 위하여 아동들에게 질문하라. 심동률을 증가시키거나, 근긴장도를 높이거나, 호흡패턴을 변화시키거나, 땀을 흘리게 하거나, 성나게 하거나 하는 등의 스트레스를 보이는지 관찰하라.

육체적 성적 학대를 받은 아동 마사지 치료 (MASSAGE TREATMENT FOR PHYSICALLY OR SEXUALLY ABUSED CHILDREN)

치료를 위해 아동이 처음 방문했을 때, 아동 놀이에 관한 간단한 메시지를 부모에게 해 준다. 만일 그녀가 마사지를 받고자한다면 아이에게 물어 보아라. 그녀가 만일 네가 마사지를 받기 원하지 않는다면 그녀가 마사지 받길 원하는 부위와 어떤 옷을 탈의 할지 선택하게 하라. 그녀가 사용하기 좋은 온열 팩이나 마사지 도구를 집게 내버려두어라. 부모에게 몇 가지 기본적인 기법을 보여주어라(부록 A 참조). 수동자극과 극성치료, Jin Shin Do, Reiki, CST(두개천골요법)과 같은 다른 정적 기법은 처음에는 가장 효과적일 수 있다. 스웨덴식 마사지기법은 손의 위치가 지속적으로 변하기 때문에 예측할 수 없다. 아동은 당신의 손이 다음번에는 어디로 이동 할 지를 정확하게 알 수 없다. 만일 그녀가 전혀 마사지를 원하지 않는다면 스스로 사용할 수 있는 마사지 장난감이나 온열 팩으로 흥미를 유도하고 부모에게 마사지를 적용하라. 그것이 첫 번째 할 수 있는 모든 것이다.

관심 포인트 상자 6-2

육체적 그리고 성적 학대를 받은 아동 치료하기

심리학에서 Ruth Rice의 의학적 논제는 미숙아의 감각 운동 자극이다. Rice 감각운동 자극이라 불리는 기법은 신체 전반적인 부분의 두드리기와 전정기관자극으로 구성된 기법이다. 그것은 아주 부드럽고 자연스러운 기법이다. 그 기법은 아주 작거나 아픈 유아 병원신세를 져야 하는 유아에게 적용할 수 있다.[1] Dr. Rice는 신체적 학대로 인해 집에서 떨어져 있는 7달 된 유아를 치료하였다. 그는 자극에 대해 대단히 두려워 하였다, 누가 자신을 건들면 땀을 흘리거나 부들부들 떨었다. Ruth Rice의 부드러운 자극 기법을 1주일 간 매일 10분간 적용하였다. 그때 자극에 대한 유아의 반응이 달라졌다 그는 누군가 건들어도 땀을 흘리거나 떨지 않고 편안한 자세를 취하고 있었다(Rice, personal communication, February 1985). 보호소에서 기저하고 있는 육체적 성적 학대를 받은 아동을 위한 자극연구소(TRI)의 연구에서 마사지효과를 조사하였다. 하루에 한 번씩 1달간 스웨덴식 마사지를 받은 아동들은 자극에 대한 두려움이 줄어들었고 더욱 사교성이 많아졌으며 잠도 더 잘 자게 되었다.[2] 또 다른 자극연구소(TRI)의 연구에서는 성적 학대를 받았던 성인의 혈류 cortisol 수준과 우울, 성냄, 자극에 대한 두려움이 줄어들었다고 한다.[3]

저자는 멕시코에서 장애아동 마사지를 수업에서 소아마비를 앓고 있던 13세 소녀인 Raquelita를 치료했다. Raquelita를 치료실로 데려오고 그녀가 다른 형태의 도수치료를 받았다는 것을 알았을 때, 그녀는 흐느껴 울기 시작했다. 그녀는 그녀가 받았던 모든 물리치료가 아팠었다고 말했다. 그녀는 자신의 어머니가 자신에게 양해도 구하지 않고 자극을 주었다고 말했다. 그녀의 어머니는 간단한 스웨덴식 마사지를 배웠고 어머니는 그녀에게 오후에 두 번씩 마사지를 해 주었다. Raquelita 엄마가 낮 시간에 자리를 비울 때와 자신이 마사지수업에서 학생들이 자신에게 양해를 구할 때가 행복했다. 과정의 마지막 날 그녀는 치료대에 누웠고 어머니와 치료사들에게 미소를 보여줬다.

Suzie Klein은 마사지 치료사이며, 마사지 개발자이며 어린이들에게 요구를 하는 수양 어머니이다. 외상 자극 프로그램을 훈련받은 그녀는 어린이들과 "자극 회복"을 수행했다. 그녀는 아동들에게 건강한 자극을 받아들이고 받을 수 있는 환경을 제공하였다. 아이들은 그녀의 마사지 환경 연구에 도움을 받았고 옷 입기, 방의 조명, 자극의 양이나 그들이 받은 마사지에 대해 도움을 받았다. MS. Klein은 아이들을 자극줄 때보다 더욱 부드럽고 적절한 자극을 강조하였다. 그녀는 치료적으로 마사지의 압력 포인트, 가볍고 따듯한 온도, 쌀이 들어있는 주머니와 같은 부드러운 자극을 이용하였다. 조금씩 학대받았던 아동들은 그녀의 자극에 신뢰를 하기 시작했다(Klein S, personal communication, March 1999).

참고문헌

1. Rice R: Neurophysiological development in premature infants following stimulation. Journal of developmental Psychology, 13:1977, p69-76
2. Field T: Massage therapy for infants and children. Developmental and Behavioral Pediatrics, 16:108, 1995
3. Field T, Hernandez-Reif M, Hart S, et al: Massage therapy reduced aversion to touch anddecreased anxiety, depression, and cortisol levels. Journal of Bodywork and Movement Therapies, 1:65-69, 1997

자극을 받아들이는 아동을 위한 마사지 순서

자세:

아동을 바로 눕히고 치료 테이블 전체를 덮어주어라. 그녀를 완전히 덮고 온열 팩을 주어라. 가슴위에 있는 따듯한 물병은 무게가 가벼워야 한다. 그리고 만일 아동이 바로 누워있다면 그녀는 손을 그 위에 얹는다.

단계 1. 기본적인 이완단계로 시작하고 얼굴을 가볍게 자극을 준다(그림 3-1). 손을 적어도 2분 정도 유지한다. 이것이 첫 단계에서 가능한 전부이다. 만일 5분 후에 아동이 테이블에서 뛰쳐나온다면,

단계 2. 만일 아동이 불편해 한다면, 머리, 목, 손 혹은 발을 마사지 할 것인지 양해를 구하라. 이것은 일반적으로 안전하고 제한되는 부분이 줄어든다. 3장에서 언급한대로 스웨덴식 마사지를 적용하되 타진법은 적용하지 마라. 아동을 주의 깊게 관찰하고 피드백을 할 수 있도록 물어보아라. 시간이 지나면서 아동과 신뢰가 성립되면 마사지를 더욱 적용시켜라. 예를 들어 머리, 목, 손, 발의 마사지를 적용한 후에 다음 마사지를 적용하라. 점차적으로 신체 전체의 마사지 적용은 적절하게 받아들일 것이다.

자가면역 결핍 증후군 (AUTOIMMUNE DEFICIENCY SYNDROME)

자기면역결핍 증후군(AIDS)는 인간면역 바이러스(HIV)에 영향을 준다. 이 바이러스는 정상적으로 체내에 들어온 박테리아나 fungal 세포를 죽이는 인체의 T세포 자체를 파괴하고 감염을 시킨다. T세포가 많이 파괴될 때 아이들은 감염과 대항하는 능력이 줄어들고, 체중의 과다한 감소, 중추신경계의 문제를 일으키는 것과 같은 면역 결핍이 증가된다. 비록 치료가 좋아지고는 있자만 AIDS는 여전히 난치병으로 알려져 있다. 미국에서는 해마다 13세 미만의 아동이 1000명씩 새로이 보고되고 있다. HIV 감염은 1~4세 아동 사망원인의 7번째 요인으로 알려져 있다.[1] HIV 감염아동의 90%는 자신의 어머니(출생시 자궁 안에서)로부터 혹은 젓 먹는 것으로 이동된다. 나머지 10%는 혈액 생산 부족, 성적학대나 성 행위, 그리고 정맥 내 혈류 사용으로 나타난다.[2] HIV가 자신의 어머니로부터 전이된 아이들의 25%는 1세에 감염되어 심각한 증상을 경험하고 2~4세에 사망한다. 나머지는 처음 5년까지는 증상 없이 지내고 적어도 9세까지는 살아남는다.

HIV/AIDS를 가지고 있는 아동은 가장 일반적인 신체적 증상은 만성피로, 설사, 급격한 체중감소, 불면증, fungal 세균감염, 입과 치아 통증, 감염(폐렴, 패혈증, 수막염)의 증가가 나타난다. 이러한 아동들은 특히 임파암과 같은 암에 잘 걸린다. 그리고 그들은 심장, 폐, 신장이나 다른 장기들의 질병이 쉽게 걸린다. HIV는 신경발달이나 인지기능에 영향을 주고 그러므로 학습 장애나 인지장애가 나타날 가능성이 많다. HIV를 가진 아동들은 우울, 화, 만성 질병으로 인한 통증과 피로에 대한 반응과 관련된 적응반응, 질병의 신경학적 측면, 약에 대한 부작용에 대한 불안한 느낌 등을 경험하게 된다. 이러한 질벼을 지닌 아동들은 높은 수준의 스트레스를 보인다. AIDS 아동의 단지 38%만이 그들의 부모와 같이 살고 그들은 오랜 기간의 병원생활과 무관심에 많은 스트레스를 받는다. 불행하게도 이것은 면역기능을 차단한다. HIV에 양성반응을 보이는 아동에 대한 연구에서는 부정적인 삶이 증가하고 더욱 면역기능이 떨어지는 것을 알 수 있다.[2]

접근과 목표 (APPROACH AND GOALS)

Kathleen Weber는 Chicago Illinois 주의 아동 기념병원에 근무하면서 소아 AIDS를 위한 프로젝트를 담당하는 소아과 간호사이자 마사지 치료사이다. 그리고 그녀는 마사지가 AIDS를 가진 아동들의 불면증 감소, 근육통과 이 질병에 의한 경련을 감소시키며 인체의 좋은 순환을 유지하기가 좋다는 것에 도움을 준다는 것을 발견하였다. 많은 사람들이 이 질병에 노출되는 것을 두려워하기 때문에 많은 AIDS를 가진 아동들이 만지는 자극을 필요로 하지 않는다. 민감하고, 부드러운 마사지는 이러한 필요성을 접하는 방향으로 진행시켜나간다. 또한 마사지는 아동들의 소화와 식욕을 kw극하고 더 쉽게 호흡을 도와준다. 가장 중요한 것은 마사지가 긴장과 신체적 통증과 의학적 접근에 의하여 받는 신체 특정부위의 보호기전에 의하여 나타나는 스트레스를 줄어준다는 것이다(Weber K, RN, LMT,personal communication, April 1992).

자극연구소(Touch Research Institute)에서 연구원들은 HIV/AIDS를 가지고 있는 아동들에 대한 세 가지 연구를 진행하였다. 분리된 두 개의 HIV에 노출된 아동의 연구에서 마사지를 받은 유아는 몸무게가 늘었고 유아들이 마사지를 받기 이전보다 행동적 스트레스가 눈에 띄게 줄어들었다. 불행하게도 마사지를 받지 않은 유아들은 발달지연을 보이고 성장에도 문제를 보였다.[3] 세 번째 연구에서는 HIV에 노출된 13~19세의 비슷한 약물요법을 적용한 10대 아이에게 마사지를 적용하는 조사를 하였다. 대조군 그룹의 10대 아이들은 12주 동안 1주일에 2번씩 근육이완을 20분씩 적용하였다. 마사지그룹의 10대 아이들에게는 12주 동안 1주일에 2번씩 마사지를 20분씩 적용하였다. 적용한 기법은 척주를 따라 문지르기, 압박, 길게 문지르기, 손으로 누르기 등을 포함하였다. 마사지치료는 그룹은 이완치료를 받은 그룹보다 우울증을 덜 느꼈으며, 이완그룹보다 면역기능의 증가를 보였다.[4]

HIV/AIDS를 가지고 있는 아동을 위한 마사지 (MASSAGE FOR CHILDREN WITH HIV/AIDS)

3장에서 소개했던 기본적인 이완단계는 너무 자주 사용할 수 없다. 이완하기 위해 아이를 리마인드 해야 한다. 아이가 필요한 것을 자극하고 피드백을 위해 자주 질문하

라. 아동들이 주사나 통증을 유발하는 어떤 의학적 중재로 인해 아픈 곳이 있는지를 물어보고 이러한 부위는 자극을 피해라. 부드러운 stroke는 강력한 마사지보다 더욱 좋다. 극성치료, Jin Shin Do, Reiki, CST(두개천골요법)과 같은 에너지 기법은 가장 효과적일 수 있다. 대퇴부에 손을 내려놓고 당신의 손에 남아있는 열기를 전해주고 부드럽게 한다. 만일 아동이 아프다면 마사지는 손과 발에만 마사지를 하고 부드러운 stroke로 진행시킨다. 가슴과 상부 등 쪽의 부드러운 타진법(그림 3-9)은 점액생산을 도와주고 가슴을 이완시키는데 도움을 준다. 부럽게 적용하는 위(stomach)에 적용하는 엄지손가락 stroke(그림 5-4)을 포함하는 복부마사지는 적절하게 자극하는 것을 도와줄 수 있다.

1. 아동의 일반적인 질환은 AIDS를 가지고 있는 아동들에게는 생명을 위협할 수 있기 때문에 여러분은 그들이 질병에 노출되지 않도록 주의 깊게 해야 한다.
2. 암, 원인모를 종기, 피부의 개방성 욕창에는 마사지를 적용하지 마라. 만일 아이가 옷을 입고 있을지라도 부드럽고, 압력지점 등 문제가 있는 부위에서 적어도 2인치 떨어진 부위에 적용하고, 관절운동을 할 수 있다. 어떤 치료사들은 림프절이 집중되어 있는 겨드랑이나 서혜부는 피하라고 한다. 그리고 이러한 것에 대해서는 담당 치료사와 상담한다.
3. 마사지 전에 손을 씻어라. 만일 아동의 피부나 당신의 손에 있는 피부가 부드럽지 않다면 항상 장갑을 착용하라. 피부에 손상부위에서 물기가 있거나 출혈이 있으면 특정부위는 마사지의 금기증이다. 장감을 항상 착용해야 하는지는 아이의 담당의사와 상담하라.

천식(ASTHMA)

정서적인 스트레스로 인한 복잡한 결합의 알르레기이고, 만성 폐질환이다. 아이들의 천식은 전형적으로 과민성 기도염 그리고 때때로 급성폐색을 가지고 있다.[1,2] 입원한 아이들 대부분이 만성적인 상태이다. 현재 미국에는 소아과 천식이 전염병으로 퍼져 500만 아이들에게 영향을 주고 있다. 1980년에는 3.6%의 아이들이 천식으로부터 고통 받았고, 1995년에는 7.5% 그리고 2007년에는 9% 고통을 받고 있다. 급성 천식의 경우는 10년 전의 아이들의 100%증가하였다. 흑인아이들이 백인아이들보다 많이 가지고 있고, 입원 비율은 못사는 지역이 부유한 지역보다 21배나 높다. Asthma Survival 저자이자 의사인 Rovert Ivker는 공기오염, 면역 기능장애, 알레르기 그리고 스트레스 4가지 요소가 소아천식에 원인이 된다고 믿는다.[2]

아이들이 천식을 가지고 있을 때는 가족 중에 알르레기가 있거나, 그들의 부모가 천식을 가지고 있을 것이다. 그들은 또한 건초열 같은 다른 알르레기 반응을 가지고 있다. 알러겐 침범을 야기 시키는 것은 동물 털 그리고 비듬, 곰팡이, 먼지 진드기, 균, 화학물, 페인트 가스, 배기가스, 담배연기 이다. 도시어서는 쥐의 미진 그리고 쥐의 요 그리고 배설물 그리고 죽은 바퀴벌레 들은 실내의 오염 물질이고 이것들은 소아천식을 야기 시킨다. 갑자기 격렬한 운동, 바이러스의 감염, 그리고 갑자기 온도와 습도가 변하면 천식의 침범을 야기 시킬 수 있다, 그리고 특별히 아이들이 정서적 스트레스가 있을 때 야기시킬 수 있다. 침범 중에 그 근육은 기관지 경련으로 둘러싸고, 기도가 좁아지기 때문이다. 이것은 내쉬는 공기의 외부통로를 수축한다. 내쉬는 노력으로 헐떡이는 증상이 생긴다. 그 점막 부어오르고 점액은 많이 분비된다(그림 6-2).

소아천식에 증상은 다양하다, 한아이가 기관지 경련은 덜 일어나고 염증을 더 많이 가지고 있고 기도가 부어있으면 다른 아이는 반대의 경험이 있을 것이다. 침범 일분 전, 한시간전, 혹은 하루 전. 이 시간 동안, 산소가 줄어들기 때문에 당황하고 무서워한다. 대개 그 아이들은 윗몸 일으키기 그리고 몸을 앞으로 기울이는 운동을 해야 한다. 이 운동은 가슴의 근육을 수축하고 이완하는데 도움을 준다. 만약에 침범이 극이 달하면 입술과 안면이 산소 부족에 창백해지고 푸르스름하게 된다. 산소부족은 정말로 위험한 상황이다, 공포는 침범 상태를 더 악화시킬 수 있다 아이가 두려워하고, 더 기관지 경련을 일으킨다. 천식 침범의 스트레스는 호흡근육을 극도로 긴장시킨다. 오랜 기간의 호흡의 어려움은 아이의 허리근육, 흉곽의 근육에 극도의 긴장을 가지게 하고, 흉곽 그리고 척추의 움직임을 줄이고, 척추 만곡의 움직임도 줄일 수 있다.[4]

천식의 알르겐을 피하는 의학 치료는 매일 스테로이드를 들어 마시고, 기관지 확장제를 침범할 때 사용한다. 이 약물들은 천식을 제거할 수는 없다, 하지만 corticosteroid는 기관지조직 염증의 손상을 몸에 해를 안 끼치고 치료해

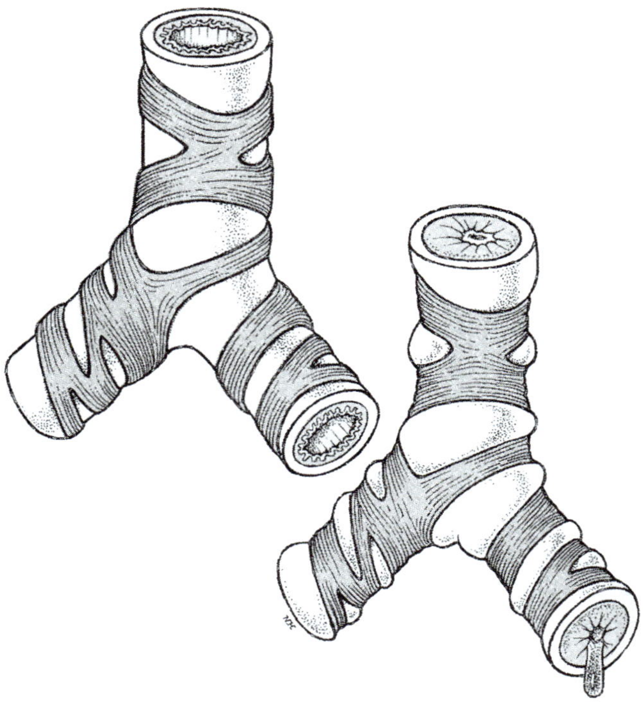

그림 6-2 ■ 천식을 앓는 동안 기관지의 변화. 점액 분비가 증가하고 기관지가 좁아드는 이유로 기관지주변을 싸고 있는 근육의 수축에 유의. Hardy NO: Westpoint, CT 에 의해 발췌 재인용 허가.

준다. 구두 그리고 정맥내의 피질호르몬은 내분비 균형을 방해하고 아이의 성장, 신진대사, 외관, 그리고 근육과 신경 기능에 손상을 준다.[1]

스트레스는 천식과 임상운동의 과정 발달에 중요한 영향이 있을지도 모른다는 몇 연구에서 발견하였다. 한 연구에 따르면, 각각 연구한 아이에는 천식을 가진 부모가 있었다. 어머니의 우울증, 유아 돌봄의 문제 그리고 안 좋은 부부관계들과 같은 어려운 양육은 유년기의 천식발전과 상당한 관계가 있다고 연구원들은 발견했다.[5] 부정적인 일상 또는 스트레스 후에 한 아이는 천식의 위험이 상당히 증가하였다는 다른 연구에서 발견하였다.[6] 또 다른 연구에서는 심한 스트레스를 경험한 가족의 아이들은 3~4배 천식이 발전할 수 있다고 했다.[2] 보다 빠른 스트레스는 생활, 자궁 안에서 경험하게 되었다, 그 큰 위험한 천식 때문에 입원한 아이들은 늦게 죽는다. 병원 밖은 우울증과 같은 심리적 문제 이별의 어려운 교제 이런 것들을 더 가질 가능성이 있다고 4번째 연구는 발견했다.[7] Rovert Iveker은 정서적 스트레스 원인 될 수 있는 몇 개의 요소를 확인했다. 이것들은 아이들의 천식상태와 슬픔을 악화시킬 수 있다. 이것의 원인은 부모의 애정 같은 것들을 잃어서이다. Iveker 는 이 정서적인 요소들은 천식 치료의 부분으로 지정하고 완성되어야하고 이 치료 방향으로 증상을 처리해야 한다고 믿고 있다.[2]

심신 간에 효율적인 천식 치료법
(EFFECTIVE MIND-BODY INTERVENTIONS IN ASTHMA TREATMENT)

1. 의학 최면술은 불안함과 헐떡거리는 급성 상태를 줄여주는 영향을 끼칠 수 있다. 예를 들면, 심한 헐떡거림과 36% 호흡하는 6살의 소년은 최면 의학시술 후 몇 분 안에 헐떡거림을 탐지할 수 없었고, 호흡도 단 16%였다.[8] 매우 어린 아이들은 최면술을 사용함으로써 빈번한 급성 그리고 응급실의 방문 수 그리고 입원이 줄어들 수 있다. 그들이 그들의 증상을 어떻게 조절하는지 배울 때 아이들은 급성 episode를 멈출 수 있는 것만 배우는 것이 아니고 그들의 편안한 호흡이 증가하고, 이것은 마침내 약물을 줄여준다.[8,9]
2. 바이오피드백과 긴장을 푸는 운동과 같은 긴장을 푸는 훈련은, shortening 천식 침범, 심하고 빈번한 급성 침범을 줄여주는 것과 아이들의 약물 필요를 줄여주는 것에 성공적이었다.[10-14]
3. 접촉은 아이의 호흡에 즉각적인 영향을 준다. Brian Athorp는 호흡치료사로서 30년 그리고 마사지치료사로서 10년의 경력이 있다. 이것은 그가 호흡 치료사 일을 하고 있을 때 그는 손의 치료에 감동했다. 그것에 그가 마사지 공부를 하는 동기가 되었다. 예를 들면, 간단한 가슴 평가 시 급성천식 침범에 대한 약물을 주기 전에 그 호흡치료사의 손이 환자의 흉곽 외측 형상위에 부드럽게 놓아둔다. 그때, Athorp는 환자의 호흡과 정서적인 상태가 극적으로 향상을 즉각 알렸다: 간단하게 그의 손을 환자 위에 올려놓은 치료 방법은 불안의 감소 그리고 심한 천식 침범을 줄일 수 있다(Athorp B, personal communication, July 2002).

Diane Charmley은 병원 환경에서 아이가 불안해 할 때 천식이 악화되는 것을 관철하였다. 소아 간호사와 마시지 치료사들이 아이들의 뒤에 서있고, 돌봐주고, 그들의 기분을 확인하는데 도움을 주는 효과적인 방법은 소아천식 증상을 줄이는 **TOUCH 치료법**을 그녀는 발견하였다. Touch 치료법은 아이들이 기분을 확인할 때 그들의 불안을 줄이고 그들을 안정시킨다. 치료사가 뒤에 서 있고 아무도 그들의 얼굴을 보지 않으면 그 아이들은 더 자유롭게 그들의 기분을 표현한다(Charmley D, RN, personal communication, October 2002).

접근과 목표
(APPROACH AND GOALS)

마사지 치료는 두 가지 목표를 이룰 수 있다: 급성천식 침범 증상을 줄이고 빈번하고 심한 천식 침범의 과도한 시간 줄인다. Athorp는 적절하게 마사지 적용은 소아천식 침범의 증상을 줄일 수 있다고 느끼고 있다, 이것은 기관지 확장제 그리고 다른 약물사용을 줄일 수 있다. 만약 한 아이가 마사지에 의해 안정되어 진다고 공황 고립에서 빠져 나올 수 있다면, 그녀는 아마도 약물을 덜 요구하고, 진정제나 항불안제를 덜 요구 할 것이다. 마사지는 차갑게 비인격적으로 대해 질 수 있는 병원환경을 완화하고 세계의 아픔과 혼란에 대한 안정과 평온함으로 소개되어 질 수 있다(Charmley D, RN, personal communication, October 2002).

심리학자이고 브라지 산토 대학교 교수인 Dr. Cesario Hossri 는 그와 함께하면 대부분의 소아천식 침범이 제거되어 질 수 있고 그는 천식 침범 시 근육 경련을 경감할 때 마사지를 이용하고,(대부분의 그 근육은 늑골의 사이 그리고 그것들의 뒤, 어깨, 횡경막), 기관지 팽창의 도움을 주고 호흡을 복도와 준다. 호흡 곤란의 경감과 코 호흡의 회복 시 Hossri 최면술을 사용해 몸의 편안함과 감각의 평온을 제안한다.[15]

마사지는 소아천식 간단하게 스트레스 강도를 낮추는 이득을 가져올 수 있다. Touch 연구협회는 스웨덴인의 부모는 그들의 소아천식이 있는 아이들을 한 달 동안 마사지를 해준다, 그 아이들은 더 적은 천식 침범과 불안감이 줄어든다는 것을 발견하였다. 그 아이들은 또한 폐 기능이 향상되고, 매일의 공기의 끝을 읽는 데에 결정되어진다. 그 부모들은 긴장의 구체적인 패턴이 아닌 간단한 마사지를 해 준다.[16]

오랜 기간의 마사지는 소아천식 아이 근육의 신장이 높은 단계로 증진되기 전에 어떻게 그들에게 육체적으로 도움을 주는지 알게 하고, 좀 더 쉽게 호흡 할 수 있는 도구를 준다. 천식 침범 시, 아이는 몸통을 팔로 지탱하여 좀 더 쉬운 호흡하는 것을 발견 할 것이다. 비록 이 방법은 흉곽을 안정시키지만, 온 몸을 긴장 시킨다. 이 때문에 아이들은 늑간, 흉근, 승모근, 흉쇄유돌근, 그리고 사각근이 긴장 될 것이다. 성인 호흡기 문제의 마사지 치료는 허리근육과 흉곽의 심부 긴장을 발견한다. 하지만 그 성인들은 스트레스를 풀어 보다 쉬운 호흡의 기술을 알지 못 하고 있다. 만성천식 성인 마사지 시험적 연구조사는 천식을 수년간 앓고 있음에도 불구하고, 대부분 그들은 질병에서의 스트레스의 역할을 알아차리지 못 했다. 12주후 마사지 개회가 개최 되었고, 그들은 흉곽의 압박, 헐떡거림, 그리고 피로를 줄이는 것과 스트레스를 다루는 더 나은 기술을 보고하였다.[17] 마사지 치료사 Pamela Klimowithch 그리고 Patrick Malone, 성인 호흡문제를 위해 일하고, 성인 만성의 어려운 호흡과 허리근육, 횡경막, 흉곽의 심부 긴장을 관찰했다. 마사지 후에 그들은 보다 쉬운 호흡과 가슴 압박이 줄어들었다.[18,19]

천식 침범을 위한 마사지와 수치료
(MASSAGE AND HYDROTHERAPY FOR ASTHMA ATTACKS)

천식 침범 동안에 항상 아이를 신중하게 돌보고, 기관지 확장제와 다른 약물을 그녀의 상태가 악화될 때 사용할 수 있도록 가지고 있다. 대부분 천식을 가지고 있는 사람들은 관이상의 호흡 능력 없이는 천식 침범동안에 눕지 못할 것이다. 그들은 대개 윗몸 일으키기와 45도의 유지를 위한 운동을 해야 한다.

뜨거운 것 마시기

스프 또는 그린 차 또는 블랙 차 뜨거운 액체는 천식의 습격에 대비한다. 따뜻한 음료는 심한 천식을 줄이거나 빠르게 경감한다. 이유는 따뜻한 음료는 그 기관지의 관을 달랠 수 있다. 녹색 차와 블랙차 안에 있는 카페인이 천식침범 단계 전에 어떤 특별한 증상의 시작을 멈출 수 있을 것이다. 카레인은 마치 천식환자의 숨을 들어 마시기에 이용되는 것처럼 기도를 연다. 알르레기 전문의사, 임상의 면역학자인 Eric Scchenkel, MD에 따르면 "천신 침범 시에 따뜻한 물은 5~60분 그것을 달랠 수 있다. 나는 6잔이나 8잔의 따뜻한 물이나 다른 음료를 천식 침범이 끝날 때까지 권한다.[20, 21]

증기 흡입

만약 아이들이 따뜻하고 습한 방에 있으면 그들의 증상은 줄어 들 것이다. 부모는 아이들을 욕조에 데려가서 샤워기를 틀고, 공기를 증기로 채운다. 만약 이것이 아이들의 호흡에 도움이 되면, 부모들은 충분할 때까지 물이 차가워 질 때가지 머물 수 있을 것이다. 욕조에 남을 때 확실히 그 아이는 따뜻하게 머물고 차갑게 되지 않는다.

습도열 적용

증기열 패드와 온습포제를 목뒤와 허리에 댄다. 아이를 30분 정도 눕힌다. 만약에 아이가 반듯하게 눕지 못하면 아이를 테이블 앞에 앉히고, 배개를 테이블 위에 놓고, 그 아이의 손을 배개 위에 놓고 아이의 머리를 그녀의 손위에 올려놓는다. 이 자세에서 그녀의 허리에 열적용을 가한다. 그녀의 허리에 담요나 시트를 덮어준다.

흉곽 압박열

단계 1. 온습포제와 Hydrocollator pack 흉곽에 10분 동안 올려놓는다.
단계 2. 차가운 물에 적시었다가 짠 수건을 압박하고, 다른 수건이나 단열 물질로 덮는다.
단계 3. 아이의 흉곽 주변에 압박열을 가한다.
단계 4. 그대로 1시간 또는 그 이상 놓아둔다.

천식침범에 대한 마사지 순서

그 제안은 Dr. Cesario Hossri. 의해 나온 권위 있는 논설이다.[15] 천식침범이 중간 단계까지 갈 때까지 마사지하는 것을 기다리지 마라! 최소한 기초 몸 마사지를 배워라(제 3장 참조). 특히 가슴, 위, 그리고 등. 이것들을 아이와 함께 마사지해라, 그리고 편안함의 배우는 것을 강조하라. 가슴 마사지 할 때, 손끝으로 늑골의 사이를 어루만지고, 흉골부터 시작하여 주위를 만져주고 뒤쪽으로 향한다. 이것은 늑간근 안정을 도울 것이다. 사용하라 복근 문지르기(effleurage) (89쪽 참조) 그리고 너의 손이 저부 늑골을 따라서 복부의 반의 상부를 선회하라. 검상돌기는 밀지마라. 특히 이 부분의 마사지는 최소한 천식의 침범 전 몇 분전에 시도한다. 만일의 경우 마사지가 그 침범을 없애지 못하면 기관지 확장제나 다른 약물을 사용할 수 있도록 한다.

단계 1. 아이를 엎드려 눕히고, 만약에 이게 않되면, 두개 또는 세 개의 배개를 테이블에 놓고, 아이를 테이블 앞에 앉힌다, 그의 손은 배개 위에 그리고 손 위에 머리를 올려놓는다. 이 자세는 등을 드러낸다.
단계 2. 다음 마사지는 척추, 아래의 척추에서 후두 기저부로 한다. 당신의 손은 척추 양면에 올려놓고, 중지 끝과 무명지로 이용하여 하위 척추에서 시작한다, 부드러운 압박으로 그 조직을 문지르면서 내려가고 각 척추를 10번씩 해준다, 단 숨을 내쉴 때 한다. 팽팽한 느낌이 나는 부위를 더 해줘라. 다음 진동과 떨기를 같은 부위에 간단하게 해줘라. 단 숨을 내 쉴 때. 이 시간에 척추와 등에 열중하라.
단계 3. 가슴 타진법(그림 3-9 참조) 척추와 어깨 면 사이를 부드럽게 두드려 준다. 30초 동안 계속한다.
단계 4. 무지 타진은 견갑골(그림 3-18 참조) 사이를 1분 동안 반복한다.
단계 5. 무지 타진은 목의 양면 다음으로 척추를 1분 동안 반복한다.
단계 6. 복부의 effleurage(그림 3-36 참조)은 그 어린이를 똑바로 눕힌다. 만약 그가 똑바로 눕게 할 수 없다면, 편안해지는 만큼의 배개로 지탱 해준다. 마사지는 복부의 전체적으로 부드러운 압박을 이용해 해준다. 좀 더 많은 압박의 이용은 아이가 숨을 내쉴 때 10번 반복한다.
단계 7. 가슴 friction(그림 3-35 참조). 10번 반복.
단계 8. 기본 이완 순서는 발, 위, 그리고 가슴 이완 강조.

만성천식의 아이들에 대한 마사지와 수치료
(MASSAGE AND HYDROTHERAPY FOR CHILDREN WITH CHRONIC ASTHMA)

습열 적용

습열팩을 가슴을 따뜻하게 하고, 가슴 전면의 근막 그리고 근육을 치료 전에 풀어주기 위해 놓는다. 상부 등 위에 따뜻하게 하고 후면 근육을 풀어준다. 이상적인 방법은 통합적인 습열이다. 아이들이 똑바로 눕고 가슴과 등에 열 팩 온열 중에, 다른 부위에 마사지를 10분 동안 한다.

가슴 대조법 치료

(그림 3-35; 5장 참조)

마사지 순서

단계 1. 숨쉬기에 초점을 맞춘 기본적인 이완은. "너의 가슴이 이완하고 넓게 되는 것을 감지한다.", "너의 위가 부드럽고 따뜻함을 감지한다." "견갑골 사이에 있는 근육들이 편안함을 감지한다.", "너의 등을 천천히 침대에 가라앉게 한다.", "너의 늑골이 부드럽고 쉽게 움직일 수 있는지를 감지한다." 이와 같은 것들로 복부, 등, 가슴의 이완의 제안들도 포함한다. 아이에게 복식호흡을 가르치는 것 또한 중요하다. 그 아이를 눕게 하고, 그의 손을 그의 복부에 올려놓고, 흡기와 호기 동안에 손의 움직이는 방향에 집중한다. 그에게 위로 향하는 숨쉬기의 움직임을 그가 얼마나 많이 증가시킬 수 있는지를 보게 하라(숨쉬기는 편안하게 유지하여야 한다). 너는 또한 아이에게 윗몸 일으키기를 시키고, 한 손을 배위에 올리고 한손을 하부 등에 댄다, 그리고 그 두 손의 사이의 공간을 복부로 향한 숨쉬기에 의해 증가시킨다. 다른 깊은 숨쉬기를 도와주는 방법은 그가 숨을 마실 때 가슴과 골반이 확장되고, 내쉴 때 가슴에서 공기가 빠져나오고 골반이 원래 크기로 돌아오는 느낌과 같이 그의 숨이 폐와 골반에 흐른다고 상상하면 된다. 10번에서 20번 반복한다.

단계 2. 등 경찰법 (그림3-2). 10번 반복.

단계 3. 상승모근 안마하기(그림3-17). 각각의 면에 30초 반복.

단계 4. 견갑골 사이를 엄지로 문지르기 (그림3-18). 1분 반복.

단계 5. 등의 하부 엄지 문지르기 (그림3-19). 1분 반복.

단계 6. 어께 그리고 목 경찰법 (그림3-26,27). 10번 반복

단계 7. 가슴과 복부 경찰법 (그림 3-34).1분 반복

단계 8. 가슴 마찰법 (그림 3-35).30초 반복

단계 9. 늑골 긁기. 흉골에서 시작해서 가슴 바깥쪽으로 긁어 나온다. 너의 각각의 손가락은 다른 늑골의 사이를 따라서 내려온다. 검상돌기는 누르지 마라. 이것은 늑간근을 이완한다. 하지만 그 부위는 간지럼을 탈 것이다, 그래서 매우 천천히 그리고 아이가 그 감각에 익숙해지도록 하여야 한다. 흉곽의 바닥부터 시작하라. 여자는 가슴부위를 피하여서 하라.

단계 10. 가슴과 복부 경찰법 3번

단계 11. 목과 어께관절의 수동운동범위 운동 (그림 3-11, 12).

단계 12. 숨쉬기에 초점을 맞춘 기본적인 이완

보충 치료 (COMPLEMENTARY TREATMENTS)

1. Acupuncture은 급성 천식 침범을 경감할 수 있다.
2. Feldenkrais 그리고Alexander 같은 운동 치료는 아이의 호흡계 근육의 움직임 증가와 숨쉬기의 긴장에서 벗어나는 것을 향상 시킨다.
3. 도수치료는 흉곽과 척추의 움직임을 향상 시킬 수 있다.

주의력 결핍증과 과민성 (ATTENTION DEFICIT DISORDER AND HYPERACTIVITY)

주의력 결핍은(ADD) 어린이의 신경발달의 문제이고, 의무 교육의 나이의 어린이의 3~5%가 영향을 받고 있고, 남자아이가 여자아이의 4배이다. ADD은 아이들의 광범위하고 다양한 신경학의 이력과 문제를 가지고 있다. ADD는 짧은 주의력, 충동적 그리고 주의가 산만한 특성이 있다. 그 아이들은 좌절감의 낮은 자제력, 모든 것에 대한 동기부여의 부족 그러나 자극적인 활동 그리고 쉽게 지루하게 되는 특징이 있다. ADD는 그들의 미래의 행동결과를 인지하기 어렵고 그들의 실수에 익숙해지기는 힘들다. 사화적인 행동의 차이와 그들의 충동의 제어에 대한 어려운 지식을 많이 가지고 있다. 이것들은 사화적인 문제를 야기 시킨다. ADD를 가진 25%가 학습 장애를 가지고 있다. 또한 불안과 우울증에 대한 위험도 증가되어진다. 어떤 아이들은 ADD와 과민성을 가지고 있다 이것을 과민성 주위성 결핍증이라고 부른다(ADHD). 과민성은 일반적으로 차분하지 못하고, 끊임없이 과도한 운동을 한다. ADD/ADHD 심각성을 가지고, 일생동안 개인의 능력에 영향을 끼친다(관심 포인트 상자 6-3 참조). 이런 어려움에도 불구하고, ADD/ADHD을 가진 어떤 아이는 그들의 동기부여, 힘, 열정을 쏟아 부어 그들의 환경을 극복한 아이도 있다.[1]

ADD는 유전일 수도 있다. 자궁 안에서 또는 그 후에 뇌의 전염병, 머리 충격, 어머니의 알코올 또는 코카인 사용, 신진대사의 문제, 조산아 또는 가벼운 아기, 그리고 납과 수은의 높은 수위의 노출, 이런 요소들이 뇌의 발달에 영향을 준다(12명의 가임연령의 여성들은 피에 높은 수위의 수은을 가지고 있었다. 이것은 뇌의 발달에 치명적으로 방해 할 수 있다). 해산과 분만 중에 분규의 원인 되고 유년기에도 관련되어 질 수 있다.[2-4] 접골사 John Upledger는 ADD를 가진 상당수의 아이들의 구조적인 문제는 두개골의 불규칙한 정렬이 주된 요소가 될 수 있다고 믿는다. 그는 머리의 외상성 충격, 이것이 태생 시에 발생하면 두개골의 불규칙한 정렬을 야기시킬 수 있다.[5]

표준의 ADD의 치료는 적절한 학교 프로그램과 행동의 변형, 상담, 그리고 약물 이다. 2002년도, 약 400만 미국 어린이들, 대부분의 남자 아이들은 중추신경자극제를 사용하게 되었다.[6] Ritalin 그리고 Cyclert와 같은 정신적 자극 약물은 주의력, 흥분 그리고 억제에 관련된 뇌의 부분을 자극한다. 그러나 그 효과는 그 약물이 아이의 계통에 있을 때 까지만 지속된다. 이 약물들은 신경계의 장애를 치료를 못한다. 식욕감퇴, 불면증 그리고 신경질 같은 부작용을 일으킬 수도 있다. 소아 심리학자 Elizabeth Guthrie에 따르면 "나는 언제든지 어린아이들과 10대들을 위해 처방전을 쓴다. 나는 이런 부작용에 대한 것만 걱정 하는 것이 아니다. 하지만 그것 또한 알려지지 않았다. 어떻게 그 미묘한 변화에 아이들의 정서 발달에 영향을 줄 수 있는가? 그 약물은 좋은가? 우리들은 그것들에 대해

관심 포인트 상자 6-3
ADD는 심각하다.

진단 그리고 치료는 논쟁되어 질 수 있다. 많은 수의 아이들은 많은 심리자극제를 처방받을 수 있다. 부모님들과 의사들은 아이들이 ADD의 진단 받을 때 다른 문제를 가지는 것에 대해서 걱정한다. 예를 들어, 교실에서 부주의하면 아마 청각 장애를 가지고 있을 수 있고, 배움의 장애, 또한 다른 문제를 가질 수 있다. 이것은 ADD가 아니다. 이것들의 합법적인관계에도 불구하고, 이것은 잘 못 된 것이고 그 증상은 ADD의 작은 장애라고 생각한다.

그 결과를 치료하지 않은 ADD 52%는 약물을 복용하거나 43%의 어른들은 술을 많이 마실 것이다, 35% 공격적인 과민성 남자아이는 중죄로 체포되어 다시는 고등학교를 끝마치지 못 할 것이다. 캘리포니아에서 제일 큰 교도소의 새로운 수용자들에 75%가 어린 시절 ADD 이력이나 배우는 것에 대한 장애의 이력을 가지고 있었다.[1]

참고문헌

1. Amen D: ADD: A Guide for primary care physicians. Fairfield, CA: The Amen Clinic for Behanvioral Medicine, 1999, p51

아는가?"[7] Ritalin 과잉처방에 대해 의학사회단체와 부모들에 의해 진행 중인 단체가 있다. 주의력부족과 배우기의 장애 또 청각 장애 또한 과잉해동 그리고 예민한 아이와 같은 문제를 가진 아이들은 적절하지 않은 Ritalin을 받을 것이다.[6,8]

부모들은 신경발달의 치료, 생체자기제어, 부교감 치료, 영양의 접근, 음식 알러지의 치료 등을 그들의 아이에게 시도함으로써 부가적인 치료를 찾고 있다. 각각의 치료는 효과가 나타난다 하지만 전부는 아니다, 아마도 이것은 ADD가 일반적으로 다양한 증상을 갖는 것을 나타내는 것이다. 의학계는 서서히 ADD에 대한 분석이 진행 중이다.

그리고 뇌를 분석하고 머지않아 이 장애를 인지하는 기술이 대체될 것이다. 예를 들어, 내과의사 Daniel Amen이 7가지전형의 ADD와 각각의 다른 치료법을 강력히 주장하고 있다.[9]

ADD를 가진 어린이들의 부모님들은 아이를 다루는 것에 대한 스트레스를 경험 할 것이다. 과민성 아이들의 부모는 이웃의 잔디밭에 대한 불만, 선생님, 그리고 친구들이 그에 대한 행동에 불평, 다양한 방법의 치료 그리고 그들의 아이에 대한 걱정, 이런 것들을 수년간 쫓아다니는데에 힘을 다 소진할 것이다. 이와 같은 부모들은 훌륭한 보살핌의 능력을 끊임없는 그 아이들의 요구에 다 소진될 수 있을 것이다.

접근과 목표
(APPROACH AND GOALS)

ADD는 아이들에 대해 스트레스이다, 그 아이들은 학문적으로 힘들어하고, 학교와 단체 상황에서 집에서 부정적인 주의를 받는다. 어떤 치료는 ADD의 원인을 치료하지 않는다 하지만 스트레스를 다루는 것에 대해 도움을 준다. 최면술은 주의력의 문제의 주요 치료법은 아니지만, 아이들에게 불안의 감소, 더 나은 수면, 그리고 정서적으로 폭발하는 것을 제어하는 방법을 향상하는데 도움을 줄 수 있다. 생체자기제어 기계의 안정 훈련 역시 과민성과 ADD의 증상에 효과적이다.[10] 마사지 치료도 적합할 것이다, 비록 ADD의 원인의 치료는 아니지만, 이것은 스트레스의 감소와 진정한 상태가 될 수 있도록 도와준다. ADD의 사춘기의 한 남자아이는 목과 등 부위에 스웨덴 마사지를 15분 받았다. 마사지는 매일 학교 끝난 후에 10번 연속 시행하였다, 이 연구가 끝난 후, 그 남자아이는 안절부절 못하는 것이 줄어들고, 그들 자신이 행복하다고 여기게 되었다, 그리고 교실에서 오래 머물 수 있게 되었다.[11] 지압법은 어떤 아이들에게 약물을 줄이거나 사용하지 않도록 도와준다[12](High Tech Touch(Academic Therapy Publications, 1987). 도시의 과민성 아이들을 지압 마사지로 치료 하였다. 한 9살의 여자아이는 조용한 행동뿐만 아니라, 균형 있는 생활습관이 시작 되었다. 하지만 더욱 복잡한 방향과 미세한 근육과 대근육 운동의 능력의 향상이 있어야 했다. 그녀의 약은 3가지 마사지 후에 사용되지 않았다. 17살의 만성의 행동문제의 한 남자아이는 처음에는 마사지에 저항하였다. 몇 달 지나지 않아서 그는 좋아지는 것을 보여주었다, 그는 좀 더 안정 되었고, 더 집중할 수 있게 되고, 그의 환경에 대해 더 재미를 가지게 되었다. 다른 아이들은 기분이 급격하게 나빠지는 수위가 낮아지고 횟수도 줄어들었다.[13] 한 과민성 어린 남자아이는 몇 분 동안 양극 치료를 그의 치료사에게서 받았다 그의 행동은 언제나 광적으로 행동하였다 그는 한 두 시간 잠이 들었고, 깨어나서 안정되었고, 다른 사람들과 정상적으로 생활 할 수 있었다.[14] 다른 양식의 촉진에 과민성 아이들은 익숙해져왔다. 접근방식은 Jean Ayres 과민성 치료에 의해 개발되었고, 촉진을 두려하는 아이들에게 점차적으로 도입하는 중이다. 예를 들어 진정하게 하는 효과의 깊은 압박, 온기, 그리고 천천히 부드럽게 담요로 감싼다. 그리고 공을 천천히 그리고 견고하게 그녀의 등에 약 3분 동안 굴리는 치료기술의 통합이다.[15]

ADD의 마사지 치료
(MASSAGE TREATMENT FOR ADD)

마사지 치료, 이용 기술을 이 책에서 묘사하였다, 어린이들에게 그들의 긴장을 줄어주고, 그들에게 진정한 편안한 감각을 주게 도와 줄 것이다. 마사지의 가르침은 그들의 긴장 강도에 마사지의 물리적인 이익만큼이나 중요하다. 마사지 이용의 첫 번째로 그들에게 편안함의 경험 그리고 안정의 운동을 가르치는 시간에 더 보내게 된다. 그것은 첫 번째 약간의 마사지하는 동안에 누워있는 아이에 비해 당신의 부분의 독창력은 상당히 요구할 것이다. 짧은 마사지는 전신마사지 보다 오히려 더 많은 시간이 걸린다, 첫 번째에 필요할 것이다. 그것은 그들이 누워서 기대하는 것 보다 아이들의 주위의 마사지가 필요하게 될 것이다. 3단원에서 등의 마사지를 묘사를 시작한다 하지만 만약 그 아이가 주위를 움직이는 중이라면 다른 몸 부위를 쓰다듬기를 이용하여 준비되어야 한다. 아이를 억제하지 마라. 만약 등 쓰다듬기를 잘 받아들이면, 전체적인 단원3의 설명 순서를 따라하라. 당신의 사무실에 혼란스러운 것과 소음과 같은 어지러움이 없게 확실히 하라. 만약 어린이들이 특정한 음악에서 안정감을 발견하면 부모님에게 그것을 가져오게 하라. 간단한 장난감은 아이의 전념하는 것을 유지하는데 도움을 줄 수 있다. 당신은 부모에게 간단한 마사지 그리고 기본적인 이완의 순서를 가르치기를 바랄 것이다, 이것은 낮잠 시간과 잘 시간에 좀 더 쉽게 눕힐 수 있다. 만약, 부모들은 매일 짧은 시간 그것을 연습하면, 이완의 배움에 보강될 것이다. 짧은 반복은 아이의 긴장을 푸는 것에 대해 도움을 줄 수 있다. 그 외 시간에 ADD/ADHD를 가진 아이들은 긴장을 푸는 것을 배울 수 있다, 그리고 도든 전신 마사지의 쓰다듬기를 즐길 수 있다.

자폐증 (AUTISM)

> 신체 접촉은 만족감을 받기 위해 한다, 그것은 항상 나에 의해서 시작되어야 한다. 그리고 내가 해야 하고, 최소한, 선택이 주어졌었다⋯. 사람들이 나에게 접촉하지 않을 때, 나는 "무시"와 같은 것을 경험하지 않는다. 나는 사랑과 이해와 같은 경험했다.[1]
>
> – Donna Williams, adult with autism

자폐증은 생화학적 뇌 문제 또한 중추신경계의 장애이다, 신경화학의 이상, 신진대사의 문제가 원인이 될 수 있다(관심 포인트 상자 6-4 참조). 약 1,000명 중의 한명이 자폐증을 가지고 있다 하지만, 최근 1980년부터 증가하고 있다. 이것은 최근에 500명 중에 1명꼴로 늘어났을 것이다.[2] 남자아이가 여자아이보다 3~4배 더 많다. 자폐증 아이들은 일반적으로 정서적인 정보, 언어 사회적인 임무처리의 역량을 작게 가진다. 이 의미는 그들은 다른 이들에 기분을 이해할 수 없다는 것이다. 약 3분의1에 어떤 시각적인 장애형을 가지고, 2분의1이 비언어를 하거나 혼자서 나쁜 말을 한다. 그리고 4분의3이 정신적 지체이다. 그들은 잠의 문제, 짧은 집중력, 공포, 급격한 기분 전환, 그리고 과민성을 가진다. 자폐증 아이들은 보통으로 고통, 열, 소음, 냄새, 접촉에 대한 무감각과 과민성을 가진다. 많은 자폐증 과민성의 아이들은 접촉을 전적으로 피한다. 손을 돌리는 것, 그들 자신을 무는 것, 흔드는 것과 같은 행동 되풀이한다. 여러해 전에, 심리학자 Nik Waal은 자폐증 아이들이 어깨 킁킁거림, 이와 턱을 탄탄하게 물고, 얕은 호흡 등을 관찰하였다.[3]

그것은 의료기사들이 자폐아의 이상한 행동을 보고 건강의 문제를 구분하기는 어렵다. 예를 들어, 5살 자폐증의 남자아이는 3년 동안 제대로 잠을 못 잤다, 대개 소파에 눕히고 그의 위를 문지른다, 다수의 소아과의사는 그의 설사의 근본기관을 찾지 못한다. 그리고 정신병 의사는 그의 부모에게, 소리 지르는 것, 수면 문제, 위를 문지르는 것을 자폐의 행동이라고 말했다. 그 소년의 가족이 다른 나라에서 위 병학에 대한 치료를 찾고 있을 때, 그 설사는

> **관심 포인트 상자 6-4**
> **자폐증과 감각 입력**
>
> 자폐증 환자에서 비정상적일 수 있는 감각정보를 해독하는 특별한 세 가지 방법이 있다. 뇌간 부분에서 부분적으로 조절되는 감각정보의 등록은 자켓에 실오라기가 너풀거리는 것과 같은 하찮은 것들처럼 보이는 것들에 대한 집중력이 떨어지는 동안 일반적으로 밝은 빛과 같은 시각자극 혹은 움직이는 물체를 놓치는 경우에 만성적인 오류가 있다.
>
> 감각입력 자극을 조절하는 능력은 결함이 나타난다. 복잡한 레스토랑에서 목적 있는 대화에 참여하기가 불가능한 자폐증을 가진 환자들을 어렵게 만든다. 예를 들어, 각각의 소리와 섞여있는 큰 소리를 듣는 것이 복잡하고 혼란스러울 수 있다. 손을 어깨위로 두거나 팔을 목 조르는 것과 같은 것을 좋아하는 행동 면에서 보면 포도의 산도는 독보다는 약하다. 예를 들어, 의자, 인형, 볼과 같은 비슷하지 않은 물건들은 침실, 안전한 환경, 사람을 무섭게 만드는 포로처럼 공격한다.
>
> 감각으로부터 정보를 통합하는 능력과 그 정보를 의미 있게 만드는 능력은 절충적이다. 물론, 공간상에서 사람의 위치를 도와주는 감각 사용의 부재는 어떤 것을 나눌 수 있게 한다. 너와 내가 지속적인 두통의 종류로서 상상할 수 있다. 수 십개를 더욱 분석적으로 만들고 혹은 신발끈을 묶는 그러한 경우의 방법으로 감각을 얻는 것과 같은 계획을 어렵게 만들고, 입을 벌려 숟가락을 입으로 가져가는 것과 같은 일련의 근육 활동을 조절하는 것을 어렵게 만든다.[1]
>
> – *Russell Martin*
>
> 참고문헌
>
> 1. Martin R: Out of Silence: A Journey into Autism. New York, NY: Henry Holt, 1994

지독한 변비로부터 넘쳐 배수 되는 것 이였다. 방사선 사진은 작은 cantaloupe의 배설물의 덩어리를 보여주었다. 그 후 완화제로 치료하였고, 그 아이는 더 이상 육체적인 고통이 없어졌다. 그리고 소리 지름, 위 문지르기, 수면문제도 멈추었다.[4]

자폐증 아이는 가족에게 스트레스를 준다. 왜냐하면 그 아이들은 어려운 행동을 하며, 잘 달래는 것이 필요하다. 그들의 사회문제 결과에 정서적인 보상을 주지 않는다. 부모님들은 아마 고립된 기분이 들 것이고 부모와 아이 양쪽 다 효과적인 아이 보살핌과 정서적인 지탱이 필요할 것이다.

치료는 빠른 향상과 익힘과 강직의 줄임과 특정한 버릇의 진부함에 집중되어야 한다. 일시적으로 변하는 해도의 표준 치료 요소는, 사회의 가르침 그리고 대화 능력 말하기 치료, 약물 그리고 가족의 도움이다.[5] 앞으로의 새로운 접근 방법은 보충제 이용과 특별한 식이요법과 같은 생화학적인 접근과 **HANDLE** 접근과 같은 감각과정의 향상 치료이다.[6,7]

접근과 목표
(APPROACH AND GOALS)

일반적인 지식의 대조, 자폐증 아이들은 비록 반복 훈련이 요구될지는 몰라도 안정되는 것을 배울 수 있다. 1963년, 자폐증 어린이의 개발 센터에서 시작하였다. 그것은 4명의 자폐증아이들로 구성되고, 3명의 남자 아이는 5살, 6살 그리고 9살 그리고 한 여자 아이는 6살이다. 이 어린이들은 극적인 개인의 일생규칙을 가지고 있었다. 말하지도 않고, 음식물 섭취의 문제, 오직 용변만 가렸다. 그들은 집에서 전적으로 멀어졌고, 난폭함을 제어할 수 없게 되는 것이 자주 길게 되었다. 그리고 폭력적인 짜증을 내었다. 행동 변화 기술 적용의 2년 후, 그 아이들은 조금의 말하기와 다른 이들과의 상호관계를 맺을 수 있었다. 그 센터사람들은 성공적으로 규칙의 반복과 온화한 신체적인 억제를 통해 짜증의 길이와 긴장상태를 줄였다. 하지만 그 아이들은 아직도 긴장과 폭력적인 상태이다. 이 시점에서, 그 안정화 훈련은 매일 일상적인 부분으로 되었다. 이 단계에서, 그 아이들은 "좋아, 지금은 편안한 시간이야."라고 말이 나오게 된다. 불을 끄게 되고, 그들의 장난감을 치운다고 말하고, 매트 위에서 편안하다고 말하게 된다. 그 아이들은 그들이 침대에 눕고 있는 것처럼 말하게 된다. "아 좋고 편안해" 숨은 쉽게 그리고 고요해 진다, 안정되고, 편안해진다. 그 스태프는 온화하게 그 아이들의 팔, 다리, 목을 다루었을 때, 그들에게 편안함을 상기시킨다. 어떤 접근 반응이 행동을 편안하게 하였다. 행동은 즉각 칭찬이 주어진다. 안정의 기간을 수업일 8개월 동안 착수시켰다. 그 첫 번째 기간에 단 2분이 되기도 전에 한 어린이가 도망갔다. 하지만 그와 같은 어린이들이 더 편안해 할 수 있게 되었다, 그 기간은 12분으로 늘어났다. 그 아이들은 얌전함과 안정감을 배웠고, 그 기간을 완전히 즐기게 되었고, 집과 그 프로그램에서 자발적으로 안정하는 것을 배우고 있다. 그들의 폭력의 폭발은 사실상 감추었다.[8] 자폐증 아이들을 마사지 할 때 많은 같은 방법에서 그들이 이완을 배우는데에 도움이 될 수 있게 반복적으로 기본이완법을 코치해 주어라. 자폐증 아이들의 격리와 과잉 진료의 깨지기 쉬운 균형이 있다. Donna Williams는 그것은 아이가 접촉을 거절하거나 다른 자극을 거절을 나타낼 때 주장해 주는 것이 중요하다고 느꼈다. 그녀는 말한다 " 나는 나의 기분과 싸워야 한다, 강하게 주장해야 한다, 민감해야 한다, 비록 비인격적 일지라도, 그아이에게 세상은 그를 포기하지 않을 것이라고 가르쳐 주어야 한다 이것은 끊이없이 그 아이들에게 요구 되어져야 한다. 만약 그렇지 않으면, 그 세상은 닫힌 체로 남을 것이다" 마사지는 어린이들이 접촉에 익숙하게 한다, 이완에 도움을 주고, 몸의 여유를 증가시킨다.

마사지는 아이의 더 나은 수면과 손 물기, 머리박기 와 같은 자해를 줄여줄 수 있다. 심리학자 Marian Meyed, 자폐증 아이들의 부모님들은 아이의 고통과 잘못을 깨달았다. 그것은 그들의 아이들이 다른 아이들보다 심리적으로 육체적으로 더 긴장한다 그리고 그들이 잘 수 있도록 이완을 도와주어야 한다. 비록 대부분의 자폐증 아이들은 잠자는 시간, 토닥거리는거와 마사지와 같은 다른 육체의 접촉, 그리고 앉기나 옆으로 눕기를 원하지 않지만, 대개는 성공한다.[9]

정신병학자 Nik Waal 은 자폐증 어린이에게 마사지를 이용하였고, 그 어린이의 근육긴장의 이완과 깊은 숨 시기와 더 나은 정서의 적응을 발견하였다. Waal은 남자아이를 무릎에 앉히고, 그녀는 온화하게 쓰다듬고 달래기 시작했다. 나중에 그녀는 가장 큰 긴장의 부위로 옮겨 좀 깊은 압박을 하였다.[3] 두개의 접촉 연구단체는 자폐증 아이의 쓰다듬기 효과를 연구조사 하였다. 첫 번째 연구는, 각각의 접촉 치료를 하루에 15씩, 1주일에 2번, 4주 동안 받았다. 그 어린이들은 완전히 옷을 입혔다, 그러나 맨발, 그리고 그들의 몸을 적당한 압박과ㅏ 부드러운 쓰다듬기 움직임을 이용하여 문지른다. 이 실험이 끝날 때, 접촉의 반감, 진부한 행동, 그리고 태만 등이 줄어들었다. 그 두번째 연구는 자폐증 아이들의 두 그룹이 비교하였다 한 그룹은 자기 전에 마사지를 15분 동안 매일 밤 1개월 동안 받고, 다른 그룹도 또한 적용 했다. 그 아이들은 집에서의 보다 적은 수면 문제, 진부한 행동의 감소, 그리고 학교에서 집중을 더 할 수 있게 되었다.[11]

몇몇 특별한 교육 선생님들은 자폐증아이들에게 지압법을 사용하였고 그 아이들이 좀 더 외양적이고 반응적으로 되는 것을 발견하였다.[12] 정골사인 John Upledgerd은 부교감신경의 치료로 많은 자폐증 아이를 성공적으로 치료하였다.[13] 장애의 아이들의 부모님을 위한 마사지 수업에서 그 저자는 많은 전신마사지의 간단한 스웨덴 마사지 쓰다듬기를 자폐증 아이에게 수정하여 적용한 것을 발견하였다. 주의환경의 적응이나 정해진 시각은 아이가 마사지를 받아들이는데 도움이 될 것이다. 부모님들은 대개 그들의 아이가 마사지에 가장 반응적일 때와 어떤 마사지를 가장 잘 받아들일 수 있는 안다. 부모님들은 아이가 잘 때나 누워있지 않을 때 어느 때라도 마사지를 할 수 있다. Larry Burns Vidlak, 마사지 치료사 그리고 3명의 자폐증 아이의 아버지는 레슬링 또는 놀이와 마사지를 결합하였다. 침대 주위의 구르기, 트램펄린, 그는 그의 손을 이용해 아이들의 등을 문지를 재 그는 아이들의 팔을 그의 목 주의에 놓는다(Burns Vidlak L, personal communication, April 1989).

자폐증 어린이를 위한 마사지
(MASSAGE FOR THE CHILD WITH AUTISM)

자폐증 아이에게 첫 마사지 기간에 들어가기 전에, 부모님에게 상세하게 말혀주고, 무엇이 작은 촉감의 자극이고, 무엇이 큰지 가르쳐 주어라, 그 다음 그 아이가 허락할 수 있는 마사지 부위를 측정하여야 한다. 그 부모님에게 아이를 회기 동안 데려오기 전에 1주일 동안 매일 최소한 2번 간단한 마사지를 해주라고 해라 이것은 그 아이에게 고안된 마사지와 함께 편안함을 줄 것이다.

스웨덴 마사지는 이상적이고 일반적으로 안전하다. 발과 손은 아마 방어가 줄어드는 처음의 부위일 것이다. 아이들은 그들이 생각에 편안하지 않으면 옷을 벗지 않을 것이다. 이것은 단지 짧은 회기 후에 나타난다. 만약 그 아이가 짧은 마사지를 허용할 수 있다면, 그녀는 몇 분의 마사지를 할 수 있을 것이다, 그다음 그 부모님이 마사지를 할 수 있을 것이고, 그다음 그 아이가 다시 한다. 그 아이는 어떻게 그 쓰다듬기가 그 아이의 마사지 허용이 증가 될 수 있는 지를 보여주고 있다.

압박의 실험 예를 들어, 가볍게 쓰다듬기를 접촉을 거부하는 경향을 보이는 아이를 위해 시도하라 그리고 자기 자신을 혹사하는 아이에게 깊은 압박을 시도하라(자기 자신의 혹사 행동을 Developmental Delay section 에서 찾아보라.) 그 아이를 위해 그 운동들을 잘 이용하라. 부드럽고, 천천히 손목, 팔꿈치, 어깨, 발목, 무릎, 그리고 고관절에 부드럽고, 천천히 마사지를 하면 진정될 수 있다. 부모님들은 마사지를 배워서 아이에게 잠잘 때나 욕조튜브에 있을 때 해주어야 한다. 부모님들은 마사지 오일 대신 비누 거품을 사용 할 수 있다.

치명적인 병 (CATASTROPHIC ILLNESS)

치명적인 병의 증상들은 아이들에게 큰 질병이다, 에이즈, 암 같은 건강적인 문제, 낭포성 섬유성 같은 유전적인 문제를 얻게 될 수도 있다. 치명적인 병은 육체적으로 힘들고, 고통스럽고, 장기의 비운동, 그리고 장애로 인해 몸의 감각의 손실 등으로 어린이에게 큰 스트레스이고 어려운 난제이다. 음식 섭취의 제한, 활동의 제한, 약의 영향, 침략적인 의학의 절차는 아마 추가적인 스트레스 일 것이다. 불면증, 불안, 그리고 우울증은 스트레스의 표명이다. 가족들은 엄청난 긴장이다, 그들은 같은 시간에 돌봐야 하고, 그들은 두려움, 무력감, 그리고 성난 같은 기분을 경험한다.

낭포성 섬유증 같은 만성 질환은, 아이들은 병을 가진 채 집에서 있으면, 입원을 반복할 것이다. 의학의 치료 실패와 그 병이 말기로 되면, 그들은 아마도 병원으로 돌아오거나, 집에서 임종간호를 받을 것이다.

접근과 목표 (APPROACH AND GOALS)

부드럽고, 독창적인 스웨덴 마사지는 마사지가 필요한 큰 병의 아이들에게 적용할 수 있다. 이것은 큰 스트레스와 위에서 나온 불편함과 같은 각각의 병에 대한 특정한 불안에 도움이 될 수 있다. Field 등은 20명 급성 림프성 백혈병의 아이들에게 마사지의 효과를 연구하였다. 아이들에게 30일 동안 매일 15분씩 그들의 부모님들에 의해 전신 마사지를 받게 하였다. 그냥 표준 치료의 그룹과 비교하였을 때, 그들은 불안과 우울함이 감소하였고 그들의 백혈구가 상당히 증가하였다.[1] Hernandez-Reif 등은 낭포성 섬유증 아이들에게 부모님들이 스웨덴 마사지를 잘 시간에 한 30일 후에 불안감이 줄어들고, 그들의 기분은 더 나아지고, 그들의 최고조의 기류에 의해 측정된 그들의 호흡이 향상되었다.[2] 10대의 에이즈 어린이가 마사지 받은 경우에도 비슷한 결과가 나타나는 것을 발견하였다(AIDS 부분 참조). 마사지 치료사 Lyse Lussier는 큰 병의 아이들을 치료하였고, 마사지가 고통, 구역질, 같은 신체적인 고통을 경감, 그리고 움직이지 못함의 불편함, 그리고 불안, 자극의 결핍, 불면증과 고립된 기분과 같은 정신적인 고통 등을 경감할 있는 것을 발견하였다.

마사지 치료사이자 사화 사업가인 Helen Campbell 많은 중병의 아이들과 질병 말기의 아이들과 연구 하였다. 그녀는 앞에서 언급한 봐와 같은 마사지의 장점과 그 아이들의 가족의 큰 선물이란 것을 발견하였다. 무언가에 집중하고 무력감에 대해 기분을 경감하고 그리고 그들의 가족에 대한 사랑의 표현을 받아들인다. 마사지는 부모와 아이가 서로 헤어질 슬픔으로 부모가 고립될 가능성을 줄여준다. Ms Campbell은 또한 그들의 형제에게 마사지를 가르쳐 주었다. 그 아이들은 죽어가고 있었다. 그리고 건강 돌보기 팀의 부분에 속하는 것을 느끼는 것을 발견하였고, 그들의 사랑과 다정함을 주고받는 기회가 되었다(Campbell H, personal communication, January 1989).

심각한 중병의 아이들에게 마사지를 하기 전에 그 아이들의 의사에게 대한 허락을 받아라. 그것은 비록 수술의 상처, 튜브, 와이어, 환기 장치, 다른 도구들을 피하여 할 수 있도록 해야 한다. Helen Campbell 한 진행성의 무형성 빈혈의 여자아이와 마사지를 배제하고 치료하였다. 그 대신 그 여자아이를 부드럽게 잡았다, 그것은 그녀를 편안하게 하였다. 허락은 항상 그 아이들 자신에게서 얻어져야 한다. 그 아이들은 이미 많은 의학의 처방이 자신의 선택 없이 경험하고 있다. 처음의 마사지 전에, 그 가족은 말 할 수 있다, " 등을 문지르는 것은 너의 더 나은 잠자는데 도움을 줄 수 있어. 너는 이것을 원하니?

특징
(SPECIFIC POINTS)

- 정맥부위, 상처, 처치, 도과 부위 그리고 어떤 고통스런 부분 등을 피했는지를 확인하라. 얼마나 많은 종양을 가졌는지, 얼마나 많은 의학 도구를 장착하고 있는지는 중요하지 않다. 암에 영향이 미치지 않는 최소한의 한 부위라도 마사지 치료사는 접촉의 편안함을 줄 수 있을 것이다.
- 일시적인 부종의 가라앉음은 편안함을 준다. 그 아이들은 대개 1시간 동안 부종이 가라앉는 것과 쉬운 움직임을 경험한다. 좀 더 정상적인 온도, 그리고 더 많이 살아 있는 기분이 그 자극이 있는 동안에 있을 것이다. 갈비뼈는 들어 올려져야 하고, 그 다음 스웨덴 경찰법으로 부드럽게 원위에서 근위로(심장 쪽으로) 올라온다. 갈비뼈의 근위 부분은 부종을 감소시키기 위해 림프의 혈관을 열 수 있다.
- 암의 아이들은 약물, 화학치료, 방사선으로부터 피부의 문제를 가질 것이다. 그 문제 부위는 특별한 이유가 있거나, 의사의 허락이 없이는 마사지를 하면 안된다.
- 수술로 인해 베인 자국부위는 6개월 후 까지는 마사지를 하면 안된다. 그 다음에 의사와 상담해야 한다(제4장 참조).
- 아이들이 침대에 누워 있을 때 뻣뻣함을 느끼지는 않는지 물어보라. 그들을 새로운 자세로 눕히고, ROM 운동을 이용해 관절의 움직임을 증가시켜 움직임을 증가 시켜라. 그리고 그 운동을 아이들의 몸에 3차원적으로 해주어라.
- 변비는 단원 5의 치료 부드러운 마사지로 치료하라.

치명적인 질병을 가진 아이를 위한 마사지
(MASSAGE FOR CHILDERN WITH CATASTROPHIC ILLNESS)

자세: 아이가 확실히 편안하게 자세를 잡도록 하고, 만약 배개가 필요하면 이용하라. 만약에 그 아이가 말을 하지 못하면, 작은 마사지로 시작하고, 불편함을 표시하는 사인이나, 긴장하는 표정, 호흡의 변화를 관찰하라. 기본의 스웬덴 경찰법, 유찰법, 유날법, 그리고 3단원에서 설명한 긁기 등을 사용하라, 하지만 매우 부드럽게 하라. 강건한 근육에는 유날법과 가벼운 안마 요법을 하지마라. 쓰다듬기는 변동이 심하거나, 빠르거나, 짧게 하기보다는 천천히 길게 해주어라. 쇠약한 아이가 머리를 발을 향해 아래로 내리는 것을 위해 가벼운 쓰다듬기를 이용하라. 그 손과 발은 철저히 마사지가 외어질 수 있다. 하지만 부드럽게 해야 한다. 머리, 목 그리고 어깨의 마사지는 아마 두통의 경감에 도움을 줄 것이다. 이마의 부드러운 쓰다듬기는 긴장을 풀 수 있을 것이다. 만약 기본 이완의 단계가 가능하면 자유로운 호흡에 도움을 줄 수 있다. 양극성 치료, Reiki와 같은 기 치료와 부교감 신경치료는 그들이 조금 사용하거나 압박을 주면 않될때 적절하게 사용되어 질 수 있다. 너무 긴 기간에 의해 어린이들을 피로하게 하지마라 몇 분 동안 강하게 마사지를 할 수 있고, 그들의 가장 좋은 시간에 할 수 있다. 만약 그들이 오직 몇 분만 마사지를 원하면, 가족들에게 마사지를 가르쳐 주고 그 가족에게 마사지를 하게 할 수 있다. 그것은 스트레스를 받을 일이 없고, 아이들이 세균에 노출되지 않게 해야 한다. 만약 당신이 감기와 다른 작은 질병이라고 의심되면 중병의 어린이들과 접촉하지 마라.

보충적인 치료
(COMPLEMENTARY THERAPY)

의학 최면술은 4살의 어린 아이들에게 질병의 고통을 치료하는데 성공적 이였다 불안감의 감소 침략적인 의학 시술(척추 천자, 골수 빼기)의 고통을 줄인다. 그리고 우울증, 불면증, 행동의 어려움, 죽음의 두려움 등을 경감 시킨다. 고통의 관리를 위한 최면은 아이들이 진통제의 사용을 줄여준다. 자가 최면술도 어린이들에게 가르치게 되었고 그것들은 아이들이 규칙적으로 연습하며, 그 대부분의 일관된 고통이 경감 될 것이다.[3]

뇌성마비 (CEREBRAL PALSY)

4살의 Matthew 뇌성마미를 가지고 장님이고 사지마비이다. 그의 어머니는 지금 가까워 진 것 보다 더 가까워 지는 것을 생각도 할 수 없었다고 나에게 말했다. 그녀는 눈물을 흘리면서 말했다. '지금 이렇게 내가 그을 껴안을 그는 나의 등을 껴안을 수 있다, 그 마사지는 그을 편안하게 했다. 나는 마사지를 할 때 그가 자기 전에 그가 잘 잘 수 있도록 그의 곧은 팔 그리고 그들이 평소 하고 있는 것처럼 신전이 안 되는 곳을 마사지 한다. 나는 완전

> 한 마사지를 할 시간이 없을 때 나는 그의 팔, 손, 다리를 마사지 할 것이다. 그 곳은 항상 많이 굳어 있다. 그는 그의 엄지를 주먹 안쪽으로 잡고 있었다, 그러나 내가 그의 손을 마사지 한 후로부터 점점 이완 되어가고 있다.[1]

약 300명 중의 1명의 어린이들이 뇌성마비발달과 심리발달장애로 태어난다. 그것은 태어날 때나 그전이나 유아기에 움직임을 제어하는 뇌의 부분이 손상 되었을 때 생긴다. 이것의 손상은 임신 중에 어떤 전염병, Rh 불화합성, 뇌출혈, 그리고 태어날 때 산소 결핍이나 외상 등의 결과 생길 수 있다. 태아난 후, 조산 그리고 전염은 뇌막염 같은 것에 원인이 된다. 손상이 뇌의 다른 부분에서 동시에 일어날 수도 있다. 그러므로 최소 25%의 뇌성마비 아이들은 발병의 문제를 가지고 있다. 최소 30%는 외관, 청각, 말하기, 그리고 언어 장애 그리고 약 50%의 정신지체를 가지고 있다.[2] 뇌성마비 어린이들은 수의적 운동에 장애를 가지고 있다.

그 다양한 결과는 뇌의 손상의 정도, 그 손상의 부분. 그리고 만약 뇌의 다른 어떤 부분이 손상 된 것 등에 달렸다. 다음 3가지의 뇌성마비의 전형이 있다.

- 경련의 뇌성마비, 이것은 가장 일반적인 전형이다, 수의적인 근육의 경직과 수축.
- 불수의형 뇌성마비, 그 아이들의 근육은 불수의 몸부림, 경직된 움직임.
- 근육조절불가능형 뇌성마비, 그 아이들은 저조한 균형과 손의 이용의 어려움과 일어서기와 앉기의 어려움을 가지고 있다.

반신마비, **양측마비**, **사지마비**는 얼마나 많은 어린이의 몸이 뇌성마비의 영향을 받는지를 보여준다(그림 6-4). 긴장 고도의 근육조직, 아이들은 자주 긴장의 자세의 고정 되어진다.표준 의학 치료는 대개 여러 전형의 치료를 포함하고 있다. 물리치료는 대근의 움직임과 운동의 기능을 늘리고 긴장을 줄인다. 작업치료는 소근 움직임 운동과 일상생활의 운동에 도움을 준다. 정형외과의 치료는 수술, 버팀대, 목다리, 부목 이것은 뇌성마비의 정도와 전형에 따라 사용된다. 마사지는 뇌성마비의 아이에게 상당한 이익을 가지고 있다. 그들의 상태가 가볍거나 심해도, 규칙적인 마사지는 그들의 일생의 나날의 질을 크게 향상 시킬 수 있다. 모든 장애의 어린이들은, 자극, 이완, 접촉의 허용, 깊은 잠, 그리고 향상된 몸의 이미지의 전형적인 이익이다.

스웨덴 마사지는 다음과 같은 방법으로 뇌성마비 아이들은 도울 수 있다.

- 변비의 완화, 이것은 과 긴장과 저 긴장의 복부의 근육 때문에 일어 날 수 있다(134쪽 참조).[3]
- 왜냐하면 경련은 뇌성마비와 같이 문제를 유발한다. 계속 위험한 경축이 일어나고, 마사지는 정상의 근육의 긴장과, 경축에 대해 대비할 수 있고, 진행의 경축에 의해 잘못 되는 것에 대한 예방에 도움을 준다(그림 6-5).
- 깊은 호흡에 도움을 준다.
- 경련의 뇌성마비 아이들은 근육경련의 지각하여 치료할 때 이완하는 것을 배운다.
- 치료할 때 그들은 다른 자세로 취한다, 근육 긴장의 이완 그리고 적응되지 않은 방향의 관절의 운동, 마사지는 어린이의 운동 범위를 증가 시킬 수 있다.
- 턱, 입술 그리고 혀 근육의 투박한 움직임의 결과는 부정교합의 일반적인 증상이다.[2] 마사지는 근육의 긴장을 완화 시킬수 있고, 얼굴의 근육의 긴장을 풀어주고, 입주의의 과민성을 줄어주는데 도움을 줄 수 있다.

접촉 연구기간의 연구원들은 두 그룹의 뇌성마비 어린이들을 비교 하였다. 그 마사지 그룹은 12주 동안 주에 두 번씩 30분 동안 받았고, 그 제어 그룹도 같은 시간으로 마사지를 하였다. 그 연구가 끝나고, 그 아이들은 강직된 상부의 갈비뼈의 근육의 긴장을 줄여주고 대근육, 소근육의 움직임 기능을 향상 시켰다.[4] 다른 양식의 마사지와 몸의 치료도 뇌성마비에게 효과적인 영향을 줄 것이다.[5] Rolfing와 같은 근막증후군 치료기술은 억제를 풀어주고, 곧게 되는 것을 향상 시킨다(그림 6-3). 지압 마사지는 'p몇의 뇌성마비의 감각기의 운동 능력의 진보 그리고 이완과 행동의 향상 등에 도움이 된다.[6] 스웨덴 마사지는 지압법과 성공적으로 결합 되어지고 있다. 마찬가지로 압통점 치료와(Horden L, LMT, personal communication, April 1991) 타이 마사지도 잘 결합하였다.[7] 부교감 신경 치료는 뇌성마비 어린들을 운동 능력의 향상과 모든 관절의 운동 범위의 증가, 그리고 경련의 감소 등에 도움을 준다.[8]

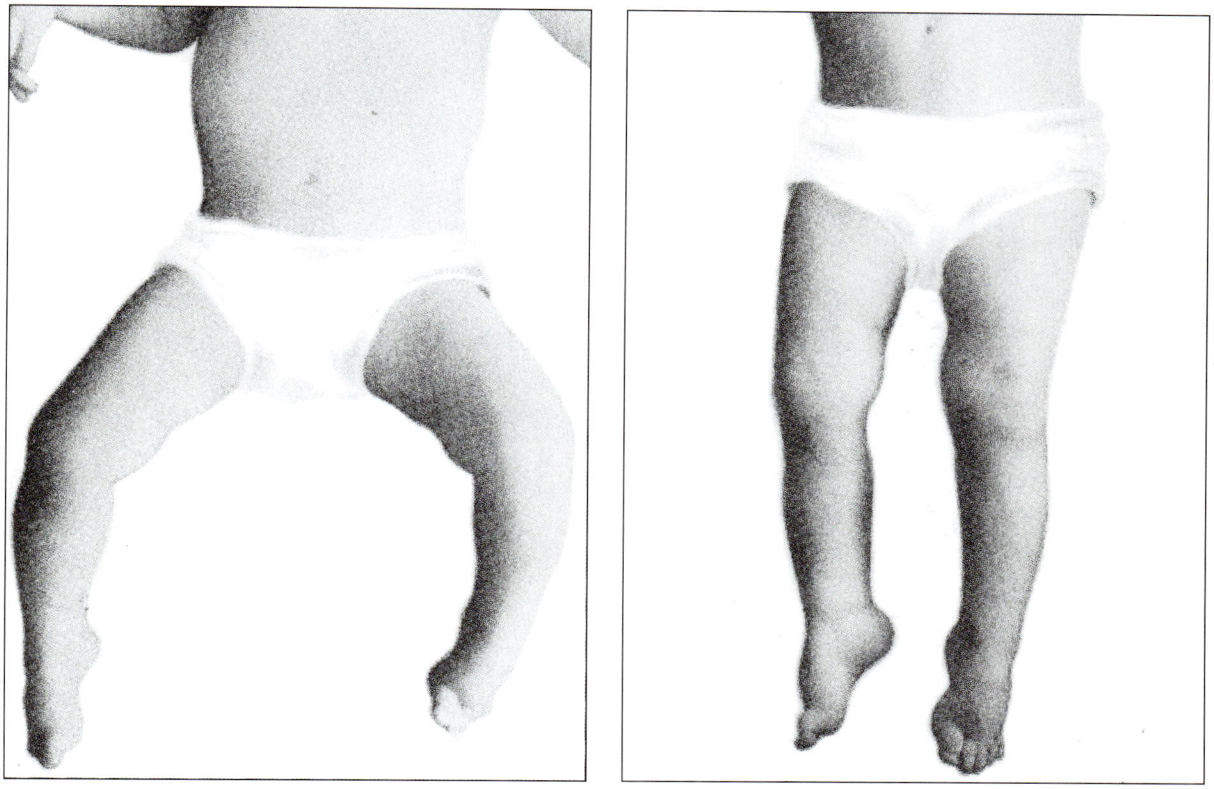

그림 6-3 ▪ 뇌성마비 유아. A. Rolfing 치료 전, B. Rolfing 10회 치료 후 Robert Toporek 에 의해 발췌 재인용 허가.

뇌성마비를 위한 마사지
(MASSAGE FOR CEREBRAL PALSY)

많은 뇌성마비의 어린이들은 빛이나 소리에 과민성이다. 무엇보다도 자연광과 낮은 밝기 그리고 부드러운 음악이거나 음악이 없을 때 모두 과민성이다. 환경은 조용하고 고요해야 한다. 그리고 단원 3의 기초 마사지를 한다. 일반적으로, 일주일에 한번 전신 마사지를 하고 문제의 부위에 매일 15분하는 것을 추천한다. 만약 당신이 부모님에게 매일 하는 마사지를 가르쳐 주면 당신은 매주 전신 마사지를 할 수 있다. 압점 마사지는 목과 어깨의 긴장에 효과적일 것이다(그림 5-6, 7 참조). 좋은 자세는 중요하다. 당신의 물리치료사와 상의하라. 다리와 등을 우선을 좋은 자세로 놓아라. 발에 접촉의 과민성이고 다리의 굳은 반사작용에 대한 마사지를 해야 되는 경우가 자주 있다. 만약 이런 일이 있으면, 깊은 압박을 첫 번째 발의 맨 위부터 천천히 적용하고, 만약에 그 아이가 긴장없이 그것을 받아들이면 똑같이 바닥의 발도 해주어라. 안면 마사지는 중요해 질 수 있다, 특히 어린들이 입주위에 깊은 긴장을 가지고 있거나 어떤 기분의 문제를 가지고 있을 때 가치 있을 수 있다. 3장의 설명한 안면 마사지를 이용하라 그리고 남는 시간도 그 안면 마사지에 적용하라. 입 안의 마사지는 입안의 깊은 긴장을 위해 실행되어질 수 있다, 그러나 당신은 이 기술을 하기 전에 특별한 훈련을 받아야 한다. 어떤 부위든지 감각적인 접촉은 우선 한 두 번의 쓰다듬기를 그 아이가 좀 더 받아들일 때까지 한다. 마사지 후 운동 범위의 증가, 이것은 수동 관절 가동범위의 운동에 훌륭한 때 이다. Deborah Bowes 물리치료사에 의해 처방된 견관절 가동범위는 다음에 있다: 당신은 어깨를 회전하기 위해 팔을 움직임으로서 아이들의 손은 그녀의 신체를 접촉하기위해 주변으로 가져온다. 첫 번째로 얼굴 다음은 가슴, 팔, 그리고 다리 그리고 다시 얼굴로 돌아간다. 가동범위 운동 동안에 접촉을 위해 아이의 손을 사용하는 것은 관절가동과 신체 간 차이 인식이 증가되는 것을 돕는다.

저 긴장 아동
(THE HYPOTONIC CHILD)

능동적이고 적극적인 움직임과 신체인식은 마사지를

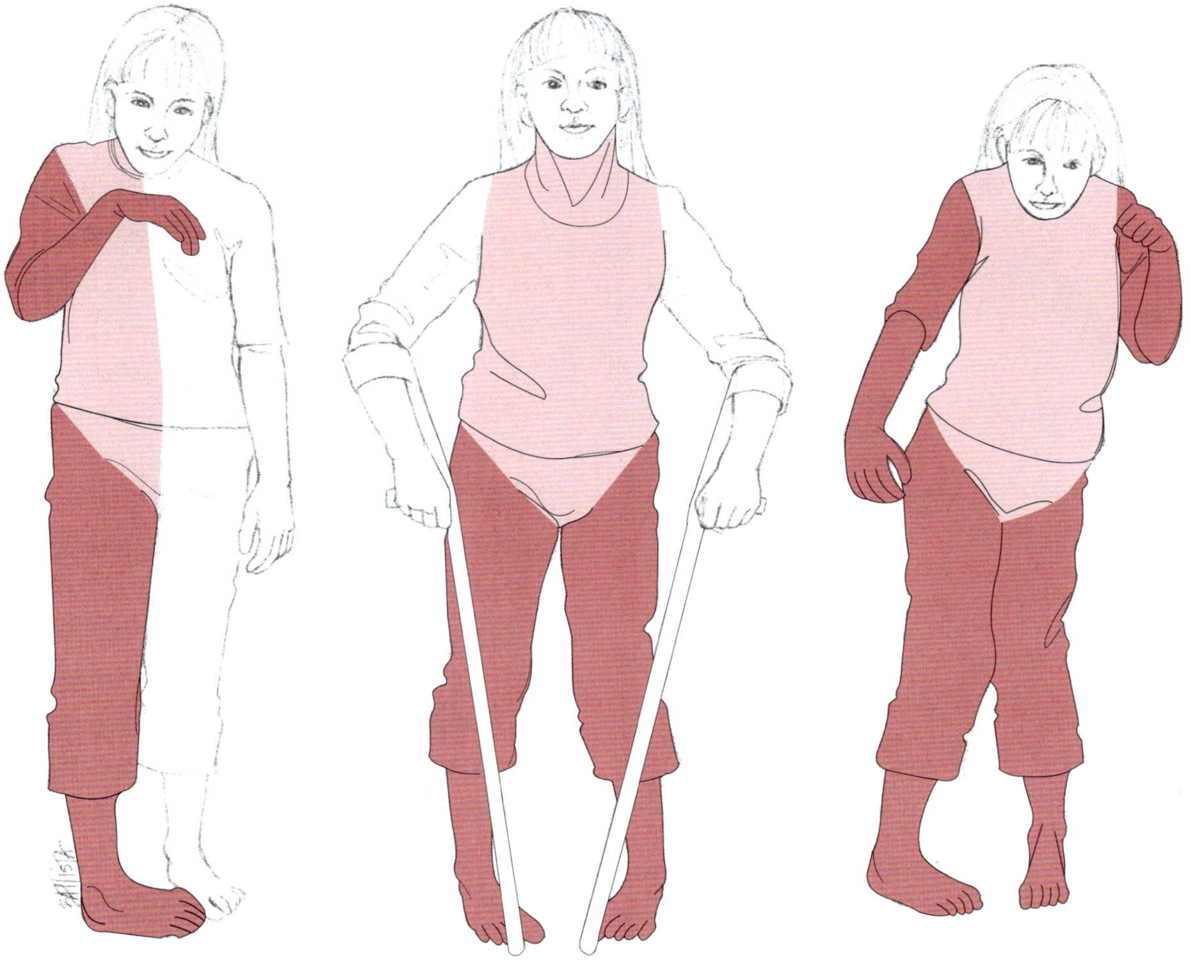

그림 6-4 ■ 뇌성마비의 불수의적 패턴. **A.** 편마비(한쪽 팔, 다리), **B.** 하지마비(야쪽 다리), **C.** 사지마비(양쪽 팔, 다리)

통해 향상된다. 두드림과 좀 더 빠른 어루만지기를 사용한다. 다른 다양한 압력으로 치료 시 가장 효과적이다. 3장에 나와 있는 압박점 마사지 방법을 사용해보라. 마사지와 병행하는 수치료는 근경축을 자극할지 모른다(근위축 참조, 5장). 누어있는 아이의 표면의 촉감을 바꾸는 것 또한 근 긴장도를 자극한다.어린 저긴장 아동, 다운 증후군 등의 아동들은 단순히 다른 촉감의 면에 엎드려 눕는 것으로도 근 긴장도가 유의하게 증가하였다는 선행 연구가 있다. 플러시, 벨벳 목욕가운, 또는 거친 면 시트, 고무매트 같은 표면은 비닐로 싸이지 않은 매끄러운 표면보다 더 근 긴장도를 증가시킨다.[9] 마사지 후 아이가 근긴장을 향상시킬 수 있는 운동을 할 수 있도록 기다려라.

과 긴장 아이
(THE HYPERTONIC CHILD)

마사지는 근긴장을 감소시키는데 도움이 된다. 천천히, 율동적인한 어루만짐을 하라. 서로 다른 압력으로 한 마사지가 이완시키는데 가장 좋음을 보여주었다. 아이를 조심스럽게 관찰하라. 만약 근긴장의 증가가 보이면, 마시지를 시행을 하지마라. 어떤 자극이던지 근경직을 야기하거나 마사지중 아이의 자세가 경직을 유발한다면, 근긴장을 감소시킬 수 있는 방법을 찾을 때까지 다른 방법을 시행하라. 얼굴 마사지가가 효과적일 수 있다; 소아 작업치료사 혹은 언어치료사와 그 점을 상의해보라.

만약 아이가 간질이 있다면, 더 큰 발작을 유발할 수 있는 근육이나 가벼운 발작 증상을 관찰하라. 마사지 치료

사례 연구 6-1
TINA

배경

5살인 Tina는 약하고, 소뇌실조증이 있다. 그녀의 발달은 매우 높은 열과 함께 동반된 감염이 있었던 2살이 되기까지 정상이었다. 그녀는 1년 반 동안 장애아이로 치료되어졌고, 그녀를 담당한 구성원들은 친절하고, 어머니처럼, 때론 할머니 같았다. 그들은 Tina에게 좋은 관리를 제공하였다. 하지만 너무 바빠서 시간을 함께 보낼수 없었다. 그래서 Tina는 자기 집에서 많은 시간을 보냈다.

Tina는 앉고 서기를 할 수 있다. 하지만 기기와 구르기를 할 수 없다. 그녀는 입을 열고 닫히고, 손은 계속해서 흔들렸다. 그녀의 얼굴은 완전히 무표정이었다. 게다가 그녀의 근육들은 긴장도가 낮았다. 하지만 그녀의 왼쪽 고관절 회전근, 오른쪽 고관절 내전근, 하퇴 후 근육들, 요추상부 그리고 경부 그리고 턱은 매우 높았다. 그녀는 배를 바닥에 대고 엎드릴 수 없었다. 하지만 그녀가 스스로 주관절을 대고 버틸 수 있었다.

영향

약한 것, 실조성 소뇌 마비, 지루함 동반 그리고 자극의 부족.

치료

Tina의 초기 치료는 스웨덴식 마사지를 30분 동안 신체전체에 적용한다. 그녀는 과민성감각 또는 촉각에 대응하는 증상을 보이지 않았다. 2회에서 10회에 걸친 마사지에는 신체전체에 적용되는 스웨덴식 마사지를 포함한다. 경타법과 같은 더 자극적인 쓰다듬기 그리고 여분의 시간은 저긴장 상태에서 하였다. Tina는 2주 동안 메일 마사지를 받았다. 치료동안에 그녀는 서로 영향을 주었을 뿐만 아니라 그녀는 치료실에서 다른 사람들과 접촉을 하게 되었다 — 환자들, 관찰자들, 그리고 새로운 사람들. 자기집밖 어디서나 그녀는 매일 밤낮으로 대부분의 시간을 보냈다. 그녀는 평상시보다 더 많은 자극을 받았다.

반응

세 번째 치료 중, Tina는 처음으로 뒤집기를 하였다. 또한 처음으로 엎드려 누울 수 있었다. 네 번째 마사지 후 활기가 넘치고, 처음으로 웃는 모습을 보였다. Tina는 손에 강한 유활법 마사지를 받았는데, 그 때마다 좋아한다는 표시를 보여 주었다. 그녀는 또한 심지어 몇 분 동안이나 그녀의 손을 흔드는 것을 멈추었다. 다섯 번째 마사지 후, 그녀는 두 번째로 몸을 뒤집었다. 그녀가 엎드려 누운 자세에서 일으켜 앉혔을 때, Tina는 사지를 바닥에 놓았고, 처음으로 몇 초 동안 그 자세를 유지하였다. 그러고 나서 그녀는 할머니가 귀저기를 갈아 주자 세 번째로 뒤집었고 손을 흔드는 것을 멈추었다. 각각의 치료시간에서 Tina는 좀 더 생기 있어 보였고 더 적극적임을 보여주었으며, 열 번째 치료시간에는 다른 아이가 된 것 처럼 보였다. Tina는 비교적 적은 횟수의 치료를 받고난 후 움직임 능력에 있어 놀라운 발전을 보여주었다. 물론 모든 뇌성마비 아동이 그러한 빠른 회복을 보여주지는 않는다. Tina는 태어날 때부터 뇌성마비 였던 것이 아니라 출생 후 2세 까지는 정상발달을 하였었던 어린이다.

아래 목표들을 달성하기 위해 치료사에게 추천하는 물리치료

1. 체간을 돌리고 뒤집기를 위한 강화운동, 체간 측면 및 경부 측면 근육의 신장
2. 기기를 시작하는데 도움이 되는 상지 강화운동
3. 보행학습에 방해되지 않도록 비복근의 신장운동. Tina는 발가락을 항상 오므리고 있어 비복근이 짧아져있다.
4. 기기를 시작하기에 도움이 되는 목과 어깨 근육 신장운동

Tina는 물리치료와 마사지를 계속 병행하여 받도록 추천하는 바이다. 왜냐하면 Tina의 짧아진 근육의 신장이 지속적으로 필요하며 마사지를 통한 신체, 사회적 자극이 필요하기 때문이다. 근육 강화운동은 지루할 수 있기 때문에 몇 분간의 운동과 마사지를 바꿔가며 할 수도 있는데, 그녀의 치료 목표는 불편함이나 스트레스 없이 운동을 하는데 있다.

토론을 위한 질문

1. Tina의 뇌성마비 증상은 어떤 조직이 영향을 받았는가?
2. 어떤 증상이 나타났는가?
3. 그녀가 마사지를 받는 동안 그녀의 치료효과와 관련하여 Tina 일상생활에 있어 어떤 변화된 모습이 있었는가?

구축 예방과 초기 관리

구축은 (1) 자세잡기 (2) 관절가동운동을 통해 흔히 예방될 수 있다.

자세 잡기

만약, 아동에게 구축이 발생할 것 같거나 발생하기 시작했다면, 그녀가 침범받은 관절을 펼 수 있도록 자세잡기를 해야 한다. 매일의 활동 동안 이것을 할 수 있는 방법들을 찾아라; 누워있을 때, 앉아 있을 때, 옮길 때, 놀이할 때, 공부할 때, 목욕할 때, 움직일 때 등

중증 질병(예를 들면, 급성 소아마비) 또는 최근의 척수 손상 동안 구축은 빨리 나타날 수 있다. 그래서 초기의 예방적인 자세는 매우 중요하다.

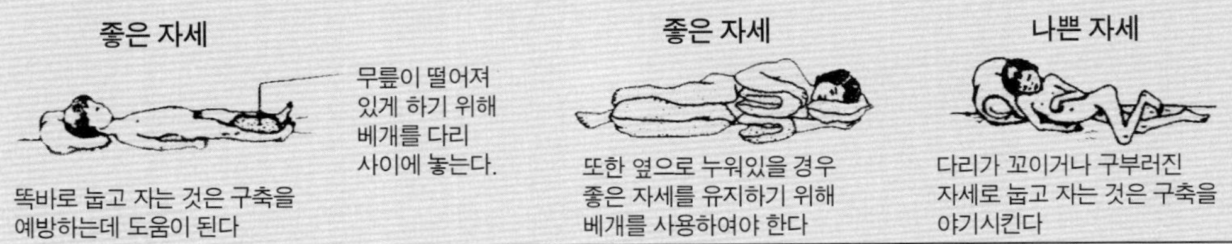

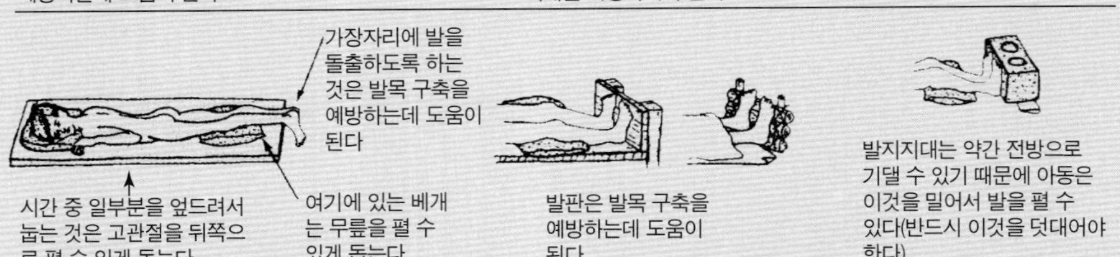

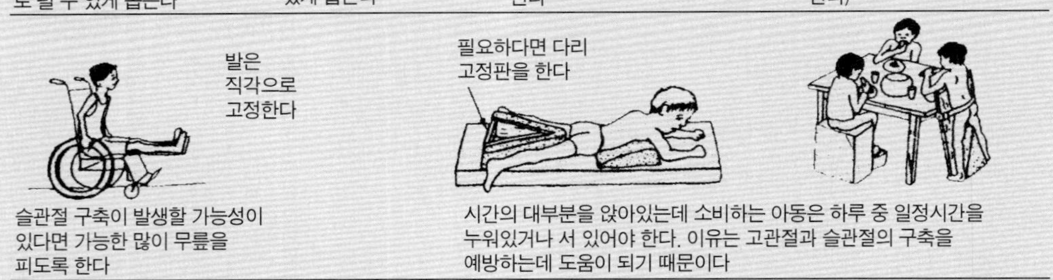

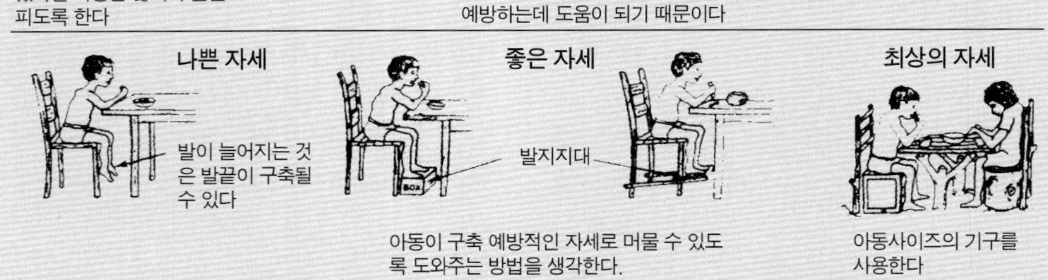

다리에 경직이 있는 아동을 함께 또는 교차로 펴기 위해 다리를 떼어 놓은 채로 앉고, 눕고, 옮기기 위한 방법들을 찾아야 한다. 여기서 몇가지 예가 있다.

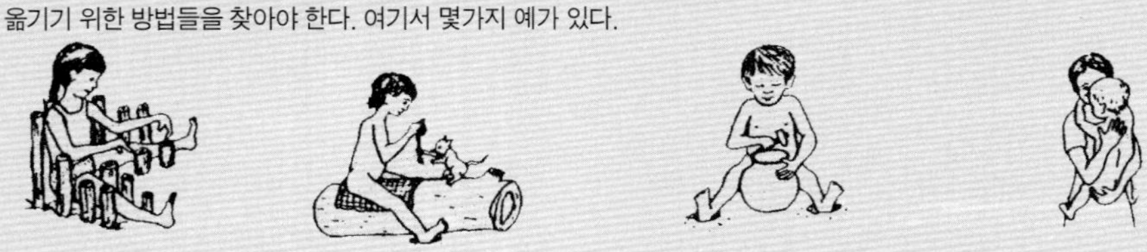

그림 6-5 ■ 구축예방과 초기 관리 출처: Werner D: *Disabled Village Children*, Palo Alto, CA: Hesperian Foundation, 1987, p196-198

중에 발작이 일어나면 의사나 치료사와 즉시 상담하라. 아이가 완전히 이완되었을 때에는 발작점(큰 소음이나 배뇨 같은)이 아닐지 모른다. 마사지사인 Kathy Knowles는 마사지 중 발작을 계속해서 보이는 소아를 치료하였다. 소아의 긴장한 부위에 마사지를 하는 동안 이완시키고 쉼호흡하는 것을 그가 배웠을 때, 마사지 치료 중 발작하는 것을 멈추게 할 수 있었다(Knowles K, personal communication, 6월 1989).

! 저긴장 아동은 관절범위를 넘어서 움직이거나 힘이 가해질 때 부상당할 수 있다. 환자의 자각 없이 근육이 신장되고 관절이 이탈할 수 있다. 만약 수동관절운동 중에 근경직이 발생한다면, 운동을 잠시 멈추고 천천히 다시 시작하라. 근육이 이완될 때까지 부드러운 압력을 가하고 난 후 운동을 진행하라.[10]

부가적인 치료
(COMPLEMENTARY THERAPIES)

1. 수치료는 소아 뇌성마비 아동들이 경직 혹은 근경련 완화, 단축된 부위의 신장, 관절가동범위 증가, 이완하는 법을 학습하는데 효과적이다. 또한 심호흡과 더 나은 신체지각력을 기르도록 도와준다.[11]
2. 특수아동을 위한 요가는 요가강사인 Sonia Sumar가 장애아동을 위해 고안한 하타요가 프로그램(Hatha Yoga Program)이다. 4개월간 정기적인 물리치료와 요가치료를 함께 병행한 한 아이에게 긍정적 변화가 있었다는 것을 보고하였다. 상지의 근긴장이 감소하였으며; 대퇴직근의 수동운동범위의 증가(둔부내전근, 둔부회전근); 신경계의 전반적인 안정을 보였다. 그 아동의 전신 신전 경향, 움직임시 숨을 멈추는 것, 턱을 심하게 벌리는 것이 감소되었다. 또한 더욱 집중할 수 있었으며 덜 주의산만하였고, 눈맞춤이 증가하였으며, 좀 더 천천히 그리고 깊이 숨 쉴 수 있었고 근육을 더욱 이완할 수 있었다.[12]
3. 소아 뇌성마비 환자에게 보여지는 미세운동 부족은 바이오피드백을 통한 이완훈련으로 성공적인 치료가 이루어졌다.[13]
4. 소아 뇌성마비 환자는 펠던크라이스(Feldenkrais) 기법으로 미세운동과 대단위 운동기술 모두 향상이 있었다.[14,15]
5. 도수 신경발달 치료는 소아 뇌성마비 환자에게 중요한 발전을 도와줄 것이다.[16]

만성통증 (CHRONIC PAIN)

이번 단원에서는 만성 소아통증의 원인의 세 가지와 스트레스와 통증을 완화시키는데 도움이 되는 마사지 치료의 사용을 간단히 언급한다. 소아에게 있어 만성통증을 일으키는 모든 원인에 대해 논의하기보다, 이번 단원의 목표는 통증상태를 다루는 마사지를 이해하는데 있다. 만성통증을 야기하는 상태는 반드시 소아 전문의의 상담 후 마사지 치료사에게 치료를 받아야한다.

혈우병
(HEMOPHILIA)

혈우병은 혈액응고 시스템에 나타나는 유전 질환으로 오직 남성에게만 발생한다. 혈액응고 단백질의 부족으로 상처 난 부위에 혈액응고가 되지 않는다. 조산아동은 내, 외적 출혈의 위험을 가지며. 혈우병의 심각성은 신체가 만들어낼 수 있는 응고 단백질의 양에 달려있다. 대부분 청소년기에 심한 혈우병을 앓는다. 경한 혈우병의 경우 응고인자가 정상에 비해 5~50%에 달한다. 관절내 출혈은 없지만, 치과 혹은 외과 시술은 심각한 출혈을 발생시킬 수 있다.

심한 혈우병의 경우에는 응고인자를 전혀 가지고 있지 않기도 하다. 혼자서 어떤 동작 중에 일어난 출혈이나 어떤 외상 혹은 외과 시술은 위험할 수 있다. 부러진 뼈는 골주위에 있는 연부조직이 출혈하지 않도록 즉각 고정을 시켜야 한다.

현재 혈우병 환자들은 정기적으로 응고인자를 받는다. 응고인자를 수혈함으로써, 많은 출혈을 예방할 수 있으며 출혈이 일어나기 전에 부작용을 예방할 수 있다. 그렇지만 이 질환과 관련된 어려움은 남아있다. 신체적 제약, 제한된 움직임, 입원이 힘들고 불편하다. 통증은 평생에 걸쳐 이어지며; 관절 내 출혈은 고통스럽다; 윤활막 안에 피가 고여 팽창하게 되면 심한 통증이 뒤따른다. 남자아이들은 또한 부종으로 인한 통증으로 인해 움직임이 적다. 때로 굴곡된 상태를 유지하곤 한다. 움직이지 않아서 위축과 구축이 유발된다. 구축은 심한 혈우병의 경우 미취학 아동에게 보일지 모른다. 한 관절이 덜 유연해지면서, 남자아이들은 다른 움직임을 보이고 보상작용이 일어난다. 관절에 반복되는 출혈은 활액낭염, 관절염, 그리고 노화를 야기 시킨다.[1]

혈우병을 앓고 있는 대부분의 남아는 어렸을 때부터 접촉에 부정적인 경험을 가지고 있다. 사소한 상처에도 출혈하기 때문에, 부모들은 출혈을 무서워해 아이들의 접촉에 민감해 하여 접촉을 피하게 되고 대인관계의 문제점이 나타나게 된다. 이 아이들은 "만질 수 없는"자들로 느껴질지 모른다. 게다가, 응고인자주사(혈관 내 혹은 근육 내 모두),발꿈치뒤 천자, 그리고 Port-A-Cath와 같은, 통증이 심한 치료 경험들이 접촉에 대해 좋지 않은 기억을 떠올리게 한다. 혈우병을 앓는 대부분의 사람들은 통증 없이 지내는 날이 하루도 없다고 말한다.

청소년 류마티스 관절염
(JUVENILE RHEMATOID ARTHRITIS)

청소년 류마티스 관절염(JAR)은 16세미만의 아동에게서 6주에서 그 이상 지속되어 관절염이 나타나는 현상으로 정의할 수 있다. 만성적인 관절염과 통증이 동반하는 이 질환은 면역체계이상으로 유발된다고 추측된다. 어떤 아이들은 심한 증상을 보이기도 하지만 모든 청소년 류마토이드 관절염이 만성적이지는 않다. 대부분의 경우 무릎, 엉덩이, 발목, 손목, 손가락 그리고 경추 관절에 손상을 보인다. 이 관절들은 부어오르고 통증이 심해 움직임이 어려워질 수 있다. 구축은 아이들이 관절운동을 하지 않아 발생할 수 있다. 청소년 류마토이드 관절염의 기본 치료는 소염제, 가벼운 운동 그리고 손 보조기와 같은 도구들을 이용할 수 있다.[2]

만성통증과 움직임의 제한은 아이들과 가족 모두를 힘들게 한다. 미래에 대한 불확실성, 다른 아이와는 다르다는 느낌, 건강 유지 보호자에 의존하는 것은 환자들이 극복해야하는 도전이 되는 과제이다.[3]

섬유종
(FIBROMYALGIA)

섬유종은 만성적이고 근골격계 통증을 일으키는 증후군이다. 미국 소아 10,000명 당 1명꼴로 발생하며, 그들의 90%가 청소년기에 발병이다.[4] 338명의 어린이를 대상으로 한 연구에서 대상자의 6%가 보고되었다.[5] 섬유종진단의 전문가들은 유아기에서 발전하는 것을 알게 되었다.[6]

섬유종은 두 가지 증상을 보인다. 첫째로 최소 3주 이상 전신의 통증이 있고 마치 독감과 같아 보인다. 두 번째로 특정부위를 누를 때 심한 통증이 있게 된다. 신체의 양측면을 포함하여 허리의 위, 아래에 있게 되며 18곳의 부위에 11개의 통증점이 있다(그림 6-6). 이 점들은 통증점이 아니고, 발통점과 같은것으로 연관통은 아니다. 소아 섬유종 환자들은 근육과 관절에 만성적인 통증뿐만 아니라 뻣뻣함, 수면에 어려움, 만성적인 피로를 보인다. 그들은 또한 두통, 손발부종, 근막의 경직, 팔 · 다리의 둔감과 저림, 그리고 추위에 민감하다. 섬유종은 JRA처럼 소아의 기능에 심한 영향을 끼칠 수 있다.

의사이자 섬유종 연구가인 Devin Starlanyl은 섬유종이 계통적이며, 노화현상과 관련이 없고, 비감염적인 그리고 뇌의 신경전달물질의 비진행성 질환이라고 확신한다.[6] 섬유종은 유전 질환일지 모르는데, 이 질환에 걸린 사람들의 가까운 친족 중 40%가 유사한 증상을 보인다. 진짜 섬유종은 소아에게 종종 상처나 독감과 같은 질병으로 시작한다. 소아에게 외상사건은 또한 섬유종으로 가는 초기증상일 수 있다. 한 조사에 따르면 섬유종에 걸린 47%의 성인은 신체적 혹은 성적 학대를 어렸을 적에 경험한 것으로 밝혀졌다.[7] 어린이들은 그들의 계속되는 신체적 불편함으로 더 쉽게 우울해지곤 한다; 피로; 활동의 제한, 실명, 불명확한 신체상태. 전신의 통증은 감정적 그리고 활동문제를 심각하게 가지곤 한다.[8]

소아 섬유종 환자를 위한 치료는 정기적인 물리치료(스트레칭과 심신의 조절을 포함한), 근육이완 혹은 스테로이드 복용, 그리고 감정적 지원이 포함된다. 새로운 치료법에는 대사이상을 바로잡는 처방된 약물치료를 포함한다. 아이들은 종종 운동하고 싶어 하지만 운동을 격하게 하게 되면 갑자기 통증을 받게 될 수 있다. 따뜻한 물에서 수영하는 것은 피로를 야기 시키지 않으며 근육 기능 유지를 시킬 수 있다.

소아 환자들은 조기에 치료되어야 하고 심하게 발전되지 않도록 통증을 없애야 한다.[8,9] 소아의 경우 성인보다 예후가 좋다.[9] 치료가 적절히 이루어지면, 이 증후군에 걸린 젊은 사람들의 80%는 2~3년 내에 상당한 진전을 보

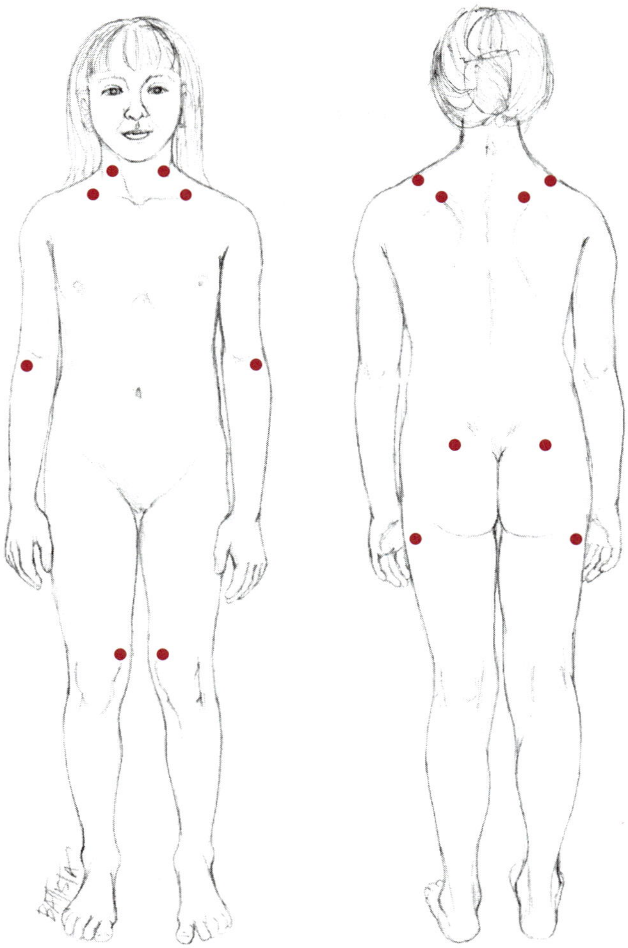

그림 6-6 ▪ 섬유조직염의 압통점 부위

이게 된다.

접근과 목표
(APPROACH AND GOALS)

마사지 치료는 혈우병을 가진 남자를 도울수있는 마사지 치료는 좋은 접촉 훈련, 통증감소, 스트레스와 긴장의 완화, 관절운동범위 증가, 관절의 영양 등에 익숙해지도록 돕는다. 그들이 특발성의 출혈을 가끔 하게 될 수도 있다. 이 영향은, 특히 통증 감소에 있어, 성인에게서 이미 보여 졌다.[10] 마사지 치료사인 Renee Weaver는 섬유종 분야의 전문가이다. 여름캠프에서 마사지를 받을 때, 섬유종이 있는 남자아이가 더 잘 자고, 약을 덜 먹게 되었다고 말했다(Weaver R, LMT, personal communication, August, 2002).

마사지는 류마토이드 관절염을 지닌 아이들의 감정적 긴장을 완화하는데 도움을 주고, 통증과 뻣뻣함의 완화 그리고 구축을 예방하게 한다. 이것은 근육이완을 하게 하는데, 전신의 근육이완과 기면상태를 유발한다.[11] 감각조사기관은 5~14세의 JRA소아들이 마사지를 통해, 단기 그리고 장기적인 동통완화를 경험하였다는 사실을 밝혀냈다. 부모들이 30일 동안 매일 15분가량 스웨덴식 마사지를 해주었다. 조사가 끝났을 때, 아이들은 통증을 덜 느꼈고, 아침 경직이 덜 하였으며, 덜 걱정하였고, 스트레스 호르몬인 코티졸의 수치가 낮아졌다.[12] 연구자가 발견한 가장 주목할 만한 통증완화는 마사지를 배운 부모의 4살 난 아이에게 있었는데, 그 부모는 따뜻한 매드를 구매해서, 정기적인 운동을 해주었고, 매트위에서 관절운동을 해주었다.

마사지 치료는 또한 섬유종 환자에게 대단히 좋은 효과를 보인다. 근골격계 통증의 완화, 소아 및 청소년의 강직 완화를 보인다는 보고가 있다.[9] 감각조사기관은 이 질환에 걸린 성인 중 5주 동안 2가지 마사지를 받은 사람들이 그들의 컨디션에 가장 좋은 효과를 보인 것으로 조사하였다. 그들은 더 잘 잤고, 통증을 덜 느꼈으며, 피로, 불안, 그리고 우울증과 그들의 혈중 코티졸 수치가 낮아졌다. 마사지에는 30분 동안의 스웨덴식 문지르기를 머리, 목, 어깨, 등, 팔, 다리 그리고 발에 시행하였다.[13] 아쉽게도 아직 소아에게 행해진 연구는 없다.

소아 만성통증 환자를 위한 마사지와 수치료
(MASSAGE AND HYDROTHERAPY FOR CHILDREN WITH CHRONIC PAIN)

습열적용

1. 습열팩, 전기습열패드 혹은 온ㅅ포팩은 근육을 이완시키게 도와주고 마사지 전에 그 부위를 부드럽게 한다.
2. 황산마그네슘을 넣은 온욕을 20분 동안 시행하는 것은 마사지전 근육을 이완시킬 수 있다. 성인에게 따뜻한 물을 담근 욕조에 황산마그네슘 1컵을 넣는다. 아이의 몸무게에 따라 그 양을 조절하라. 예를 들어, 68 kg의 성인에게는 1컵을 사용하라. 34 kg의 아이는 1/2컵, 그리고 22 kg의 어린이는 1/3컵을 사용하라. 물의 온도는 39~40도여야 하며, 이 온도는 어떤 어린이든지 편안함을 느낀다.

마사지

단계 1. 3장에 나와 있는 기본적인 스웨덴식 마사지로 시작하는 것이 좋다. 수면장애를 유발하는 특정 근육이나 근육군을 치료하라. 예를 들어, 다치거나 밤에 돌아누울 때 깨게 하는 부위가 있다면, 이것은 수면을 방해할 수 있다. 심한 통증이나 움직임에 큰 제한이 있는 곳을 치료하라.

단계 2. 매우 적은 압력으로 시작하라. 더 강한 압력이 필요하다면, 점진적으로 압력을 가해라. 적은 압력에서 더 센 압력으로의 진행은 많은 치료를 거쳐야 할지 모른다. 아이들이 마사지로 어떤 발작을 일으켜서는 안 된다. 그리고 그들은 센 압력을 참아내지 못할 것이다. 과도한 마사지는 갑작스런 통증과 피로를 발생시킬 수 있다. 아이들은 첫 번째 치료에서 갑작스러운 통증을 경험하게 되면 다시는 치료를 받으러 오지 않으려 할 것이다.

단계 3. 치료사는 주의 사항에 깨어있어야 하고 너무 많은 압력을 주지 않도록 조심해야 한다. 이 책에 나와 있는 약한 압력 기술을 사용하라, 에너지 테크닉 혹은 두개천골치료를 실시하는 것이 좋다.

구축 (CONTRACTURES)

구축은 관절, 근육, 연부조직의 제한으로 생기는 온전한 능동 혹은 수동 관절운동범위의 부족이다. 관절이 그 운동범위만큼 정기적으로 움직여지지 않으면 구축이 생기게 된다. 어린이들은 관절운동범위에 면밀한 주의를 기울이는 것이 중요하다.

접근과 목표 (APPROACH AND GOALS)

구축을 예방하기 위해서 정기적으로 스트레칭을 해주는 것이 중요하다. 마사지후, 환부를 신장시키고 전관절 운동범위에 걸쳐 운동을 해야 한다. 마사지를 하면 환부가 부드러워져서 연부조직이 더 잘 신장되고 관절을 더 많이 움직일 수 있게 된다. 마사지는 부드럽게 시행해야한다. 과도한 스트레칭은 통증, 부상, 반흔을 유발하게 된다. 아이가 굳은 부위가 늘어난다는 좋은 느낌을 받게 해야 한다.

구축을 위한 마사지와 수치료 (MASSAGE AND HYDROTHERAPY FOR CONTRACTURES)

수치료 : 습열적용

마사지 전에 핫팩, 온습포 혹은 뜨거운 물에 적신 타월을 관절주위에 15분 가량 적용하라.

마사지와 스트레칭 순서

케스트, 부목 혹은 구축부위를 신장시키는 특별한 도구와 함께 천천히, 부드럽고 확실한 스트레칭이 행해질 수 있다.

단계 1. 2분 동안 전체 수족에 쓰다듬기 실시.

단계 2. 부드러운 관절운동을 시행하라, 관절에 움직임이 조금이거나 없더라도, 2분 동안 시행하라.

단계 3. 사지를을 잡고 30초 동안 신장하라.

단계 4. 관절을 조금 더 신장시키고 30초 동안 그 상태로 신장하라.

단계 5. 이 방법으로 5분에서부터 10분까지 신장 시간을 늘려라. 적어도 하루에 몇 번은 그렇게 하라. 과도하게 스트레칭하지 말라. 스트레칭으로 조금의 손상을 입는 것은 괜찮지만, 아프게 하지는 말라.[1]

지속된 구축의 영향 때문에, 늘리거나 신장된 자세를 하루에 적어도 4번 시행해야 한다.[2]

발달지연 (DEVELOPMENTAL DELAY)

발달지연은 정신적 혹은 신경학적 발달의 지체를 의미한다. 아이들의 성숙은 정형화된 순서에 따라 앉기, 걷기, 말하기가 일어나게 된다. 발달지연과 함께 이러한 다양한 발달들이 늦게 일어나거나 아예 발생하지 않을지 모른다.[1] 또래의 다른 아이보다 더 천천히 배운다. 예를 들어, 눈의 운동을 지배하는 과정, 정렬, 시력, 시각인지의 성숙이 느리거나 비정상적인데, 발달지연의 반이 넘는 아이들의 심각한 안과 질환을 지니게 된다.[2] 발달지연이 심각한 아이들은 대개 정신지체 진단을 받게 된다. 발달지연 아이들은 정상 아이보다 3~4배나 더 감정적, 행동적, 심리학적 장애를 보인다.[1] 발달지연의 가장 큰 요인은 태아 알콜 증후군, **뇌성마비**, 다운 신드롬, 이분척추가 있다. 발달지연의 원인으로 알려진 다른 것들은 출생 시 혹은 출생 후에 생긴 뇌손상, 두부외상, 영양부족이 있다(관심 포인트 상자 6-5). 미숙은 발달지연의 주요원인이다. 많은 경우 발달지연의 원인은 알려져 있지 않다.

접근과 목표 (APPROACH AND GOALS)

Peggy Jones Farlow는 언어/발화 병리학자이고 20년간 발달지연 아이들의 치료에 전문적인 경력을 지닌 마사지 치료사이다.

그녀는 부모들과 간병인들에게 특별한 말과 소리를 결

관심 포인트 상자 6-5

미숙 그리고 발달지연

미숙아는 태아에서 37주 전에 태어나거나 태어나서 5파운드 이하의 몸무게를 가진 아이를 가리킨다. 태어날 때 완전히 발달하지 않았기 때문에, 얼굴에서 황달이 나타나게 된다. 출혈로 뇌손상을 입을 수 있고; 소화기계 문제, 신장 혹은 폐의 문제; 체온유지문제, 스트레스와 감염에 더 쉽게 걸리는 문제가 있다.[1] 장기간에 걸쳐, 미숙아는 발달지연, 뇌성마비, 뇌수종, 실명, 청력손실, 발작증세가 나타난다. 이런 명확한 신경학적 문제가 없다고 해도, 잠재적인 문제가 있을 수 있다. 미숙아로 태어난 어린이는 또한 ADHD를 가지기 쉬우며, 낮은 인지 점수, 특수학교에 입학할 가능성이 크다. 그들은 또한 행동학적 그리고 심리적 문제를 가지기 쉽다. 미숙아에게서 흔히 일어나는 출생 시의 부정적 영향으로부터 뇌손상을 막기는 불가능하다. 질병, 장기간의 어머니로부터의 격리, 다중 통증 증상과 같은 것들이 그러하다.[2,3] 최근에야 뇌손상을 입은 아이들이 그들의 일생동안 추적검사가 필요하다는 사실을 인식하게 되었다. 2세까지 결손이 거의 없다 하더라도 후에 문제가 일어날 수 있다. 연구에 따르면, 신체구조 성장에 따른 변화가 문제를 발생시킬 수 있는데, 조기의 교육과 다른 치료들이 신경계 발달을 돕는데 있어 중요하게 사용될 수 있다.[1]

1987년의 19건의 미숙아를 상대로 한 표재/근감각 자극에 관한 분석은 72%의 아동이 좋은 결과를 가져오는 표재 자극을 보여주었음을 보여준다. 체중증가, 운동성숙발달, 덜한 스트레스, 더 나은 수면과 같은 것들이다.[4] 그때 이후로 다른 연구들도 이러한 결과를 뒷받침하였는데, 감각조사기관은 코카인이나 HIV 감염에 걸린 미숙아의 부가적인 이득이 있었다.[5-7] 일반적으로, 아이들은 머리에서부터 발끝까지 부드러운 마사지를 받았다.

미숙아가 마사지를 받는 때, 3장에서 토의되는 마사지 기술이 사용될 수 있다. 아이가 그 전에 마사지를 받은 경험이 없다면, 특별한 주의가 기울여져야 한다. 아이가 마사지에 대한 두려움을 느끼지 않게 해야 한다. 스웨덴식 마사지를 통한 자극과 이완은 중요하지만, 깊숙한 마사지는 필요하지 않다. 아이의 전신 마사지는 신경학적 그리고 사회적인 발달에 중요하다.

참고문헌

1. Nathanielsz P: *Life in the Womb —The Original of Health and Disease*. Ithaca, NY: Promethean Press, 1999, p 211, 212
2. Bhutta AL, et al: Congnitive and behavioral outcomes of school-aged children who were born preterm: A meta-analysis. *Journal of the American Medical Association*, 288:728-737, 2002
3. Porter FL, et al: Long-term dffects of pain in infants. *Journal of Developmental Behavioral Pediatrics*, 20:253-261, 1999
4. Ottenbacher KJ, et al: The effectiveness of tactile stimulation as a form of early intervention: A quantitative evaluation. *Journal of Developmental Behavioral Pediatrics*, 8:68-76, 1987
5. Acolet D, et al: Changes in plasma cortisol and catecholamine concentrations in response to massage in preterm infants. *Archive of Diseases of the child*, 68:29-31, 1993
6. Hayes J: TAC-TIC therapy: A nonpharmocologic stroking intervention for premature infants. *Complementary Therapies in Nursing and Midivifery*, 4:25-27, 1998
7. Field T: *Touch Therapy*, London, England: Churchill Livingston, 2000, p 3-21

합한 10분 동안의 정형화된 지압과 스웨덴식 마사지를 가르쳤다(관심 포인트 상자 6-6 참고). 그녀는 마사지의 기쁨에 반응하여 언어, 발화의 향상된 변화를 목격하게 되었다. 다른 장점으로, 부모들은 자신의 아이들이 더 쉽게 이완되고, 변비, 과민성 행동, 섬망, 자극의 수용에 있어 향상되었다고 보고하였다.[3]

또한 언어-발화 병리학자인 Pamela Marshalla Rosenwinkle은 구강 감각운동 치료 및 혀의 향상, 턱 움직임 강화의 일부분으로 마사지를 사용하였다(Rosenwinkle P, personal communication, December, 1993).[4] 간단하게 말해서, 마사지를 특수아동을 위한 요가의 일부분이다. Sumar는 치료받는 아이들의 변비 감소, 이완 및 신장운동 후 근육에 혈액순환 향상에 마사지를 사용하였고, 이완된 시간에 아이들이 쉽게 잘 수 있게 도와주었다.[5]

'아로마 치료와 학습장애인들을 위한 마사지' 의 저자는 간단한 마사지가 복합장애를 느끼는 사람들에게 도움을 주고, 지지해주고, 다른 사람들에 대한 인지뿐만 아니라 신체자각에 도움을 준다고 주장하였다.

관심 포인트 상자 6-6
발달 장애아를 위한 지압과 스웨덴식 마사지

마사지사인 Kathy Knowles는 10년 동안 오리건주에 있는 Pearl Buck Center에서 근무하였다. 여러 해 동안 이 시설에서는 발달 장애인, 성인과 소아, 들을 위한 지압치료 프로그램을 시행하였다. Ms. Knowles의 일은 주로 심각한 10대 발달 장애인을 치료하는 것이었다. 어떤 이들은 뇌성마비나 자폐증과 같은 부가적인 장애를 가지고 있었다. 그 십대들은 낮은 언어발달, 운동 및 자활기술의 연기, 행동문제들을 가지는 경향이 있었다. 많은 이들은 박탈이나 자기학대와 같은 다른 스트레스들을 경험하였다. Ms. Knowles은 일주일에 한 두 이런 아이들에게 마사지를 해주었다. 그녀는 주로 지압을 실시하였고, 이 책 3장에 묘사되어있는 기술과 유사한 스웨덴식 마사지를 해주었다. 아이들이 4가지 좋은 효과를 보여주었다. (1)더욱 접촉하려는 의지를 보여주었다. 어떤 아이들은 마사지를 요청하였다. 이러한 점은 상대에 대한 신뢰가 좋아졌다는 표시인데, 외톨이거나 자기학대를 하는 아이들에게 특히 중요한 점이다. (2)그들의 긴장상태가 꽤 완화되어, 더욱 기분이 좋아지고 부적절한 행동을 줄여주었다. 첫 번째 치료에서는 누어있는 것조차 불가능하던 어떤 사람들은 치료 후 몇 주 혹은 몇 달 만에 그것이 가능해졌다. 10대 후반의 소녀들은 배부의 근육통을 멈추도록 하는 법을 배웠다. (3)그들은 더 나은 신체 지각력을 얻게 되어 더 긍정적인 신체상을 가질 수 있었다. (4)십대들은 다른 사람과의 관계가 진전되었다, 덜 수줍게 되었고, 눈 접촉을 하게 되었으며, 더 의사소통을 하려하였다(Knowles K, personal communication, June 1989 and September 2002).

1986년 미시건 주 교육학과는 마사지가 십대 청소년들과 심각한 정신적 손상을 입은 젊은 성인들의 자해에 도움을 준다는 가능성을 조사하였다. 반복적인 머리 흔들기, 자기 때리기, 손 깨물기와 같은 자기학대는 의사소통의 방법으로는 적절하지 않다. 16주 동안 환자가 일주일에 2~3번 45분 동안 마사지 치료사에게 치료를 받았다. 모든 환자에게 성공적인 효과가 나타나지는 않았지만, 마사지는 많은 도움을 주었다.[7] 도움이 되는 것들에는 긴장의 감소, 자기학대행동의 감소, 만성적인 불면증의 완화, 그리고 더 이완된 신체 였다. 작업치료사, 심리학자, 마사지 혹은 마사지와 청각자극의 결합(흔들기와 같은)로부터의 각기 세 가지 경우에 의하면, 중증의 자기학대자들에게 다른 어떤 접근방식보다 더 성공적이었다.[8-10]

마사지는 이완뿐만 아니라 자극을 주는 치료로써도 훌륭한 도구이다. 감각조사기관의 연구가들은 다운증후군을 가진 어린 아이들의 두 집단에 마사지의 효과에 대해 조사하였다. 한 집단은 2달 동안 일주일에 두 번씩 30분 동안 마사지를 받았으며 다른 아이들에게는 책을 읽어주었다. 마사지를 받은 집단의 아이들은 섬세한 그리고 큰 운동기능이 향상되었고 저긴장 상태가 감소한 반면 다른 집단의 아이들은 그러하지 못하였다.[11] 저자는 다운증후군의 몇몇 아이들이 마사지를 받은 후 근긴장에 있어 현저한 증가가 있음을 관찰하였다. 마사지를 받은 후에 운동을 하면 근력 강화에 더욱 효과적일 것이다.

중증 발달장애 아이들에게 적합하지 못한 음료와 식이섬유 섭취, 부조화적인 근육 수축, 항문조절의 어려움, 변비는 큰 문제이다. 대변이 오랜 기간 정체되어 더 단단해지고 더욱 움직이지 않게 될지 모른다. 만일 그러한 증상이 정기적으로 보이면, 5장에서 토의한 변비를 위한 마사지가 이것을 현저히 줄이는데 도움을 줄 수 있을 것이다.

발달지체아를 위한 마사지
(MASSAGE FOR CHILDREN WITH DEVELOPMENTAL DELAY)

발달지체아를 위한 기본적인 장기적 목표는 아이들이 전신 마사지를 받아들이고 즐기게 하는 것이다. 이것은 짧은 마사지 후에 가능하다. 손과 발의 마사지를 시작하고, 아이들을 주의깊이 관찰하라. 만약 아이들이 싫어하는 표시를 보이거나 지나친 자극이라는 모습을 보이지 않는다면, 등에 마사지를 시도하라. 등 마사지를 잘 받아들이면, 나머지 신체에 마사지를 시행하라. 머리와 배는 종종 마사지를 하지 않고 놓아두는데, 아이들이 마사지에 익숙해질 때까지 시행하지 않고 그리고 나서 목과 어깨의 마시지를 실시 하고 5장에서 토의한 변비치료를 하라. 다양한 형태의 감각 자극 접촉은 아이들이 견딜 수 있을 때 사용되어야 한다.(3장) 마사지 받는 부위에 표재방어기전에서 감각 자극의 여러 형태가 사용될지 모르지만, 항상 아이의 뜻에 따라야하고 마사지를 강요해서는 안된다.

자발적 이완을 가르치기 위해서, 모든 방법으로 아이는 한숨을 쉴 수 있도록 하게한다. 기본적인 이완기에 당신이 숨을 내쉴 때 큰 한숨을 쉬게 함으로 예로 보여줄 수 있다.

! 다운증후군의 아이에게 목을 마사지할 때에는 의사나 치료사와 상의하라. 다운증후군의 15%는 **목에 불안정성**을 가지고 있어, 목의 전방굴곡은 아탈구나 척수신경손상을 유발시킬 수 있다.

태아의 약물 혹은 알코올의 노출 (FETAL DRUG OR ALCOHOL EXPOSURE)

> 코카인은 태아에게 치명적인 손상을 입힐 수 있다. 조그마한 아이에게 화가 나서 손바닥으로 때리는 것보다 훨씬 치명적이다.[1]
>
> – Peter Nathanielsz, obstetrician

> 내 아들은 입양아로 약물의 영향을 받고 태어났으며 5년 동안 고통 당하였다. 그는 종종 깨물고, 침 뱉고, 차고, 때렸다. 화가 크고 길었다. 나는 때때로 그를 담요로 둘둘 말아놓고 껴안아 주고 안심시켰다. 우리는 취침시간에 60분간 의례적으로 그렇게 하였다. 나는 그 애 옆에 앉아 책을 읽어주고, 그의 등을 쓰다듬어주고, 노래를 불러주었다. 그 애가 더 나이가 들었을 때 나는 마사지를 시행하였고, 그는 내 '사무실'로 왔다.(가정치료실) 그리고 마사지를 시행하였다. 그는 어떻게 마사지를 할지, 얼마나 할 건지, 어느 부위를 할 것인지 결정하였다. 그는 여러 번 테이블에서 내려와 같이 마사지를 해주었다. 그는 현재 14살이며 아직까지 마사지를 요청한다. 마사지는 우리의 삶의 큰 일부분이다.
>
> –Suzie Klein, 마사지 치료사(Klein S, personal communication, 9월 2002년)

미국에서 태어나는 신생아 11%의 산보가 금지된 약물을 사용한다. 10%는 마리화나를 사용하고, 1%는 코카인, 그리고 0.5%는 아편을 사용한다.[2] 어머니가 종종 다양한 약, 알콜, 담배 등을 포함한 약물들을 오용하기 때문에 많은 아이들이 한 물질에 영향을 받았다고 추정하는 것은 불가능하다. 예를 들어, 코카인을 사용한 후 금단증세를 줄이기 위해 알콜, 마리화나, 아편, 진정제, 바르비투르산염을 사용한다.[2] 이런 여자들은 대개 아이들의 영양에 덜 관심을 갖곤 한다.

모성 물질 오용의 아이들은 많은 도전이 되는 문제들을 맞닥뜨리게 된다. 그들은 약물로 인한 신체적인 문제뿐만 아니라, 약물의 금단증상을 경험하게 된다. 금단증상의 양태는 어떤 약물을 사용했는지, 얼마나 어머니가 약물을 사용했고 마지막으로 약물을 사용한 때가 언제인지에 따라서 달라진다.[2] 코카인은 태반으로 가는 혈류량을 감소시켜, 뇌손상을 입히기 쉽게 하고 태어날 때 왜소한 체격을 갖게 한다. 코카인으로 영향 받은 아이는 대게 극심히 혼란스럽고 고긴장상태(굳은), 그리고 식도역류 그리고 약하거나 발달이 덜된 소화기계 때문에 심각한 통증을 가지게 된다. 그들은 안정을 위한 어떤 시도에도 반응이 거의 없고 표재자극을 받기 어려워한다. 기저귀를 갈아주는 간단한 것에도 떠나갈듯 울기 때문에, 병원에서는 간호사들이 그 아이를 흥분시킬까 겁이 나서 혼자 놓아두게 된다. 하지만 이러한 기술과 어울려줌이 아이에게 정상적인 발달을 위해서 격리되는 것이 필요하다.

이것은 부모에게 특히 어려울 수 있는데, 특히 약물사용을 그만두게 되었거나 여전히 약물을 사용하거나, 아이를 흥분시켰을 때 진정시키기 힘들게 되고, 이것은 더 나아가 아이가 발달을 위해 필요한 사랑스러운 접촉을 하지 못하게 막게 된다. 어머니가 코카인, 아편, 헤로인 혹은 메타돈을 사용한 어머니에게서 태어난 아이 중 거의 1/3에 달하는 수가 부모로부터 버려지고 고아원에 보내지게 된다.[2] 약물에 영향을 받은 아이들이 커가면서, 그들은 발달장애, 학습장애, 활동항진, 청각손실 그리고 시력손상을 입을 위험성이 있게 된다.

술을 많이 마신 임신한 미국 여성의 5~10%는 그들의 자녀를 태아알콜증후군의 위험성에 놓게 되는데, 그들은 태아기에 알콜에 반복적으로 노출되어 손상을 받는다. 매년 1000명의 미국아이들 중에 1~2명은 FAS를 가지고 태어난다. FAS 아이들은 신경과민, 민감, 낮은 근긴장(including a weak suck), 그리고 진정과 비정상적인 수면 패턴을 보인다.[2] 대부분은 심각한 섭식문제를 가지고 성장이 늦는데, 심지어 영양이 잘 이루어져도 그러하다. 태어날 때, 그들의 관절운동범위가 제한되어 있는데, 특히 손발이 그러하다, 때때로 구축을 지니고 태어나기도 한다. 손발에 과민성 감각은 일반적이다. 그들은 운동장애와 간질, 심장 결손을 가지고 있을지 모르며, 얇은 윗입술, 언청이, 작은 눈과 같은 두개안면 비정상을 보일지 모른다(그림 6-7).[3] 그들은 활동항진, 발달장애 그리고 언어장애와 같은 중추신경계 손상에 걸릴 위험이 크다. 대다수가 약한 정신지체를 보인다. FAS는 미국 내 정신지체의 주요한 원인이다.

약물중독 아이와 같이, 그들이 매우 민감하기 때문에 그들의 성장에 필요한 사랑스런 접촉과 같은 것들이 박탈될 수 있다. 고통스럽거나 감염을 초래하는 방법들은 외상과 표재방어기재의 원인이 될 수 있다.[4] 유아는 약물의 영향으로 발통점이 발달될 수도 있다. 예를 들어, 위식도관 역류는 비정상적인 사경와 불편함에 대한 반응으로 발생할 수 있다.[5] 통증에 대한 반응으로, 유아는 흉쇄유돌근의 통증점이 활성화될지 모른다.[6] 위식도 역류는 복부 근육의 유발점으로부터 시작하는 것으로 알려져 있다.[7]

접근과 목표
(APPROACH AND GOALS)

FAS 환자들은 질환을 가지고 태어나기 때문에, 성장과 발달을 촉진시키는 특별한 도움이 필요하다. 감각조사기관의 연구는 코카인에 노출된 미숙아들이 매일 받는 마사지와 수동운동이 도움이 된다는 점을 보여준다. 한 연구에서는, 15분간의 스웨덴식 마사지와 팔 · 다리에 매일 수동운동을 받은 유아들이, 10일이 지난 후, 체중이 늘어나고 더 나은 운동발달을 보이며, 출산 후 합병증이 적고, (마사지를 받지 않은 대조군에 비해서) 스트레스 반응 행동들이 적었다.[8] 부드러운 마사지는 긴장을 풀어주고 접촉에 대한 순응도를 높여 준다.[9]

마사지 치료사인 Robin Gregory는 약물영향을 받은 신생아집중치료실에 있는 아기들에게 그들의 필요에 꼭 맞는 마사지를 사용하였다. 이것은 아이들의 손을 머리에 그리고 엉덩이에 가깝게 가져가는 것을 포함한다; 부드럽게 굴리기와 손과 손가락을 당기는 것; 팔다리의 부드러운 굴곡과 신전; 발, 발가락, 손, 손가락에 부드러운 마사지가 포함된다. 시작하면서, 전체 접촉 치료시 유아의 몸을 몇 분 동안 단순히 흔들어주는 것이다. 유아가 스트레스 표시를 보이면, 마사지을 멈추고 단순 수동 접촉을 사용하라. 종종, 두 세 번의 접촉자극 후에, 약물에 노출된 아이는 이완되기 시작하며 사회 협동을 구하게 된다. 혈액의 산소도 증가와 심장박동수의 감소가 보였다. 유아는 좀 더 잘 자고, 식욕이 자극되고, 마사지를 받았을 때 점점

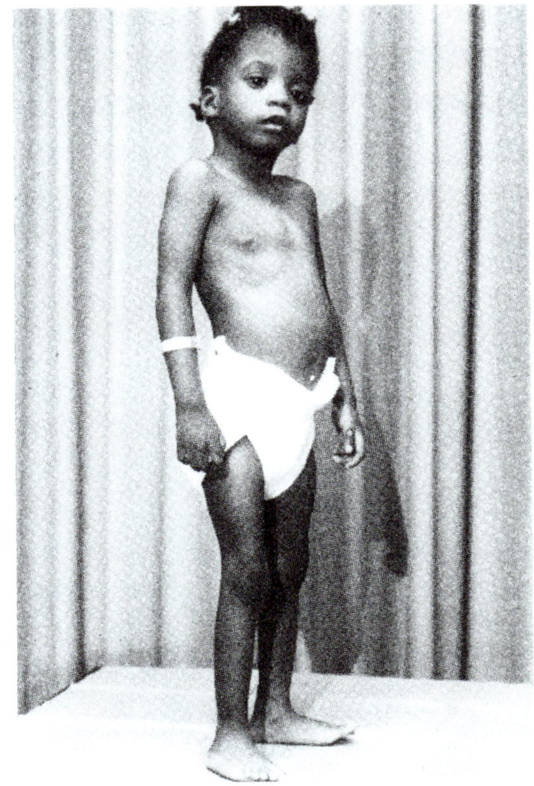

그림 6-7 ■ 세 살 된 태아알콜증후군을 앓는 소녀. 그녀는 안면이 특징적이고 또래에 비해 작다. Reprinted with permission from Morrissy R: Lovell and Winter' s Pediatric Orthopaedics, Vol. 1, Baltimore, MD: Lippincott Williams & Wilkins, 2001, p 310.

더 협동심이 좋아졌다.[10]

작업치료사인 Pat Joyce와 Cindy Clark는 유아의 위식도 역류를 치료하기 위해 부교감 신경 치료를 하였다. 그들은 위식도 역류의 많은 경우 수경공을 통해 나오는 미주신경이 두개저에서 충돌하는 것과 관련되기 때문에 두개천골 치료가 효과적이라고 생각하였다.[11] 마사지 치료사인 Kathy Knowles는 마사지와 **Watsu**를 FAS와 깊은 관련이 있는 아이들에게 사용하였는데, 그녀는 매우 경직된 몸, 매우 부정위한 두개골, 그리고 손상된 두개리듬을 발견하였다(Knowles K, personal communication, 9월 2002).

마사지 치료사인 Suzy Klein은 다양한 환경에서 어려움을 겪고 있는 아이들을 보는데서 일 해왔다. 그녀는 또한 17명의 아이의 입양부모이고 특별한 도움이 필요한 아이들을 입양하였다. 약물에 영향 받은 아이들을 위해서, 그녀는 마사지와 병행하는 부드러운 접촉은, 스트레스 감

소를 위한 수치료, 가능한 많이 피부 접촉을 할 것을 제안하였다. 그녀는 치료사가 심각한 장애를 지닌 아이들을 다루는 것을 두려워해서는 안된다고 말하였다. 표재방어와 관련하여, 그녀는 가벼운 쓰다듬음이 실제적으로 완화시켜 주기보다는 흥분시킨다고 믿었다. 심부접촉; 쓰다듬는것 과는 반대로 압박점 마사지, 그리고 근막, 두개천골, 극성치료는 효과적이라고 믿었다. 아마인이 담긴 다양한 크기의 주머니들은 표재방어를 보이는 어린이들을 가라앉히는 도구로 사용될 수 있다. 등과 복부에 따뜻하게 적용될 때, 주머니의 무게가 경감된다(Klein S, personal communication, 3월 1999). 스트레스성 복통이 있는 어린이의 1/3이 어른과 같은 양상을 보이기 때문에, 어린이들이 복부의 긴장을 완화하는 것을 배우게 도와주는 것은 만성복통이나 문제들을 피하는데 이롭다.[12]

다양한 형태의 전정 자극들을 약물의 영향을 받는 유아와 어린이들에게 특히 중요하다. 약물과 알콜은 태아기에 전정 발달을 방해하고, 어린이가 입원을 하였다면 그 시기에 청각 자극이 잘 이루어지지 않을 것이다. 소아는 정상적으로 이 자극을 흔들리고, 몸이 들어 올려졌다 내려졌다. 그리고 몸을 움직일 때 받게 된다. 만약 그들이 입원을 할 만큼 아프다면, 그들은 이 자극을 받지 못하게 되는 경우가 많다. 물리치료사나 의사의 승인과 함께, 흔들기, 회전시키기, 혹은 회전의자에서 돌리기와 같은 전정기관 자극은 마사지단계와 병행될 수 있다.

약물 노출 소아를 위한 마사지
(MASSAGE FOR THE DRUG-EXPOSED CHILD)

약물 노출 유아가 자라감에 따라, 3장에 토의된 기본적인 기술이 이롭게 사용된다. 반복적인 미온욕은 스트레스를 경감시키고, 욕조에서 오일대신 비누거품을 사용하여 마사지를 시행할 수 있다. 정기적으로 부드럽고, 감각적으로 전신 마사지를 하는 것이 이상적이다. 아이의 상태에 따라 조심스럽게 마사지를 해야 한다. 짧은 시간동안 정기적으로 마사지를 하는 것이 더욱 효과적일 것이다(60분 동안의 마사지보다 30분간 2번의 마사지가 낫다). 아이가 가능하다면 기본적인 이완을 하도록 하라.

외상을 당한 부위는 아이가 그 부위를 보호하려는 생활습관을 발전시키지 않도록 특별한 주의가 기울여져야 한다. 예를 들어, 음식관, 모니터, feet lance를 보호하는 것은 흔하다. 심지어 아이가 커서 음식관이 필요로 하지 않을 때에도, 상처 주위에 긴장과 제한이 있을 것이다. 만약 아이가 벤틸레이터에 있었다면, 아이는 입, 턱, 목에 심한 긴장을 나타낼 것이다. 아이가 견뎌낼 수 있을 만큼의 복부 마사지는 위식도 역류의 통증이나 가스로 인해 생기는 긴장을 완화하는데 도움이 된다.

뇌수종 (HYDROCEPHALUS)

뇌수종은 뇌실의 뇌척수액 흡수의 파괴된 상태이다. 뇌척수액이 뇌실로 되돌아오면, 뇌실이 커지게 되고, 두개압을 증가시키게 되며, 두개를 확장시키고, 신경조직을 압박하게 되고 심각한 장애를 가져온다. 발작, 두통, **사시**, 연하장애와 뇌의 위축을 포함한 다양한 증세와 징후가 나타난다. 어린이 1,000명당 1명 가량은 뇌수종을 앓는다.

뇌수종은 임신 중 모체 감염(풍진 혹은 cytomegalovirus와 같이) 뇌막염, 두부외상(출생 시 외상), 뇌출혈, 종양, 혹은 낭포를 포함한 다양한 바이러스가 원인이 된다. 이 상태는 또한 다른 출생 시 결점과 연합되게 된다; 주요인으로 이분척추(척추의 불완전한 연결)가 뇌수종의 원인이다.[1]

뇌수종을 치료하기 위해, 아이의 복부에 뇌척수액의 흐름을 나누기 위해 문합이 삽입된다. 아이의 두개골에 작은 구멍을 내고 관이 삽입되며 뇌실의 작은 절개를 시작으로 피하에 관통하고 복막에 삽입된다(그림 6-8). 불운하게도, 문합이 반흔조직에 막히게 되거나 주위 조직의 감염으로 막힐 수 있다. 그러고 나면 문합은 더 이상 뇌척수액을 나눌 수 없게 된다. 만약 이 상태가 나타나면 두개압 증가, 심한 통증, 혼수, 두통, 구토, 불안, 그리고 시각 문제를 포함한 증상이 보이게 된다. 막힌 문합은 교체되어야 한다. 불운하게도, 다른 관이 삽입될 때마다 뇌실질이 손상되거나 파괴된다.

접근과 목표
(APPROACH AND GOALS)

뇌수종을 앓는 아이들에게 편안함을 주는 중요한 도구로 마사지가 사용될 수 있다(관심 포인트 상자 6-7을 보라). 기본적인 swedish massage(3장)는 고통과 통증을 경감시키고 이완시키며 아이의 활동이 제한되거나 고정되었을 때 필요한 자극을 제공한다. Keenes을 하면서, 다른

관심 포인트 상자 6-7
Tim Keene의 이야기

현재 21살인 Tim Keene은 알 수 없는 원인으로 뇌수종을 앓으면서 태어났다. 생후 6일이 되었을 때, 첫 번째 문합이 삽입되었다. Tim의 어린 시절은 정상적이고 활동적이었다; 그는 스포츠에 재능을 보였고 그의 가족과 여행을 다녔다. 그러고 나서 1997년 그의 나이 16살 때 아무런 예고 없이 그의 문합이 작동하지 않았다. Tim은 곧바로 새로운 문합을 삽입하는 시술을 하였다. 기존의 밸브가 워낙 손상되어서 수술 중에 외과의의 손에 손쉽게 부서져버렸다. 새로운 문합은 팀의 뇌에 있는 반흔 조직에 의해서 제대로 작동하지 않았다. 그는 4개월 동안 입원하게 되었다.

Tim의 부모인 Rich & Diane Keene은 둘 다 전문마사지 치료사이다. 처음에 그들은 수술 후에 그를 일깨우고 불편감을 해소하기 위해서 스웨덴식 마사지와 반사요법을 사용하였다. 그의 머리의 봉합이 아물어지고 몇 주후에, 그들은 부종을 감소시키고 순환을 증진시키기 위해 두개천골 치료를 하였다. 그의 기분이 좋아지고 이완시키기 위해 아로마 치료가 시행되었다. 마사지를 하자, Tim은 통증완화를 위한 약을 덜 요구하였다. 그가 병원에서 퇴원한 지 4달이 흘렀음에도 불구하고, 그는 매일 심각한 두통과 신체의 우측면의 약한 운동위약증세를 보였던 것이다.

Tim의 두통이 1~10단계에서 1~7 사이의 통증을 느끼게 되면, 그의 어머니와 아버지는 에너지 조절, 반사요법, 지압을 이용해 치료하였다. 통증이 7이상을 가리키면 아마 문합의 이상을 가리키는 것으로 판단하여 병원으로 즉시 데려갔다. 통증이 워낙 고통스럽기에, 팀은 "마치 누군가가 망치로 머리를 치는 것과 같아요. 생각할 수조차 없을 정도로 통증과 압력이 너무나 심각하기에 오직 그것을 멈추는 것만을 생각하게 되죠." 일반적으로, 두통을 위해 그는 30분 가량 마사지를 받았다. "때때로 심하게 두통이 생기면 어머니가 치료해주죠. 에너지 조절과 반사요법을 해줍니다. 15분에서 30분사이면 몸이 나긋해져서, 몇 시간동안 잠이 들죠." 그의 아버지는 Tim이 시각적 두통이 있을 때 특별한 치료기술을 사용합니다. 그는 양손 엄지로 콧등을 안쪽으로 2분가량 누릅니다. 이렇게 하면, 5에서 30분 가량 통증이 사라지게 됩니다.[1]

2002년 9월, Tim은 92개의 문합에 다시 손을 대었는데, 그의 머리에 22개의 구멍을 내었다. 머리뼈와 뇌의 반흔 조직의 결과로, 결국은 간질이 유발되었다. Tim이 뇌졸중, 심장마비, 그 밖의 중요한 의학적 문제들이 간질 때문에 유발되었기에, 집중치료실에서 오랫동안 입원하게 되었다. 그의 부모는 Tim을 매일 마사지 해주었다. 그의 어머니는 항상 똑같은 마사지를 해주지 않는다고 말하였다. 그들은 Tim을 편안하게 하는 여러 형태의 마사지를 시도하였다 (Keene D, personal communication, 9월 2002). 예를 들어, 종종 그들은 Tim의 단축된 근육을 풀어주고 강화하기 위한 근막 이완술과 교차 압력을 사용하였다. 발 반사요법은 그가 곧바로 이완되는데 도움이 되었다. 15~20분가량의 트리거점 마사지를 받고 난 후, Tim의 인지정도는 좋아졌고, 그의 말은 더욱 분명해지고 통증이 상당히 개선되었다. 온열팩과 냉팩을 신체의 다른 부분에 교대로 대주는 것은 순환계를 자극하게 되고 그가 더욱 살아있다는 느낌을 갖게 했다.

참고문헌

1. George T: With his parents' Touch. Massage Magazine, January/February:44-48, 2000

마사지 치료 기술이 3장에서 기술된 기본적인 치료기술과 결합될 수도 있다.

뇌수종 소아들을 위한 마사지
(MASSAGE FOR CHILDREN WITH HYDROCEPHALUS)

뇌수종을 앓는 소아의 증상은 똑같지가 않다. 다양한 정도의 통증, 활동의 제한, 그리고 다른 불편함이 있을 수 있다. 아이에게 최선의 치료가 무엇인지 알아내는 의학적 노력이 필요하다.

자세: 아이는 누어있는 자세를 좋아한다. 엎드려 눕게 되면 한쪽으로 돌아눕게 된다.

3장에서 기술된 모든 전신 마사지 치료기술은 아이의 개별적인 상황에 맞추어 사용되어야 한다. 아래에 나오는 주의사항을 면밀히 고려하면 안전하게 마사지를 할 수 있게 될 것이다.

1. 머리로 튜브가 들어간 수술부위로부터 적어도 4인치는 떨어진 곳을 치료하라.

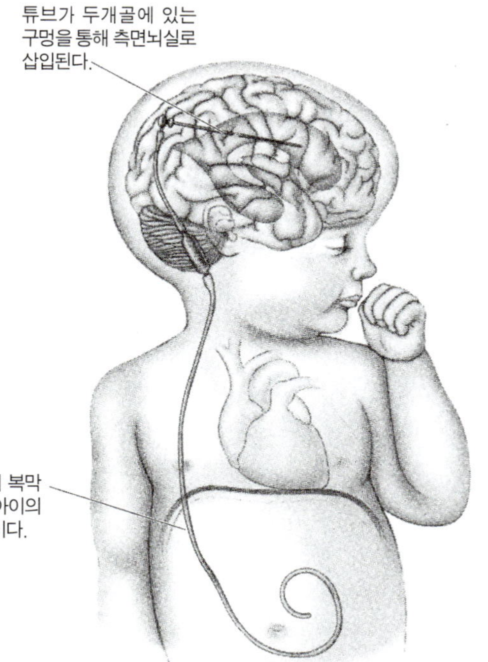

그림 6-8 ■ 뇌실복막 문합을 한 남자아이. 문합은 뇌실에서 과도한 뇌척수액을 제거하고 복막으로 흘러들어가는 것을 막는다. 귀 뒤쪽으로 한 방향 밸브가 위치한다. From Bear MF, Connors BW, and Parasido MA: *Neuroscience-Exploring the Brain*. 2nd ed. Philadephia, PA: Lippincott Williams & Wilkins, 2001.

2. 튜브가 당겨지지 않도록 머리를 천천히 그리고 부드럽게 움직여서 아이가 목을 움직이려고 할 때 여유를 주게 하라.
3. 튜브의 배출을 막지 않게 심부조직 마사지를 사용하지 마라. 튜브를 잡아당기게 되면 연결이 끊어질 수 있다.
4. 두개천골 치료가 Tim에게는 효과적임이 입증되었다. 그러나 Diane Keene은 두개천골 치료가 뇌척수액에 영향을 끼치기 때문에 위험할 수 있다고 경고하였다. 뇌수종은 뇌척수액의 폐쇄로 일어나기 때문이다. 그녀는 그의 아들의 신체를 잘 알고 있고, 그의 천골리듬을 잘 알고 있어서 그만큼 알지 못하는 다른 이들이 치료하는 것을 원하지 않았다. 두개천골 치료는 뇌수종을 앓는 다른 이에게도 도움이 될 수 있는데, 특히 전두골로부터의 부적절한 압력으로 인한 상태라면 도움이 될 것이다. 그러나 이 치료는 두개천골 치료분야의 전문가로부터 잘 교육받고 나서 시도되어야 할 것이다.

근이영양증 (MUSCULAR DYSTROPHY)

> 내가 미주리주에 있는 세인트루이스에서 있었던 근이영양증 캠프에서 마사지 자원봉사를 하였을 때, 나는 10대들의 반응에 압도되고 말았다. 그들 모두는 테이블에서 마사지 받기를 원했고, 그 반응은 놀라웠다. 우리가 테이블에 일으켜 세울 수 없었을 때, 나는 그들의 휠체어에서 일을 하였다. 나는 그들이 마사지 받고자 하는 부위를 물어보았다. 모든 아이들이 통증을 느끼는 부위가 달랐다. 이 아이들 정말 누가 만져주기를 간절히 원하였다.[1]
>
> – *Terrie Yardley–Nohr*, 마사지 치료사

근이영양증은 인구의 남성 3000명당 1명에 가까운 사람들이 영향을 받는 유전 질환이다. 그들의 몸이 디스트로핀을 생산하지 않기 때문에, 근수축시 근막을 안정시키는 단백질, 근섬유가 점점 파괴되고 지방이나 섬유조직으로 대체된다. 이 근육 약화는 근력의 점진적인 감소를 야기 시킨다. 골반과 다리 근육이 먼저 영향을 받는다. 그 뒤를 따라 상지 근육이 약화된다. 심근이나 횡경막과 같은 불수의근 역시 약화되어, 결국엔 호흡기 및 심장마비를 일으키게 된다. 10살쯤 되는 남자아이들은 휠체어를 필요로 하게 되고, 이 나이쯤에 측만증이 발생한다. 구축은 대게 피할 수 없다, 주동근과 길항근의 부조화로 야기된다, 서있을 때 사지를 고정시키려 할 때의 나쁜 자세, 휠체어에서 앉아있을 때 관절운동범위 감소. 근긴장은 뼈에 정상적으로 자극을 주기 때문에 성장이 결핍된다, 근이영양증을 골다공증을 유발할 수 있게 된다. 그래서, 그들의 근육이 약하기 때문이기도 한데, 근이영양증 소년들이 앞으로 넘어지게 되면 쉽게 뼈가 부러지곤 한다. 골절은 대퇴골과 상완골 상위부분에서 흔히 일어난다.[2] 이 증상의 소년들은 학습장애와 인지능력 손상을 경험하게 되곤 한다.[3]

근이영양증 환자를 위한 표준 치료는 매일의 수동신장, 부목, 최대근력 확보를 위한 운동 등을 통하여 구축을 예방하고, 지연시키는 물리치료가 포함된다. 수중치료는 중력을 이기려는 스트레스 없이 체력과 지구력을 증강시키고 호흡을 강화한다. 정형외과 수술은 짧아진 조직을 늘려주고, 구축된 건을 늘리고, 잘못된 건의 위치를 옮겨준다. 코르티코스테로이드(corticosteroid)가 종종 처방되기도 한다. 남자 청소년들과 그들의 가족들은 그의 장애가 증가되고 임박한 죽음에 맞닥뜨리게 된다. 우울증은 흔하며 상담이 필요하게 된다. 의학적 치료에도 불구하고, 성

인이 되기 전에 호흡기계 질환으로 사망하게 된다.

접근과 목표
(APPROACH AND GOALS)

3장에 기술된 마사지 기술, 관례적인 근력운동과 수동 신장과 결합하여, 구축의 발생을 예방하거나 늦추며, 결합조직을 유연하게 하고, 놀라울 정도로 편안하게 해준다(그림 6-9). 마사지가 정기적으로 적용될 때, 근력 및 신장운동이 덜 지루해지고 재미있게 된다. 근이영양증 소년들은 만성적으로 높은 수준의 스트레스를 경험하기 때문에, 마사지는 특별히 이완에 적절하다. 3장에 기술된 점진적인 이완 방법은 이완과 근육을 강화시키는데 훌륭하다 말할 수 있다.

Meir Schneider 박사는 근이영양증을 치료하는 독특한 형태의 마사지를 포함한 특별한 프로그램들을 발달시켰다(관심 포인트 상자 6-8). 그것은 전신에 손끝으로 원형 모형을 그리며 부드럽게 마사지하는 것과 가장 주요한 부위에 마사지하는 것, 그리고 영향 받고 있는 근육에 적용하는데 이는 약한 근육을 다시 활성화시킨다. 마사지는 움직임, 시각, 그리고 이완운동과 병행한다. 근이영양증 환자를 위한 동작 치료라는 박사학위 논문을 쓴, Dr. Schneider는 많은 근이영양증 환자들이 정상 근력을 되찾게 도와주었지만, 근이영양증이 치료되지는 않았다-치료는 계속 되어야 할 것이다.[4,5]

관심 포인트 상자 6-8
근이영양증 남아를 위한 마사지

1991년 멕시코에 있는 아이요아에서 저자는 근이영양증을 치료하는 관계자와 부모들에게 Meir Schneider의 치료기술이 담긴 비디오를 보여주었다. 그 클리닉 직원은, 아무런 교육을 받지 않은 채, 근이영양증을 앓는 6살난 Angel을 치료하였다. Angel은 수줍어하고, 초조해하였으며, 비협조적이었고, 어머니 말고는 모두를 두려워했다. 그는 물리치료로 치료받는 게 불가능하다고 판단하였다. 그 소년은 매일 마사지 세션을 받는 강화 프로그램을 받았고, 뒤이어 근육강화를 위한 운동을 하였다. 운동은 재미있었고 피로감 없이 모든 근육을 사용하도록 설계되었다. Angel은 2주간 여러 시간 동안 매일 치료를 받았다. 그때쯤엔, 그의 보행이 눈에 띄게 좋아졌으며, 그는 그의 몸을 들어 올리고 각 신체 부위를 움직이는 능력을 갖게 되었다. 두려워하던 성격이 바뀌어, 좀 더 행복해 보이는 사람이 되었다. 그의 어머니는 그런 결과에 매우 기뻐하였고, 집에서도 마사지와 운동을 계속해서 해주었다. 소년이 3개월이 지나 클리닉을 다시 방문하였을 때 걸음걸이가 그 이전보다 향상되었다.

참고문헌

1. Werner D: *Nothing About Us Without Us —Innovative Technology By, For and With Disabled Persons*. Palo Alto, CA: HealthWrights, 1998, p 109-111, 269-273

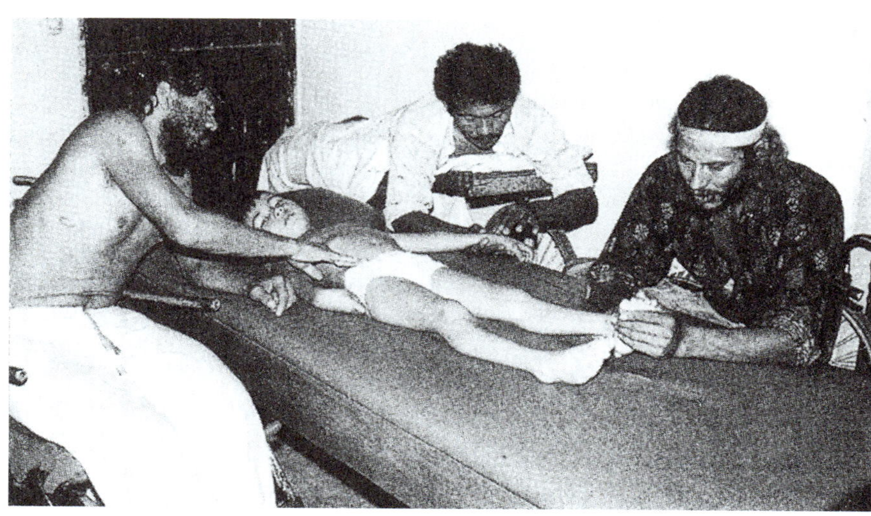

그림 6-9 ■ 근이영양증 환자를 위한 마사지 출처: Werner D: *Nothing About Us Without Us*. Palo Alto, CA: HealthWrights, 1998, p 270

근이영양증 소아를 위한 마사지와 수치료
(MASSAGE AND HYDROTHERAPY FOR CHILDREN WITH MUSCULAR DYSTROPHY)

수치료:

1. 핫팩과 같은 습열 적용은 조직의 혈액순환을 증진시키고 이완을 주기 위해서 마사지 전에 이루어져야 한다.
2. 수치료는 약한 근육을 자극하기 위해서 마사지와 같이 적용할 수도 있다(154쪽 참조).

근이영양증을 위한 물리치료

단계 1. 깊고 편하게 숨을 쉬도록 기본적인 이완 단계를 사용하라. 점진적인 이완 역시 사용될 수 있지만, 아이가 근 수축으로 피곤함이 보여 지면, 즉시 멈추어야 한다.

단계 2. 3장에 기술되어 있는 전신 스웨덴식 마사지를 사용하라. 너무 압력을 주지 않도록 주의하라. 몇 분간의 강화운동과 수동신장은 몇 분간의 마사지로 바뀌어 질 수 있다.

- 관절 주위의 조직은 단축될 수 있고 섬유화 되어 있을 수 있다. 관절 주위에쓰다듬기와 유날법을 시행하도록 나머지 시간을 활용하라, 근섬유에 잘 맞는 각도로 움직여라. 약하거나 중간 정도의 압력을 사용하라.
- 가슴과 복부에 마사지를 할 때, 갈비뼈 사이와 갈비의 아래 부분을 따라서 쓰다듬어 주어라(천식부분을 보라, 162 page). 흉쇄돌기를 누르지 않도록 하라.
- 손과 발에 마사지를 하는 것은 중요하다. 부드러운 관절운동을 발목, 발가락, 손목, 손가락에 할 수 있고 물리치료사로부터 수동 신장 운동을 처방받는 것 역시 중요하다.
- 변비가 문제라면, 124쪽을 참고.

측만증 (SCOLIOSIS)

8세 미만의 어린이 100명당 약 1명꼴로 척추 측만증을 보인다. 이는 척추만곡의 비정상적인 측면 그리고 회전된 상태로 정의한다(그림 6-10을 보라). 단순히, 측만증은 척추의 측면으로의 휘어짐뿐만 아니라, 척추의 나선형 비틀어짐 역시 가리킨다. 7세에서 16세 사이의 어린이들은, 50명당 1명이 측만증을 가지고 있다. 그러나 10% 미만만이 치료가 필요한 정도로 휘어져있다. 치료가 필요한 심각한 경우는, 여자아이가 남자에 비해 6배나 많다.[1]

측만증의 원인은 다양하다. 이것은 척추뼈의 선천적 결함이 원인이 될 수 있는데, 둘 혹은 그이상의 척추가 하나로 결합되어 있거나 척추뼈가 빠져있거나 그 형태가 불안할 때 측만증이 생길 수 있다. 측만증은 또한 신경학적 혹은 근골격계 질환으로 유발될 수 있다. 예를 들어, 체간 근육의 한쪽 측면만 강직이 있는 무정위형 뇌성마비 소아는 측만증이 유발될 수 있다. 이것은 또한 아이들이 자기들의 몸을 사용하는 방법에 따라 유발될 수도 있다. 예를 들어, **다리 길이의 불일치**는 기능적, 반 해부학적 측만증을 유발할 수 있다.[2] 다른 기능적 측만증은 자세습관 혹은 부적절한 자세로 서있는 것, 시각기능 부전의 어떤 형태로 인한 머리의 기울어짐, 척추근의 마비 등이 원인일 수 있다. 좌골 신경통으로, 통증을 느끼는 측면이 수축되고 일시적 측면 만곡이 유발될 수 있다.[3] 많은 경우 측만증의 원인이 알려져 있지 않다. 기능적 측만증은 해부학적 측만증이 되기도 한다. 측만증이 오랜 시간동안 치료되지 않고 방치되면, 척추는 결국 불균형을 반영해 틀어지게 되고 영구적으로 그 자세가 되어버린다. 많은 경우, 근긴장이 야기되고 측만증이 동반된다. 근육은 정렬되어 있는 척추를 당기게 되고, 어긋난 정렬이 통증점을 자극하게 된다. 예를 들어, 측만증은 능형근과 후거근의 통증점을 자극하는 것으로 알려져 있다.[2]

측만증은 심각한 결과를 초래할 수 있다. 성인의 경우 치료받지 않게 되면, 40~60세 사이, 측만증이 없는 집단에 비해 사망률이 2배에 이른다. 흉추만곡은 심장과 폐에 심각한 합병증을 초래할 수 있다. 성인은 또한 미용상 주요한 기형이 생기게 되고, 심한 요통, 호흡이 힘들어지게 된다.[1]

표준적인 의학 처치는 자세운동, 둔부와 복부 근육 강화와 같은, 가슴과 하지 근육의 신장, 보조기, 심각한 만곡의 경우 수술이 포함된다. 척추 결합, 굴곡된 척추를 바로 세우고 결합시키는 판을 삽입하는, 은 척추 측만증을 위한 가장 흔한 외과적 시술이다.

접근과 목표
(APPROACH AND GOALS)

마사지만으로는 측만증을 치료할 수 없다. 아이의 주치의와 물리치료사와 측만증의 원인에 대해서 상담해야 한다. 만약 선천적 문제가 수술을 필요로 하거나 밝혀지지 않은 다른 원인이 있다면, 상담은 꼭 먼저 이루어져야 한다. 예를 들어, 부적절한 자세 습관은 재교육될 수 있다,

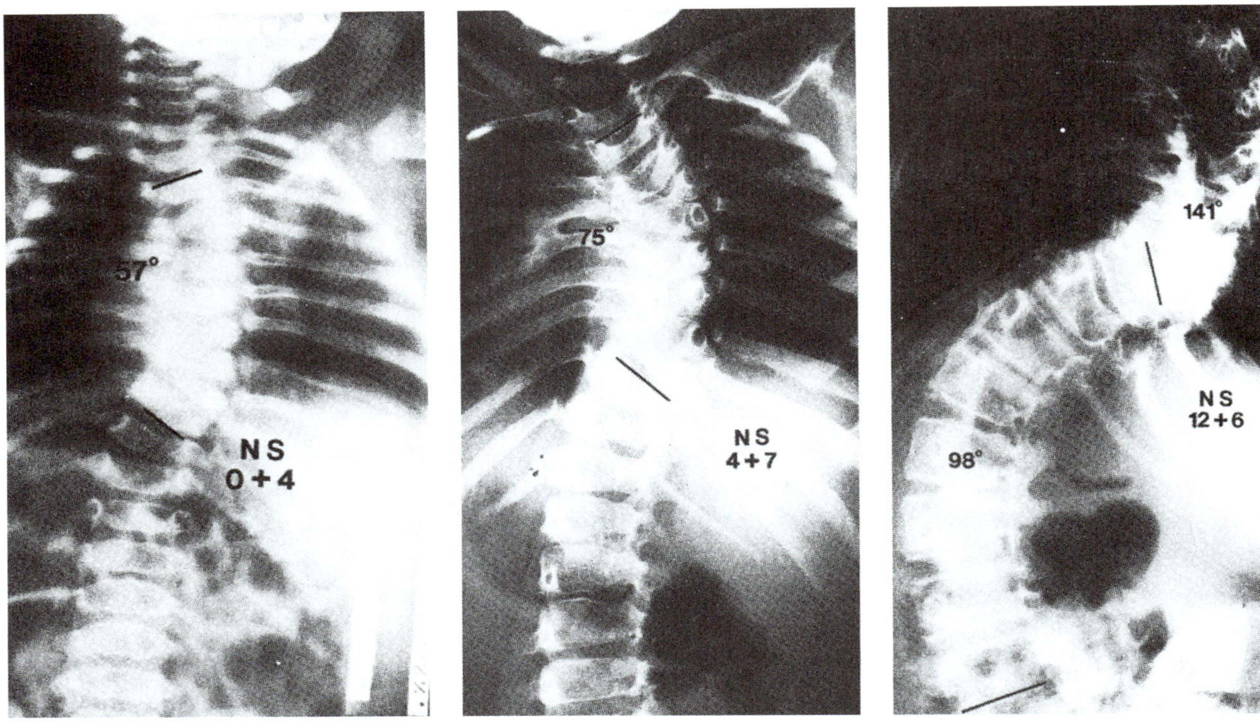

그림 6-10 ■ A척추만곡의 비정상적으로 변형된 상태. 출처: Morrissy R: Lovelly and Winter' s Pediatric Orthopaedics. Vol. 1. Baltimore. MD: Lippincott Williams & Wilkins, 2001. p 728

짧은 다리는 신발을 높여서 치료할 수도 있고 혹은 맞지 않은 휠체어를 맞출 수도 있다. 원인을 말하고 나서, 마사지는 만성적인 근 긴장과 부조화에 도움이 될 수 있다.

과도한 근 긴장은 전신 스웨덴식 마시지로 치료될 수 있다(3장) 그리고 다른 형태의 마사지가 사용될 수 있다. 배부의 근육이 마사지 되어야 하지만, 측만증은 전신에 영향을 끼치기 때문에, 전신이 치료되어야 한다. 많은 시간동안 수동 관절가동운동을 해야 한다. 매일 등 전체를 마사지함과 더불어 일주일에 한번 전신 마사지를 시행하는 것이 이상적일 것이다. 부모는 매일의 마사지를 배울 수 있다.

마사지치료사이자교육가인 Meir Schneider는 마사지와 수동 및 능동적인 움직임을 결합한 프로그램으로 측만증을 바로 잡거나 그 각도를 감소시키는 놀라운 결과를 보였었다. 그는 운동전에 마사지를 하는 것은 많은 배부 근육이 어떠한 움직임도 허락하지 않을 정도로 단축되어있기 때문에 효과적이라고 확신하였다. 부드러운 접촉은 약해진 근육을 자극하고 따뜻하게 하는데 사용된다. 심부조직 마사지는 강한 근육이 경직되었을 때에만 적용한다.[4]

측만증 소아를 위한 마사지 (MASSAGE FOR CHILDREN WITH SCOLIOSIS)

자세: 아이들은 그들의 근육이 신장되는 평소와는 다른 자세를 취해야 하며 척추뼈들은 마사지 중에 각기 다른 관계를 맺게 해야 한다. 예를 들어, 그들이 치료용 침대에 눕게 되면, 양다리를 한쪽으로 돌려 척추가 틀어지게 하고 머리와 상체를 그 반대 방향으로 돌린다. 이것은 등의 중간부분을 신장시킨다. 자세는 항상 편안해야 한다. 지지하기 위해 베개나 받침대를 사용하라. 부모는 아이가 이 자세를 취하도록 도와줄 수 있다. 또 다른 새로운 자세는 아이가 큰 베개위에 엎드려 있거나 발판을 사용해서 발을 고정한다. 이것은 정상적으로 스스로 움직이지 않는 고관절에서의 내 · 외회전을 가능하게 하는 기회를 부여한다. 그리고 고관절 주위의 근육과 체간의 한쪽 근육에 접근성이 용이해진다.

그들은 또한 팔 한쪽을 머리위로 들어 올려 뒤쪽으로 넘기고 고관절은 전방으로 굴린 상태에서 한쪽으로 누울 수도 있다. 마사지는 각각의 자세에 따라 행해져야 한다. 예를 들어, 아이가 한쪽으로 돌아누우면 등에 3장에 기술된 쓰다듬기를 해주는데 이는 등 위쪽에 필요한 곳에 해주고, 그리고 나서 아이가 돌면 다른 쪽 등에 쓰다듬기를 실시한다.

전신마사지

측만증의 이상적인 치료계획은 배부 근육에 좀 더 집중해서 실시하는 전신마사지이다. 특히 배부 근육의 단축된 부위는 견딜 수 있을 만큼 압력을 가하여 오랜시간 동안 시행한다. 소아 물리치료사에게 처방된 어떠한 신장 혹은 강화운동도 마사지와 병행하여 사용할 수 있다.

촉각방어 (TACTILE DEFENSIVENESS)

> 내가 알지 못하는 한 가지는 느낌이 어떠하느냐는 것이다. Robyn의 어머니는 그녀가 학교에 가기 전에 항상 안아주곤 하였다. 그리고 그녀는 내게 그렇게 해주도록 요구했지요... 그래서 매일 아침, 마치 바위처럼, 나는 안길 때 참아내는 것을 배웠지요. 나는 내 친구의 어머니께 안아주는 것은 나를 다치게 할 수 있고 안길 때 나는 타는 것 같은 느낌이 든다고 말씀드렸죠. 그녀는 그게 아닐 거라고 이야기했지만, 그런 나의 느낌은 사그러들지 않았죠. 내가 처음 고개를 돌렸을 때, 나는 내가 아닌 것 같다는 느낌이 들었죠. 난 그녀가 의례적으로 요청할 때에만 안겼습니다.[1]
>
> – Donna Williams, who is autistic

촉각방어는 '모든 촉감에 대해 싫어하고 두려워하는 것' 으로 정의된다. 2가지 형태의 촉각방어가 있다. 첫 번째 이유는 어렸을 때 학대를 받은 것과 같은 부정적인 경험에 기인한다(173쪽). 다른 원인은 신경계의 불안정성으로 발생하는데, 종종 학습장애 아동에게서 보여 지고, 다른 더 심각한 증상에 있는 아이에게서 발견된다. 이런 불안정성은 특정 감각정보가 지나치게 과장되게 한다. 표재 자극을 전달하는 세포가 손상당하는 원인은 알려져 있지 않다. 출생 시 산소부족이 원인으로 의심되기는 하지만 말이다. 또 다른 의심되는 원인은 유전적으로 소인이 있는 아이가 환경적인 독소에 영향을 받는 것이다.[2] 촉각방어의 예는 다음과 같다.

- 모래, 진흙 혹은 발통점에 손을 가져다 대면 피하거나, 모래, 진흙 혹은 유리에 벗은 발을 가져가면 피한다.
- 들어 올리고 잡게 되면 저항하고, 안고, 두드리고, 쓰다듬으면 몸이 딱딱해진다; 옷 입는것을 싫어 한다; 치과진료나 머리카락을 자를 때 저항한다.
- 대부분의 아이들이 참아내는, 양말에 올이 나가거나 머리카락이 흩날려 피부에 닿는 것과 같은, 사소한 표재 교란이 일어날 때 집중하거나 학습하기 어려워 한다.
- 대부분의 아이들이 셔츠에 있는 태그를 없애거나 양말을 벗는 것에 더해 옷을 벗겨야 한다. 반대로 따뜻한 날씨에도 긴팔셔츠나 스웨터를 입는다.

촉각방어는 발달에 깊은 영향을 끼칠 수 있다. 아이들은 자신들의 좋은 신체상과 공간감을 익히지 못하게 될 수도 있다. 그들은 대인관계를 멀리하는 경향이 있고 다른 사람과 의사소통을 꺼려한다. 그들은 손으로 잡는 것을 원하지 않을 수 있고, 혼자 먹기, 주변을 더듬는 것들을 하지 않으려고 한다. 어떤 아이들은 보통의 촉감에 불안하고, 두려워하고, 감정적인 스트레스로 반응하기도 한다. 이 반응은 그들의 활동에 심각한 제한을 가져올 수도 있다; 촉각방어는 종종 촉각자극을 박탈하기도 한다. 긴장이나 스트레스는 아이가 좀 더 표재방어를 나타내게 만들 수 있다.

이완 훈련은 특정 어린이들에게 촉각방어를 감소시키는데 효과적이다. 4세에서 11세 사이의 어린이들을 대상으로 하는 연구에서, 점진적인 이완과 자기발생적인 훈련 모두 표재인지를 증가시키고 촉각방어를 감소시킨다.[3]

접근과 목표
(APPROACH AND GOALS)

마사지 치료사들은 접촉에 대한 공포와 신경발달상의 문제를 지닌 감각방어 아이들을 보게 될 수 있다. "학습장애자들을 위한 아로마 치료와 마사지"의 저자는 그들을 다중 감각 마사지라고 불리는 접근방식을 사용하였다. 이 접근방식은 촉감의 인내력을 향상시키는데 사용된다. 이 방법은 다른 질감의 섬유제품, 마사지 도구, 물, 부드러운 솔, 마사지 오일, 로션, 그리고 필수 오일에서 추출한 오일 등을 사용한다. 발 마사지는 벨벳 조각으로 발을 부드럽게 문지르는 것으로 시작한다. 이어서 필수적인 오일을 물에 넣은 이동식 발 스파에 몇 분간 담그고, 부드러운 수건으로 말린 다음, 발에 마사지를 해준다. 마사지 후에, 로션이나 오일은 플레넬, 부드러운 수건, 혹은 그 밖의 천으로 닦아낸다. 이런 모든 촉각들은 첫 번째 치료에서 쉽게 받아들여지지 않을지 모른다. 아이가 발에 촉각자극의 이 모든 형태를 받아들일 수 있기 전에, 천 혹은 욕조에 발을 담그는 것과 같은, 오직 한 가지 형태의 촉각만을 요구할 수도 있다.[4]

저자는 Behr syndrome이 있는 2살 난 아이의 어머니에게 아이의 손을 여러 촉각을 사용하여 자극하고 마시지하는 것을 가르쳐주었다. 그 여아의 손은 너무나 예민해서 그녀는 사물을 잡을 수가 없었다. 그녀의 어머니는 아이가 뜨거운 물에서 장난감을 가지고 놀게 했고, 그리고 나서 찬물에서 새로운 장난감을 가지고 놀게 하였다. 그 여아는 물에서 노는 것을 좋아했고, 어머니는 물에서 비누를 가지고 마사지를 해줄 수 있었다. 후에 어머니는 황산화 칼륨을 사용하여 아이의 손을 문질렀다. 점점, 그녀가 자극에 더 잘 견뎌내자, 물 바깥에서 로션이나 오일로 마사지를 해줄 수 있었다. 매일 어머니는 딸에게 마사지를 해주었다. 2주 후에, 그 여아의 작업치료사는 그녀가 수저를 잡고 있는 것을 견뎌낼 수 있었고 이제는 혼자 밥 먹는 것을 배우기 시작하였다고 보고하였다.

촉각방어 어린이들을 위한 마사지
(MASSAGE FOR CHILDREN WITH TACTILE DEFENSIVENESS)

이 아이들은 마사지를 받을 수 없는 것처럼 보일 수 있다. 그것을 풀 수 있는 열쇠는, 받아들일 수 있는 조그마한 형태의 자극으로부터 시작해서 점점 내성을 길러나가는 것이다. 인내심이 필요하다. 부모는 종종 아이가 어떤 촉감을 받아들일 수 있는지 안다. 마사지 치료사인 Larry Burns-Vidlak은 세 명의 자폐증 어린이에게 그 아이들이 신체적 접촉을 견뎌낼 수 있을 때 재미있게 부딪치며 치료를 시작했다(자폐증을 보라, 183쪽 참조). 당신은 당신이 알고 있는 모든 마사지 접촉을 매일하는 것이 필요할 지도 모른다. 그리고 각기 다른 방법으로; 당신은 장난감이나 음악을 이용하여 새로운 접촉 놀이를 만들어낼 수도 있다. 부모는 종종 아이에게 통하는 장난감이나 게임을 알고 있는데, 그런 작은 것들이 아이가 더욱 접촉을 잘 받아들일 수 있도록 다리 역할을 한다.

종종 아이가 물건을 잡거나 그것을 가지고 놀 수 있다면, 그 아이는 그것에 좀 더 친숙함을 느끼게 될 것이다. 예를 들어, 아이가 누군가의 손이나 다리에 있는 마사지 도구를 굴리게 하라, 인조털 조각을 가지고 놀거나, 그의 몸에 온열 주머니를 놓을 수도 있다. 수동 접촉과 압통점 마사지와 같은 마사지 기술은 좀 더 받아들일 수도 있다. 극성치료와 레이키(Reiki)와 같이 에너지 기술 역시 괜찮을 수 있다.

아이를 쓰다음을 때는, 당신의 움직임이 예측 가능하도록 천천히 그리고 부드럽게 움직여라. 항상 아이의 상태에 맞춰 치료를 진행하고 과도하게 시행하지 마라. 당신이 하려고 하는 것을 설명하라, 아이가 싫어하는 방식으로 접촉을 하지 마라. 마사지시간과 결합될 수 있는 감각자극의 다른 형태는 아래와 같다.

- 따뜻한 물, 열적용, 혹은 린넨. 세탁 가능한 옷을 따뜻한 물에서 짜낼 수 있다. 그리고 손과 발을 넣어라. 마사지 후에 아이를 따뜻한 물에서 씻겨낼 수 있다. 따뜻한 욕조에 장난감들을 넣을 수 있다. 뜨거운 물병, 가열 패드, 쌀알이 담긴주머니가 사용될 수 있다. 따뜻한 타월, 담요, 혹은 옷가지들은 여전히 눕기 싫어하는 아이가 누울 수 있게 한다. 마사지후 따뜻한 천으로 감싸는 것은 기분을 매우 좋게 한다.
- 찬물. 찬물에서 세탁 가능한 옷을 꺼내어 잘 수 있고 그것 위에 손이나 발을 올려놓을 수 있다. 아이는 마사지 후 찬물로 씻을 수도 있다. 타월과 함께 찬물이 담긴 욕조에 장난감을 놓을 수 있다.
- 비누. 비누는 아이가 욕조에서 장난감을 가지고 놀 때 손에다가 마사지를 하는데 사용될 수도 있다. 부모는 욕조에서 마사지를 시행하려 할 수 있고, 마사지 오일 대신 비누가 사용된다.
- 황산 마그네슘. 인체의 한 부위에 소금으로 문지를 수 있다. 이것은 손에 촉감정도를 낮추는데 효과적이다. 민감한 감각을 지닌 손에 시작하는 좋은 방법은 따뜻하거나 찬물에 아이가 장난감을 가지고 놀게 하고나서 한손으로 찰싹 때리고 소금으로 부드럽게 문지르는 것이다. 아이는 소금물에 손을 가져가고 손을 빼낸 다음 깨끗한 물에 씻거나 오일 또는 로션을 발라 주어야 한다.
- 질감이 다른 천들. 장갑을 만들고 다른 촉감을 위한 마사지를 하는 중에 소아에게 stroke 하라. 아이에게

인조털 조각을 놀게끔 주라. 거칠거나 부드러운 수건이 사용될 수 있다. 천천히 혹은 빠르게 문질러라.

- 다른 질감의 솔들. 다양한 솔들을 사용하라. 시트로 피부를 덮는다면, 이것은 촉각자극을 더 받아들이기 쉽게 만든다. 부드러운 유아용 솔들이 아이들에게 적용하기 용이할 것이다.
- 볼(3장 76쪽 참조). 어떤 아이들에게는 큰 볼이 좋을 수도 있다. 아이를 담요로 덮고 큰 볼을 등에서부터 발까지 굴려라 그리고 다시 올려라.
- 다양한 크기의 아마인이 담긴 섬유 주머니. 그것이 등이나 복부에 놓여지게 되면, 많은 어린이들은 주머니의 무게가 가볍게 여겨지게 된다. 그 주머니들은 전자렌지로 데울 수 있다.

휠체어 사용하는 사람(WHEELCHAIR RIDERS)

보조기, 운동기구, 마사지 테이블과 같이 휠체어는 도구이다. 휠체어는 좀 더 독립적인 기능을 가진 어린이에게 큰 도움을 주며 아이들이나 전 세계인들이 구속되는 것으로 여기지는 않는다. 그러나 근골격계의 관점에서 볼 때, 이것은 확실히 이롭지는 않다(그림 6-11). 다음의 사항들이 포함된다.

- 장기간의 앉은 자세는 습관적으로 몸이 앞으로 구부정해지게 하는데, 복부 근육의 수축, 요 경추만곡의 감소와 함께 나타나며 **흉추만곡**이 증가한다. 앉은 자세에서 많은 관절이 계속해서 굴곡된 상태에 있고 구축이 쉽게 나타난다. 특히 구축 혹은 근 약화가 나타난다.
- 수동휠체어를 사용하는 것은 신체 운동을 하는 좋은 방법이고 팔 근육을 강하게 하지만, 계속해서 앞으로 기울이며 바퀴를 미는 것은 상지의 염좌와 흉추 후만증을 초래할 수 있다. 가슴과 상위 배부 근육은 만성적으로 짧아지게 된다. 팔의 과도한 사용은 어깨, 팔, 그리고 손에 통증의 원인이 된다.
- 욕창은 몸무게가 엉덩이, 미추에 끊임없이 압력이 가해지고 눌리게 되어 휠체어 사용자에게 현존하는 위험요소가 된다(관심 포인트 상자 6-9). 욕창을 방지하기 위해 아이들은 적어도 매 15분마다 한번씩 1분동안 완전히 엉덩이를 들어 올려야 한다. 아이들이

관심 포인트 상자 6-9
욕창

욕창은 피부에 나타나는 조직의 파괴로 발생한다. 욕창은 사지 혹은 온몸으로 뼈의 돌기나 융기를 눌러 그 부위에 순환을 방해할 때 일어난다. 혈액에 의해 운반되는 산소와 영양이 없게 되어, 피부와 그 아래에 있는 조직은 죽기 시작한다. 욕창은, 주의깊이 치료되지 않는다면, 피부에서부터 더 깊은 곳으로 악화될 수 있는데, 외피, 진피, 그리고 근막뿐만 아니라 뼈까지도 점점 파괴할 수가 있다. 욕창이 박테리아로 감염될 수 있는데, 개방성 상처에 2차감염이 발생할 수 있으며, 이는 혈액을 오염시키고, 만약 박테리아가 혈액을 타고 전신에 이르면 사망에까지 이를 수 있다. 욕창이 일어날 수 있는 잠재적인 부위는 발꿈치, 발목, 고관절, 엉덩이, 미추, 팔꿈치 그리고 어깨이다.

욕창은 매우 아프거나, 약하고, 장애가 있어 스스로 몸을 돌릴 수 없을 때 발생하기 쉽다 (간병인은 환자의 자세를 자주 바꾸어 주고 돌기된 부위의 압력을 감소시키도록 부드러운 표면 위에 눕게 한다) 그리고 그들의 몸에 감각이 없는, 척추손상이나 이분척추와 같은 어린이들이 욕창에 걸리기 쉽다. 욕창 발달에 기여하는 다른 요인들에는 단백질 혹은 철분 부족, 비타민C 결핍, 변비 그리고 부족한 국소 혈액공급이 있다.[1,2]

참고문헌

1. Taylor RV, et al: Ascorbic acid supplementation in the treatment of pressure sores. Lancet, 2:544-546, 1974
2. Bergstrom N, et al: Pressure Ulcer Treatment. Clinical Practice Guidelines. Quick Reference Guide for Clinicians, No. 15. Rockville, MD: Department of Health Service, Agency for Health Care Policy and Research. AHCPR Publication. No. 95-0653, December 1994, p 7

휠 체어를 타기 시작할 때, 이 습관을 들이도록 주의깊이 지도하라. 매일 전체 피부를 점검해야 한다. 어른이 점검하거나 스스로 확인할 수 있을 만큼의 나이가 되었다면, 거울로 피부점검 하는 것을 배울 수 있다.[1]

- 처음에 휠체어를 제대로 맞추었건 안 맞추었건 간에, 아이들을 자라나간다. 적절한 지지를 주고 체간과 골반의 균형을 맞추며 주기적으로 휠체어를 조정하는

건강하고, 편안하며 기능적인 자세

의자가 바퀴를 가지고 있든 아니든, **아이의 자세는 매우 중요하다.**

대부분의 아이들은, 의자가 이와 같아야 한다.

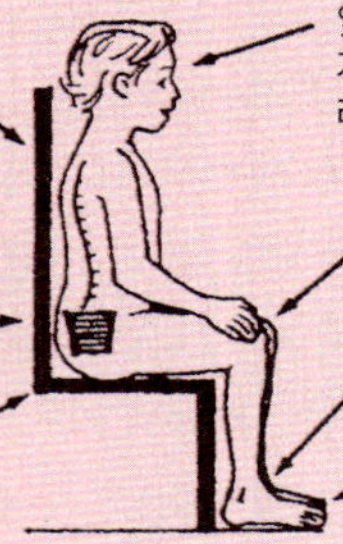

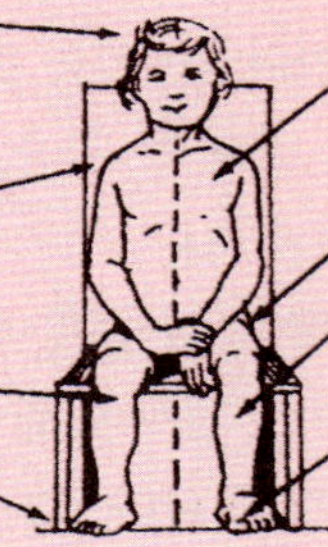

주의: **좌석은 움직일 수 있는 공간이 있을 만큼 되어야 하고 지지하기에 알맞은 크기이어야 한다.**

앉은 자세의 빈번한 문제들과 해결책

문제: **엉덩이가 뒤로 빠짐(엉덩뼈 관절 후굴)**

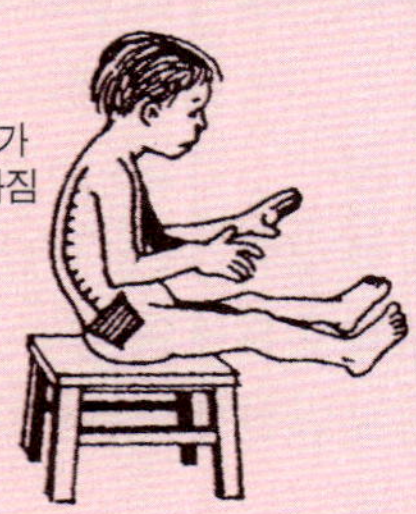

경련성 뇌성마비 소아는 종종 후방으로 기울어져 앉는다. 이것은 뻗쳐져 있는 다리에 경련을 일으키고 조절이 안 되는 다른 근육의 단축을 야기시킨다.

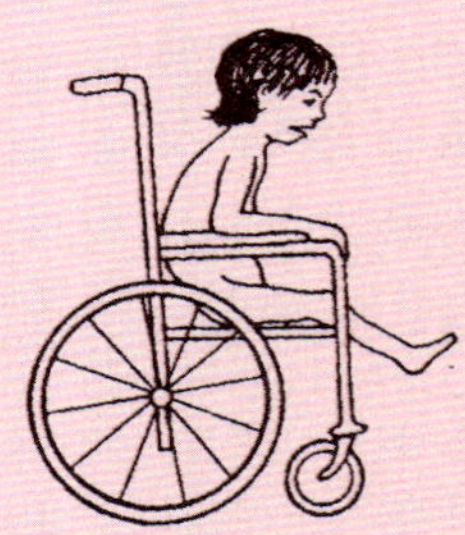

엉덩이와 등이 척수손상, 이분척추로 약해지거나 심한 소아마비. 종종 엉덩이가 후경으로 되고 등이 심각한 만곡을 보이며 구부정하게 된다. 이것은 영구적인 기형을 일으킬 수 있다.

이것을 일으키는 가장 흔한 원인은 아이에게 **너무 큰 의자 때문에 일어난다.**

다른 후경 원인과 나쁜 자세의 다른 원인들

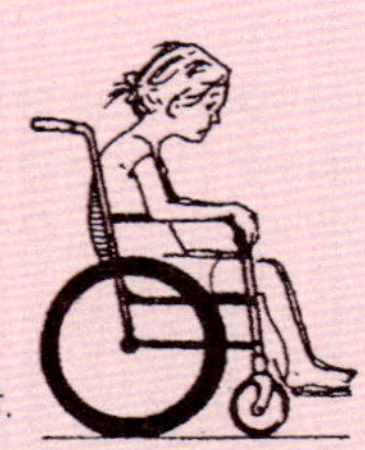

좋은 자세

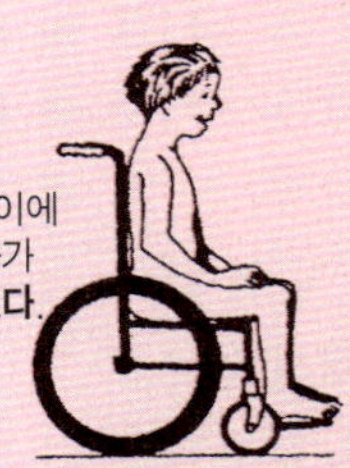

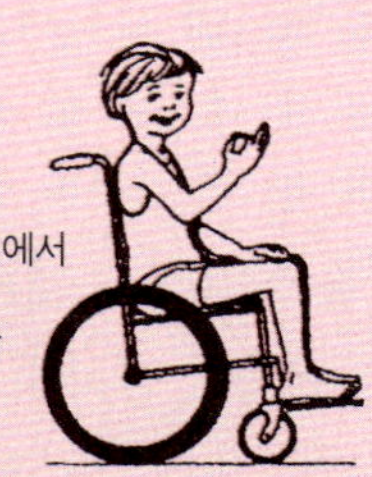
대부분의 어린이 그리고 특히 자리에서 앞으로 넘어지는 어린이들은 더 잘 앉아있어야 하며 편안해야 한다. 그러나 엉덩이와 무릎, 발목관절의 각도가 잘 이루어져야 한다.

그림 6-11 ■ 건강하고, 편안하며 기능적인 앉은 자세는 필수적이다. Reprinted with permission from Werner D: *Disabled Vilage Children*. Palo Alto, CA: Hesperian Foundation, 1987, p 591.

것은 필수적이다. 휠체어가 잘 맞지 않으면 배부 통증, 구축, 혹은 측만증이 유발될 수 있다.

- 대부분의 시간을 앉아있는 다는 것은 하지로의 순환 감소, 그리고 다른 신체부위에 비해 감각자극이 덜 주어지는 것을 의미한다. Minor cuts가 서서히 회복될지도 모르며, 다리가 창백해지고 만지면 차갑게 될지도 모른다.

접근과 목표
(APPROACH AND GOALS)

수치료는 마사지와 함께 도움이 될 수 있다. 습열은 근이완을 위해 적용될 수도 있다. 다리에 소금맛사지와 하지의 대조욕 치료는 혈액순환에 크게 도움이 된다. 또한 차가운 물에 다리를 담그면 근수축을 자극할 수 있다. 이 모든 치료들은 또한 감각자극의 훌륭한 소재가 된다. 현존하거나 발달하는 욕창을 위한 대조욕 치료는 일시적으로 70~100% 가량 순환을 증진시킨다. 그리고 열 등에 쐬면 욕창이 낫게 하는데 도움을 준다.

마사지 치료가 아래에 열거된 국소 문제들에 언급될 수 있다. 그러나, 우리가 아이를 전체적으로 보았을 때, 우리는 마사지의 최대 이점은 휠체어 사용자가 그들이 정상적으로 잡는 한두 가지의 자세가 아니라 다양한 형태의 신체를 경험할 수 있다는 것이다. 마사지와 관련된 국소적인 문제들은 다음과 같다.

1. 상체 마사지는 아이들이 수동 휠체어를 사용하여 생긴 가슴과 상위 배부근의 만성적인 단축을 중화시킬 수 있다.
2. 마사지는 다리에 혈액순환을 증진시킬 수 있는데, 다리 근육은 수축하지 않아서 순환이 잘 이루어지지 않는다.
3. 신체감의 부족과 구축. 수동적인 움직임을 사용하는 것은 아이가 관절에서 뇌로 가는 고유수용 감각정보를 다시 보내는데 도움이 될 수 있으며, 관절낭액을 움직이고, 스트레칭을 함께하는 수동 움직임은 구축을 예방한다. 수동 움직임은 수술이나 부상 후 관절 움직임을 유지하기 위해 매우 중요하다.
4. 욕창. 마사지는 혈액순환의 저하로 발생하는 욕창의 발달을 예방할 수도 있다. 마사지는 욕창 부위의 순환을 증진시킬 수 있고, 욕창을 간접적으로 치료한다.[2,3]

수치료와 휠체어 사용자를 위한 마사지
(HYDROTHERAPY AND MASSAGE FOR WHEELCHAIR RIDERS)

수치료, 마사지 전에 수행할 것을 하나 고르라.

습열 적용

근육이 긴장되거나 아픈 부위에 3분 동안 습열을 적용하라. 감각이 떨어진 어떤 부위에든지 덜 뜨거운 열을 적용하고 평소보다 이이를 주의깊이 관찰하라.

발 대조욕 치료

5장에 있는 증가하는 통증의 정도를 보라. 가능하다면 발과 하지 전체를 담글 수 있는 높이의 통을 사용하라.

근육 약화를 위한 운동에 뒤따르는 냉수침

154쪽의 근육 약화 참조.

다리의 소금마사지

그림 3-53에 소금마사지가 그려져 있다. 지시를 위해 3장을 참고.

마사지

1. 정기적으로 전신 수동 관절운동과 전신 스웨덴식 마사지를 하는 것이 추천된다.
2. 이 장에 나와 있는 척수손상이나 뇌성마비와 같은 각각의 불능에 맞춘 특수한 내용들에 따르라.
3. 마사지 중에, 아이들은 휠체어 밖으로 나와야하고 그들이 평소에 취하던 자세와는 다른 자세를 취해야 한다. 마사지는 이런 다른 자세들을 적용시킬 수 있다. 옆으로 누운 자세, 엎드려 누운 자세, 다리가 한쪽으로 꼬거나 돌려있는 자세, 혹은 부분적으로 척추가 꼬인 자세와 같은 것들이다. 아이들이 불편하다고 느끼는 자세는 취하지 말라. 그러나 아이들이 평소에는 취하지 않는 자세가 되도록 아이들을 격려하라. 큰 볼이나 베게가 도움이 될 것이다.
4. 만약 아이가 수동 휠체어를 사용한다면, 그들의 상지는 마사지를 받아야 하고, 흉근은 신장되어야 한다. 어깨 관절을 위한 수동 관절운동에 더 많은 시간을 할애하라. 어깨를 뒤로 움직이기 위한 강화운동 역시 필요하다.
5. 아이의 다리가 차고, 창백하거나, 혈액순환이 감소되어 있는 것처럼 보이면, 다리의 앞 · 뒤에 기본적인 경찰법을 시행하라 (그림

3-21 그리고 3-49를 봐라). 혈액순환이 매우 좋지 않으면, 이 두 방법을 5에서 10분 가량 계속해서 시행하라.

6. 아이가 과거에 욕창이 생겼던 적이 있다면, 엉덩이에 마사지를 하는 것은 국부혈액순환 증진에 도움이 될 것이다. 부모나 다른 간병인은 아이의 엉덩이에 매일 몇 분 동안 눌러주는 것을 배울 수 있다. 만약 욕창이 발달하고 있다면 누르지는 말아야 한다.
7. 아이가 신장프로그램 그리고 강화운동을 하고 있는 중이라면, 마사지를 병행할 수 있다. 그들은 몇 분 동안 마사지를 받을 수 있고, 몇 분 동안 운동을 할 수 있으며, 그리고 지치면, 쉬고 나서 몇 분 동안 마사지를 받을 수 있고, 반복해서 시행할 수 있다. 이렇게 하는 것은 피로를 예방하고 더 흥미롭게 만든다. 신장운동은 앉은 자세로 단축되어 있는 근육들에 좋은 효과를 나타낸다. 앉은 자세로 단축되는 곳에는 어깨, 주관절, 고관절, 무릎 그리고 발목의 굴곡근이 있다.

! 마사지 전에 마비된 부위에 수동운동을 하는 것과 마사지를 할 때에는 주의를 기울여야 하며, 특히 아이가 감각이 떨어져 있을 때 그러하다.

욕창을 위한 마사지와 수치료
(MASSAGE AND HYDROTHERAPY FOR PRESSURE ULCERS)

대조욕 치료

단계 1. 멸균 드레싱을 욕창 부위에 해주라.

단계 2. 뜨거운 물에서 수건을 짜내어 욕창 부위에 대주라. 타월에 비닐을 싸서 열을 보존하게 해야 한다. 3분 동안 적용한다. 타월 대신 몇 개의 작은 핫팩이 사용될 수 있다. 열을 적용할 때 피부를 잘 관찰하여 화상을 입지 않게 하라.

단계 3. 타월을 걷어내고 똑같은 자리에 냉마사지를 해주어라 – 욕창 주위에, 욕창 그 자리가 아니라 – 1분간. 99페이지를 보라.

단계 4. 2단계와 3단계를 두 번 반복하라. 욕창 주위의 피부가 홍색빛이 돌게 되는데, 이는 그 부위에 혈액의 흐름이 많다는 것을 가리킨다.

열노출

60와트의 S자 모양의 램프. 빛은 욕창 부위에서 2피트가량 떨어져 있어야 한다. 하루에 15분 가량 3차례 빛을 쐬어주라. 아이의 피부가 화상을 입지 않도록, 광선치료를 하는 동안 떨어져 있지 말고 주의깊이 관찰해야 한다.[2]

마사지

욕창이 발생되는 첫 번째 징후는 손가락으로 눌렀을 때 피부가 창백해지거나 하얘지는 붉은 피부이다. 이때에는 마사지 치료로 욕창의 진행을 멈추게 할 수도 있다. 홍조 띤 부위를 부드럽게 씻어내고 말린다. 그리고 나서 홍조 띤 부위가 아니라 넓은 부위에 걸쳐 마사지를 한다. 홍조 띤 부위에서 적어도 12인치는 떨어져야 한다. 당신은 욕창 그 자체가 아니라, 주변부에 혈액을 불러 모을 수 있다. 심부 맛사지, 부드러운 반죽, 그리고 유날법과 같은 혈액순환을 증진시키는 어떠한 치료기술도 효과적일 것이다. 림프절 마사지 역시 포함된다.[3]

요약 (SUMMARY)

마사지 치료는 소아의 다양한 필요와 상황에 맞추어 안전하게 적용될 수 있다. 마사지는 서로 다른 다양한 장애를 가진 아동에게 많은 이익을 가져올 수 있다. 치료사가 아이의 주치의나 물리치료사와 상담하는 것과 부작용을 관찰하는 것은 중요하다. 하지만, 정확한 정보로, 어린이들을 다루는 것을 무서워해서는 안된다. 6장에 나와 있는 것을 아이의 특별한 요구에 맞추어 사용할 수 있다. 마사지는 아이에게 신체적, 감정적, 그리고 정신적으로 큰 도움이 될 수 있고 그들의 삶의 질을 높여주는 중요한 역할을 수행하게 된다.

복습질문

1. 출생 시 장애와 선천적 장애의 차이를 설명하시오. 세 가지 예를 들어보시오.
2. 장애가 있는 소아가 겪게 되는 흔한 문제의 원인을 토의하시오.
3. 뇌성마비, 혈우증, 미숙아, 그리고 시각손상의 일차적 그리고 2차적 효과 모두 기하시오.
4. 6장에서 토의한 마사지와 병행되어 사용되는 수치료가 적용되는 세 가지 상황을 기하고 수치료로 얻게 되는 효과를 설명하시오.
5. 다음의 효과는 마사지 치료로 얻게 될 수 있는 가장 주요한 효과이다. 이에 해당하는 장애를 하나씩 말하시오. 감각 자극, 정신 이완, 통증 완화, 관절에서의 혈액순환 증가.
6. 아이들이 마사지를 받으려 하지 않는 이유를 6장에 있는 내용을 통해 4가지 예를 들어보시오. 그리고 치료사가 아이에게 마사지를 더 쉽게 받아들일 수 있도록 하는 방법을 논하시오.
7. 3장에 기술되어 있는 전신 마사지 기법이 어떻게 다양

한 상황에 있는 아이들의 필요에 들어맞는지 설명하시오. 예를 들어보시오.

서론

1. Mikita S: Voice of the client. *Professional Bodyworker's Journal*, Spring:88, 1998
2. The Risk and Prevention of Maltreatment for Children with Disabilities. Available at: www.nccanch.calib.com. Accessed May 2003

장애 아동의 흔한 문제

1. Simon J, Calhoun J: *A Child's Eyes: A Guide to Pediatric Primary Care*. Gainesville, FL: Triad Publishing, 1998, p 186
2. Batshaw M: *Children With Disabilities*. Baltimore, MD: Paul Brookes Publishing, 1997, p 269
3. Scott E, Jan J, Freeman R: *Can't the Child See? A Guide for Parents and Professionals About Young Children Who Are Visually Impaired*. Ed. 3, Austin, TX: Pro-Ed, 1995, p 36
4. Wallender R, et al: Disability parameters: Chronic strain and adaptation of physically handicapped children and their mothers. *Journal of Pediatric Psychology*, 14:23, 1989
5. Jones H, quoted in Exley H, ed: *What It's Like to Be Me*. Cincinnati, OH: Friendship Press, 1984, p 81
6. Hastorf A, et al: Acknowledgment of handicap as a tactic in social interaction. *Journal of Personality and Social Psychology*, 37:1790-1797, 1979
7. Riddle I: Nursing intervention to promote body image integrity in children. *Nursing Clinics of North America*, 7:655, 1972
8. McDonald E: A healing in the theater of life. *Canadian Holistic Healing Association*, 7:9, 1986
9. Rowe H: Massage the handicapped child. *Tender Loving Care. The Newsletter of the International Association of Infant Massage Instructors*, 4:2, 1988
10. Benedict RB, et al: Reported maltreatment in children with multiple disabilities. *Child Abuse and Neglect*, 14:207, 1990
11. Sullivan PM, et al: Patterns of physical and sexual abuse of communicatively handicapped children. *Annals of Otolaryngology, Rhinology, & Laryngology*, 100:188, 1991
12. Llewellyn A: The abuse of children with disabilities in mainstream schooling. *Developmental Medicine & Child Neurology*, 37:740-743, 1995
13. Sinclair M, Von Weller A: Don't let the well run dry: The importance of water to your child's health. *Exceptional Parent Magazine*, May:66, 2001
14. Werner D: *Disabled Village Children*. Palo Alto, CA: Hesperian, 1988, p 77

장애 아동을 위한 마사지의 일반적 원리

1. Edwards D, Bruce G: For cerebral palsy patients, massage makes life better. *Massage Magazine*, July/August:106, 2001

신체적, 성적 학대

1. Burg F, Wald E, Ingelfinger J, Polin R: *Gellis and Kagan's Current Pediatric Therapy*. Philadelphia, PA: W.B. Saunders, 1999, p 406
2. Ogden J: *Skeletal Injury in the Child*. Philadelphia, PA: Lea and Febiger, 1982, p 198
3. Long T, Toscano K: *Handbook of Pediatric Physical Therapy*. Philadelphia, PA: Lippincott Williams & Wilkins, 2002, p 75
4. Karr-Morse R, Wiley M: *Ghosts from the Nursery—Tracing the Roots of Violence*. New York, NY: Atlantic Monthly Press, 1997, p 262
5. Levine P: *Healing the Tiger: The Innate Capacity to Transform Overwhelming Experiences*. Berkeley, CA: North Atlantic Books, 1997, p 11
6. Terr L: *Too Scared to Cry: How Trauma Affects Our Children. . . and Ultimately Us All*. New York, NY: Basic Books, 1990
7. Taddio A, et al: Conditioning and hyperalgesia in newborns exposed to repeated heel lances. *Journal of the American Medical Association*, August 21:857-861, 2002
8. Taddio A, et al: Effect of neonatal circumcision in pain response during subsequent routine vaccination. *Lancet*, 34:599-603, 1997
9. Hartmann T: *Thom Hartmann's Complete Guide to ADD*. Grass Valley, CA: Underwood Books, 1997; p 30
10. Walling M, et al: Abuse history and chronic pain in women: I. Prevalences of sexual abuse and physical abuse. II. A multivariate analysis of abuse and psychological morbidity. *Obstetrics and Gynecology*, 84:193-199, 200-206, 1994
11. Barsky A, et al: Histories of childhood trauma in adult hypochondriacal patients. *American Journal of Psychiatry*, 151:397, 1994
12. Thakkar R, McCanne T: The effect of daily stressors on physical health in women with and without a childhood history of sexual abuse. *Child Abuse and Neglect*, 24:209-222, 2000
13. Kendall-Tackett K: Physiological correlates of childhood abuse: Chronic hyperarousal in PTSD, depression, and irritable bowel syndrome. *Child Abuse and Neglect*, 24:799-809, 2000
14. Finestone H, et al: Chronic pain and health care utilization in women with a history of childhood sexual abuse. *Child Abuse and Neglect*, 4:547-555, 2000
15. Goldberg R, et al: Relationship between traumatic events in childhood and chronic pain. *Disability and Rehabilitation*, 21:23-30, 1999
16. Mines S: Chakra Man: AIDS, bodywork and inspiration. *Massage and Bodywork*, October/November:37, 2000
17. Lewis DO, et al: Toward a theory of the genesis of violence. *Journal of American Academy of Child Psychiatry*, 28:431-436,1989
18. Magid K, McElvey C: *High Risk: Children Without a Conscience*. New York, NY: Bantam Books, 1987
19. Mowen K: Traumatouch therapy, an interdisciplinary approach to trauma. *Massage and Bodywork Magazine*, October/November:27-31, 2001
20. Edwards T: One trauma survivor's experience of massage. *The Journal of Soft Tissue Manipulation*, August/September:4-8, 1994

자가면역결핍증후군

1. Batshaw M: *Children With Disabilities.* Baltimore, MD: Paul Brookes Publishing, 1997, p 166-167
2. Plana LC, et al: Negative life events affect immune status in HIV+ children and adolescents. *Pediatrics,* 106:540-546, 2000
3. Scafadi F: HIV-exposed newborns show inferior orienting and abnormal reflexes on the Brazelton scale. *Journal of Pediatric Psychology,* 22:105-112, 1997
4. Field T: HIV adolescents show improved immune function following massage therapy. *International Journal of Neuroscience,* 106:35-45, 2001

천식

1. Duncan A: *Your Healthy Child.* New York, NY: J.P. Tarcher, 1990, p 65, 67
2. Ivker R, Nelson T: *Asthma Survival. The Holistic Medical Treatment Program for Asthma.* New York, NY: Putnam, 2001, p 2, 27-38
3. America's Children and the Environment. Available at: www.epa.gov/envirohealth/children/ace_2003.pdf. Accessed April 2003
4. Van Stratten M: *Complete Natural Health Consultant.* Northride, England: Angus and Robertson, 1987, p 119
5. Klinnert MD, et al: Onset and persistence of childhood asthma: Predictors from infancy. *Pediatrics,* 108:E69, 2001
6. Sandberg S, et al: The role of acute and chronic stress in asthma attacks in children. *Lancet,* 6356:1932, 2000
7. Strunk RC: Physiologic and psychological characteristics associated with deaths due to asthma in childhood. *Journal of the American Medical Association,* 254:1193-1198, 1985
8. Olness K: *Hypnosis and Hypnotherapy with Chldren.* New York: Guilford Press, 1996, p 215, 219
9. Spiegel D: *Living Beyond Limits: New Help for Facing Life-Threatening Illness.* New York: Times Books, 1993, p 66
10. Erskine-Milliss M, Schonell P: Relaxation therapy in asthma: A critical review. *Psychosomatic Medicine,* August:365-370, 1981
11. Kotses H, Harver A, Segreto J, et al: Long-term effects of biofeedback-induced facial relaxation on measures of asthma severity in children. *Biofeedback Self Reg,* 16:1-21, 1991
12. Lehrer PM: Emotionally triggered asthma: A review of research literature and some hypotheses for self-regulation therapies. *Applied Psychophysiology Biofeedback,* 23:13-41, 1998
13. Vazquez I, Buceta J: Relaxation therapy in the treatment of bronchial asthma: effects on basal spirometric values. *Psychotherapy and Psychosomatics,* 60:106-12, 1993
14. Schwobel G: Psychosomaticsche therapies des asthma bronchiale. *Anzeim Fortsch,* 24:481-488, 1948
15. Hossri C: The treatment of asthma in children through acupuncture massage. *Journal of American Society of Psychosomatic Dentistry and Medicine,* 23:14-19, 1976
16. Field T, et al: Children with asthma have improved pulmonary functions after massage therapy. *Journal of Pediatrics,* 132:854-858, 1998
17. Malinski M, et al: The effect of massage on improving the quality of life for adult chronic asthma patients. *Journal of Allergy and Immunology Abstracts,* 95(part 2):182, 1995
18. Klimowitch P: Massage for respiratory problems. *Massage Therapy Journal,* Spring:42, 1993
19. Malone P: Comfort and benefits of massage for the emphysema patient. *Massage Therapy Journal,* Spring:39, 1990
20. Schenkel E, quoted in *High Speed Healing. The Fastest, Easiest, and Most Effective Shortcuts to Lasting Relief.* Emmaus, PA: Rodale Press, 1991, p 38
21. Natchetelo M: Ease your asthma. *Natural Health,* November/December:81, 2000

주의결핍장애

1. Batshaw M: *Children With Disabilities.* Baltimore, MD: Paul Brookes Publishing, 1997, p 450-451
2. Steingraber S: *Having Faith: An Ecologist's Journey to Motherhood.* Cambridge, MA: Perseus Publishing, 2001, p 115, 271
3. America's Children and the Environment. Available at: www.epa.gov/envirohealth/children/ace_2003.pdf. Accessed April 2003
4. Hartsough CS, et al: Medical factors in hyperactive and normal children: Prenatal developmental, and health history findings. *American Journal of Orthopsychiatry,* 55:190-210, 1985
5. Upledger J: Craniosacral therapy and attention deficit disorder. *Massage Today,* August:12, 2001
6. Hill R, Castro E: *Getting Rid of Ritalin: How Neurofeedback Can Successfully Treat Attention Deficit Disorder Without Drugs.* Charlottesville, VA: Hampton Roads Publishing, 2002, p xii, 15
7. Guthrie E: *The Trouble With Perfect: How Parents Can Avoid the Overachievement Trap and Still Raise Successful Children.* New York: Broadway Books, 2002, p 94
8. Safer D: Survey of medication treatment for hyperactive/inattentive students. *Journal of the American Medical Association,* 260:26, 1988
9. Amen D: *Healing ADD From the Inside Out.* Fairfield, CA: Institute for Behavioral Healthcare, 1999
10. Connoly D, et al: Electromyography biofeedback on hyperkinetic children. *Journal of Biofeedback,* 12:24-30, 1974
11. Field T: *Touch Therapy.* London, England: Churchill Livingstone, 2000, p 103
12. Zibart R: Acupressure study may pinpoint kids' needs. *Sage Magazine,* September:11, 2000
13. St. John J: *High-Tech Touch—Acupressure in the Schools.* Novato, CA: Academic Therapy Publications, 1987, p 56-58
14. Gordon R: *Your Healing Hands.* Oakland, CA: Wingbow Press, 1984, p 13
15. Ayres J: *Sensory Integration and the Child.* Los Angeles, CA: Western Pyschological Services, 1981, p 115

자폐증

1. Williams D: *Nobody Nowhere: The Extraordinary Biography of an Autistic.* New York: Doubleday, 1992, p 217
2. Batshaw M: *Children With Disabilities.* Baltimore, MD: Paul Brookes Publishing, 1997, p 436
3. Waal N: A special technique. In: Caplan G, ed. *Emotional Problems of Early Childhood.* New York: Basic Books, 1955, p 431-49
4. Birt L, Lopez M: Don't give up: Matthew's story. *Mothering Magazine,* May/June:53, 2000
5. Batshaw M: *Children With Disabilities.* Baltimore, MD: Paul Brookes Publishing, 1997, p 436
6. Rimland B: Promising approaches. What the experts are finding. *Mothering Magazine,* May/June:51-52, 2000
7. About HANDLE. Available at: www.handle.org. Accessed December 15, 2002
8. Graziano AM, Kean JE: Programmed relaxation and reciprocal inhibition with psychotic children. *Behavior Research and Therapy,* 6:433-437, 1968
9. Meyed M: *Parents and Children in Autism.* Washington, DC: V.H. Winston, 1979
10. Field T: *Touch Therapy.* London, England: Churchill Livingston, 2000, p 97
11. Escalona A, et al: Brief report: Improvements in the behavior of children with autism following massage therapy. *Journal of Autism and Developmental Disorders,* 31:513, 2001
12. St. John J: *High-Tech Touch—Acupressure in the Schools.* Novato, CA: Academic Therapy Publications, 1987, p 57
13. Upledger J, Vredevoogd J: *Craniosacral Therapy,* Seattle, WA: Eastland Press, 1983, p 123

Catastrophic Illness

1. Field T, et al: Leukemia immune changes following massage therapy. *Journal of Bodywork and Movement Therapies,* p 271-274, 2001
2. Hernandez-Reif M, et al: Cystic fibrosis symptoms are reduced with massage therapy intervention. *Journal of Pediatric Psychology,* 24:183-189, 1999
3. Olness K: *Hypnosis and Hypnotherapy with Children.* New York: Guilford Press, 1996, p 294-297

뇌성마비

1. Farlow P: Touch to teach: Massage helps special needs children. *Massage Magazine,* November/December:111, 2000
2. Batshaw M: *Children With Disabilities.* Baltimore, MD: Paul Brookes Publishing, 1997, p 511, 653
3. Stewart K: Massage for children with cerebral palsy. *Nursing Times,* 96:50-51, 2000
4. Hernandez-Reif M, et al: Cerebral palsy symptoms in children decreased following massage therapy. *Journal of Early Intervention* (In Review)
5. Edwards D, Bruce G: For cerebral palsy patients, massage makes life better. *Massage Magazine,* July/August:93-109, 2001
6. St. John J: *High-Tech Touch—Acupressure in the Schools.* Novato, CA: Academic Therapy Publications, 1987
7. Johnson V: My healing journey. *Massage Magazine,* July/August:97-101, 2001
8. Upledger J: *Craniospinal Therapy.* Seattle, WA: Eastland Press, 1983, p 116, 262
9. Bourne R: To Omar, with love. *Massage Therapy Journal,* Spring:68-76, 1996
10. Linkous L, Stutts RM: Passive stimulation effects on the muscle tone of hypotonic, developmentally delayed young children. *Perceptual Motor Skills,* 71:951-954, 1990
11. Campion M: *Hydrotherapy in Pediatrics.* Rockville, MD: Aspen Systems, 1985, p 215
12. Sumar S: *Yoga for the Special Child: A Therapeutic Approach for Infants and Children With Down Syndrome, Cerebral Palsy and Learning Disabilities.* Evanston, IL: Special Child Publications, 1998, p 41
13. Volpe R: Feedback facilitated relaxation training in school counseling. *Canadian Counselor,* 9:117, 1975
14. Kramer L: A second chance for Seth: One family battles cerebral palsy. *Family Circle,* March:114-118, 1990
15. Silberbush C: *The Feldenkrais Method With Cerebral Palsy Children.* Berkeley, CA: Advanced Feldenkrais Seminars, 1988
16. Bluestone J, ed: *The Churkendoose Anthology.* Seattle, WA: HANDLE Institute, 2002

만성통증

1. Anderson A, Hotzan T, Masley J: *Physical Therapy in Bleeding Disorders.* New York: National Hemophilia Foundation, 2000, p 9
2. Long T, Toscano K: *Pediatric Physical Therapy,* Baltimore: Lippincott Williams & Wilkins, 2002 p 58
3. Sallfors C: Chronic pain in children suffering from juvenile chronic arthritis. *Developmental Medicine and Child Neurology,* 48:44, 2001 (suppl 89)
4. Wallace D: *Making Sense of Fibromyalgia: A Guide for Patients and Their Families.* Oxford, England: Oxford University Press, 1999, p 110
5. Backstrom G: *When Muscle Pain Won't Go Away.* Dallas, TX: Taylor Publishing, 1995, p 2
6. Starlanyl D: *Fibromyalgia and Chronic Myofascial Pain.* Oakland, CA: New Harbringer Publications, 1996, p 8, 144
7. Goldberg R, et al: Relationship between traumatic events in childhood and chronic pain. *Disability and Rehabilitation,* 21:23-30, 1999
8. Mikkelson Marja, et al: Psychiatric symptoms in preadolescents with musculoskeletal pain and fibromyalgia. *Pediatrics,* 100:113, 114, 1997
9. Calabro J: Fibromyalgia (fibrositis) in children. *The American Journal of Medicine,* 81:57-59, 1986 (suppl 3A)
10. Mowen K: Turning hurt into relief: Touching the hemophilia community. *Massage and Bodywork Magazine,* October/November:31-32, 1999
11. Qaiyumi S, quoted in Hunter TC: Massage therapy—Who kneads it? *Arthritis Today,* March/April:11, 1991
12. Field T, et al: Juvenile rheumatoid arthritis: benefits from massage therapy. *Journal of Pediatric Psychology,* 22:607-617, 1997
13. Sunshine, et al: Fibromyalgia benefits from massage therapy and transcutaneous electrical stimulation. *Journal of Clinical Rheumatology,* 2:18-22, 1996

구축

1. Werner D: *Disabled Village Children*. Palo Alto, CA: Hesperian, 1987, p 77-86
2. Sanell L: *Fundamentals of Pediatric Orthopedics*. Philadelphia, PA: Lippincott Raven, 1998

발달장애

1. Batshaw M: *Children With Disabilities*. Baltimore, MD: Paul Brookes Publishing, 1997, p 146, 215
2. Voelker R: Putting mental retardation and mental illness on health care professionals' radar screen. *Journal of the American Medical Association*, 288:433, 2002
3. Farlow P: Touch to teach—Massage helps special-needs children. *Massage Magazine*, November/December:107-116, 2000
4. Marshalla-Rosenwinkle P: Oral-Motor Techniques in Articulation Therapy. Video available from Innovative Concepts, Seattle, WA
5. Sumar S: *Yoga for the Special Child. A Therapeutic Approach for Infants and Children With Down Syndrome, Cerebral Palsy, and Learning Disabilities*. Chicago, IL: Special Yoga Publications, 1998
6. Sanderson H, Harrison J, Price S: *Aromatherapy and Massage for People With Learning Disabilities*. Birmingham, England: Hands-On Press, 1991, p 156
7. The Use of Massage Therapy in the Treatment of Self-Injurious Behavior. Wayne County Intermediate School District, Special Projects Department, Allen Park, MI, 1986
8. Bright T: Reduction of self-injurious behavior using sensory-integrative techniques. *American Journal of Occupational Therapy*, 1981, 35:167-172
9. Wells ME: Reduction of self-injurious behavior of mentally retarded persons using sensory-integrative techniques. *American Journal of Mental Deficiency*, 87:664-666, 1983
10. Dosseter DR: Massage for very self-injurious behavior in a girl with Cornelia de Lange Syndrome. *Developmental Medicine and Child Neurology*, 33:636-640, 1991
11. Hernandez-Reif M, et al: Children with Down syndrome improved in motor function and muscle tone. *Journal of Early Intervention* (In Review)

태아의 약물 혹은 알콜 노출

1. Nathanielsz P: *Life in the Womb: The Origin of Health and Disease*. Ithaca, NY: Promethean Press, 1999, p 185
2. Batshaw M: *Children With Disabilities*. Baltimore, MD: Paul Brookes Publishing, 1997, p 109, 143, 146, 150, 153
3. Long T, Toscano K: *Handbook of Pediatric Physical Therapy*. Baltimore, MD: Lippincott Williams & Wilkins, 2002, p 49
4. Taddio A, et al: Conditioning and hyperalgesia in newborns exposed to repeated heel lances. *Journal of the American Medical Association*, August:857-866, 2002
5. Meir R: Torticollis. In: Burg F, et al: *Gellis and Kagan's Current Pediatric Physical Therapy*. Philadelphia, PA: W.B. Saunders, 1999, p 945
6. Simons D, Travell J: *Myofascial Pain and Dysfunction: The Triggerpoint Manual*. Vol. 1, ed. 2. Baltimore, MD: Lippincott Williams & Wilkins, 1999, 319
7. Simons D, Travell JG: *Myofascial Pain and Dysfunction: The Triggerpoint Manual*. Vol. 2. Baltimore, MD: Lippincott Williams &Wilkins, 1999
8. Field T: *Touch Therapy*. London, England: Churchill Livingston, 2000, p 17
9. Weber K: Massage for drug exposed infants. *Massage Therapy Journal*, 30:62, 1991
10. Gregory R: Massage for drug-exposed newborns. *Massage Magazine*, 45:44-54, 1993
11. Joyce P, Clark C: The use of craniosacral therapy to treat gastroesophageal reflux in infants. *Infants and Young Children*, 9:51-57, 1996
12. Wasserman AL, et al: Psychogenic basis for abdominal pain in children and adolescents. *Journal of the American Academy of Child and Adolescent Psychiatry*, 27:179, 1988

뇌수종

1. Batshaw M: *Children With Disabilities*. Baltimore, MD: Paul Brookes Publishing, 1997, p 101, 535
2. Dodson J: *Baby Beautiful: A Handbook of Baby Head Shaping*. Eugene, OR: Heirs Press, 1994, p 193

근이영양증

1. Schneider M, Gallup C: That person in the wheelchair needs your touch. *Massage Magazine*, 64:26, 1996
2. Ogden J: *Skeletal Injury in the Child*. Philadelphia, PA: Lea and Febiger, 1982, p 187
3. Batshaw M: *Children With Disabilities*. Baltimore, MD: Paul Brookes Publishing, 1997, p 325, 327
4. Schneider M: *Handbook of Self-Healing*. New York: Penguin Putnam, 2004, p 315-329
5. Schneider M, Gallup C: That person in the wheelchair needs your touch. *Massage Magazine*, 64:26-28, 1996

측만증

1. Campbell S, Vander Linden D, Palisano R: *Physical Therapy for Children*. W.B. Saunders, 2000, p 263, 271
2. Travell J: *Myofascial Pain and Dysfunction: The Trigger Point Manual*. Vol. 1. Philadelphia, PA: Lippincott Williams & Wilkins, 1983, p 104, 616, 903
3. Pugh M, ed: *Stedman's Medical Dictionary*. 2000, Baltimore, MD: Lippincott Williams & Wilkins, p 1606
4. Schneider M: *Handbook of Self-Healing*. New York: Penguin Putnam, 2004, p 314

감각방어

1. Williams D: *Nobody Nowhere: The Extraordinary Biography of an Autistic*. New York, NY:Doubleday, 1992, p 72
2. Ayres J: *Sensory Integration and the Child*. Los Angeles, CA: Western Psychological Services, 1981, p 54, 107
3. Anneberg L: A Study of the Different Relaxation Techniques in Tactile Deficient and Tactile Defensive Children. Master's Thesis, University of Kansas, 1973

4. Sanderson H, Harrison J, Price S: *Aromatherapy and Massage for People with Learning Difficulties*. Birmingham, England: Hands-On Publishing, 1991, p 86

휠체어 사용자

1. Werner D: *Disabled Village Children*. Palo Alto, CA: Hesperian Foundation, 1987, p 196-198
2. Parker P, Dietz LR: *Nursing at Home—A Practical Guide to the Care of the Sick and the Invalid in the Home, Plus Self-Help Instructions for the Patient*. New York, NY: Crown Publishers, 1989, p 95
3. Harris R: Manual lymph drainage. *Massage Therapy Journal*, Winter:61-65, 1992

추천도서

1. Batshaw M: *Children With Disabilities*. Baltimore, MD: Paul Brookes Publishing, 1997
2. Cautela J, Groden J: *Relaxation: A Comprehensive Manual for Adults, Children, and Children with Special Needs*. Champaign, IL: Research Press, 1978
3. Fuhr M, Drehbohl K: *Pediatric Massage for the Child With Special Needs*. Tucson, AZ: Therapy Skill Builders, 2000
4. Krementz J: *How It Feels to Fight for Your Life*. Boston, MA: Little, Brown, 1989
5. Krementz J: *How It Feels to Live With a Physical Disability*. New York, NY: Simon and Schuster, 1992
6. Levine P: *Healing the Tiger. The Innate Capacity to Transform Overwhelming Experiences*. Berkeley, CA: North Atlantic Books, 1997
7. Terr L: *Too Scared to Cry: How Trauma Affects Our Children. . . and Ultimately Us All*. New York: Basic Books, 1990
8. Werner D: *Disabled Village Children*. Palo Alto, CA: Hesperian Foundation, 1988

부모에게 마사지를 가르치는 방법

부모는 도전적이고 기회가 있으며 장시간에 걸친 조사와, 인내, 에너지, 돈, 걱정 그리고 애정을 보인다. 아이의 요구에 따라, 부모들은 간호사, 요리사, 심리치료사, 응원단, 운전사, 교사, 지휘관이 되어야 한다. 모든 아이들에게 성공적인 부모가 되기란 쉽지 않다. 한 아이에게 적용되던 것이 다른 아이에게는 통하지 않을 수 있다. 아이의 나이에 따라 양육방식이 성공할 수도 실패할 수도 있다. 이런 문제들에 더해, 미국의 부모들은 다른 나라들처럼 대가족의 보호를 받지 못하기 때문에 더욱 더 힘들 수 있다. 핵가족이 다른 친족 –조부모, 삼촌, 사촌–의 돌봄을 받지 못하게 될 때 부모에게 더 많은 짐이 주어질 수 있다. 아이가 태어나서, 성장하고, 장애와 같은 문제를 겪고, 심한 질병에 걸리면 부모는 더 큰 도전에 직면하게 되고, 부모는 내 · 외적으로 더 큰 도움이 필요하게 된다. 어떤 소아 관련 의료관계 종사자이든지 부모들이 종종 대단한 스트레스를 아이들과 마찬가지로 겪고 있고, 존경받고 이해받아야 할 대상으로 여겨야 한다는 것을 알고 있는 것은 중요하다.

부모들은 의학적 정보와 의료진의 말을 듣게 된다. 마사지를 배우는 것은 부모가 강해지고 더 나은 부모가 되게 해준다. 이 책에서 Rich와 Diane Keene 그리고 Mary Polk을 포함하여, 마사지 치료를 사용하여 아이들을 치료한 부모들의 예를 찾을 수 있다. 그들은 아이들의 삶이 변화했을 뿐만 아니라 더 활동적이고, 수동적이 아니라, 라고 주장하였다.

지도방법

부모는 아래의 지시사항에 따라 마사지를 배우게 된다.

- 첫 번째 마사지 교육. 아이가 불편함, 동통 혹은 통증을 빈번히 느낀다면 마사지 치료사에게 데려가라. 아이가 밤에 통증이나 성장통으로 깨어나고, 늦은 오후에 두통 혹은 스포츠 후의 근육통, 잠드는데 도움을 주고자 할 때, 부모가 아이에게 마사지로 도와줄 수 있다.
- 아이를 전문가에게 데려가는 것보다, 아이가 마사지를 더 자주 필요로 하게 될 수 있다. 만성적인 변비가 있는 아이는 매일 마사지를 받아야 하고, 심한 질환을 앓고 있는 아이에게 잠을 잘 수 있도록 짧은 등 마사지를 매일 밤 해주어야 한다. 뇌성마비와 같은 장애를 갖고 있는 아이는 부모에게 매일 10~15분의 마사지를 받는 것에 더해 매주 마사지 치료사에게 치료를 받아야 한다. 혈우증을 앓는 50세된 남자인 Barry는 대부분의 혈우증 환자들이 관절의 출혈 후 고정을 하며, 신장운동은 권할만하지 않는다는 것을 알았다. 의사인 그의 아버지는 관절의 고정대신 출혈 후 근과 건을 신장시켜야 한다고 생각하였다. 그때 다쳤음에도 불구하고 신장운동을 하루에 몇 번씩 하였다 — 그는 그때 아버지를 원망했다 — 그러나, Barry는 혈우병을 앓는 대부분의 사람들이 그 나이쯤 겪게 되는 심한 관절염이 없다; 오히려 그의 유연성에 놀라고 있다.
- 아이와 부모사이의 관계 향상. 마사지는 더 많은 신체접촉과 시간이 주어지기에 부모-자식 간의 관계가 향상될 수 있다. 특수 교육 교사는 지압교실이 그녀와 그녀의 아들 간의 관계에 어떻게 도움이 되었는지를 설명하였다; "내 13살 된 아들은 4일간 세 번의 교육을 받았다. 저녁에 우리는 재미있는 TV를 보고 있곤 하였고, 아들은 발을 발판에 올려놓은 채 내 앞을 앉았다. 나는 그의 목과 어깨 부위를 풀어주었고, 그에 더해 상체에 지압을 해주었다. 30분가량 각각의 치료를 계속하였다. 그 결과 아들은 즉시 편안해

지고 치료가 진행되면서 더욱 이완되었다. 각각의 치료시간 동안은 껴안아 주면서 끝났고 TV를 보았다. 그런데 그는 6개월 가량이나 내 신체적 접촉을 거절해서 놀라웠는데, 그는 자기가 이젠 나이가 들었다며 거절하였다. 겉으로 보기에 그는 여전히 이런 애정을 원했고 지압은 받아들일 만한 형태의 것이었다. 아들은 나중에 더 많은 치료를 해줄 것을 요청하였다. 관련된 다른 결과는 우리 사이의 대화의 증가이다. 그가 두 번째 치료를 받고난 후 때때로, 그는 나에게 앉아 달라고 요청하고 이야기하였다. 우린 더 많은 대화가 필요해요." 지압은 우리 사이를 돈독하게 해주었다.

원칙

마사지 치료사는 다음의 원칙을 명심해야 한다.

- 부모는 아이들에게 사랑으로 그리고 관심을 가지고, 마사지를 하며 항상 존중하는 마음으로 해야 한다.
- 부모는 아이들에게 마사지를 받을 수 있는 시간이 얼마나 되는지 물어보아야 한다. 시간이 많지 않다면, 가족의 일상 중에 마사지를 함께 할 수 있는 방법을 찾도록 도운다. 가족이 너무 많은 기대를 하지 않도록 하는 것이 중요하다. 아마, 아기가 목욕을 할 때 시행한다. 욕조에서 비누로 마사지를 해줄 수 있다. 혹은 취침시간에 아이들은 마사지를 받을 수 있다.
- 부모와 아이가 말하는 것을 주의깊이 들어야 한다. 그러나 양육과 관련한 조언은 하지마라. 아이에게 부모가 전문가이고, 마사지는 치료사가 전문가이다.
- 가족이 마사지에 관해 알고 있는 것을 알아내라. 많은 부모들은 이미 아이들에게 마사지 치료를 한다. 신생아가 울지 않도록 마사지를 실시하고, 아이의 치아가 아프면 부드럽게 잇몸을 문지르고, 혹은 감염주사 후 멍이 들지 않도록 주사 맞은 부위를 문질러 줄지 모른다. 많은 부모들은 아이들을 편안하게하고 잠이 들게 하려고 본능적으로 아이의 등을 쓰다듬고, 밤에 아이가 아프면, 가령 다리경련 혹은 복통 같은, 마사지를 해준다.
- 간단하게 가르쳐라. 부모에게 과도하게 가르치지 말라. 4개 정도의 기술을 부모는 한 시가에 이해할 수 있다. 의학용어와 치료기술에 관한 정보는 불필요하다. 4가지 기술을 알려주는 유인물은 부모가 집에 가서 배운 것을 기억나게 하는데 도움을 줄 것이다. 집에서 간단한 4기술을 기억하는 것이, 다른 여러 기술을 배우고 잘 기억하지 못하는 것보다 낫다.
- 가능하다면, 아이들과 함께 오는 부모들에게 짧은 마사지 시도하여라. 너무 힘을 가하여 하지 말라; 그들은 단지 짧은 시간동안 마사지를 받게 되며, 옷을 벗거나 오일을 발라줄 필요는 없다. 간단한 마사지에는 어깨나 목을 주무르고, 손바닥이나 두피에 유날법, 혹은 등을 마사지하기 위해 볼을 사용하는 것이 포함된다. 단지 5분간의 마사지로도 기분이 좋아진다. 이것은 부모가 마사지의 느낌이 어떠한지 그리고 아이들에게 마사지를 계속 해주도록 동기부여 해준다.
- 항상 부모들에게 그들의 양육에 대해 정직하고 긍정적인 것을 찾아 말해주어라. 이것은 단지 어떤 사소한 것일 수도 있다. 그들이 아이들에게 어떻게 도와줄 수 있는지, 혹은 마사지하는 중에 그들이 아이들과 어떻게 관계할 수 있는지 말이다. 부모의 권위를 세우도록 하라.

부모에게 마사지를 가르치는 방법

치료사는 다음의 단계를 사용하여 부모에게 효과적인 마사지를 가르칠 수 있다.

1. 기본적인 치료 수단으로 4가지 마사지 유인물을 사용하라. 부모에게 유인물을 주고 신체의 어느 부위에든지 적용할 수 있는 4개의 다른 기술을 가르치겠다고 설명하여라.
2. 아이를 침대에 옮겨놓고 부모는 지켜보는 가운데, 4가지 마사지를 아이의 똑같은 부위에 해 주어라. 그리고 나서, 부모가 각각의 마사지를 따라 해보고, 필요한 점들을 수정해준다. 예를 들어, 그들이 등 마사지를 배우기를 원한다면, 쓰다듬기(effleurage), 엄지손가락을 이용한 경찰법(petrissage), 문지르기, 그리고 긁어내리기 기법 등의 다른 부위에 하는 것을 보여주라. 그리고 그들이 각각의 stroke하는 것을 지켜보고 제안을 해주어라.
3. 기본적인 이완단계를 보여주라.

4. 부모의 4단계 마사지 안내지에 어떤 특별한 조언들을 적어 넣어라 (예, 마사지를 얼마나 해야 하는지 또는 마사지를 해줄 가장 좋은 시간)
5. 안내지에 나와 있는 금기증에 대해 설명하라.
6. 스트레스의 증상과 이상 반응에 대해 의논해라.
7. 어떠한 질문에도 대답할 용의가 있다는 것을 부모에게 말하라.

참고문헌

1. Finston P: Parenting Plus-Raising Children With Special Health Needs. New York: Dutton, 1990, p80
2. San Benito Country Special Teacher Education, quoted in Project PRES Newsletter, Capitola, CA, Winter:6:1996

Massage Strokes

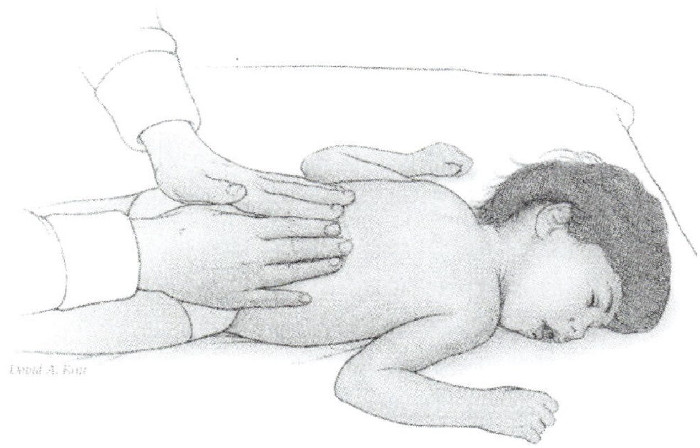

기본적인 마사지(쓰다듬기)

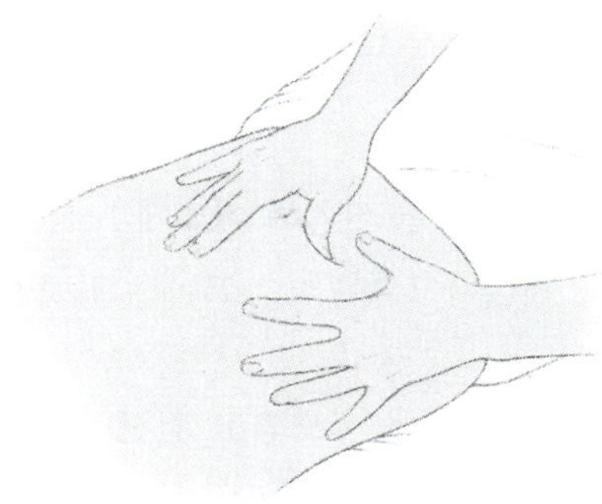

엄지를 이용한 경찰법

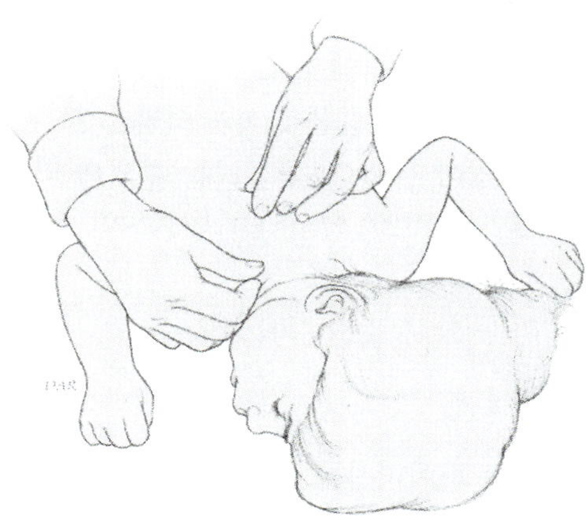

문지르기

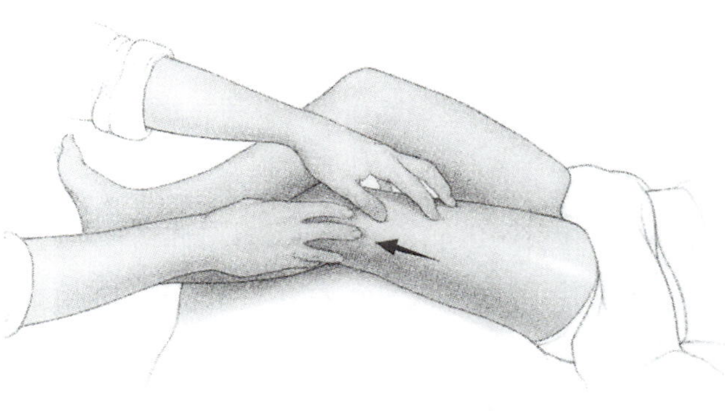

긁어내리기

마사지법의 수행은 기본적인 이완을 통해 아동이 편안하게 휴식할 수 있도록 가르쳐 줄 것이다.

주의: 쓰린 곳, 갈라진 곳, 화상, 데인 곳, 혹은 감염성 발진, 옴과 같은 곳에는 마사지를 하지마라. 감염된 관절, 종양, 혹은 진단받지 않은 어떠한 덩어리에는 마사지를 하지마라. 심각한 타박상, 관절 염좌, 골절 혹은 탈구와 같은 부상의 경험이 있는 자는 마사지를 하기 전에 주치의와 상담해 보라.

Troubleshooting

마사지를 해줄수록, 아이들의 긴장이 완화될 것이다. 그러나 항상 모두가 서로 다른 반응을 보일 것인데, 이는 그들의 기분, 근 긴장도, 친밀함의 정도, 운동 등의 다른 요인에 의해 달라질 수 있다. 마사지가 아이에게 효과가 없다고 생각이 든다면 여기에 언급된 다양한 상황에 대한 해결책들이 마사지 중 아이가 이완될 수 있도록 도와줄 것이다.

문제: 아이가 특정부위가 만져질 때 움찔하거나 피한다.

가능한 해결책:

1. 아이에게 그 부위를 만질때 어떻게 느끼는지 물어보라. 만약 괜찮다고 한다면, 그 부위를 마사지 해도 된다.
2. 그 부위에 손바닥을 부드럽고 천천히 가져다 댄다. 아이가 기본적으로 이완단계를 거치고 난 뒤 마사지를 다시 하라.
3. 매우 약하게 마사지를 지속 하라.
4. 등과 같이 마사지를 편안하게 수행할 수 있는 곳으로 옮긴뒤, 아이가 이완되었을 때 처음 장소로 돌아가라.

문제: 아이가 너무 긴장하고 이완하지 못해요.

가능한 해결책:

1. 몇 분간 기본적인 이완단계를 실시 해라.
2. 아이가 가장 편안하다고 느끼는 부위를 마사지해라 (예, 등)
3. 20분간 따뜻한 물에 담그고 다시 마시지를 시행하라.
4. 긴장을 일으키는 원인이 무엇인지 당신의 자녀와 이야기 해보라.
5. 마사지를 하는 동안 자녀가 책을 읽도록 하게 하라.
6. 잔잔한 음악을 듣도록 하라.
7. 따뜻한 시트나 타월로 감싸주거나 아이에게 핫팩이나 뜨거운 물병을 주어라.

문제: 아이가 여전히 눕지 못해요.

가능한 해결책:

1. 기본적인 이완단계를 몇 분간 하라.
2. 당신의 자녀를 제지하지 말라! 마사지를 조금씩 해주라. 지금 마사지를 조금 덜 하는 것이 나중에 접촉에 대한 수용성이 증가한 뒤 더 많이 할 수 있다는 것을 의미한다.
3. 아이가 가장 편안하게 되는 시간을 찾아라. 낮잠 자거나 취침 때와 같은 때처럼.
4. 자녀가 욕조에 있을 때 비누를 이용해서 아이의 상체를 마사지 해주어라.
5. 아이 곁에 있다가 아이가 놀고 있을 때 마사지를 해주어라.
6. 이야기를 해주거나 노래를 불러주어라; 아이가 집중할 수 있게 한다.

문제: 아이가 간지럼을 많이 타요

가능한 해결책:

1. 아이가 간지러움을 참지 않아도 허용하라. 이것은 긴장을 유도한다.
2. 손바닥으로 지긋이 눌러주라. 약한 압력은 간지럼을 증가시킬수 있다.
3. 간지럼 타는 부위에 손을 갖다 대라 그리고 아이가 당신의 손의 따뜻함을 느끼게 하라.
4. 아이가 잠이 들면 간지럼 타는 부위에 마사지를 해주어라.

문제: 아이가 옷 벗는 것을 싫어해요.

가능한 해결책:

1. 아이의 프라이버시를 존중하라. 마사지 하는 부위를 제외하고, 다른 부위는 시트나 수건으로 덮어주어라.
2. 머리, 목, 어깨, 손, 발에 마사지를 할 때에는 옷을 그냥 입게 허용하라.
3. 옷 위로 특정한 곳을 눌러라(치료사에게 지도해 줄 것을 요청하라).

스트레스 감별

모든 사람들은 독특한 상황에서는 스트레스를 경험한

다. 그러나 아이가 스트레스를 받을 때는 여러 증상들이 있게 된다. 하나의 증상만이 스트레스를 가리키거나 잠재해 있는 감정적 어려움을 의미하지는 않는다. 같은 증상들로 많은 감정적 문제가 드러날 수 있다. 장기간에 걸쳐 증상들을 지켜보라. 당신의 아이가 보여줄지 모르는 모든 행동을 다 열거하는 것은 어렵기 때문에 아래의 목록들을 참고 한다면 이것은 좋은 출발이 될 것이다.

감정적 징후

- 일을 하고, 흥분함
- 걱정, 불안
- 이유없이 울기
- 끝내지 못함
- 잊어버리고, 혼란스러움
- 기억상실 혹은 깜박함
- 집중하기 힘들고, 부주의하고, 주의 산만함
- 너무 많이 자거나 자지 못함, 악몽, 변덕스러운 수면
- 과식, 먹지 않음
- 간식을 많이 먹음
- 교육이나 지지에 반응이 없음
- 지속적인 피로
- 성취나 행동의 낮은 수준
- 어지럽고 어리둥절하다고 불평
- 짜증냄
- 많은 요구를 함
- 수면 시 땀을 흘림, 활동 시 땀을 흘림, 혹은 더러워짐
- 신경질적임
- 돌아다니고, 앉아 있지 못함
- 공황 혹은 불안
- 의존심이 강한 혹은 보호자에게 전적으로 의지
- 망상, 반복, 혹은 의식적 행동
- 손, 발 흔들기, 연필 두드리기, 혹은 다리 흔들기
- 눈살을 찌푸림, 사나워짐
- 화를 터트림, 울화, 공격적인 행동을 보임

신체징후

- 속 쓰림, 구역질, 메스꺼움
- 가슴통증, 소화불량
- 장의 불편 혹은 꼬임
- 빠르거나 불규칙적인 심박동
- 축축함, 춥거나 단단히 쥔 손
- 열이 나거나 체온이 낮아짐
- 혈압상승
- 호흡곤란 혹은 불규칙한 호흡패턴
- 팽팽하다는 느낌
- 피부의 따끔거림
- 입이나 입술에 감기증상
- 특별히 증상이 없는 통증
- 이 갈기, 턱을 꽉 다뭄
- 두통
- 허리통증 그리고 다른 근육 통증
- 낮은 수준의 감염
- 전신 통증
- 두드러기
- 천식이나 알레르기 증가
- 변비나 설사
- 기침, 가래, 헛기침
- 입과 목의 건조함
- 근육이 단축되고 굳음
- 말더듬
- 서지 못하거나 한 곳에 머무르지 못함
- 손 떨림
- 시력 손상
- 발한

이 증상의 3개 혹은 4개 이상이 일주일 혹은 그 이상 보여 지면, 당신의 아이가 높은 스트레스를 보이는 것이다. 감정적 문제는 모습을 보는 것으로도 알아차릴 수 있다.

용어 해설

고유수용성신경(Proprioception): 시각정보 없이, 움직임과 신체의 위치에 관한 감각(인지). 이 감각은 아이가 공간내의 자신의 신체를 인식하게 도와주며 외부세계와의 관계를 알게 해준다. 고유수용은 일차적으로 연부조직내의 감각신경과 전정계로부터 오는 정보를 통해 형성된다. 예를 들어, 건으로부터 오는 정보는 위치, 길이, 근섬유가 얼마나 신장되었는지를 말해준다. 관절의 관절낭에서 오는 정보는 관절 운동과 위치에 관한 되먹임을 제공한다.

골유합증(Synostosis): 2개의 골이 정상적으로 붙지 않았을 때, 함께 성장하는 것.

골화(Ossification): 연골이 인산칼슘, 미네랄염으로 대치되는 골 조직의 형성. 인산칼슘은 뼈의 65%를 차지하고 뼈에 힘을 실어준다. 그 나머지는 뼈에 탄력성을 부여하는 콜라겐으로 채워진다.

과 운동성(Hypermobility): 관절운동범위의 과도함. 대개 관절주위의 인대가 느슨하거나 이완되어서 발생한다. 전신 과 운동성은 아래의 증상 중 3개 이상일 때, 진단될 수 있다.

(1) 엄지손가락이 전완의 굴곡 면 대립

(2) 발목의 지나친 배측 굴곡과 발의 과도한 외전

(3) 무릎과 팔꿈치가 10도 이상 과 신전될 때

(4) 손가락이 전완의 신전근과 평행하게 과 신전되는 것

교감성 반사 이영양증(Reflex sympathetic dystrophy): 지속적인 통증의 발현, 일반적으로 사지에서, 그리고 어떤 국부 손상이 종종 뒤따른다. 교감성 반사 이영양증은 관절의 제한이나 고정 혈관운동 불안정과 같이일어난다. 심한 경우, 관절 구축과 골다공증을 유발한다.

근시(Myopia): 원거리 시력이 흐려짐. 또한 원시안라고 불린다.

기형(Anomaly): 정상에서 벗어남. 해부학적인 기형은 정상과는 다른 해부학적 상태이다. 예를 들어 정상에서 벗어난 형태의 척추를 척추기형 이라고 한다.

긴장증(Catatonia): 마비 혹은 감각과 의식의 일시적 결손을 보이는 증후군. 종종 정신분열증이 발견된다.

난시(Astigmatism): 각막이나 수정체의 결함으로 근 · 원 시력이 흐릿해지는 것이다.

노어에피네피린(Norepinephrine): 부신에서 분비되는, 혈관 수축 스트레스 호르몬

뇌수종(Hydrocephalus): 뇌와 두개골 사이의 과도한 유액으로 인한 질병(6장 뇌수종 참고)

뇌하수체기능저하증(Hypopituitarism): 피튜터리 호르몬의 부적절한 배출, 부신 피질 호르몬(ACTH)와 소마토드롭틱 성장 호르몬과 함께.

다리길이 차이(Leg-length discrepancy): 한쪽 다리가 다른 쪽에 비해 짧을 때 발생한다. 구조적으로 한쪽 다리가 짧을 수도 있지만, 그 대신 아이가 가지고 있는 근경축, 나쁜 자세 습관, 혹은 다른 요인들이 기능적 불일치를 야기 시킬 수 있다.

대식(Bulimia): 〔그리스어로, 굶주림〕반복적으로 먹는 것을 특징으로 하는 만성적 장애(많은 양의 음식을 빨리 먹는다), 구토가 뒤따른다. 자가 평가는 신체 형상과 체중에 지나치게 영향을 받는다. 신경성 대식에 관한 연구의 결과가 부족함에도 불구하고, 많은 의사들은 거식증 환자들이 식욕부진 환자 보다 더 높은 생존율을 보이는 것으로 생각하고 있다.

도수교정술(Manipulation) : 치료적 목적으로 시행하는 정확하고 국소 또는 전체적인 접근법으로써 단 한번, 재빨리, 작은 진폭의 결정적인 움직임이다. 또한 환자의 주의 깊은 자세가 유지되어야 한다.

두개천골 치료(Craniosacral therapy): 두개, 척추, 미추의

결합 조직, 골격에 가해지는 부드러운 수기치료. 두개천골치료는 뇌척수액의 흐름의 균형을 맞추고 전신에 걸쳐 조직의 제한을 완화시킨다.

뒤틀어진 목(Torticollis): 머리는 지속적으로 굴곡 되고 회전되어 있다. 일반적으로, 자궁 내 비정상적인 위치, 출생 시 외상, 경부외상, 수직 사시에 의한 두부 경사, 후두골과 경추의 형성부전, 인두염과 봉와직염와 같은 경부조직의 염증상태의 결과로 흉쇄유돌근 섬유가 짧아져 발생 한다. 선천적인 사경의 90%는 자연적으로 낫고, 척추 이상을 보이지 않는다. 치료는 부모가 단축된 흉쇄유돌근을 부드럽게 신장하는 것으로 처방될지 모른다. 만약 물리치료가 성공하지 못하면, 사경인 아이들은 흉쇄유돌근을 풀어주기 위해 외과 수술이 필요할 수 있으며, 수술 후 물리치료와 부목도 필요할지 모른다.

멜라토닌(Melatonin): 송과샘에서 만들어지는 호르몬으로써 수면 주기와 연관되어있다. 대개, 혈액 내의 멜라토닌 수치는 막 잠들기 전에 10-fold 증가하고 자정에 최고 수치를 보인다.

무도(Danceability): 장애의 여부와 상관없이 모든 아이들에게 도움을 주는 즉흥적인 춤은 움직임을 통하여 자기표현의 기쁨을 발견하는 기회가 된다. 장애인과 비장애인 사이에 있는 장벽을 허무는데 도움을 준다.

무도증(Chorea): 수족이나 안면 근육의 불규칙적, 경련성의, 불수의적인 움직임, 종종 저긴장이 동반된다. 원인불명의 소뇌병변이 원인.

발달 지체(Developmental delay): 아이의 발달이 지연되거나 느린 것. 이 단어는 정신지체와 바뀌어 사용되기도 한다; 그러나 IQ 지수와는 상관 없이 아이는 특정 분야에서 발달이 지체될 수 있다.

백내장(Cataract): 눈의 수정체가 흐려져서 시력이 흐려지고, 심한경우, 백내장을 유발한다.

번갈증(Polydipsia): 과도한 갈증

변환 반응(Conversation reaction): 무의식적 방어 기전으로 무의식적 갈등으로 야기되는 불안이 변환되고 신체증상으로써 상징적으로 표현된다. 감정이 신체표현으로 형태를 바꾸게 되는 것이다. 예를 들어, 아무런 병리학적 소견이 발견되지 않았음에도 불구하고 걷지 못하거나 구조적 원인이 없이 극심한 통증을 느끼는 아이가 있음이 보고 되었다. 주요한 심리장애보다 변화반응이 신체적 언어의 형태로 표현된다.

불유합(Malocclusion): 위아래 이가 적절히 맞지 않을 때 발생되는 상태.

사지마비(Quadriplegia): 양 팔 · 다리의 마비

성장 호르몬(Growth hormone): pituitary gland에서 생산되는 호르몬으로써 신체 성장과 지방 이동을 촉진한다.

성장인자자극주사용법(Prolotherapy): 찢어진 인대를 위한 치료로써, 인대가 짧아지고 단축되는 경화제를 인대에 주사한다.

소아마비(Poliomyelitis): 〔polio, 회백질: myelos, 중심부: itis, 염증〕 폴리오바이러스로 발병되며, 척수의 염증은 사망에 이르게 하거나 신경세포의 돌이킬 수 없는 손상을 유발한다.

스웨덴식 마사지(Swedish massage): 19세기 스웨덴의 Per Henrik Ling에 의해 만들어진, 스웨덴식 마사지는 수동관절 운동과 결합된 다섯 가지 치료기술이다〔무찰법(effleurage), 유날법(petrissage), 마찰법(friction), 경타법(tapotement), 진동법(vibration)〕.

시냅스(Synapse): 두 신경원사이의 공간. 신경전달물질이라 불리는 화학작용으로 한 뉴런에서 다른 뉴런으로 신경 전달이 이루어진다.

시실금(Encopresis): 구조적 원인이 아닌 지속적인 대변으로 인한 오염. 4세 전 아동은 대변훈련이 완전히 이루어지지 않았기 때문에 시실금이라고 여기지 않는다.

신경 되먹임(Neurofeedback): 주의결핍과행동 장애와 간질 환자를 위한 비약물 치료. 뇌파도(EEG) 센서가 아이의 머리에 부착되고 뇌파가 비디오 스크린에 표시된다. 신경되먹임은 ADHD 아이가 그의 운동성과 주의력을 조절하게 가르치며 간질을 앓는 아이가 발작하는 횟수를 줄이게 한다.

신경성 식욕부진(Anorexia nervosa): 글자뜻 그대로 "욕망없다"는 의미. 체중이 늘거나 뚱뚱해지는 것에 대한 심한 두려움이 특징인 정신 이상으로 체중, 체적, 모양에 있어서 혼란을 가져온다. 생명에 위협받을 정도의 체중; 현재의 체중의 심각을 무시; 그리고 소녀들은 생리결손과 적어도 25% 정도는 사망한다.

약시(Amblyopia): '졸린 눈'으로도 불린다. 약시는 한쪽

눈이 다른 쪽 눈과 같은 방향으로 움직이지 않는 것이다. 시각에는 문제가 없다. 눈의 초점이 잘 맞춰지지 않은 상이 뇌에 보내지고, 그것은 시각과 관련된 뇌세포의 상실을 일으킨다. 뇌는 두개의 상을 하나로 혼합시키지 못한다. 하나의 상만을 인식한다. 약시 아이는 시력이 좋지 않는데, 뇌의 시각영역이 6세 전에 올바르게 발달하지 않기 때문이다.

양하지마비(Diplegia): 신체의 양측에 동일한 부분의 마비(상지 또는 하지).

엔돌핀(Endorphin): 통증 자각을 바꾸는 오피오이드펩티드 호르몬: 이 호르몬이 작용하면 마취 역할(~~통증 죽이기~~)을 하는 것으로 생각된다.

염산(Hydrochloric acid): 위에서 분비되는 산. 위액의 일부는 단백질의 소화를 돕는다.

영향(Affect): 정신 상태 혹은 감정 반응

오스티키안 관(Eustachian tube): 중이에서 목까지 이어지는 관. 또한 고막 인두관 이라고도 불리는데, 이것은 비인두를 연결해 주기 때문이다.

외분비선(Exocrine gland): 바깥으로 분비되는 선, 직접적으로 혹은 관을 통해서. 땀선은 외분비선의 한 예이다.

운동실조(Ataxia): 수의 운동 중 수의근의 협조 불능.

원시(Hyperopia): 가까운 곳의 시력이 흐려지는 것. 원시안 이라고도 불린다.

유문 협착(Pyloristenosis): 위에서부터 소장으로 가는 음식물의 경로를 막는 위 근육의 이형성. 유문협착은 외과적 수술로 치료가 가능하다.

의학적 최면(Medical hypnosis): 의사에 의해 최면 시도된다.

전이(Metastasize): 넘어가거나 다른것에 침입하는 것: 예를 들어, 림프절이나 혈액세포에 의해 종양 세포의 전이

전정계 자극(vestibular stimulation) : 아이들이 머리를 젖거나 흔드는 것처럼 치료하는 기술로, 내이를 자극하는 것.

절골술(Osteotomy): 〔oste, 라틴어로 뼈 ; tomy, 라틴어로 절개를 의미〕 뼈를 자르는 것.

정신 지체(Mental retardation): 정신 발달의 느림 혹은 제한. 때때로 성장 발달이라는 용어로 대치된다.

진신도(Jin Shin Do): 동양 전통 지압/침술 이론의 결합과 도교사상과 현대 심리학이 결합된 치료기술. 진신도는 신체의 특정 지압점을 손가락을 사용하여 점진적으로 압력을 가하며 이루어지는데 근 긴장과 스트레스를 완화시킨다.

치료적 접촉(Therapeutic touch): 치료사가 몸에 손을 대지 않고 치료 하는 방법, 손은 사람의 에너지 영역 위에 머무른다. 치료적 접촉의 목표는 환자의 에너지 영역내의어떤 장애물이든지 제거하고, 환자 자신의 회복능력을 강화하며,건강을 증진시키는 것이다.

치주의(Periodontal): 문자적으로, "치아 주위"를 의미. 이것은 대게 치아 주위 조직을 가리키는 말이다. 잇몸과 골 조직들. 치주의질환은 대부분 잇몸의 염증이나 감염으로 발생한다.

코티졸(Cortisol): 극심한 체온변화, 분노, 두려움과 같은 스트레스에 반응하여 부신피질에서 분비되는 스테로이드성 호르몬. 코티졸은 자연적으로 발생하는 가장 강력한 항염증 글루코코디졸 호르몬이다.

태변(Meconium): 신생아가 보는 첫 번째 배변으로, 점액, 담즙, 그리고 상피세포가 포함된다. 출생시 아동이 태변을 먹게되면, 이것은 폐렴의 원인이 된다.

통증유발점 치료(Trigger point therapy): 근경축과 통증의 주기를 깨기 위해 그리고 이완시키기 위해 통증점에 손가락을 사용하여 집중적인 압력을 적용하는 것.

통증유발점(Trigger point): 근육에 자극이 주어질 때 과흥분된 부위는 근 경축과 통증을 유발의 원인 일 수 있다. 발통점은 대게 근육의 팽팽한 끈에 만져지는 작은 덩어리로 나타난다. 압통점과 대조적으로, 발통점은 집축 전반에 걸쳐 나타나며, 통증이 신체의 주변부로 연관된다. 발통점은 갑작스런 외상, 만성적이고 반복적인 염좌 혹은 오래 지속되는 떨림 등으로 유발되기도 한다. 급성 및 만성 감염과 피로는 근육이 통증점을 만들도록 하기 쉽게 한다.

편마비(Hemiplegia): 신체의 한 측면의 마비

폐색(Ischemia): 특정부위의 혈액 흐름이 부족한 것으로써, 대개 동맥혈 공급부위가 손상되거나 죄어오게 된다.

폐색(Occlusion): 닫히는 행위. 치과에서는 위아래 이가 만나는 것을 가리킨다. 정상적인 교합은 동시에 위아래 이가 맞물릴 때 일어난다. 부교합은 위아래 이의 한

쪽이 다른 쪽보다 먼저 맞물릴 때와 같은, 비정상적인 방법으로 맞물릴 때 일어난다.

피부(Cutaneous): 피부와 관련된 것.

핸들링(Handle): 신경발달이론과 학습이론에 따른 전반적인 접근법. 약물, 재활, 심리, 교육, 영양을 포함한 원리로 소아나 성인의 신경발달 장애를 치료하고 확인하는 통합적인 접근방법. 이 프로그램은 학습과 사회적응문제를 가지는 소아의 신경재결합에 초점이 맞추어져 있다. 주의결핍장애, 자폐증, 두부손상, 뇌성마비, 운동장애, 과 민감성, 강박신경증, 행동장애와 같은 기본적인 약증들이 향상될 수 있다. 아이들은 포괄적인 신경발달 평가를 받고 신경계를 강화시키는 운동 프로그램을 매일 받는다.

환-축추 불안정성(Atlantoaxial instability): 제2경추의 odontoid process와 제1경추의 anterior arch를 연결시켜 주는 횡인대의 이완.경추의 아탈구와 척수신경 손상을 예방하기 위해서, 이런 증상이 있는 사람들은 경부 근육에 압력이 가해지는 운동을 피하거나 목의 과도한 굴곡을 야기 시키는 어떠한 움직임도 피해야 한다.

Behr 증후군(Behr Syndrome): 정신지체, 시각장애, 운동실조, 그리고 강직의 특징을 가진 증후군. 원인이 알려져 있지 않지만, 유전성 질환으로 의심된다.

Debridement: 죽은 조직과 상처를 솔을 사용하여 딱지를 제거하는 것. 괴사조직제거 술은 심한 통증이 동반된다.

Feldenkrasis 기술(Feldenkrais technique): Moshe Feldenkrais에 의해 만들어진 동작치료시스템. 부드러운 움직임과 자각에 초점을 맞추어 수행하는 것을 기반으로 기술을 통해 움직임을 향상시킨다.

Kyphosis: 흉추의 과도한 만곡

Spica cast: 캐스트는 V 형태의 겹겹으로 만들어진다. 허리와 엉덩뼈와 같이 각기 다른(Spica cast) 큰 신체 두 부분을 덮게 된다.

Strabismus: 눈의 이동, 한쪽으로나 위 혹은 아래로, 두 눈이 같이 같은 사물을 볼 수가 없다. 또는 '교차된 눈' 으로 불린다.

Watsu: shiatsu 마사지는 따뜻한 물에서 행해진다. 치료사는 shiatsu 압력과 움직임을 연속적으로 수행함으로서 물위에 떠있는 아이들을 치료한다.

찾아보기

ㄱ

가벼운 압력 76
가스 통증 142
가슴 성형 27
가습기 99
가자미근 115, 116
감각 자극 9, 166
감기 130
갑상선 장애 28
갑상선 18
건 69
견갑거근 155
견갑골 80
결합조직 2
경견부 긴장 155
경골 36
경련의 뇌성마비 188
경반극근 141
경부 조직의 염증 159
경찰법(petrissage) 9, 187, 221
경혈자극법 9
경혈점 압박 28
고관절 신전 69
고관절 73
고유수용감각 69
골격근 36
골반 골절 109
골반 36
골절 113, 114
골화 113
과운동성 52
관절 가동 범위 68
관절가동기법 28
관절낭 69
광대뼈 108
교대 치료 102
구강 호흡 156
구축 167, 170, 196
국소 순환 4
굴리기 65
궤양성 대장염 20
극성치료 208
근 약화 153
근 위축 165
근경축 두통 148
근경축 151
근막 4, 69
근막단축 2
근막이완술 9
근막통점 2
근시 139
근육 염좌 71
근육 이완 2
근육 좌상 100
근육 4
근육조절불가능형 뇌성마비 188
근육통 219
근이영양증 153, 203
급성 경견부 긴장 156
급성 관절 염증 100
급성 관절낭염 100
급성 염좌 100
급성돌기 47
기능장애 1
꼬리뼈 108

ㄴ

낙상 105
난시 139
난치병 176
날개뼈 108
낭프성 섬유증 186
내전 74
내회전 94
냉 마사지 76
냉 팩 100
냉습포 99, 101
노에피네프린 8
뇌성마비 4, 153, 165, 187, 219
뇌수종 170, 201, 203
뇌졸증 153
뇌척수액 203
늑간 179
능형근 205

ㄷ

다리 마사지 82, 95
다운증후군 166
다이어트 27
당뇨 9
당뇨병 101
대퇴골 36
대퇴부 22
대흉근 116
독감 바이러스 130
돌보기 35
동통 경감 2
동통점 2
두개천골요법 9, 22, 141

두개천골자극 110
두드리기 64
두반극근 141
두정골 108
두통 23, 144
등 마사지 79
뜨거운 족욕 101

ㄹ

로션 마사지 76
류마티스 관절염 8, 194
린넨 59
림프 배농 137
림프 순화 증진 2
림프 순환 137

ㅁ

마그네슘 150
마른 기침 130
마름모근 80
마사지 오일 28
마사지 치료 1
마사지 79
마사지치료 22
마약 13
마찰법 마사지 148
마취제 23
만성 탈수증 170
만성적 경견부 긴장 155, 156
만성적인 골반통 173
만성통증 193
메틸페니데이트 134
면역 기능 항진 2, 8
모세혈관 100
모체 감염 201
물리치료 171
미온욕 201

ㅂ

바이러스 156
바이오피드백 171
박테리아 176
반사성 교감신경 이영양증 8
반신마비 188
반신욕 101
반흔 조직 115, 118
발 반사법 53
발목 염좌 122
발통점 22
배뇨장애 169
배측 굴곡 74
백혈구 100
변비 129, 134, 152
보조기 107, 205, 209
복부 마사지 134
복부 쓰다듬기 90
복부통증 20
복식호흡 38
복와위 74
복통 46
볼 마사지 76
봉와직염 159
부비동 두통 149
부전마비 167
부정렬 109
분극 치료 64
분변실금 20
불면증 42, 46, 149
불수의형 뇌성마비 188
붕대감기 29
비강 세척기 99
비내 기법 138
비뇨기계 20
비벼 문지르기 64

ㅅ

사각근 155
사경 159
사시 139
사지 경련성 뇌성마비 170
사지마비 188
상승모근 155
상완신경총 109
상체 마사지 211
생리통 152
생식조직 45
생체자기제어 182
석고고정 29
섬유종 194
성장인자자극주사요법 112
성장통 129, 143
성장판 45
세균 156
소아 상해 105
소아마비 153
소아천식 177, 179
소화기계 20
수동 관절 가동 범위 67
수동적 접촉 63
수면장애 38
수축기 혈압 35
수치료 99, 103
쉰 목소리 130
스웨덴식 마사지 28
스테로이드 177
스트레스 1, 146, 207
스트레스증후군 8
스트레칭 168
스팀 팩 79
슬관절 굴곡 69
슬관절 73
승모근 80, 179
식욕 부진 16, 25, 57
식이습관 152
신경 발달 25
신경과민 16
신경근계 20
신경기법 28
신경성 식욕부진 20
신장 이식 64
신장 투석 64
신전 69
신진대사 18
신체발달 40
실조증 124

심부 신경근 기법 63
심부 압력 76
심부 이완 증진 2
심부근 긴장 155
심부통 143
심장병 4
심장질환 18
심혈관계 20
심호흡 9
심호흡의 증진 2
쓰다듬기(effleurage) 64, 221

ㅇ

아드레날린 18
아래자극 166
아이스 팩 76
안구 진탕증 124
알러지 156
압력 지점 마사지 99
압력성 궤양 120
압박 65
양측마비 188
어깨 마사지 85
에너지 기술 208
엔돌핀 18
연골세포 45
연부조직 114
연접 23
열 습포 100
염산염경련치료 170
염좌 122
영양실조 14
온 습열 패드 101
온 습포 타월 101
온수욕 130
온습포 99
온족욕 130
외번 74
외상성 뇌손상 124
외상성 손상 155
외회전 94
요가치료 193
요방형근 115
요통 150
욕구저하 46
욕창 79, 211
우울 46
우울증 11, 16, 135, 149
운동 후 근통증 157
운동감각 169
운동발달 39
운동학 29
원시 139
위 경련 157
위장통 20, 23
위통 42
유날법 65, 187
유찰법 187
이뇨제 170
이완 기법 76
이완 9
이완요법 9
이통 137
인공심장 4
인두염 159
인슐린 18, 101
인지 발달 39
인지대처법 146
인지발달 37
인후염 156
인후통 130
임파암 176

ㅈ

자가 이미지 111
자가최면법 146
자기면역결핍 증후군 176
자연요법 138
자폐증 183
장무지 신근 116
장지 신근 116
재발성 복통 157
저측 굴곡 74
저혈당 153
전두골 108
전환 반응 20
전환 장애 136
절단 106
접번 관절 74
접착성 붕대 40
정맥 4
정신과치료 12
정신적 스트레스 153
정신지체 165
제왕 절개술 108
족부 피로 158
종창 120
주관절 굴곡 94
주두르기 64
주의력 결핍 181
죽상동맥경화증 18
중추신경계 20
증기욕 99
지방흡입 27
질감 마사지 76

ㅊ

척수 손상 119
척주 36
척추 결합 205
척추 만곡 177
척추기립근 155
천식 9, 177, 178
청각장애 165
초자연골 36
촉각 29
촉각방어 207
최면술 179
췌장 18
측두근 4
측두부 109
측두뼈 108
측만증 114, 205
치료 터치 11

ㅋ
칼슘 150
컵 모양으로 두드리기 67
코르티코스테로이드 203
코카인 181
코티졸 8, 18
콜드 팩 100
콜라겐 섬유 118

ㅌ
타박상 110
타이트 68
타진법 177
탈구 112
탈수 두통 144
탈수증 153
터치 박탈 25
터치 1, 8, 168
통증 경감 8
티록신 호르몬 18
티록신 18

ㅍ
팔 마사지 91
펠던크라이스 193
편두통 4, 20, 101, 146
표재 용액 기법 63
피드백 1
피부 문제 20
피부 자극 기법 81
피부 4

ㅎ
하지 경련 150
하지 성장통 143
학습장애 165
핫 팩 76
항염증 18
허리 손상 150
허혈성 압박 4, 28
혈류 4
혈류순환 151
혈액응고 193
혈우병 193
혈우증 219
호르몬 8
호흡 증진 9
호흡 치료 178
호흡 38
호흡기계 20
홍조 120
화상 110
화학치료 187
황산 마그네슘 208
횡격막 131
후거근 205
후경추 109
후두근 4
후두근육 155
후두부 109
후두하근육 155
후두하부근 141
후두환추관절 141
후부 경부근 4
휠체어 209
흉근 131, 179
흉쇄유돌근 4, 179
흉추만곡 205, 209
흔들기 65
흡식호흡 38

기타
Touch 치료법 17